Anne Springer, Alf Gerlach, Anne-Marie Schlösser (Hg.)

Störungen der Persönlichkeit

Das Anliegen der Buchreihe BIBLIOTHEK DER PSYCHOANALYSE besteht darin, ein Forum der Auseinandersetzung zu schaffen, das der Psychoanalyse als Grundlagenwissenschaft, als Human- und Kulturwissenschaft und als klinische Theorie und Praxis neue Impulse verleiht. Die verschiedenen Strömungen innerhalb der Psychoanalyse sollen zu Wort kommen, und der kritische Dialog mit den Nachbarwissenschaften soll intensiviert werden. Bislang haben sich folgende Themenschwerpunkte herauskristallisiert: Die Wiederentdeckung lange vergriffener Klassiker der Psychoanalyse – wie beispielsweise der Werke von Otto Fenichel, Karl Abraham, W. R. D. Fairbairn und Otto Rank – soll die gemeinsamen Wurzeln der von Zersplitterung bedrohten psychoanalytischen Bewegung stärken. Einen weiteren Baustein psychoanalytischer Identität bildet die Beschäftigung mit dem Werk und der Person Sigmund Freuds und den Diskussionen und Konflikten in der Frühgeschichte der psychoanalytischen Bewegung.

Im Zuge ihrer Etablierung als medizinisch-psychologisches Heilverfahren hat die Psychoanalyse ihre geisteswissenschaftlichen, kulturanalytischen und politischen Ansätze vernachlässigt. Indem der Dialog mit den Nachbarwissenschaften wiederaufgenommen wird, soll das kultur- und gesellschaftskritische Erbe der Psychoanalyse wiederbelebt und weiterentwickelt werden.

Stärker als früher steht die Psychoanalyse in Konkurrenz zu benachbarten Psychotherapieverfahren und der biologischen Psychiatrie. Als das anspruchsvollste unter den psychotherapeutischen Verfahren sollte sich die Psychoanalyse der Überprüfung ihrer Verfahrensweisen und ihrer Therapie-Erfolge durch die empirischen Wissenschaften stellen, aber auch eigene Kriterien und Konzepte zur Erfolgskontrolle entwickeln. In diesem Zusammenhang gehört auch die Wiederaufnahme der Diskussion über den besonderen wissenschaftstheoretischen Status der Psychoanalyse.

Hundert Jahre nach ihrer Schöpfung durch Sigmund Freud sieht sich die Psychoanalyse vor neue Herausforderungen gestellt, die sie nur bewältigen kann, wenn sie sich auf ihr kritisches Potential besinnt.

BIBLIOTHEK DER PSYCHOANALYSE
HERAUSGEGEBEN VON HANS-JÜRGEN WIRTH

Anne Springer, Alf Gerlach, Anne-Marie Schlösser (Hg.)

Störungen
der Persönlichkeit

Psychosozial-Verlag

Bibliografische Information Der Deutschen Nationalbibliothek
Die Deutsche Nationalbibliothek verzeichnet diese Publikation in der
Deutschen Nationalbibliografie; detaillierte bibliografische Daten sind im
Internet über <http://dnb.ddb.de> abrufbar.

Originalausgabe
© 2006 Psychosozial-Verlag
Goethestr. 29, D-35390 Gießen.
Tel.: 0641/77819; Fax: 0641/77742
E-Mail: info@psychosozial-verlag.de
www.psychosozial-verlag.de
Umschlagabbildung: © 2006 Peter von Tresckow
Umschlaggestaltung nach Entwürfen des Ateliers Warminski, Büdingen
Lektorat: Vera Kalusche, Literaturbüro Schreibschlüssel, Bonn
www.schreibschluessel.de
Satz: Majuskel Medienproduktion GmbH, Wetzlar
www.majuskel.de
Printed in Germany
ISBN 3-89806-263-5
ISBN 978-3-89806-263-3

Inhalt

Vorwort

»Störungen der Persönlichkeit« – unter diesem Motto fand die Jahrestagung der Deutschen Gesellschaft für Psychoanalyse, Psychotherapie, Psychosomatik und Tiefenpsychologie (DGPT) im September 2005 in Lindau statt. Die Tagung widmete sich damit einer Gruppe von Patienten[1], die zu einem hohen Anteil von Psychoanalytikern behandelt werden. In den allermeisten Fällen handelt es sich dabei um Langzeitbehandlungen mit weit mehr als 100 Stunden, die oftmals in zwei bis vier Sitzungen in der Woche über Jahre hinweg durchgeführt werden müssen.

Patienten mit Persönlichkeitsstörungen tendieren in besonders intensiver Weise dazu, ihr Gegenüber in pathologische Beziehungsmuster hineinzuziehen und zu verwickeln; sie leiden unter interpersonellen Störungen, die sich im sozialen Umfeld inszenieren und zu einer fortwährenden Wiederholung drängen. Damit stellen diese Behandlungen eine besondere Herausforderung dar, auch und gerade für die persönlichkeitsspezifische Herangehensweise der psychoanalytischen Therapie unter verschiedenen Rahmenbedingungen (ambulant und stationär), in verschiedenen Settings (Einzel- und Gruppenpsychotherapie) und in verschiedenen Altersstufen.

Der hier vorliegende Band versammelt Beiträge zum Thema aus unterschiedlicher theoretischer, klinischer und kulturell-gesellschaftlicher Perspektive.

In Teil I des Bandes führen *Marianne Leuzinger-Bohleber* für die Psychoanalyse und *Martin Hautzinger* für die kognitive Verhaltenstherapie einen schulenübergreifenden Dialog zu Theorien der Genese, Diagnose und Therapie von schwer depressiv erkrankten Patienten, die damit einhergehend fast immer auch unter einer Persönlichkeitsstörung leiden. Beide Autoren führen diesen Dialog vor dem Hintergrund sehr unterschiedlicher Wissenschafts- und Forschungstraditionen mit den damit verbundenen erkenntnistheoretischen und methodischen Positionen. Dies wird besonders deutlich beim unterschiedlichen Verstehen und in der unterschiedlichen Handhabung und Gestaltung der therapeutischen Arbeitsbeziehung.

---

1 Im Dienste der Leserfreundlichkeit wurde bei den Texten dieses Bandes in der Regel auf die Nennung beider Geschlechtsformen zugunsten der jeweils kürzeren Form verzichtet.

Fordert die psychoanalytische Therapie der Persönlichkeitsstörungen von Psychoanalytikern besondere und einschneidende Modifikationen der Behandlungstechnik? In Teil II positionieren sich hierzu anhand klinischer Vignetten – zur Diskussion herausfordernd – *Heinz Weiß* und *Gerd Rudolf.* *Weiß* untersucht die besonderen »Aspekte der Borderline-Kommunikation« mithilfe von Konzepten vor allem kleinianischer Provenienz. Er geht davon aus, dass es grundsätzlich möglich und sinnvoll ist, mit diesen Patienten ohne besondere Modifikationen der Behandlungstechnik psychoanalytisch zu arbeiten – dies unter der Voraussetzung, dass dem Psychoanalytiker adäquate Konzepte für schwere psychische Erkrankungen zur Verfügung stehen. Dagegen setzt sich *Rudolf* in seinem Beitrag »Psychoanalytische Therapie struktureller Störungen: Behandlung ›as usual‹ oder struktur-bezogene Modifikation« sehr pointiert gerade für eine modifizierte und strukturierende Behandlungstechnik ein und fordert damit zum Widerspruch heraus.

Die so angestoßene Frage, welche Form psychoanalytischer Therapie Patienten mit durchaus auch unterschiedlich akzentuierten Persönlichkeitsstörungen brauchen, beschäftigt die Autoren in Teil III. So diskutiert zum Beispiel *Carine Minne* ihre Arbeit mit schwerst gestörten Patienten in der Forensik (»Störungen der Persönlichkeit. Gewalt gegen Körper und Seele: Die Behandlung von Patienten, die getötet haben«). Sie arbeitet als Psychoanalytikerin in England unter den besonderen Rahmenbedingungen der Psychotherapie im Strafvollzug, die Modifikationen psychoanalytischer Arbeit erfordern. Sie entwickelt die Hypothese, dass bei real gewalttätigen Patienten die Persönlichkeitsstörung sehr häufig der Abwehr eines psychotischen Zusammenbruchs dient, dass aber bei ausreichend gelingenden, wenn auch sehr langjährigen Behandlungen ein reiferes Strukturniveau erreicht werden kann. Wie auch andere Autoren dieses Teils – *Georg Gfäller*, *Ira Müller*, *Bertram von der Stein* und *Walter Schurig* – beschäftigt sie sich mit der Rolle und Funktion schwerer Traumatisierungen in der Genese dieser Patienten. Kasuistische Beiträge zu den unterschiedlichen Ausformungen der Persönlichkeitsstörungen stellen *Ulrich Streeck*, *Michael Pavlovic*, *Gabriele Poettgen-Havekost*, *Thomas Reinert*, *Birgitta Rüth-Behr*, *Rudolf Jaspers* und *Albert Schottky* vor. *Bruno Waldvogel* und *Jan Ponesicky* beleuchten das Thema auch aus neurowissenschaftlicher Perspektive.

Zum Schluss dieses Abschnitts verdeutlicht *Manfred Schmidt* seine Überlegungen zum Thema »Traumatischer Prozess und Persönlichkeitsstörung.

Verbindungen und Unterscheidungen« und bündelt damit die klinische und behandlungstechnische Diskussion. Er beschreibt das »klaustro-agoraphobische Dilemma« von Patienten, die sich schnell gefangen fühlen durch Objekte, obwohl sie an ihnen verzweifelt Halt suchen. Sie fühlen sich gleichzeitig schnell ausgestoßen und verlassen, wiewohl sie fast suchtartig Kontakt aufzunehmen versuchen. Bei der für diese Patienten notwendigen Entwicklung von Möglichkeiten zur Mentalisierung und Symbolisierung spielt die Präsenz des Analytikers im psychoanalytischen Prozess eine besondere Rolle. Nur wenn genug Präsenz im analytischen Prozess erfahrbar geworden ist, können diese Patienten schließlich Absenz denken und symbolisch repräsentieren.

Um die Klinik geht es auch in Teil IV, in dem sich *Annette Streeck-Fischer*, *Gisela Zeller-Steinbrich* und *Emil Branik* der Kinder- und Jugendlichenpsychotherapie widmen. *Annette Streeck-Fischer* überprüft die Tragfähigkeit der heute kaum noch verwendeten Diagnose einer Borderline-Erkrankung im Kindes- und Jugendalter und plädiert im Ergebnis für die Verwendung einer diagnostischen Einordnung als Persönlichkeits(entwicklungs-)Störung. Die Begrenztheit gegenwärtig zur Verfügung stehender Klassifikationen verdeutlicht sie eindrucksvoll an einem Fallbeispiel. Auch *Emil Branik* beschäftigt sich mit Schwierigkeiten der diagnostischen Einordnung als (Persönlichkeits-?)Störungen in Bezug auf psychiatrisch hospitalisierte Jugendliche, die selbstverletzendes Verhalten zeigen. Er erläutert sein Verständnis der Persönlichkeitsstörungen anhand von Forschungsdaten und gibt einen Einblick in die Konzeptualisierung und Praxis stationärer psychoanalytischer Psychotherapie mit diesen Patienten.

Schließlich reflektiert *Gisela Zeller-Steinbrich* anhand einer Kasuistik die potentiell traumatisierende Wirkung des unerreichbaren »toten Vaters«. Sie bezieht sich hierbei auf André Greens Konzept der Toten Mutter und gibt so einen Einblick in die Psychodynamik früher Traumatisierungen, die sich häufig in der Vorgeschichte von Patienten finden, die sich erst im Erwachsenenalter in Behandlung begeben.

Unter dem Stichwort »Persönlichkeitsstörungen in der Kunst« finden sich in Teil V Beiträge, die die Darstellung und Verarbeitung gestörten Erlebens und Wahrnehmens in der bildenden Kunst, in der Literatur und im Film zum Thema haben. *Eckhart Neumann* untersucht Darstellungen des sexuellen Erlebens narzisstischer Männer am Beispiel eines Liedes, einer Grafik von Picasso und eines Romanfragmentes von Philip Roth. Bei *Ralf*

Zwiebel geht es nur aus vordergründiger Sicht um die Bebilderung einer schizophrenen Psychose im Film. Nach seiner Auffassung hat Cronenberg mit *Spider* einen philosophischen Film vorgelegt, der die Geschichte eines schwer gestörten Mannes zeigt und dabei die Kluft zwischen dem Normalen und Verrückten in Frage stellt. Die Bedeutung der unkontrollierbaren Irrationalität für die psychische Stabilität des Subjektes wird diskutiert.

Im abschließenden Teil VI schlagen schließlich *Léon Wurmser* und *Hans-Jürgen Wirth* den Bogen zwischen individueller Struktur der Persönlichkeit, Störung der Persönlichkeit und sozialer Umwelt. *Wurmser* hält in seinem Vortrag »Gedanken zum tragischen Charakter: Eifersucht, Rache und Verzeihung« ein Plädoyer dafür, die Eifersucht wichtiger zu nehmen. Bei vielen Konflikten um Scham, Eifersucht, Neid, Ressentiment und Rache sieht er einen tragischen Charakter am Werk, eine Persönlichkeitsstörung, die aus inneren Gründen ein Schicksal herbeiführt, das manche Züge mit den Protagonisten der Kunstform Tragödie gemeinsam habe. Weist *Wurmser* schon auf den Konflikt zwischen Liebes- und Machtwünschen hin, so beschäftigt sich *Wirth* dezidiert mit der Verbindung zwischen Narzissmus, Macht und Aggression. Sie ist vor allem bei narzisstischen Persönlichkeitsstörungen zu beobachten, die mit destruktivem und selbstdestruktivem Agieren einhergehen.

In der Beziehung mit anderen zeigt sich dies in einem Macht-Ohnmachts-Kampf, der psychodynamisch als unbewusste narzisstische Kollusion beschrieben werden kann. *Wirth* untersucht auch, wie die kollektive Identität oft durch ein Gemisch aus Machtphantasien, Ohnmachtsvorstellungen, Grandiositätsideen und narzisstischen Kränkungen geprägt ist und wie kollektive Traumata und die damit verbundenen Ohnmachtsgefühle und narzisstischen Kränkungen häufig in Demonstrationen der Macht ausagiert werden.

Alle Beiträge in diesem Band erarbeiten das Thema »Störungen der Persönlichkeit« in einem Spektrum des Begreifens von Psychoanalyse sowohl als Krankenbehandlung wie auch als Kultur- und Gesellschaftstheorie. Diese beiden Pole psychoanalytischen Denkens und Handelns sind nicht voneinander zu trennen.

Anne Springer, Alf Gerlach, Anne-Marie Schlösser
Berlin/Saarbrücken/Göttingen, Juli 2006

Teil I

Schwere Depressionen – Psychoanalyse und kognitive Verhaltenstherapie im Dialog

Persönlichkeitsstörungen und Depression
Schulenübergreifende Dialoge und Kontroversen[1]

Marianne Leuzinger-Bohleber

Depression – eine der häufigsten Volkskrankheiten des 21. Jahrhunderts als Herausforderung für Praxis und Forschung

Nach Aussagen der Weltgesundheitsorganisation (WHO) leiden heute über 300 Millionen Menschen an Depressionen. In Deutschland sind dies 2,8 Millionen Männer und 5 Millionen Frauen, d. h. mehr als bei irgendeiner anderen psychischen Erkrankung (vgl. z. B. Böker, Gramigna & Leuzinger-Bohleber 2002; Crown et al. 2002; Hautzinger 1998; Laux 2003, Luyten et al. 2005). Andere Prognosen der WHO rechnen damit, dass major depression 2020 die zweithäufigste Erkrankung weltweit sein wird (direkt nach den kardiovaskulären Krankheiten).

Schwere depressive Erkrankungen stellen eine große Belastung nicht nur für die betroffenen Individuen, sondern auch für ihre Familien und die soziale Umgebung dar (u. a. Beach 2001). Zudem bestehen diese negativen Auswirkungen nicht nur während den depressiven Episoden selbst, sondern meist über Jahre und führen unter anderem zu einem erhöhten Risiko von Kindern depressiver Eltern, später selbst zu erkranken (Goodman & Gotlieb 2002). Depressionen sind zudem die häufigste Ursache für die so genannten »disability adjusted life years«, die durch Krankheit oder Tod entstehen (Murray & Lopez 1997). Schließlich verursachen depressive Erkrankungen enorme Kosten im Gesundheitswesen, denn depressive Patienten gehören zu den so genannten »Vielnutzern« aller medizinischen Einrichtungen (z. B. Wittchen 2000; Crown et al. 2002). So schätzt z. B. das National Institute of

---

1 In der Eröffnungsveranstaltung des DGPT-Kongresses 2005 benutzte ich eine Power-Point-Präsentation. Die hier vorgelegte schriftliche Ausarbeitung stützt sich weitgehend auf meine Einleitung in: Leuzinger-Bohleber, M.; Hau, S. & Deserno, H. (Hg.) (2005): Depression – Pluralismus in Praxis und Forschung.

Mental Health die Kosten, die in den USA jährlich durch Depressionen entstehen, auf 30–40 Milliarden Dollar (u. a. Segal et al. 2003). Mehr als 20% der Patienten sprechen nicht auf Antidepressiva an (u. a. Kirsch & Moore 2002). Eine frühzeitige Behandlung kann die Wahrscheinlichkeit einer Chronifizierung depressiver Erkrankungen verhindern. Obschon noch viel zur Aufklärung und Früherkennung von Depressionen getan werden muss, worauf das verhaltenstherapeutisch orientierte Kompetenznetzwerk zur Depression in Medien und Öffentlichkeit in sehr wirksamer Weise hinweist, ist festzuhalten, dass es zurzeit die psychodynamisch orientierten Verfahren sind, die den wesentlichen Beitrag zur Versorgung depressiver Erkrankungen leisten. Die Zahlen der folgenden Tabelle sind dem KBV-fakt-kompakt 2005 entnommen und belegen, dass sowohl bei den ärztlichen als auch bei den nicht ärztlichen Psychotherapeuten und den Kindertherapeuten die analytischen (AP) und die tiefenpsychologischen (TP) Psychotherapeuten überwiegen.

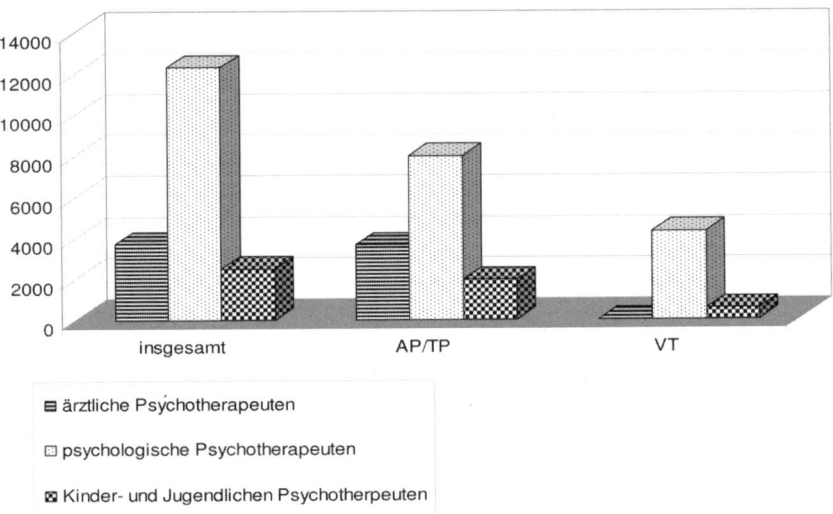

Abb. 1: Ambulante psychotherapeutische Behandlungsangebote (KBV-fakt-kompakt 2005)

Zudem existiert in vielen Städten, wie etwa in Frankfurt, ein gut ausgebautes psychodynamisches Netzwerk zur Behandlung depressiver Patienten. Allerdings sind diese Netzwerke oft weit weniger bekannt als die entsprechenden verhaltenstherapeutischen – ein Grund, warum sie nun auf die Website der DPGT gesetzt wurden. Es wäre zu wünschen, dass auch auf den lokalen Websites der DPGT-Institute auf die entsprechenden psychodynamischen Netzwerke hingewiesen wird.

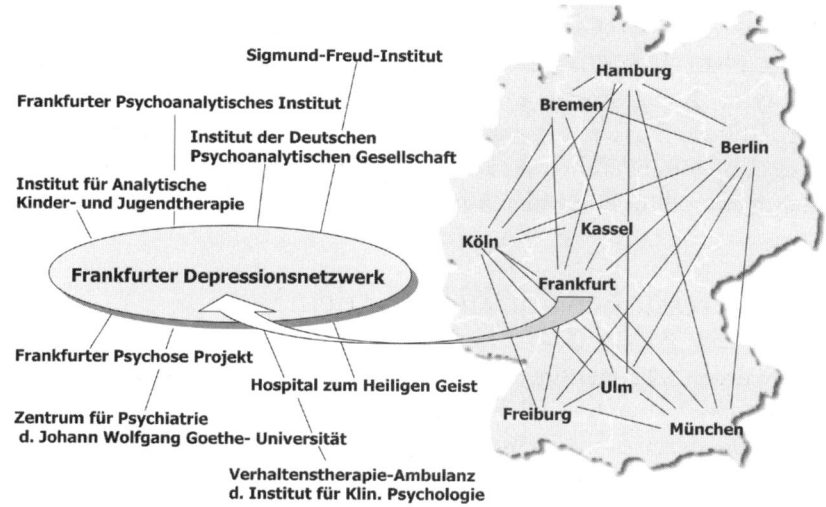

Abb. 2: Psychodynamisches Depressionsnetzwerk

Angesichts des Ausmaßes dieser Volkskrankheit scheint uns eine gemeinsame Anstrengung sowohl von Praktikern verschiedenster Professionen als auch von Forschern unterschiedlichster Disziplinen unverzichtbar. Die schulenspezifischen Netzwerke sollten zukünftig vermehrt miteinander in Beziehung gesetzt werden. Ein Dialog ist notwendig, der über die engen Fachgrenzen hinausgeht, in dem das Wissen, das in unterschiedlichen klinischen Tätigkeitsfeldern und Forschungsrichtungen gesammelt wurde, gegenseitig zur Kenntnis genommen wird. So einleuchtend diese simple Feststellung wirken mag: aus wissenschaftssoziologischen Gründen ist sie keineswegs selbstverständlich. Oft besteht nur ein minimaler Erfahrungs- und Wissensaustausch zwischen Psychiatern, Psychoanalytikern, psychodynamisch orientierten Psychotherapeuten, Kognitiven Verhaltenstherapeuten, Psychopharmakologen, Genetikern und Sozialpsychologen, obschon sich alle als Experten auf dem Gebiet der Depressionsbehandlung und/oder -forschung verstehen.

Huber und Klug führen daher zurzeit die Münchner Depressionsstudie durch, die einen Vergleich der Therapieschulen einbezieht (vgl. Huber, Klug & Rad 2001). Auch das Sigmund-Freud-Institut (SFI) hat eine schulenübergreifende Therapievergleichsstudie zur Behandlung chronisch Depressiver auf den Weg gebracht, wobei der Schwerpunkt dieser Studie auf den chronifizierten, therapieresistenten Depressionen – in Kombination mit Persönlichkeitsstörungen – liegt. Als Vorbereitung dazu wird bereits eine so genannte Phase-II-Studie in Kooperation mit der Tavistock-Clinic in London (Taylor; Richardson u.a.), mit der Psychiatrischen Universitätsklinik Zürich (Böker; Stassen u.a.) und mit der New York Depression Study (Roose u.a.) durchgeführt. Auf einige der Fragen, die uns dabei intensiv beschäftigen, soll im Folgenden kurz eingegangen werden.[2]

Sind Depressionen gut zu behandeln?

Lange wurden Depressionen als relativ gut zu behandelnde psychische Erkrankungen betrachtet. Diese Einschätzung hat sich in den letzten zwei Jahrzehnten dramatisch verändert: Depression wird nicht mehr als eine Krankheit gesehen, die ihren natürlichen Verlauf nimmt und meist zu einer spontanen Besserung führt (Costello et al. 2002; Hollon et al. 2002). Viele empirische Studien haben inzwischen belegt, dass die Chronifizierungsgefahr enorm groß ist (vgl. auch Frank et al. 2002; Segal, Pearson & Thase 2003). Jüngste Schätzungen gehen davon aus, dass 20–30% der Depressiven innerhalb von drei Jahren einen Rückfall erleben; 70–80% weisen in diesem Zeitraum drei oder mehr depressive Episoden auf (APA 1994; Judd 1997; Segal et al. 2003; Solomon et al. 2000). Das Risiko, nach einer ersten Episode mindestens eine weitere zu erleben, wird auf fast 90% eingeschätzt (Kupfer & Frank, 2001). Der durchschnittliche Patient mit einer major depression (MDD) erleidet im Laufe seines Lebens vier Episoden, die jeweils ungefähr 20 Wochen dauern (Judd 1997). 20–30% dieser Fälle zeigen einen chronischen Verlauf (Luyten, Blatt & Corveleyn 2005). Daher hat sich die Einsicht durchgesetzt, dass Depressionen keine relativ gut zu behandelnden, begrenz-

---

2 Ich danke Martin Hautzinger, Manfred Beutel und Bernhard Rüger, dass ich im Folgenden Literatur aufführen kann, die wir im Rahmen unseres gemeinsamen DFG-Antrags zusammengetragen haben.

ten Störungen sind, sondern meist eine Komorbidität besonders mit Achse-II-, aber auch Achse-I-Störungen aufweisen. So schätzen etwa Klein und Hayden (2000) und Mulder (2002) die Komorbidität zwischen Depression und Persönlichkeitsstörung auf 50–60%. Es ist bekannt, dass solche Komorbiditäten einen negativen Einfluss sowohl auf die Prognose als auch auf die Therapie von Depressionen ausüben (Mulder 2002; Westen, Morrison & Thompson-Brenner, im Druck). Viele Studien haben daher auf die Komplexität und die Variabilität depressiver Erkrankungen hingewiesen, die sowohl eine multidimensionale Diagnostik als auch Behandlungsform notwendig erscheinen lassen (Böker et al. 2002; Luyten, Coveleyen & Blatt 2005, S. 2ff.).

In der Vernachlässigung der Komplexität depressiver Erkrankungen sowie der Komorbidität mit Persönlichkeitsstörungen liegt einer der Gründe für die eben erwähnte hohe Rückfallquote und die Chronifizierungsgefahr. Luyten, Corveleyn und Blatt (2005) legen in ihrer Arbeit *The Convergence among Psychodynamic and Cognitive-Behavioral Theories of Depression: A Critical Review of Empirical Research* eine umfassende Übersicht über den Stand empirischer Vergleichsstudien bei der Behandlung Depressiver vor. Obschon sie darin die vielen Studien und Metaanalysen zitieren, die die kurzfristige Wirksamkeit sowohl von psychoanalytischen, kognitiv-behavioralen und psychopharmakologischen Therapien belegen, äußern sie sich skeptisch bezüglich der Nachhaltigkeit der Wirkung von Kurztherapien bei Depressiven mit einer Persönlichkeitsstörung:

>»Studies so far suggest the following preliminary conclusions and guidelines. First, a growing research literature suggests that patient characteristics such as Dependency/Sociotropic and Self-Critical Perfectionism/Autonomy are important predictors of therapeutic outcome in the treatment of depression, regardless of therapeutic orientation and/or specific therapeutic techniques. In addition, brief pharmacological and psychotherapeutic treatments of depression appear to have little influence on levels of Dependence/Sociotropic and Self-Critical Perfectionism/Autonomy. Hence, such brief psychopharmacologic and psychotherapeutic treatments of depression appear to be relatively ineffective in altering both personality dimensions (Elkin 1994; Zuroff & Blatt 2002). Self-Critical Perfectionism/Autonomy appears to exert particularly negative influence on outcome. This conclusion is further supported by the fact the pre-treatment Self-Critical Perfectionism in the NIHM TDCRP was associated with the opinion of independent clinical evaluators at termination and at follow-up that patients needed further treatment as well as with these patient's own dissatisfaction with their treatment [...] Thus, treatments of depression that do not

address personality issues might leave these vulnerabilities, which have both direct and indirect (through life stress) effects on depression, unaltered.« (Luyten, Corveleyn & Blatt 2005, S. 121)

Daher legen die Ergebnisse vieler empirischer (psychodynamischer und kognitiv-behavioraler) Studien sowie die klinische Erfahrungen vor allem mit chronifizierenden depressiven Patienten nahe, dass, besonders bei der Gruppe der introjektiven Depressiven nur längere Psychotherapien zu einer stabilen Verbesserung führen können. So zeigten z.B. in der kürzlich veröffentlichten, repräsentativen, retrospektiven Ergebnisstudie psychoanalytischer Langzeitbehandlungen 80% der depressiven Patienten durchschnittlich 6,5 Jahre nach Beendigung der Therapien stabile Verbesserungen sowohl ihrer depressiven Symptome als auch ihrer Lebenszufriedenheit, der Arbeits- und Beziehungsfähigkeit sowie ihrer allgemeinen psychosomatischen Befindlichkeit. Die affektiven Störungen waren die zweithäufigste Gruppe der gesamten Stichprobe (27,1%). Die meisten dieser Patienten zeigten eine Komorbidität mit schweren Persönlichkeitsstörungen und/oder angstneurotischen Symptomen, Psychosomatosen etc. Sie hatten schon jahrelang unter Depressionen gelitten und mehrere nicht erfolgreiche Kurztherapien hinter sich. Erstaunlich oft berichteten sie von schweren, multiplen Traumatisierungen in ihrer Kindheit (62% der interviewten Patienten). Zudem erwiesen sich psychoanalytische Langzeitbehandlungen auch für die Krankenkassen als attraktiv: so konnte z.B. bei diesen Patienten die Anzahl der Arbeitsfehltage dauerhaft gesenkt werden (vgl. Abb. 9; zu eingehenden Informationen zu den Abbildungen s. Leuzinger-Bohleber et al. 2003).

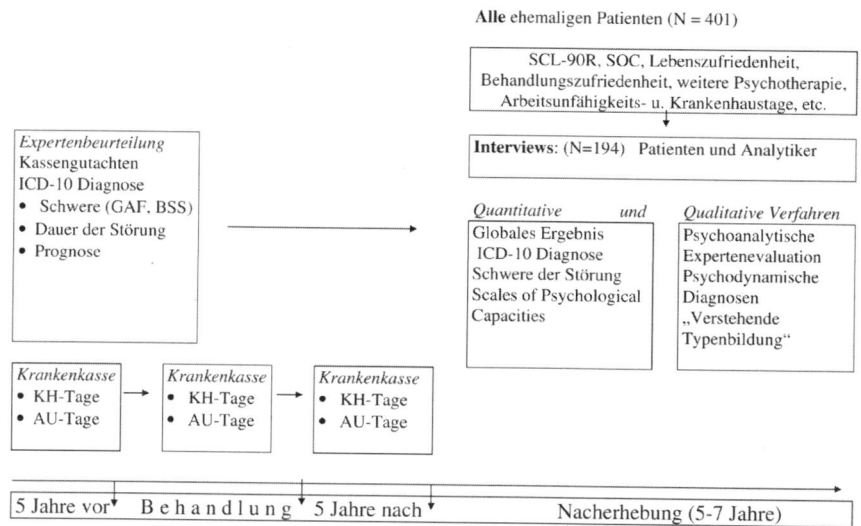

Abb. 3: DPV Ergebnisstudie: Design der Studie und Messinstrumente

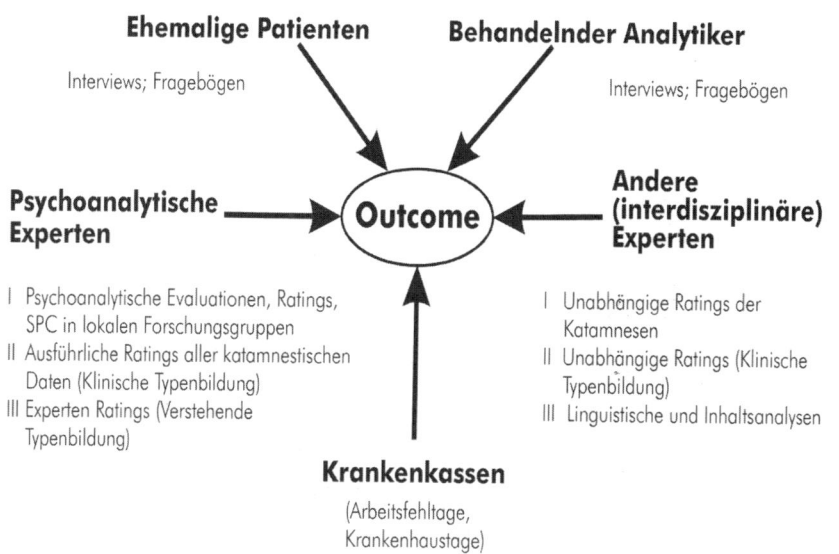

Abb. 4: Multiperspektivische Annäherung an Psychotherapie-Ergebnisse (Instrumente)

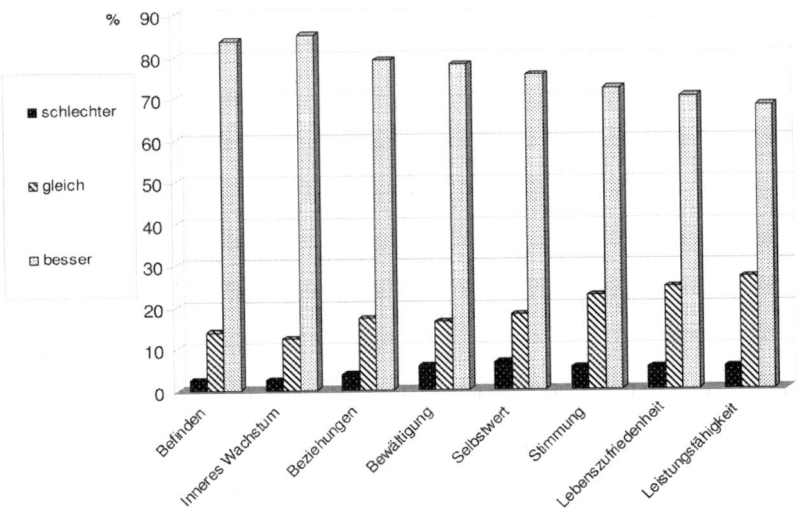

Abb. 5: Therapeutische Veränderungen (Patienteneinschätzungen)

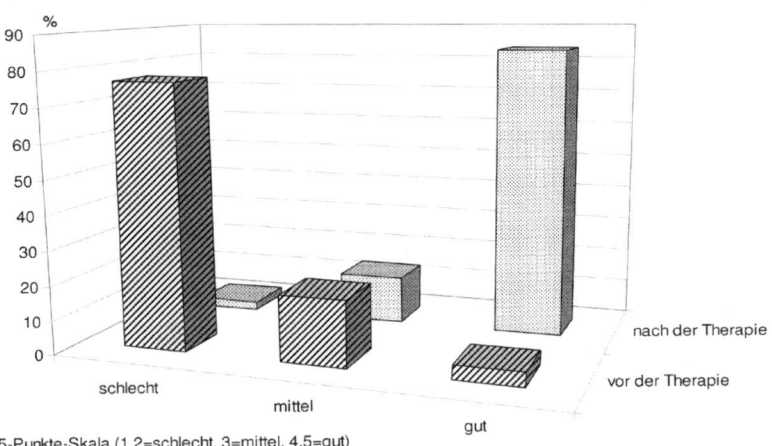

Abb. 6: Wohlbefinden vor und nach der Therapie (N=282)

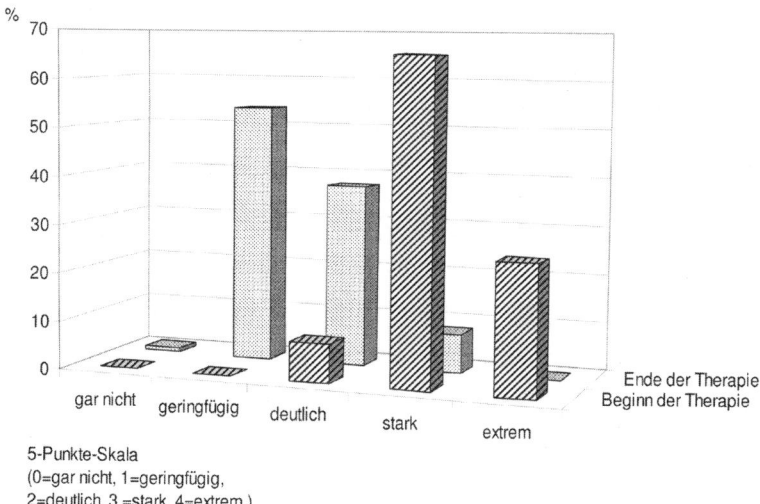

5-Punkte-Skala
(0=gar nicht, 1=geringfügig,
2=deutlich, 3 =stark, 4=extrem)

Abb. 7: Beeinträchtigungs-Schwere-Score (BSS)

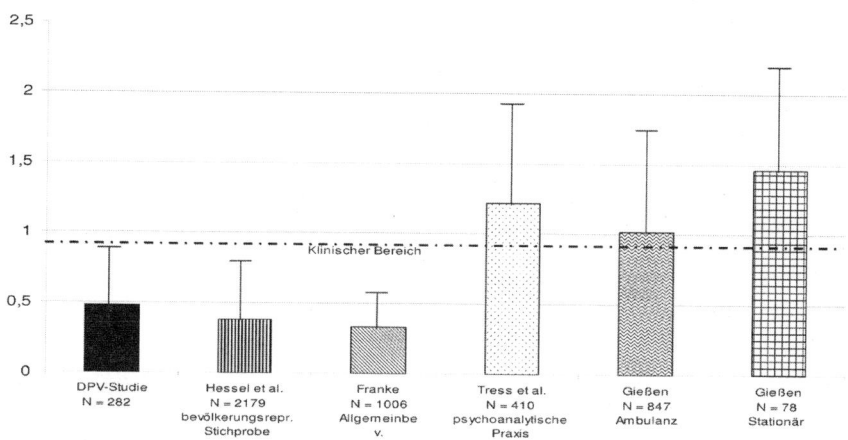

Abb. 8: Symptomreduktion (SCL-90-R), Vergleich mit anderen Stichproben

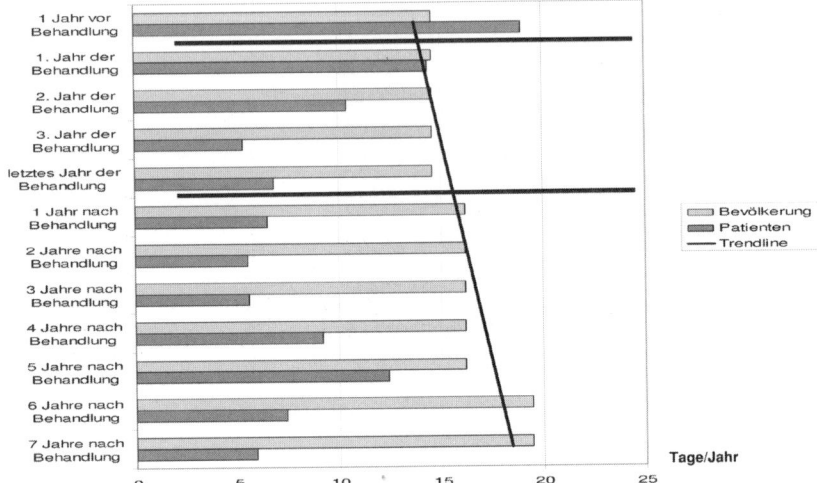

Abb. 9: Arbeitsunfähigkeitstage: Patienten vs. allgemeine Bevölkerung (Krankenkassendaten)

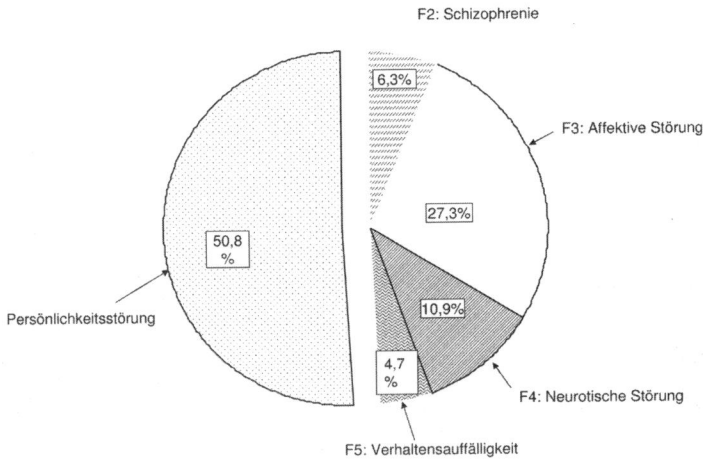

N = 128

Abb. 10: Erstdiagnosen

Ähnlich positive Ergebnisse wurden in einer methodisch anspruchsvollen, prospektiven Therapiestudie von 700 Patienten in Stockholm erzielt (Sandell et al. 1999; 2001). Auch Ergebnisse der Heidelberger Praxisstudie von Rudolf et al. (2001) weisen in die gleiche Richtung. Die Ergebnisse dieser drei Studien belegen, dass Langzeittherapien bei *multimorbiden Erkrankungen* zu stabileren Therapieerfolgen führen als jede Form von Kurztherapien. Um dies nochmals zu wiederholen: damit soll nicht die Notwendigkeit rascher und qualitative hoch stehender Kurztherapien geschmälert werden, da diese bei manchen Patienten eine Chronifizierung verhindern können. Allerdings sind dies kaum depressive Patienten mit Persönlichkeitsstörungen und einer hohen Komorbidität (vgl. dazu u. a. Leuzinger-Bohleber 2005).

Vielfalt depressiver Erkrankungen in der psychotherapeutischen Praxis

Einige kurze Beispiele aus der erwähnten Ergebnisstudie mögen diese Aussage illustrieren und einen ersten Eindruck der unterschiedlichsten depressiven Störungsbilder, der Schweregrade der Störung (von reaktiven Depressionen bis hin zu bipolaren Erkrankungen), der Biographien, der Lebenssituationen und schließlich der idiosynkratischen Therapieerfahrungen vermitteln, die sich hinter den oben angeführten Zahlen verbergen:

Therapiepatientin YA: Die Katamnesegespräche mit Frau YA müssen immer wieder verschoben werden, da ihr Mann plötzlich an einem Hirntumor erkrankt ist. Sie finden schließlich kurz nach seinem Tod statt und sind geprägt von der akuten Trauer von Frau YA. – Eindrücklich schildert sie, wie sehr die Therapie ihr ermöglicht hat, die akute Extremsituation der letzten Monate zu bewältigen, da sie – ein Kind von depressiv erkrankten Eltern – erst in der Therapie »gelernt habe, dass nicht nur Leistung zähle, sondern auch andere Lebensqualitäten …«. So wäre es früher unvorstellbar für sie gewesen, auf ihren Beruf zu verzichten und sich monatelang Urlaub zu nehmen, um die letzte Zeit mit ihrem Mann intensiv zusammen zu sein und ihn bis zum Tod zu begleiten. So schmerzlich der Verlust für sie sei – sie sei gleichzeitig unendlich froh, dass sie auf diese Weise von ihm Abschied nehmen konnte. Es erleichtere ihren Trauerprozess. Erst im Zusammenhang mit dem Tod ihres Mannes habe sie verstehen können, warum sie beide keine Kinder bekamen:

ihr Mann hatte selbst seine Eltern früh verloren und hätte es kaum verkraftet, nun nicht nur sie, sondern auch noch Kinder zurückzulassen. Sie selbst habe eine derart triste Kindheit erlebt, dass sie sich nicht vorstellen könnte, einem Kind zu helfen, den frühen Verlust seines Vaters zu verkraften.

Frau YA ist ihrer Therapie sehr dankbar, der sie die Bewältigung der jetzigen Lebenssituation, ohne erneut einer Depression zu verfallen, sowie ihre berufliche Entfaltung verdankt. (Aus Leuzinger-Bohleber et al. 2003, S. 91)

Herr UX, ein leitender Manager eines großen Unternehmens, erlebte nach einer Dienstreise mit viel Alkoholkonsum, kurz vor Weihnachten, auf der Fahrt ins Büro für ihn befremdende Depersonalisationsphänomene: Seine Beine schienen nicht mehr zu seinem Körper zu gehören, er spürte sein Herz schlagen und das Blut in den Adern rinnen. Neurologische Untersuchungen führten zu keinem Ergebnis, eine psychiatrische Abklärung verweigerte Herr UX während zehn Monaten. Er war unfähig zu arbeiten, entwickelte Verfolgungsideen und unternahm – wiederum kurz vor Weihnachten – einen ernsthaften Suizidversuch. Er wurde in die geschlossene Abteilung einer psychiatrischen Klinik eingewiesen. Bei dem mehrmonatigen stationären Aufenthalt wurde er von einem psychoanalytisch ausgebildeten Oberarzt betreut, der ihm anbot, ihn ambulant weiterzubehandeln. Herr UX erzählt im Katamneseinterview, dass sein manisch-depressiver Zusammenbruch unbewusst mehrfach determiniert war: Sein Vater hatte sich im sechsten Lebensjahr von Herrn UX kurz vor Weihnachten suizidiert (während des Zusammenbruchs war Herr UX im gleichen Alter wie sein Vater während des Suizids). Zudem hatte er selbst – ebenfalls kurz vor Weihnachten – als Zehnjähriger einen schweren Verkehrsunfall. Schließlich spielte unbewusst eine Rolle, dass ein Bruder mit dem gleichen Namen wie Herr UX zwei Jahre vor dessen Geburt ebenfalls im Herbst gestorben war.

Vom Analytiker erhalten wir die gleichen Informationen wie von Herrn UX. Der Kollege orientierte sich in seiner Behandlungstechnik an den Arbeiten von St. Mentzos, an dessen Fortbildungen für psychoanalytische Therapien von psychotischen und manisch-depressiven Patienten er regelmäßig teilgenommen hatte. Sukzessiv war es möglich gewesen, die medikamentöse Therapie zu reduzieren und schließlich ganz auf sie zu verzichten. Noch drei Jahre nach Abschluss der regelmäßigen Therapiesitzungen sah der Analytiker Herrn UX zu einem Katamnesegespräch kurz vor Weihnachten, um die mit dieser Jahreszeit verbundenen (ursprünglich unbewussten) Erinnerungen *nochmals gemeinsam zu thematisieren. – Herr UX hat nach seiner Krise die Arbeitsstelle gewechselt, ist aber in der Lage, erfolgreich seinen neuen beruflichen Aufgaben nachzugehen. Seine Familie erwies sich als große Stütze während seiner Erkrankung und wurde durch regelmäßige Gespräche teilweise in den Therapieprozess einbezogen. Herr UX schätzt den Erfolg der Behandlung als »sehr gut«, sein ehemaliger Analytiker als »gut« ein.* (Aus Leuzinger-Bohleber et al. 2003, S. 228)

Frau FX bezeichnete es als das wichtigste Ergebnis ihrer Psychoanalyse, dass sie ihre Kinder aus einer pathogenen, depressiven Umklammerung – und daher aus der transgenerativen Weitergabe ihrer Traumatisierungen – entlassen konnte. Ihr Vater war in Russland gefallen. Ihre Mutter reagierte auf den Verlust ihres idealisierten, jungen Ehemanns mit schweren Depressionen und drohte ihrer einzigen Tochter während der gesamten Kindheit immer wieder mit Suizid. Als Dreißigjährige erkrankte Frau FX plötzlich dramatisch an Herz- und Hyperventilationsanfällen. Nach vielen ergebnislosen medizinischen Untersuchungen fragte ein Kardiologe sie schließlich, was sich am Tag des ersten Herzanfalls ereignet habe. Sie hatte damals ihre Mutter besucht, die ihr beim Abschied hasserfüllt nachrief: »Wenn du so bist, wie du bist, sollst du krepieren!«

Die chronische traumatisierende Beziehung zu der depressiven Mutter wurde in der Übertragung wiederbelebt, und konnte dadurch dem analytischen Verständnis erschlossen werden, worauf die psychosomatischen Symptome verschwanden. Allerdings war es Frau FX auch weiterhin nicht möglich, eine nahe Intimbeziehung zu ihrem Mann zu leben: Sie entwickelten eine für beide tragfähige und befriedigende Beziehungsform in einer Wochenendbeziehung. (Aus: Leuzinger-Bohleber et al. 2003, S. 97)

Wie erwähnt, waren über 80% der (ehemals) depressiven Patienten mit dem Behandlungserfolg dauerhaft zufrieden. Auch ihre Analytiker, unabhängige psychoanalytische und nichtpsychoanalytische Experten sowie »objektive« Daten zu den Gesundheitskosten bestätigten den stabilen positiven Therapieerfolg (vgl. Abb. 3–8). So wichtig diese Ergebnisse sind, als Kliniker und Forscher fordern uns vor allem die 4% negativ verlaufenen Therapien heraus. Einige wenige der betroffenen ehemaligen Patienten gehörten zu der Gruppe der multimorbiden depressiven Patienten. Dazu ebenfalls ein Beispiel:

Frau IY, eine Physikerin, ist seit neun Monaten arbeitslos. Als das Interview nach vielen Versuchen, sie telefonisch zu erreichen, endlich zustande kommt, empfängt sie mich mit der Bemerkung: »Ich habe gleich gedacht, die Analytiker kriegen es nicht auf die Reihe, sich im Rahmen einer wissenschaftlichen Studie effizient zu organisieren.« Im Interview stellt sich heraus, dass sie sich oft wegen schwerer Depressionen tagelang ins Bett zurückzieht und das Telefon nicht abnimmt. Es war ein »depressiver Zusammenbruch«, der sie letztes Jahr zwang, ihre Arbeitsstelle aufzugeben. Sie schildert ihre Enttäuschung, dass eine jahrelange Psychoanalyse diesen Zusammenbruch nicht verhindern konnte, und erinnert sich an lange Phasen der Behandlung, in denen sie sich wie in einer Dunkelkammer eingeschlossen fühlte, ohne den inneren Kontakt zum Analytiker zu finden. Zwar betont sie, dass ihr Analytiker ihr das Leben gerettet habe: Sie war zu Beginn der Behandlung äußerst suizidgefährdet (ihr Bruder hatte sich suizidiert, eine Schwester ist psychotisch, beide Eltern wurden mehrmals wegen Depressionen psychiatrisch hospitalisiert). Doch bleibt für sie das Fazit: »So viele psychoanalytische Sitzungen – und immer noch depressiv.« Sie wird nun von ihrer Versicherung gezwungen, einen längeren stationären Aufenthalt in einer psychiatrischen Klinik auf sich zu nehmen, um ihre Arbeitfähigkeit wieder herzustellen.

Ganz am Ende des zweiten Interviews stellt sich überraschenderweise heraus, dass eine Fehlgeburt die schwere Krise im letzten Jahr auslöste, was die kinderlose Akademikerin – in ihrem fortgeschrittenen Lebensalter – vermutlich als schweren Verlust und endgültigen Verzicht auf eine eigene Mutterschaft erlebte. Ihr selbst ist der Zusammenhang zwischen diesem, wahrscheinlich traumatischen Verlust und ihrer schweren Depression nicht aufgefallen. Erst als dies im Interview thematisiert wird kann sie erzählen, dass es ihr vier Jahre nach Abschluss der Behandlung psychisch recht gut ging und sie – damals – die Therapie als erfolgreich betrachtete. Frau IY wirkt sichtlich entlastet und nachdenklich in dieser Gesprächssequenz. Sie äußert den Wunsch nach weiteren psychoanalytischen Gesprächen und nach Fachliteratur zur psychischen Verarbeitung von Fehlgeburten sowie zur frühen Objektbeziehungserfahrung von Säuglingen depressiver Mütter (vgl. Stern 1995; Leuzinger-Bohleber 2001).

In der Forschungsgruppe wird die Hypothese diskutiert, dass der massive Vorwurf an ihren Analytiker neben einer Reaktion auf eine mögliche inadäquate Behandlungstechnik u.a. einen Versuch darstellen könnte, eigene archaische aggressive Impulse, die sich in der Depression gegen das eigene

Selbst richten (eventuell ausgelöst durch die unbewusste Überzeugung, ihr werdendes Kind getötet zu haben), aktuell auf ein Ziel in der Außenwelt umzulenken. Allerdings wollten wir mit diesen psychodynamischen Überlegungen den Vorwurf von Frau IY nicht entkräften, dass ihre Psychoanalyse sie nicht vor einem derart massiven Zusammenbruch und einer neunmonatigen, schweren depressiven Erkrankung schützen konnte. Zweifellos war der Erfolg der Psychoanalyse beschränkt (vgl. ihr Unvermögen, die Fehlgeburt als möglichen Auslöser ihrer Krise selbst zu erkennen) und daher ihr Vorwurf und ihre Enttäuschung gerechtfertigt. (Aus Leuzinger-Bohleber et al. 2003, S. 222f.)

Diese wenigen Beispiele mögen genügen, um auf die Variabilität und Idiosynkrasien von depressiven Erkrankungen und ihrer psychoanalytischen bzw. psychodynamischen Behandlungen hinzuweisen. Auch innerhalb der heutigen internationalen Psychoanalyse gehen wir von einer *Pluralität der Praxis* aus, die sich an die Verschiedenartigkeit und Einzigartigkeit depressiver Erkrankungen bei den einzelnen Patienten anzupassen versucht, aber auch die *Pluralität psychoanalytischer Theorien depressiver Erkrankungen* in Rechnung stellt. Zudem weist vor allem das letzte Fallbeispiel darauf hin, wie wichtig weitere klinische und empirische Forschung im Bereich der Depression ist und uns Psychoanalytikern, trotz der ermutigenden Ergebnisse der DPV-Studie und den weiteren oben erwähnten Untersuchungen, keinen selbstzufriedenen Rückzug in den professionellen Elfenbeinturm erlaubt. Auch wenn wir aufgrund erkenntnistheoretischer Überlegungen der Überzeugung sind, dass es omnipotent und naiv wäre zu erwarten, dass negative Therapieverläufe wie bei Frau IY je ausgeschlossen werden können, sind wir es unseren Patienten schuldig, dass wir uns um neue klinische und empirische Erkenntnisse zur Depressionsbehandlung bemühen und uns in entsprechenden Studien engagieren, um die Wahrscheinlichkeit solcher menschlichen Katastrophen für zukünftige Patienten zu minimieren. – Zu einer solchen Forschungsintention gehört auch der Blick über den Zaun unserer eigenen psychoanalytischen Community – ein Anliegen der Frankfurter Depressionsstudie und des schulenübergreifenden Diskurses zwischen Martin Hautzinger und mir in der Eröffnungsveranstaltung des DGPT-Kongresses 2005, die hier veröffentlicht wird (vgl. dazu auch Leuzinger-Bohleber 2005).

Dieser Blick führt unter anderem zu der Einsicht, dass mit *Pluralität der Praxis* nicht nur das Feld der Psychoanalyse, sondern das gesamte Feld der

Depressionsbehandlungen charakterisiert werden kann. Gerade weil wir nicht von einem integrierten und klinisch bzw. empirisch homogenen Wissensstand ausgehen können und chronisch depressive Erkrankungen und ihre Behandlungen nach wie vor eine große Herausforderung für uns alle darstellen, scheint uns sowohl die Ausdifferenzierung und Weiterentwicklung der verschiedenen psychoanalytischen Konzepte zur Depression, zur Behandlung (etwa der Ausarbeitung spezifischer Behandlungstechniken bei chronisch Depressiven) als auch ein Dialog mit anderen Behandlungsansätzen angezeigt.

Pluralität der Theorien zur Genese, Diagnose und Therapie depressiver Erkrankungen

Die klinischen Erfahrungen sowie Erkenntnisse aus den vielen Studien zur Depression führten zu einer Vielfalt verschiedener Theorien zur Genese, Diagnose und Therapie depressiver Erkrankungen. Auch in der gesundheitspolitischen Öffentlichkeit scheint sich zunehmend die Einschätzung durchzusetzen, dass es *die* wissenschaftliche Erklärung depressiver Erkrankungen nicht gibt, sondern dass sich psychoanalytische, verhaltenstherapeutische, neurobiologische und sozialpsychologische Modelle der Depression – entsprechend der theoretischen und epistemologischen Grundannahmen, der klinischen Zugangsweisen und der gewählten Forschungsmethoden etc. – voneinander abheben. Eine fundierte Kenntnis dieser Unterschiede und Spezifitäten scheint mir als eine wichtige Voraussetzung für einen produktiven Dialog, der für alle bereichernd, aber auch herausfordernd sein kann.

Wie können einige *Spezifika heutiger psychoanalytischer Theorien depressiver Erkrankungen* verglichen mit einigen der anderen theoretischen Ansätze charakterisiert werden? Die psychoanalytischen Ansätze zur Behandlung depressiver Patienten sind gut entwickelt, speziell für schwere und komplexe Psychopathologien (vgl. u. a. Böker 2000; Corveleyn, Luyten & Blatt 2005). Nach Richardson (2003) zeigte auch ein Bericht des National Health Service (NHS) in London, dass 25 % NHS-Psychotherapeuten (N = 352) der 1403 WTEs ihre therapeutische Arbeit als psychoanalytisch orientiert charakterisierten, verglichen mit 24 % kognitiv-behavioralen Therapeuten und mit 40 % Therapeuten der »generic psychotherapy«. Zu psychoanalytischen Behandlungen existiert ein breites klinisches Wissen (vgl. u. a. Blatt 1998; 2004; Leuzinger-Bohleber 2005; Leuzinger-Bohleber, Hau & Deserno 2005;

Psyche, Sonderheft »Depression«, 2005). Ähnliche Häufigkeiten der therapeutischen Orientierungen finden wir auch in Deutschland (vgl. Abb. 1).

Kurz zusammengefasst sehen psychoanalytische Autoren depressive Erkrankungen immer in Zusammenhang mit Entwicklungsprozessen, vor allem mit Fehlentwicklungen a) im Bereich der Entwicklung eines differenzierten, integrierten, realistischen und grundsätzlich positiven Selbst- und Identitätsgefühls und b) im Bereich der Entwicklung einer Fähigkeit, ausreichend befriedigende, reziproke interpersonelle Beziehungen aufzunehmen und zu gestalten. Psychopathologische Störungsbilder wie die Depression werden nicht als klar abgrenzbare Erkrankungen betrachtet, die auf spezifischen genetischen oder biologischen Faktoren beruhen, sondern als Fehlentwicklungen bzw. -anpassungen, mit denen ein Individuum versucht, gravierende und dauerhafte Unterbrechungen seiner normalen psychischen Entwicklung zu bewältigen. Zudem wird c) Depression weniger als krankhafter Zustand als ein Prozess betrachtet, der abhängig von internalen und externalen Bedingungen abläuft.

In vielen der älteren Arbeiten wurde Depression in Zusammenhang mit dem Verlust eines realen oder inneren Objekts und dadurch ausgelösten pathologischen Trauerprozessen, der Introjektion des verlorenen Objekts ins Überich- oder Ich-Ideal und die Wendung der Aggression gegen das Selbst gestellt. Bleichmar (1996; 2003) entwickelte ein integratives Modell zur Erklärung depressiver Erkrankungen, in dem er den bisherigen Stand psychoanalytischer Arbeiten weitgehend berücksichtigt. So betonten z. B. Karl Abraham und Melanie Klein vor allem die Beziehung zwischen Aggression, Schuld und Depression, die sie auf frühe archaische Phantasien zurückführten. Kohut dagegen fokussierte die Beziehung zwischen narzisstischen Defiziten und der Depression. Er sah darin Auswirkungen eines weitgehenden Versagens der elterlichen Haltungen im frühen Säuglingsalter und relativierte dadurch die Rolle der Aggression und früher innerer Konflikte. Ferenczi, Balint, Winnicott betonten die Rolle der frühen Objektbeziehungen. Bowlby sieht im frühen Verlust der Bindungspersonen die Hauptursache depressiver Erkrankungen. Antonovsky (1991) entwickelte vor allem die Konzepte von Jacobson (1971) weiter, indem sie die Rolle von extremen Idealisierungen und die mangelnde Toleranz für Desillusionierungen und Ambivalenzen bei depressiven Erkrankungen herausarbeitet. Blatt (1998; 2004; Blatt & Ford 1994) verbindet diese theoretischen Arbeiten mit einer Vielzahl eigener empirischer Untersuchungen. Er unterscheidet zwischen zwei Subtypen von Depressionen, dem *introjektiven* und dem *anaklitischen Typus*, wobei die Dominanz auf den beiden Dimensionen »Selbstdefiniton« und »Bezogenheit« eine entscheidende Rolle spielt. Abhängigkeit/Soziotropie und Selbstkritischer Perfektionismus/Autonomie scheinen mit einem dysfunktionalen interpersonellen transaktionellen »Teufelskreis« verbunden zu sein (Kiesler 1983; vgl. auch Andrews 1989; Safran 1990; Wachtel 1994). Solch ein Teufelskreis impliziert, dass ein bestimmter interpersoneller Stil genau jene Verhaltensweisen und Reaktionen bei anderen hervorruft, die man befürchtet – Erfahrungen, die daraufhin wiederum diese Erwartungen erhärten. Während abhängig/soziotropische Individuen dazu in der Lage scheinen, eine positive soziale Umgebung zu schaffen, provozieren sie gleichzeitig durch ihre (übertriebenen) Ansprüche und ihren Clinch in Beziehungen Ressentiments oder sogar Ablehnung und Zurückweisung, die ihre basale Angst vor Ablehnung und Zurückweisung bestätigen. Im Gegensatz dazu sind selbstkritisch/autonome Individuen in ihren Beziehungen hoch ambivalent, kritisch und misstrauisch, da sie sich dauernd vor Kritik und Zurückweisung fürchten. Als Folge davon werden sie von anderen weniger geschätzt und geliebt und stattdessen als kühl und distanziert erlebt. Daher unterhalten selbstkritisch/autonome Individuen meist nur wenige, meist hoch ambivalente Beziehungen, die ihre Überzeugung bestärken, dass sie nicht geliebt, sondern kritisiert und weggestoßen werden. Sie scheinen kaum in der Lage zu sein, positive Beziehungserfahrungen zu machen oder an Freundschaften festzuhalten, wenn es zu Konflikten kommt, was wiederum auf ihr negatives Selbstbild zurückwirkt. Zudem verstärken Kritik und Angriffe von »bedeutungsvollen anderen« sowohl das abhängig/soziotropische als auch das selbstkritisch perfektionistisch/autonome Verhalten und vergrößern damit die Gefahr eines Rückfalls in die Depression.

Da Blatts Konzeptualisierungen von Depression nicht nur die Chronifizierungen plausibel erklären können, sondern er als Forscher und Therapeut seit Jahren mit kognitiv verhaltenstherapeutischen Forschern im Austausch steht (Beck 1983; Luyten, Blatt & Corveleyn 2005) – was in der empirischen Psychotherapieforschung auf große Resonanz gestoßen ist –, beziehen wir uns in der schulenübergreifenden Frankfurter Depressionsstudie auf seine Konzeptualisierungen und verwenden auch die darauf aufbauenden Instrumente.

Ein weiteres integratives Modell depressiver Erkrankung und ihrer Behandlung legten kürzlich Taylor (2003) und seine Forschungsgruppe an der Tavistock Clinic in London vor. Er entwickelte ein Manual psychoanalytischer Behandlungen chronisch depressiver Patienten, das auf diesem Modell beruht: Dieses Manual bildet die Grundlage der klinischen Behandlungen und daher auch den theoretischen Konsens des psychoanalytischen Verständnisses depressiver Erkrankungen und ihrer Behandlungen, das wir in unserer Studie verwenden. Eine deutsche Übersetzung befindet sich derzeit in Überarbeitung (vgl. dazu auch Carlyle 2005).

Von den Spezifika der psychoanalytischen Erklärungsansätze von Depression – im Gegensatz zu den kognitiv-verhaltenstherapeutischen und psychopharmakologischen – möchte ich hier lediglich die wichtigsten aufführen. Sie betreffen folgende Merkmale, die hier nur erwähnt, aber nicht weiter erläutert werden können:

- das Konzept unbewusster Phantasien und Konflikte
- das Paradigma entwicklungsspezifischer Aufgaben und Konflikte von den ersten Lebenswochen an (vgl. »life cycle« bzw. psychogenetisches Entwicklungsmodell nach Erikson)
- ein dynamisches Verständnis seelischer Prozesse, von Diagnose, Therapie und Behandlungserfolg
- interaktive und intersubjektive Betrachtungsweise von menschlichem Denken, Fühlen und Handeln und die damit in Zusammenhang stehende zentrale Rolle von Übertragung/Gegenübertragung bei Diagnostik und Therapie
- Fokus auf Idiosynkrasien des Einzelfalls

Der grundlegendste Unterschied zwischen psychoanalytischen und kognitiv-verhaltenstherapeutischen, psychopharmakologischen und genetischen Erklärungsansätzen von Depression betrifft aber ihr Verständnis von Forschung und Wissenschaft, das nicht so eindeutig (wie das der erwähnten anderen Disziplinen) einem naturwissenschaftlichen Paradigma untergeordnet werden kann. Darauf kann in diesem Rahmen zwar nicht adäquat eingegangen werden, doch mag dieser wissenschaftstheoretische Hintergrund auch nicht unerwähnt bleiben, da er sonst möglicherweise sowohl den Dialog zwischen den beteiligten Wissenschaftlern als auch die konkrete Zusammenarbeit in vergleichenden Therapiestudien unreflektiert mit determiniert. Daher im Folgenden wenigstens einige fragmentarische Anmerkungen und Verweise.

Exkurs: Pluralität der Wissenschaften – Chance und Klippe für interdisziplinäre und schulenübergreifende Psychotherapiestudien

Die Psychoanalyse als »Wissenschaft des Unbewussten« sah sich von Anfang an mit spezifischen Schwierigkeiten konfrontiert. Selbstverständlich stützt sie sich als »wissenschaftliche Disziplin«, wie jede andere Wissenschaft auch, auf sekundärprozesshaftes Denken, um Primärprozesshaftes, Unbewusstes zu analysieren und in ihren Konzepten möglichst präzise zu beschreiben – Unbewusstes, das sich per definitionem einem (denotativen) wissenschaftlichen Zugriff entzieht und einer andern Logik folgt.

> »Dann aber darf man geltend machen, daß die Deutungen der Psychoanalyse zunächst Übersetzungen aus einer uns fremden Ausdrucksweise in die unserem Denken vertraute sind. Wenn wir einen Traum deuten, so übersetzen wir bloß einen gewissen Gedankeninhalt (die latenten Traumgedanken) aus der ›Sprache des Traumes‹ in die unseres Wachlebens [...] Wenn wir daran denken, dass die Darstellungsmittel des Traumes hauptsächlich visuelle Bilder, nicht Worte, sind, so wird uns der Vergleich des Traumes mit einem Schriftsystem noch passender erscheinen als der mit einer Sprache. In der Tat ist die Deutung eines Traumes durchaus analog der Entzifferung einer alten Bilderschrift, wie der ägyptischen Hieroglyphen. Es gibt hier wie dort Elemente, die nicht zur Deutung, respektive Lesung, bestimmt sind, sondern nur als Determinativa das Verständnis anderer Elemente sichern sollen. Die Vieldeutigkeit verschiedener Traumelemente findet ihr Gegenstück in diesen alten Schriftsystemen ebenso wie die Auslassung verschiedener Relationen, die hier wie dort aus dem Zusammenhang ergänzt werden müssen [...] Die Traumsprache, kann man sagen, ist die Ausdrucksweise der unbewussten Seelentätigkeit. Aber das Unbewusste spricht mehr als nur einen Dialekt.« (Freud 1913, S. 403–405)

Eine weitere Diskrepanz besteht zwischen dem wissenschaftlichen Anspruch, allgemein Gültiges im Sinne von nomologischen Realitäten bei allen Analysanden zu erfassen und gleichzeitig dem Gegenstand der Psychoanalyse – autopoietischen Realitäten jedes Subjekts (als idiosynkratischem, psychischem und biologischem System) – gerecht zu werden (vgl. Schülein 2003)[3]. Wie können psychoanalytische Konzepte und darauf basierende

---

3 »Nomological reality is a mandatory process and compelling for the subject; it is not subject to change of development; it follows definitive (alternativeless) laws. This implies an identity

(empirische) Forschungen sowohl autopoietische Realitäten erfassen als auch Aspekten nomothetischer Realitäten entsprechen, die ebenfalls zu den »objektiven Wirklichkeiten« unserer Analysanden gehören? Zwar haben auch andere Sozialwissenschaften mit diesen Widersprüchen zu tun, etwa wenn sie versuchen, konsequent das einzelne Subjekt ins Zentrum ihrer Studien zu stellen. Bei der Psychoanalyse potenziert sich aber die Problematik nochmals, da ihr Forschungsgegenstand nicht nur vorwiegend individuell, dynamisch, »multilogisch« und nur partiell »objektiv« ist, sondern sich zudem der direkten Beobachtung entzieht. Manche Autoren, wie z.B. Rycroft, glaubten,

>»[that this] paradox [...] might be resolved, not by the paradoxical and poetic language of Winnicott but by the wholesale reconceptualisation of psychoanalysis as a hermeneutical activity closer to the humanities than the sciences. Its business, he came to believe, was as much meaning as with cause and effect. The essentially symbolic, culturally specific language that it used, both in its clinical and theoretical work, relied not simply upon secondary process thinking but upon an imaginative and realistic integration of primary and secondary processes.« (Turner 2002, S. 1078)

Freud selbst hat sich bekanntlich geweigert, die Psychoanalyse als rein hermeneutische Wissenschaft zu definieren. Er versuchte in seiner Theoriebildung das Spannungsfeld der Psychoanalyse zwischen Natur- und Geisteswissen-

---

of logic and empirical structure or, speaking in the language of idealistic philosophy, the general and the particular: no individual case deviates from a given pattern (or determined variants); any one individual case contains the (whole) logic of all individual cases. Accordingly, nomological reality does not provide any surprises or unexpected deviations but shows constant configurations an inert continuity. Thus, nomology means objectivity (objectum: what is thrown towards someone) in the sense of a definitive »product«. Hence, the knowing subject can only establish a merely contemplative relation to this reality and use its given properties. Nomological reality as such cannot be changed.« (Schülein 2003, S. 319)

Dagegen erfassen *autopoietic realities* unabhängige und autonome Entitäten, die die Fähigkeit zur Selbstorganisation besitzen, wie viele natürliche, etwa biologische Systeme. Autopoiesis erscheint immer als Pluralität »and at different levels because the interaction of the entities creates new levels that have autopoietic features themselves. This implies that autopoietic reality is »decentralised« and multilogical. It is not a definitive reality but a constant process of development, realisation and change that produces new alternatives, including conflicts and contradictions. Therefore autopoiesis is not only reflexive, it is also emergent and its development cannot be anticipated at all, or only within limits. This type of reality shows features of a subject. Subjectivity means difference and the possibility of alternatives.« (Schülein 2003, S. 319)

schaften nicht zu negieren, auch wenn er immer wieder seine Hoffnung ausdrückte, irgendwann würden psychoanalytische Beobachtungen auch naturwissenschaftlich zu erklären sein (vgl. dazu u. a. Habermas 1968; Solms 2003;
Stuhr 2001). Horkheimer und Adorno würdigen in *Dialektik der Aufklärung*
aber gerade die Offenheit und die Dialektik Freud'scher Theorien als einmalig
und innovativ, weil Freud in seiner Theoriebildung die Tradition der Aufklärung
und jene der Romantik als ein dialektisches Verhältnis dachte. Meiner Meinung
nach hat diese Freud'sche Konzeptualisierung auch in der heutigen Zeit
nichts an Aktualität verloren, denken wir nur zum Beispiel an das bedrohliche
Aufeinanderprallen einer auf westlichen Wissenschaften basierenden Hoch-
technologie einerseits und fundamentalistischen Weltanschauungen und
»Irrationalitäten« im Zusammenhang mit dem 11. September, dem globali-
sierten Terrorismus, Afghanistan, dem Irakkrieg und den zurzeit fast unlösbar
scheinenden Konflikten im Nahen Osten andererseits.[4] Es wäre eine omnipotente Überschätzung der Psychoanalyse, von ihr zu erwarten, solche Phänomene umfassend erklären zu können. Doch kann die Psychoanalyse einen
spezifischen und unverzichtbaren Aspekt in die interdisziplinären Analysen
und Erforschungen solcher komplexen individuellen und gesellschaftlichen
Bedrohungen einbringen: Aufgrund ihrer besonderen Forschungsmethode
zur Untersuchung irrationaler (unbewusster) Determinanten menschlichen
Fühlens, Denkens und Handelns in der intensiven psychoanalytischen
Arbeit mit einzelnen Individuen oder Gruppen bietet sie z.B. Konzepte an
zur Erklärung der unbewussten Anziehung fundamentalistischer Ideologien
mit ihrer Heilsversprechung, der Verleugnung des eigenen Todes sowie der
illusionären Überschätzung der Möglichkeiten, im terroristischen Akt
gesellschaftliche Machtstrukturen zu verändern (vgl. dazu u.a. Bohleber
2004; Laub 2004; Stein 2004; Varvin 2004). In der *Konzeptualisierung* solcher
komplexer Phänomene aufgrund minutiöser und oft jahrelanger Beobachtung von Patienten und Gruppen liegt meines Erachtens eine der großen
Chancen der heutigen Psychoanalyse im interdisziplinären Dialog.
　　Doch hat die häufige Entwertung der Psychoanalyse, sie sei keine ernst zu
nehmende Wissenschaft, in den letzten Jahren zu einem häufigen Verstummen
ihrer Stimme in wissenschaftlich und öffentlich relevanten Diskursen

---

4 Wenn wir an das Phänomen der Selbstmordattentäter denken, ist die Verbindung zum
　Thema ›Depression‹ vermutlich nicht so weit weg, wie dies auf den ersten Blick erscheinen
　mag.

geführt. Wer bestimmt, welche Disziplin das Gütekriterium »wissenschaftlicher Ernsthaftigkeit« zuerkannt bekommt?[5] Wer verfügt über die Definitionsmacht, was heute als »Wissenschaft« zu gelten hat?

Abadi (2003) ergreift im Diskurs um die »Wissenschaftlichkeit der Psychoanalyse« die Offensive, wenn sie feststellt, dass es zu den epistemologischen Errungenschaften der Psychoanalyse gehöre, eine Entwicklung in den modernen Wissenschaften vorausgesehen und konzeptualisiert zu haben, die erst heute in ihrer vollen Bedeutung erkannt wird, wenn die momentane Forschungssituation als »*Pluralität der Wissenschaften*« charakterisiert wird (vgl. dazu Leuzinger-Bohleber & Bürgin 2003). Die Psychoanalyse fühlte sich von Anfang an in einer Zwitterposition zwischen Natur- und Geisteswissenschaften, Biologie und Soziologie, nomothetischer und hermeneutischer Wissenschaft. Diese Dichotomie, zu Anfang des 20. Jahrhunderts unter anderem von Dilthey vorgeschlagen, erwies sich inzwischen als ein zu grobes Raster, um die extreme Unterschiedlichkeit in den verschiedenen wissenschaftlichen Disziplinen, ihren Fragestellungen, Methoden und Qualitätskriterien adäquat zu erfassen. Die Psychoanalyse verfügt, wie jede andere heutige wissenschaftliche Disziplin auch, über eine spezifische Forschungsmethode, die ihrem idiosynkratischen Forschungsgegenstand (unbewusste Konflikte und Phantasien) zu entsprechen versucht. Sie hat spezifische Qualitätskriterien entwickelt, die ihrem besonderen Forschungsgebiet entsprechen und die sie in der psychoanalytischen und in der nicht-psychoanalytischen Wissenschaftscommunity transparent und kritisch zu vertreten hat (vgl. dazu auch Hampe 2003; Leuzinger-Bohleber & Bürgin 2003). Ihr kommt daher – wissenschaftstheoretisch und -soziologisch betrachtet – im Kanon heutiger, ebenso spezifischer wissenschaftlicher Disziplinen keine Abseitsposition mehr zu.[6]

---

5 Diese Frage führt in interessante wissenschaftssoziologische und gesellschaftliche Problemstellungen, die aber in diesem Rahmen nicht erörtert werden können.

6 Abadi (2003, S. 224f.) geht sogar in ihrer Einschätzung des psychoanalytischen Forschungsverständnisses noch weiter, wenn sie schreibt: »Psychoanalysis came into being in the divorce between exact and human science, and it feels cornered when called on to define itself on such a basis. However, the concept of exact science has lost pertinence; the paradigm has changed and the frontier is not where it used to be. Chance, randomness, the new chaos theories […], the uncertainty principle, the recognition of the observer's effect on the observed, all predicate a model where positivism and determinism lose ground. Maybe we are like a combatant who remained isolated in the jungle for years after the end of hostilities, fighting solitary battle that has ceased to make any sense at all. The concept of complex thought […] has recognised and established links and relations of implication and feedback with what is

Doch gehört es zu einem weiteren Paradox der heutigen psychoanalytischen Forschung, dass sie sich weltweit mit der Forderung konfrontiert sieht, die Effektivität und Effizienz ihrer Therapien »empirisch« zu belegen, d.h. sich einer »objektiven« Überprüfung ihrer Therapieergebnisse zu unterziehen, die – wissenschaftstheoretisch betrachtet – auf dem überholten, einheitswissenschaftlichen (»positivistischen«) Wissenschaftsverständnis beruht, in dem es ausschließlich um die eindeutige Erfassung nomothetischer Realitäten geht (vgl. dazu u.a. Holzhey 2001; Leuzinger-Bohleber & Bürgin 2003; Hampe 2000). Das eben erwähnte spezifische Forschungsverständnis der Psychoanalyse, die so genannte »Junktimforschung«, die an der unverzichtbaren Verbindung von klinischer, theoretischer und »empirischer« Erforschung prozesshafter und idiosynkratischer unbewusster Konflikte und Phantasien in der psychoanalytischen Situation festhält, wird von Vertretern der vergleichenden Psychotherapieforschung oft nicht als »wissenschaftlich« anerkannt (vgl. dazu Leuzinger-Bohleber & Bürgin 2003). Auch in diesem Diskurs scheint es daher unverzichtbar, immer wieder auf die wissenschaftstheoretische Dimension der aktuellen Forderungen nach »empirischen Nachweisen« der Effizienz und Effektivität und damit verbundene Machtinteressen der öffentlichen Kostenträger zu verweisen (Leuzinger-Bohleber, Dreher & Canestri 2003; Leuzinger-Bohleber, Hau & Deserno 2005).

Doch leider werden epistemologische Überlegungen in der aktuellen Auseinandersetzung mit den Kostenträgern psychotherapeutischer und psychoanalytischer Behandlungen oft nicht zur Kenntnis genommen. Zudem kann sich die Psychoanalyse der Forderung, sie müsse sich, wie jede andere medizinische Behandlungsform »allgemein gültigen Kriterien der Überprüfbarkeit« (z.B. entsprechend der »evidence based medicine«) nicht ohne weiteres entziehen, falls sie weiterhin von öffentlichen Geldern mitfinanziert

---

distant and different and what is mediate and immediate, and makes room for chance, is possibly one of those that has most enriched contemporary thought [...]
Now, it is precisely psychoanalysis that, in the ambit of scientific thought, subverts the radical split between the subject and its object of observation, by introducing the concepts of transference and countertransference. That is how psychoanalysis revealed the historical and unconscious determinants in the individual's disposition to knowing – inaugurating a revolutionary theory of knowledge in which the outer edge is given by the blind spots present in the observer. Most probably transcending the expectations of Freud himself, this point of view proved to be the forerunner of changes in the paradigms of other disciplines, where increasingly the subject's web of implications and intricate involvement with his object of study would be acknowledged [...] Complexity, from this perspective, is an alternative to the ongoing mutilation and reductionism that characterises classical scientific thought.«

werden soll. So erwies es sich z. B. in Deutschland als politisch unerlässlich und wichtig, dass wir dem Wissenschaftlichen Beirat die vorhandenen empirischen Studien zum Nachweis der Wirksamkeit psychoanalytischer Verfahren bei verschiedenen Störungsbildern vorlegen konnten und von dem interdisziplinär zusammengesetzten offiziellen Gremium die Anerkennung der Psychoanalyse als »wissenschaftlich abgestütztes Therapieverfahren« erhalten haben.[7] So liegen auch im Bereich der Depressionsbehandlungen, wie schon kurz erwähnt, genügend kontrollierte Studien vor, die die Wirksamkeit psychoanalytischer Verfahren bei der Behandlung dieser Patientengruppe nachgewiesen haben (vgl. u. a. Leichsenring 2001). Allerdings muss erwähnt werden, dass – aus den eben skizzierten wissenschaftstheoretischen und methodischen Gründen – kontrollierte, *randomisierte* Studien kaum mit chronisch depressiven Patienten und nur im Setting von Kurztherapien durchgeführt werden konnten. Die detaillierte und methodisch sorgfältige Untersuchung der hier fokussierten Gruppe von chronisch kranken Depressiven (in Kombination mit Persönlichkeitsstörungen) konfrontiert uns unweigerlich mit den schwierigen und vielleicht kaum lösbaren Problemen empirisch-psychoanalytischer Forschung: Diese Patienten erzielen nur mit längerfristigen Behandlungen dauerhafte Veränderungen, wobei bei diesen Behandlungen idiosynkratische und biographisch bedingte Persönlichkeitsvariablen in der Studie mitberücksichtigt werden müssen.[8] Dies muss bei der empirischen Überprüfung des Behandlungserfolgs in Rechnung gestellt werden. Alle bisher vorgelegten Studien in diesem Feld, wie z. B. die erwähnte DPV-Ergebnisstudie, die prospektive Therapiestudie von Sandell et al., die Heidelberger Praxisstudie, die Münchner Depressionsstudie versuchten originelle Forschungsdesigns zu entwickeln, die einerseits den Besonderheiten psychoanalytischer Behandlungen und andererseits den Erfordernissen der nicht-psychoanalytischen Community gerecht werden. Empirische Forschung auf diesem Gebiet bleibt aber eine Art Gratwanderung zwischen der Gefahr einer Überanpassung an ein methodisches Vorgehen, das der Psychoanalyse nicht

---

7 Siehe dazu das Sonderheft des Forums für Psychoanalyse, April 2004; die englische Publikation ist auf der Website der IPA (http://www.ipa.org.uk) veröffentlicht, siehe dazu ebenso *Open Door Review* von Fonagy et al. (2001).

8 Wie oben erwähnt, liegen eine Reihe naturalistischer, kontrollierter Studien zu Wirkungen von psychoanalytischen Langzeittherapien vor (zusammengefasst u. a. in Leuzinger-Bohleber & Target 2002; Stuhr, Leuzinger-Bohleber, Rüger & Beutel 2001), die aber alle – aus den erwähnten wissenschaftstheoretischen und methodischen Gründen – andere Designs aufweisen als die eben zitierten randomisierten Studien zu Kurztherapien.

entspricht einerseits und dem Rückzug in den psychoanalytischen Elfenbeinturm und dadurch der sozialen, wissenschaftlichen und gesellschaftlichen Isolation andererseits (vgl. dazu Leuzinger-Bohleber & Target 2003;
Leuzinger-Bohleber, Dreher & Canestri 2003). Dieses Spannungsfeld lässt
sich nicht auflösen, sondern erfordert eine ständige sorgfältige und kritische
Reflexion.

Anmerkungen zu einem schulenübergreifenden Dialog im Bereich Depression und Persönlichkeitsstörungen

Abschließend folgen noch einige Anmerkungen zu aktuellen Diskussionen
über den schulenübergreifenden Dialog in Praxis und Forschung.

Zu Kombinationsbehandlungen von Psychotherapie und Psychopharmakologie bei schweren Depressionen

Vor allem die Behandlungen von Patienten, die an chronischen Depressionen
in Kombination mit schweren Persönlichkeitsstörungen leiden, stellen für
uns alle eine große Herausforderung dar, die schulen- und disziplinübergrei-
fende Dialoge und gemeinsame Forschungsprojekte einfordert. Ein Rückzug
in den jeweils professionellen Elfenbeinturm scheint uns – angesichts des
erwähnten Ausmaßes depressiver Erkrankungen und vor allem des persönlichen Leids der Betroffenen, ihrer Partner, Kinder und weiterer Familien-
angehörigen – auch ethisch nicht vertretbar. Um nur ein Beispiel herauszugreifen: für alle Psychotherapeuten, die mit schwer Depressiven arbeiten,
ist es heute unverzichtbar, sich ein fundiertes Wissen zur psychopharmakologischen Behandlung Depressiver anzueignen (vgl. Laux 2005). In jeder
psychotherapeutischen Behandlung mit dieser Gruppe von Patienten mag es
zu lebensbedrohlichen Situationen (z.B. suizidalen Krisen) kommen, die nur
durch eine Einweisung in eine geschlossene Abteilung einer psychiatrischen
Klinik oder durch eine adäquate psychopharmakologische Behandlung
überbrückt werden können. – Allerdings liegen erst wenige detaillierte Pro-
zessstudien vor, die den Einfluss von Psychopharmaka auf Psychotherapien
systematisch untersuchen (vgl. dazu u.a. Danckwardt 1984; Laux 2005).
Zudem bestehen bekanntlich unterschiedliche Auffassungen darüber, ob
und wie lange eine psychopharmakologische Behandlung bei Depressiven

indiziert ist. So bleibt, wie beschrieben, ein Ziel psychoanalytischer Langzeitbehandlungen, dass der Depressive ohne eine Dauermedikation sein Leben meistern kann. Nicht nur Psychoanalytiker verweisen skeptisch darauf, dass die Einnahme von Antidepressiva in einem Ausmaß zugenommen hat, das nicht mit der einleitend diskutierten möglichen Zunahme depressiver Erkrankungen erklärt werden kann, sondern eher auf einen gesellschaftlichen, akzeptierten Umgang mit individuellem Leiden, Einschränkungen von Leistungsfähigkeit etc. hinweist (vgl. dazu u. a. Lear 1995) – einmal ganz abgesehen von der machtvollen Liaison zwischen ökonomischen Interessen von Forschern und Vertretern der pharmazeutischen Industrie.[9] Den Einsatz von Psychopharmaka bei Depressiven und die damit verbundenen kulturkritischen Dimensionen mit Vertretern unterschiedlicher Disziplinen und Interessengruppen zu diskutieren, erscheint mir als eine wichtige gesellschaftspolitische Aufgabe, auch für Berufsverbände wie die DGPT. Jüngste Erfahrungen in der Plattform www.gesundheitsziele.de haben mir erneut gezeigt, wie mächtig die Vertreter der pharmazeutischen Industrie in solchen Gremien sind und wie schwer es ist, in einem Konsensverfahren einen minimalen gemeinsamen Nenner finden. Das Anliegen von Langzeitverfahren bei multimorbiden Erkrankungen ist in solchen Kontexten kaum zu vertreten. Analoges ist bezüglich der Diskussion um die Leitlinien depressiver Behandlungen zu befürchten.

Auf diesem gesellschaftspolitischen Hintergrund erweist es sich meiner Einschätzung nach als unbedingt notwendig, dass weitere prospektive Therapievergleichsstudien zu Ergebnissen von Langzeitbehandlungen (wie die Frankfurter Depressionsstudie) durchgeführt werden, trotz aller eben erwähnter methodischer Schwierigkeiten und Anforderungen. Falls wir nicht noch mehr kontrollierte Therapievergleichsstudien vorlegen, bleibt zu befürchten, dass langfristig die psychodynamischen Verfahren aus der Kassenversorgung herausgenommen werden.

---

9 So führte z. B. die dramatische Zunahme der Verschreibung von *Prozac* in England dazu, dass nun sogar Spuren dieses Antidepressivums im englischen Trinkwasser nachweisbar sind.

Kombinationsbehandlungen von psychoanalytischen und verhaltenstherapeutischen Ansätzen bei Depressionsbehandlungen?

Immer wieder werden Stimmen wach, die postulieren, gerade für die Psychotherapie von chronifizierenden Depressionen sei die Zeit gekommen, eine Kombinationstherapie von verhaltenstherapeutischen und psychoanalytischen Ansätzen zu versuchen. Es übersteigt den Rahmen dieses Beitrags, auf entsprechende Argumente und Diskurse einzugehen. Ich muss mich mit der Bemerkung begnügen, dass Michaela Grüntzig und ich schon 1982 von einer Methodenkombination verhaltenstherapeutischer und fokaltherapeutischer Verfahren bei der Behandlung von Patienten mit Prüfungskonflikten berichtet haben (Leuzinger & Grüntzig 1982). Doch haben wir schon damals die Auffassung vertreten, dass die beiden schulenspezifischen Vorgehensweisen nicht vermischt, sondern auf einem hohen professionellen Niveau unabhängig voneinander angewandt werden sollten (verhaltenstherapeutische Behandlungen der Arbeitsstörung bzw. des Arbeitsverhaltens des Patienten einerseits, fokaltherapeutische Bearbeitung der unbewussten Determinanten der Prüfungsängste andererseits). Eine vorzeitige Vermischung von verhaltenstherapeutischen und psychoanalytischen Behandlungstechniken scheint mir noch immer mit der Gefahr eines Eklektizismus verbunden, der zu einer Einbuße professionellen Handelns führt. Wie oben erwähnt beruhen psychoanalytische und kognitiv-verhaltenstherapeutische Behandlungen chronisch Depressiver auf unterschiedlichen wissenschaftstheoretischen, methodischen und konzeptuellen Traditionen. Dadurch wurde in beiden Therapieschulen ein Reichtum an klinischen und wissenschaftlichen Erfahrungen gesammelt. Es existiert also ein schulenspezifischer Wissenskorpus, auf den nicht vorschnell verzichtet werden sollte und der an die Anwendungen innerhalb des jeweiligen Theoriegebäudes gebunden ist. Bekanntlich führt der unreflektierte Transfer eines Wissenskorpus von einer wissenschaftlichen Disziplin zu einer anderen zu erheblichen Problemen, Widersprüchen und Gefahren. Um nur ein Beispiel herauszugreifen: auch verhaltenstherapeutische Autoren betonen in den letzten Jahren vermehrt die Bedeutung der therapeutischen Beziehung für die erzielten Veränderungen in einer Behandlung. Zuweilen sprechen sie dabei von »Übertragungsphänomenen«, ohne aber die entsprechenden Konzepte detailliert zu kennen und damit verbundene klinische Phänomene präzise wahrnehmen zu können.

Dadurch besteht die Gefahr einer unprofessionellen Anwendung psycho-analytischer Konzepte in einer nichtpsychoanalytischen, genauer verhaltens-therapeutischen Behandlung. – Andererseits sprechen auch manche psycho-analytischen Autoren von der Bedeutung »inadäquater Kognitionen«, die durch systematische Strategien »verändert« bzw. einer aktuellen Situation »angepasst werden« sollten. Sie setzen hier oft den psychoanalytischen Begriff der Repräsentanz mit dem verhaltenstherapeutischen der »Kognition« gleich. – Auch hier eine unprofessionelle Anwendung, diesmal die verhaltens-therapeutischer Begriffe in einem psychoanalytischen Kontext. Ein Wildern in der Praxis oder den theoretischen Konzepten der anderen Therapieschule scheint mir daher alles andere als wünschenswert (vgl. dazu auch Safran 1990).

Dies bedeutet allerdings nicht, dass ein kritischer Dialog zwischen Vertretern unterschiedlicher therapeutischer Schulen, wie wir ihn in der Frankfurter Depressionsstudie versuchen, die Beteiligten in ihrem klinischen und theoretischen Denken unbeeinflusst lässt. Doch erstreben wir nicht eine unreflektierte Inkorporation fremder Behandlungstechniken oder Konzeptualisierungen in das Eigene, sondern eine kritische und reflektierte Integration neuer, durch den detaillierten Vergleich mit der jeweils anderen Schulrichtung ermöglichten therapeutischen Erfahrungen in die eigenen Konzeptualisierungen. Um bei dem eben erwähnten Beispiel zu bleiben: die Relevanz der therapeutischen Beziehung in einer kognitiven Verhaltenstherapie muss mit den eigenen Begriffen, in Übereinstimmung mit eigenen Daten, Methoden und bisherigen theoretischen Ansätzen sowie dem eigenen Wissenschafts-verständnis der kognitiven Verhaltenstherapie konzeptualisiert werden. Analog dazu muss die Wechselwirkung von innerer und äußerer Realität (»Kognition« und »aktuelle Interaktionssituation«) in der Psychoanalyse mit ihrer eigenen Terminologie, den oben erwähnten Charakteristika psy-choanalytischen Denkens (z.B. dem Repräsentanzenmodell, dem Konzept unbewusster Phantasien und Konflikten, von Übertragung/Gegenübertragung etc.) und dem ihr eigenen Methoden- und Wissenschaftsverständnis erfasst werden (vgl. dazu den aktuellen innerpsychoanalytischen Diskurs zu inter-subjektiven Ansätzen in der heutigen Psychoanalyse). Erst durch eine solche theoretische Weiterentwicklung der eigenen Konzepte und Modelle wird ein methodisch einwandfreier Dialog zwischen den Therapieschulen möglich, der keine theoretische und klinische Entdifferenzierung auf beiden Seiten riskiert.

Plädoyer für eine differentielle Indikation

An anderer Stelle haben wir ausführlich die Vorteile einer differentiellen Indikation, verglichen mit der eben erwähnten eklektisch anmutenden, vorschnellen Integration von Wissensbeständen in integrative neue Therapieformen diskutiert (Leuzinger-Bohleber, Rüger, Stuhr & Beutel 2002, S. 258–272). In Abbildung 11 haben wir klinische und empirisch abgestützte Erfahrungen zusammengefasst, dass sich Patienten aufgrund ihrer vortherapeutischen Problemlösungsstile für unterschiedliche Therapieformen eignen (u. a. Baumann 1981). Wir nehmen damit eine produktive Diskussion wieder auf, die in den 1980er Jahren geführt wurde. In diesen Diskursen wurden nicht nur der Schweregrad der Störungen der Patienten und ihre Symptomatik, sondern auch Persönlichkeitsmerkmale und vortherapeutische Problemlösungsstile im Hinblick auf adäquate Indikationsstellungen reflektiert:

>»Um die darin aufgeführten Argumente hier knapp wiederzugeben: Manche Menschen fühlen sich durch das ›rationalistisch-pragmatische‹ Denken der behavioralen Therapien angezogen, weil sie mit sich selbst und ihren Alltagsproblemen schon immer ›logisch-analysierend‹, systematisch ordnend, z.B. ›bestrafend‹ und ›belohnend‹ umgehen. Sie sind daran interessiert, dass ihr Alltag möglichst effizient und störungsfrei abläuft bzw. Störungen und Konflikte ›möglichst rasch und sachlich‹ beseitigt werden. Solche Patienten fühlen sich i.d.R. in behavioralen Therapien adäquater aufgehoben als in psychoanalytischen. Andere Persönlichkeiten dagegen begegnen ihren Alltagsproblemen, indem sie deren Hintergründe, Kontexte und Vernetzungen verstehen möchten: Selbsterkenntnis und Erforschen von verdeckten Zusammenhängen und Ursachen spricht sie an. Ein logisch-konsekutives, auf die Reduktion von Komplexitäten ausgerichtetes, pragmatisches Denken hingegen fällt ihnen schwer oder stößt sie sogar ab. Für solche Menschen spiegelt das sokratisch anmutende Anliegen von Selbsterkenntnis in psychoanalytischen Verfahren ihre eigene Art der Lebensbewältigung wider: Sie eignen sich kaum zu behavioralen Therapien.
> Wiederum eine andere Gruppe von Menschen spürt eine Affinität zu den humanistischen Therapieformen, da sie dort ihren vortherapeutischen Umgang mit sich und anstehenden Problemen am ehesten wieder finden. Dabei spiegelt z.B. die Überzeugung eine wesentliche Rolle, dass in jedem Menschen ›gute‹ selbstheilende Kräfte vorhanden seien, die es – durch empathische emotionale Unterstützung und Zuwendung – zu stärken gelte, damit diese Personen daraufhin ›nicht direkt‹ zu ihren eigenen Persönlichkeitsstrategien zurückfinden bzw. solche entdecken. Diese Gruppe von Patienten fühlt sich sowohl von der nüchtern naturwissenschaftlich ausgerichteten Haltung der behavioralen Therapien

befremdet als auch von der aufklärerischen, auf kompromisslose ›Wahrheits-suche‹ ausgerichteten Grundhaltung der Psychoanalyse [...].

Die meisten seriösen therapeutischen Verfahren, die heute angeboten werden, basieren auf einer der drei eben erwähnten Traditionen. Daher bietet es sich bei der Indikationsstellung an, in einem ersten Schritt die Affinitäten des Patienten zu einem dieser grundlegenden Auffassungen seelischen Leidens und ihrer Behandlungen zu ergründen.« (Leuzinger-Bohleber, Rüger, Stuhr & Beutel 2002, S. 262f.)

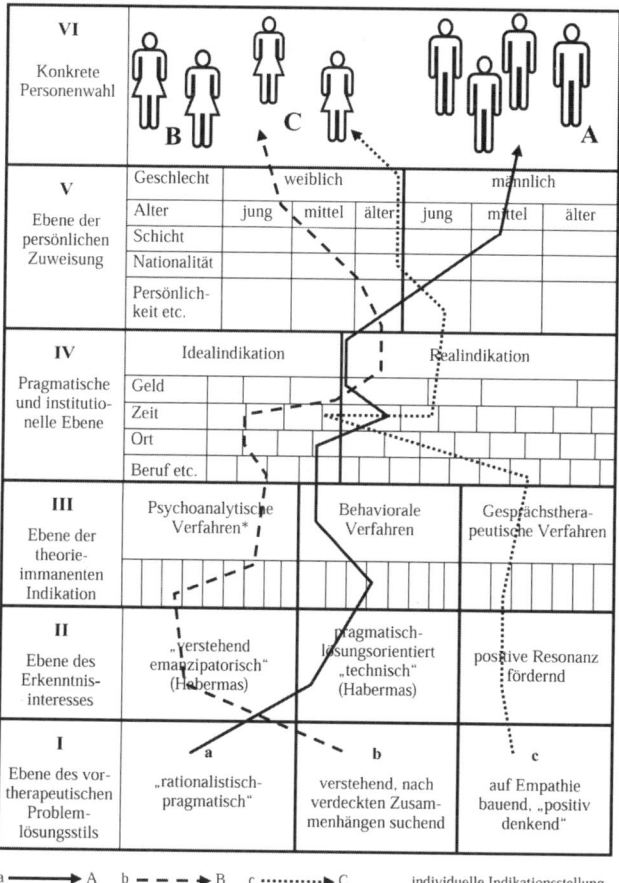

Abb. 11: Die sechs Ebenen der Indikationsstellung (aus: Leuzinger-Bohleber, Rüger, Stuhr & Beutel 2002, S. 261)

Eine differentielle Indikationsstellung kommt nicht nur – so unsere klinischen Erfahrungen und Einsichten aus der DPV-Ergebnisstudie – den Bedürfnissen unserer Patienten entgegen: sie erhöht auch die Wahrscheinlichkeit eines guten Therapieergebnisses bei den unterschiedlichen Therapieverfahren. Zudem eröffnet sie neue Dialogperspektiven zwischen Praktikern und Forschern der Therapieschulen und kann Brücken bauen zwischen den oft hermetisch nebeneinander existierenden psychotherapeutischen Communities. Solche Brückenbildungen erweisen sich besonders angesichts der vielen offenen Fragen adäquater und nachhaltiger Behandlungen von schweren Persönlichkeitsstörungen und Depressionen als professionell notwendig (vgl. dazu auch Rudolf 2006, in diesem Band).

Schlussbemerkung

So faszinierend und wichtig der Dialog zwischen den Vertretern unterschiedlicher Therapieschulen und wissenschaftlichen Disziplinen auch sein mag: er ist alles andere als einfach. Oft sprechen wir keine gemeinsame Sprache und teilen unsere wissenschaftlichen und professionellen Überzeugungen nur ansatzweise. Zudem stellt die Flut wissenschaftlicher Publikationen in Zeiten der internationalen Vernetzungen und der medialen Verfügbarkeit weltweiten Wissens zuweilen auch eine Versuchung dar, damit verbundenen Insuffizienzgefühlen durch eine Flucht in die eigene Fachwelt zu entgehen: Wenigstens im psychoanalytischen Elfenbeinturm kann ich bewältigen, die wichtigsten Publikationen im Bereich »Depression« zu kennen und mich als kompetent und »up to date« zu fühlen. – Schon ein Blick ins Internet zerstört mir sogleich diese Illusion und macht eine erneute professionelle Abwehr notwendig.

Gelingt es allerdings, die eigenen Begrenztheiten und Einschränkungen psychisch zu akzeptieren, und verfügen die Beteiligten über eine stabile professionelle Identität sowie über eine selbstbewusste Gewissheit der Besonderheiten der eigenen wissenschaftstheoretischen und -philosophischen Tradition, kann der Dialog mit anderen Schulrichtungen oder wissenschaftlichen Welten Neugier und Interesse wecken und zu einem lohnenswerten Abenteuer werden. Das Fremde wird daraufhin nicht nur als Quelle von Verunsicherung und Angst erlebt, sondern als Bereicherung und notwendige Ergänzung der eigenen, eingeschränkten Perspektive.

Allerdings braucht ein solcher, offener wissenschaftlicher Dialog nicht nur persönliche, sondern auch institutionelle und vor allem gesellschaftliche Freiräume. Präferiert ein Zeitgeist des »schneller, billiger, effizienter« einseitig Therapieansätze, die den Mythos eines »raschen und wissenschaftlichen Beseitigen menschlichen Leidens« verbreiten, wird kaum eine produktive, unvoreingenommene und wirklich erforschende Annäherung an die dunklen Welten der Depression und der Persönlichkeitsstörungen, an Saturns Schatten (Solomon 2001) möglich sein.

Literatur

Abadi, S. (2003): Between the frontiers and the network. International Journal of Psychoanalysis, 84: 221–234.

Akiskal, H. S. (1991): Chronic depression. Bulletin of the Menninger Clinic, 55: 156–171.

Andrews, J. D. W. (1989): Psychotherapy and depression: A self-confirmation model. Psychological Review, 96: 576–607.

Antonovsky, A. M. (1991): Idealization and the holding of ideals. Contemporary Psychoanalysis, 27: 389–404.

APA (American Psychiatric Association) (1994): Diagnostic and statistical manual of psychiatric disorders. 4th Edition. Washington.

Bateman, A.; Fonagy, P. (2004): Psychotherapy of borderline personality disorder. Mentalization-based treatment. Oxford.

Baumann, U. (Hg.) (1981): Indikation zur Psychotherapie. Perspektiven für Praxis und Forschung. München u. a.

Beach, S. R. H. (Hg.) (2001): Marital and family processes in depression: A scientific founation for clinical practice. Washington.

Beck. A. T. (1983): Cognitive therapy of depression: New perspectives. In: P. J. Clayton & J. E. Barrett (Hg.): Treatment of depression: Old controversies and new approaches. New York, S. 265–290.

Beck, A. T. (1999): Cognitive aspects of personality disorders and their relation to syndromal disorders: A psychoevolutionary approach. In: C. R. Cloninger (Hg.): personality and psychopathology. Washington, S. 411–429.

Blatt, S. J. (1998): Contributions of psychoanalysis to the understanding and treatment of depression. Journal of the American Psychoanalytic Association, 46: 722–752.

Blatt, S. J. (2004): Experiences of depression: theoretical, clinical and research perspectives. Washington.

Blatt, S. J.; Ford, R. Q. (1994): Therapeutic change. An object relations perspective. New York.

Bleichmar, H. (1996): Some subtypes of depression and their implications for psychoanalytic treatment. International Journal of Psycho-Analysis, 77: 935–961.

Bleichmar, H. (2003): Some subtypes of depression, their interrelations and implications for psychoanalytic treatment. Paper given at the Joseph Sandler Conference, University College London, March 6, 2003.

Böker, H. (Hg.) (2000): Depression, Manie und schizoaffektive Psychosen. Psychodynamische Theorien, einzelfallorientierte Forschung und Psychotherapie. Gießen.

Böker, H.; Gramigna, R.; Leuzinger-Bohleber, M. (2002): Ist Psychotherapie bei Depressionen wirksam? In: Versorgungsbedarfe und Versorgungsrealitäten. Jahrbuch für Kritische Medizin, Bd. 56. Hamburg, S. 54–75.

Bohleber, W. (2004): Idealität und Destruktivität – zur Psychodynamik terroristischer Gewalt. Vortrag an der International Conference on Terror, Violence and Society, June 10–12, 2005.

Brockman, J.; Schlüter, T.; Eckert, J. (2001): Die Frankfurt-Hamburg Langzeit-Psychotherapiestudie. In: Stuhr, U.; Leuzinger-Bohleber, M.; Beutel, M. (Hg.): Langzeit-Psychotherapie. Stuttgart, S. 271–276.

Brown, G. W.; Harris, T. (1978): Social origins of depression. London.

Busch, F. N.; Rudden, M.; Shapiro, T. (2004): Psychodynamic treatment of depression. Washington.

Carlyle, J. A. (2005): Die psychoanalytische Behandlung depressiver Patienten. In: Leuzinger-Bohleber, M.; Hau, S.; Deserno, H. (Hg.): Depression – Pluralismus in Praxis und Forschung. Göttingen, S. 62–82.

Claes, S. J.; Nemeroff, C. B. (2005): Corticitropin-reseasing factor (CRF) and major depression: Towards an integration of psychology and neurobiology in depression research. In: Corveleyn, J.; Luyten, P.; Blatt, S. (Hg.): The theory and treatment of depression. Leuven, S. 227–253.

Corveleyn, J.; Luyten, P.; Blatt, S. (Hg.) (2005): The theory and treatment of depression. Leuven.

Costello, E. J.; Pine, D. S.; Hammen, C. et al. (2002): Development and natural history of mood disorders. Biological Psychiatry, 52: 529–542.

Crown, W. H.; Finkelstein, S.; Berndt, E. L. et al. (2002): The impact of treatment-resistant depression on health care utilization and costs. Journal of Clinical Psychiatry, 63: 963–971.

Danckwardt, J. (1984): Kombinierte psychopharmakologische und psychotherapeutische Behandlung der Angst. Anmerkungen aus psychoanalytischer Sicht. In: Götze, P. (Hg.): Leitsymptom Angst. Berlin, S. 38–50.

Demyttenaere, K.; Van Oudenhove, L.; De Fruyt, J. (2005): The lifecycle of depression. In: Corveleyn, J.; Luyten, P.; Blatt, S. (Hg.): Theory and treatment of depression. Leuven, S. 17–43.

Ehrenberg, A. (2004): Das erschöpfte Selbst. Depression und Gesellschaft in der Gegenwart. Frankfurt a. M.

Elkin, I. (1994): The NIMH treatment of depression collaborative research program. In: Bergin, A. E.; Garfield, S. L. (Hg.): Handbook of psychotherapy and behaviour change. New York, S. 114–139.

Fäh, M.; Fischer, G. (1998): Sinn und Unsinn in der Psychotherapieforschung. Eine kritische Auseinandersetzung mit Aussagen und Forschungsmethoden. Gießen.

Fagiolini, A.; Kupfer, D. J. (2003): Is treatment-resistant depression a unique subtype of depression? Biological Psychiatry, 53: 633–634.

Fonagy, P. et al. (Hg.) (2001): An open door review of outcome studies in psychoanalysis. 2nd edition. London.

Frank, E.; Rush, A. J.; Blehar, M. et al. (2002): Skating to where the puck is going to be: A plan for clinical trials and translations research in mood disorders. Biological Psychiatry, 52: 631– 654.

Freud, S. (1913): Das Interesse an der Psychoanalyse. GW VIII, S. 389–420.

Gerson, S.; Belin, T. R.; Kaufman, A. et al. (1999): Pharmacological and psychological treatments for depressed older patients. Harvard Review of Psychiatry, 7: 1–28.

Goldfried, M. R.; Raue, P. J.; Castonguay, L. G. (1998): The therapeutic focus in significant sessions of master therapists. Journal of Consulting and Clinical Psychology, 66: 803–810.

Guiffra, L. A.; Risch, N. (1994): Diminished recall and the cohort effect of major depression: A simulation study. Psychological Medicine, 24: 375–383.

Goodman, S.; Gotlieb, I. (2002): Children of depressed parents. Mechanisms of risk and implications for treatment. Washington.

Habermas, J. (1968): Technik und Wissenschaft als Ideologie. Frankfurt a. M.

Härter, M.; Schneider, F.; Gaebel, W.; Berger, M. (Hg.) (2003): Versorgungsleitlinien für depressive Störungen in der ambulanten Praxis. Zeitschrift für ärztliche Fortbildung und Qualitätssicherung, 97 (Suppl. IV).

Hammen, C. (2003): Interpersonal stress and depression in women. Journal of Affective disorders, 74: 49–57.

Hampe, M. (2000): Pluralismus der Erfahrung und Einheit der Vernunft. In: Hampe, M.; Lotter, M.-S. (Hg.): »Die Erfahrungen, die wir machen, sprechen gegen die Erfahrungen, die wir haben«. Über Erfahrung in den Wissenschaften. Berlin, S. 27–39.

Hampe, M. (2003): Pluralism of sciences and the unity of reason. In: Leuzinger-Bohleber, M.; Dreher, A. U.; Canestri, J. (Hg.) (2003): Pluralism or unity? Methods of research in psychoanalysis. London, S. 45–63.

Hasin, D.; Link, B. (1988): Age and recognition of depression: Implications for a cohort effect in major depression. Psychological Medicine, 18: 683–688.

Hau, S.; Leuzinger-Bohleber, M. (2004): Psychoanalytische Therapie. Eine Stellungnahme für die wissenschaftliche Öffentlichkeit und für den Wissenschaftlichen Beirat Psychotherapie. Forum der Psychoanalyse, 20: 13–125.

Haubl, R. (2005): Sozialpsychologie der Depression. In: Leuzinger-Bohleber, M.; Hau, S.; Deserno, H. (Hg.): Depression – Pluralismus in Praxis und Forschung. Göttingen, S. 291–320.

Hautzinger, M. (1998): Depression. Reihe Fortschritte der Psychotherapie, Bd. 4. Göttingen.

Hautzinger, M. (2005): Kognitive Verhaltenstherapie bei affektiven Störungen. In: Leuzinger-Bohleber, M.; Hau, S.; Deserno, H. (Hg.): Depression – Pluralismus in Praxis und Forschung. Göttingen, S. 124–151.

Hollon, S. D.; Munoz, R. F.; Barlow, D. H. et al. (2002): Psychosocial intervention development for the prevention and treatment of depression: Promoting innovation and increasing access. Biological Psychiatry, 52: 610–630.

Holzhey, H. (2001): Flug und Fall der Seele – Philosophische Reflexionen in anthropologischer Absicht. In: Stuhr, U.; Leuzinger-Bohleber, M.; Beutel, M. (Hg.): Langzeit-Psychotherapie. Perspektiven für Therapeuten und Wissenschaftler. Stuttgart, S. 17–37.

Huber, D.; Klug, G.; Rad, M. v. (2001): Die Münchner Prozess-Outcome-Studie. In: Stuhr, U.; Leuzinger-Bohleber, M.; Beutel, M. (Hg.): Langzeit-Psychotherapie. Stuttgart, S. 260–270.

Jacobson, E. (1971): Depression. Eine vergleichende Untersuchung normaler, neurotischer und psychotisch-depressiver Zustände. Frankfurt a. M.

Judd, L. J. (1997): The clinical course of unipolar major depressiv disorders. Archives of General Psychiatry, 54: 989–991.

Kandel, E. R. (1999): Biology and the future of psychoanalysis: A new intellectual freamwork for psychiatry revisted. American Journal of Psychiatry, 156: 505–524.

Kiesler, D. J. (1983): The 1982 Interpersonal Circle: A taxonomy for complementarity in human transactions. Psychological Review, 90: 185–214.

Kirsch, I.; Moore, T. J. (2002): The emperor's new drugs: An analysis of antidepressant medication data submitted to the U. S. Food and Drug Administration. Prevention & treatment, Volume 5, Article 23, posted July 15.

Klein, D. N.; Hayden, E. P. (2000): Dysthymic disorder: Current status and future directions. Current Opinion in Psychiatry, 13: 171–177.

Kupfer, D. J.; Frank, E. (2001): The interaction of drug- and psychotherapy in the long-term treatment of depression. Journal of Affective Disorders, 62: 131–137.

Klüwer, R. (1995): Studien zur Fokaltherapie. Frankfurt a. M.

Laux, G. (2003): Affektive Störungen. In: Möller, H. J.; Laux, G.; Kapfhammer, H. P. (Hg.): Psychiatrie und Psychotherapie. 2. Auflage. Heidelberg u. a., S. 1099–1103.

Laux, G. (2005): Psychopharmakologische Behandlung nicht respondierender depressiven Patienten. In: Leuzinger-Bohleber, M.; Hau, S.; Deserno, H. (Hg.): Depression – Pluralismus in Praxis und Forschung. Göttingen, S. 192–209.

Laub, D. (2004): Collective fantasies and the mind of the terrorist. Vortrag an der International Conference on Terror, Violence and Society, June 10–12, 2005.

Lear, J. (1995): The shrink is in. A counterblast in the war of Freud. The New Republic, December 1995.

Leichsenring, F. (2001): Comparative effects of short-term psychodynamic psychotherapy and cognitive-behavioral therapy in depression: A meta-analytic approach. Clinical Psychology Review, 21: 409–419.

Leuzinger-Bohleber, M. (Hg.) (1985): Psychoanalytische Kurztherapien. Zur Psychoanalyse in Institutionen. Opladen.

Leuzinger-Bohleber, M. (2001): The ›Medea fantasy‹: An unconscious determinant of psychogenic sterility. The International Journal of Psychoanalysis, 82: 323–345.

Leuzinger-Bohleber, M. (2003): Die langen Schatten von Krieg und Verfolgung. Kriegskinder in Psychoanalysen. Beobachtungen und Berichte aus der DPV-Katamnesestudie. Psyche – Z Psychoanal, 57: 982–1016.

Leuzinger-Bohleber, M. (2005): Chronifizierende Depressionen: eine Indikation für Psychoanalysen und psychoanalytische Langzeitbehandlungen. Psyche – Z Psychoanal, 59: 789–815.

Leuzinger-Bohleber, M. & Bürgin, D. (2003): Pluralism and unity in psychoanalytic research: Some introductory remarks. In: Leuzinger-Bohleber, M.; Dreher, A. U.; Canestri, J. (Hg.): Pluralism or unity? Methods of research in psychoanalysis. London, S. 1–26.

Leuzinger, M.; Grüntzig, M. (1982): Methodenkombination von psychoanalytischen Verfahren mit Verhaltensmodifikation bei der Behandlung von Patienten mit Prüfungskonflikten. In: Howe, J. (Hg.): Therapieformen im Dialog. München, S. 131–145.

Leuzinger-Bohleber, M.; Pfeifer, R. (2002): Remebering a depressive primary object? Memory in the dialogue between psychoanalysis and cognitive science. International Journal of Psychoanalysis, 83: 3–33.

Leuzinger-Bohleber, M.; Target, M. (Hg.) (2002): Outcomes of treatment. Perspectives for therapists and researchers. London u. a.

Leuzinger-Bohleber, M.; Dreher, A. U.; Canestri, J. (Hg.) (2003): Pluralism or unity? Methods of research in psychoanalysis. London.

Leuzinger-Bohleber, M.; Hau, S.; Deserno, H. (Hg.) (2005): Depression – Pluralismus in Praxis und Forschung. Göttingen.

Leuzinger-Bohleber, M.; Rüger, B.; Stuhr, U.; Beutel, M. (2002): »Forschen und Heilen« in der Psychoanalyse. Ergebnisse und Berichte aus Forschung und Praxis. Stuttgart.

Leuzinger-Bohleber, M.; Stuhr, U.; Rüger, B.; Beutel, M. (2003): How to study the ›quality of psychoanalytic treatments‹ and their long-term effects on patients' well-being. A representative, multiperspective follow-up study. International Journal of Psychoanalysis, 84: 263–290.

Linden, M.; Kurtz, G.; Baltes, M. M. et al. (1998): Depression bei Hochbetagten. Nervenarzt, 69: 27–37.

Luyten, P.; Blatt, S. J.; Corveleyn, J. (2005): Introduction and epilogue: Towards integration in theory and treatment of depression. The time is now. In: Corveleyn, J.; Luyten, P.; Blatt, S. (Hg.): The theory and treatment of depression. Leuven, S. 5–17.

Maier, W.; Linden, M.; Sartorius, N. (1996): Psychische Erkrankungen in der Allgemeinpraxis. Deutsches Ärzteblatt, 93: 1202–1206.

Mann, J. (1973): Time-limited psychotherapy. Cambridge.

Mitscherlich, A; Mitscherlich, M. (1967): Die Unfähigkeit zu trauern. Grundlagen kollektiven Verhaltens. München.

Mulder, R. T. (2002): Personality pathology and treatment outcome in major depression: A review. American Journal of Psychiatry, 159: 359–371.

Murray, C. J. L.; Lopez, A. D. (1997): Alternative protections of mortality and disability by cause 1990–2020. Lancet, 349: 1498–1504.

Ormel, J.; Oldehinkel, A. J.; Brilman, E. I. (2001): The interplay and etiological continuity of neuroticism, difficulties, and life events in the etiology of major and subsyndromal, first and recurrent depressive episodes in later life. American Journal of Psychiatry, 158: 885–891.

Parker, G. (2000): Classifying depresson. Should paradigms lost be regained? American Journal of Psychiatry, 157: 1195–1203.

Parker, G.; Roy, K.; Wilhelm, K. et al. (1999a): Sub-grouping non-melancholic depression from manifest clinical feature. Journal of Affective disorders, 53: 1–13.

Parker, G.; Roy, K.; Wilhelm, K. et al. (1999b): Sub-grouping non-melancholic major depression using both clinical and aetiological features. Australian and New Zealand Journal of Psychiatry, 33: 217–225.

Psyche, Sonderheft: Depression, 59. Jahrgang, September/Oktober 2005.

Richardson, P. H. (2003): A randomised controlled trial of group interactive art therapy as an adjunctive treatment in chronic schizophrenia. Report to NHSE London R&D Directorate, submitted.

Rudolf, G.; Grande, T.; Dilg, R. et al. (2001): Strukturelle Veränderungen in psychoanalytischen Behandlungen – Zur Praxisstudie analytischer Langzeittherapien (PAL). In: Stuhr, U.; Leuzinger-Bohleber, M.; Beutel, M. (Hg.): Langzeit-Psychotherapie. Perspektiven für Therapeuten und Wissenschaftler. Stuttgart, S. 238–259.

Rudolf, G. (2004): Strukturbezogene Psychotehrapie. Stuttgart.

Rudolf, G. (2006): Psychoanalytische Therapie struktureller Störungen. Behandlung »as usual« oder strukturbezogene Modifikation. In: Gießen (Psychosozial-Verlag); in diesem Band.

Rush, A. J.; Thase, M. E.; Dube, S. (2003): Research issues in the study of difficult-treat depression. Biological Psychiatry, 53: 743–753.

Safran, J. D. (1990): Towards a refinement of cognitive therapy in light of interpersonal theory: I. Theory. Clinical Psychology Review, 10: 87–105.

Sandell, R.; Blomberg, J.; Lazar, A. (1999). Wiederholte Langzeitkatamnesen von Langzeit-Psychotherapien und Psychoanalysen. Zeitschrift für Psychosomatische Medizin und Psychotherapie, 45: 43–56.

Sandell, R.; Blomberg, J.; Lazar, A. et al. (2001): Unterschiedliche Langzeitergebnisse von Psychoanalysen und Langzeitpsychotherapien. Psyche – Z Psychoanal. 55: 277–310.

Schülein, J. A. (2003): On the logic of psychoanalytic theory. International Journal of Psychoanalysis, 84: 315–330.

Seligman, M. (1995): Die Effektivität von Psychotherapie. Die Consumer Reports-Studie. Integrative Therapie, Heft 2–3: 264–287.

Segal. Z. V.; Pearson, J. L.; Thase, M. E. (2003): Challenges in preventing relapse in major depression. Report of a National Institute of Mental Health Workshop on the state of the science of relapse prevention in major depression. Journal of Affective disorders, 77: 97–108.

Solms, M. (2003): Preliminaries for an integration of psychoanalysis and neuroscience. In: Leuzinger-Bohleber, M.; Dreher, A. U.; Canestri, J. (Hg.): Pluralism or unity? Methods of research in psychoanalysis. London.

Solomon, A. (2001): Saturns Schatten. Frankfurt a. M.

Solomon, D. A.; Keller, M. B.; Leon, A. C. et al. (2000): Multiple recurrences of major depressive disorder. American Journal of Psychiatry, 157: 229–233.

Stein, R. (2004): Islamic fundamentalism and antisemeitism. Vortrag an der International Conference on Terror, Violence and Society, June 10–12, 2004.

Stern, D. N. (1995): Die Mutterschaftskonstellation. Eine vergleichende Darstellung verschiedener Formen der Mutter-Kind-Psychotherapie. Stuttgart, 1998.

Stuhr, U. (2001): Methodische Überlegungen zur Kombinatione qualitativer und quantitativer Methoden in der psychoanalytischen Katamneseforschung und Hinweise zu ihrer Interpretation. In: Stuhr, U.; Leuzinger-Bohleber, M.; Beutel, M. (Hg.): Langzeit-Psychotherapie. Perspektiven für Therapeuten und Wissenschaftler. Stuttgart, S. 133–148.

Stuhr, U.; Leuzinger-Bohleber, M.; Beutel, M. (Hg.) (2001): Langzeit-Psychotherapie. Perspektiven für Therapeuten und Wissenschaftler. Stuttgart.

Sullivan, P. F., Neale, M. C.; Kendler, K. A. (2000): The genetic epidemiology of major depression: review and meta-anaysis. American Journal of Psychiatry, 157: 1552–1562.

Taylor, D. (2003): Thinking, ideomotor mental action and depression as a psychosomatic illness. Paper given at the Joseph Sandler Conference, University College London, March 6, 2003.

Thase, M. E.; Friedman, E. S.; Howland, R. H. (2001): Management of treatment-resistant depression. Psychotherapeutic perspectives. Journal of Clinical Psychiatry, 62 (Suppl. 18): 18–24.

Tschuschke, V.; Heckrath, C.; Bess, W. (1997): Zwischen Konfusion und Makulatur. Zum Wert der Berner Psychotherapie-Studie von Grawe, Donati und Bernauer. Göttingen.

Turner, J. F. (2002): A brief history of illusion. Milner, Winnicott and Rycroft. International Journal of Psychoanalysis, 83: 1063–1082.

Varvin, S. (2004): Collective fantasies and the mnd of the terrorist. Vortrag auf der Terrorismustagung 2004 Vortrag an der International Conference on Terror, Violence and Society, June 10–12, 2005.

Wachtel, P. L. (1994): Cyclical processes in personality and psychopathology. Journal of Abnormal Psychotherapy, 103: 51–66.

Westen, D.; Morrison, K.; Thompson-Brenner, H. (im Druck): the empirical status of empirically supported therapies: Assumptions, methods, findings. Psychological Bulletin.

Wittchen, H.-U. (2000): Die Studie »Depression 2000«. Eine bundesweite Depressions-Screening-Studie in Allgemeinarztpraxen. Fortschritte der Medizin, 188 (Sonderheft i/1–3).

Zuroff, D. C.; Blatt, S. J. (2002): Vicissitudes of life after the short-term treatment of depression: Roles of stress, social support, and personality. Journal of Social and Clinical Psychology, 21: 473–496.

Kognitive Verhaltenstherapie bei chronifizierten Depressionen

Martin Hautzinger

Kognitiv-verhaltenstheoretisches Verständnis von Depressionen

Die verstärkungstheoretischen (Lewinsohn 1974; Coyne 1976) und kognitionspsychologischen Hypothesen (Beck 1974; Seligman 1975) bilden den produktiven Hintergrund erweiterter, multifaktorieller psychologischer Modellvorstellungen der Depressionsgenese (Hautzinger & DeJong-Meyer 2003; Hautzinger 1996) und der Depressionstherapie (Hautzinger 2003).

Verstärkungstheoretische Annahmen lauten:

1. Eine geringe Rate (verhaltenskontingenter) positiver Verstärkung (Mangel an positiven Erfahrungen und ein Überwiegen negativer Erfahrungen) wirkt auslösend für depressives Verhalten.

2. Eine geringe Rate positiver Verstärkung (Löschungsbedingungen) hält eine Depression aufrecht und wirkt zusätzlich reduzierend auf die Verhaltensrate.

3. Die Gesamtmenge positiver Verstärkung ist abhängig von dem Umfang potentiell verstärkender Ereignisse und Aktivitäten (welche wiederum beeinflusst werden von der Lerngeschichte, dem Alter, dem Geschlecht usw.), dem Umfang erreichbarer Verstärker, dem Verstärkerrepertoire und den Fähigkeiten Verhalten zu zeigen, das verstärkt werden kann.

4. Depressives Verhalten wird zusätzlich aufrechterhalten durch kurzfristig wirksame Hilfsangebote, Sympathie und Anteilnahme.

5. Depressives Verhalten darf so als aktives Verhalten gesehen werden, das nicht nur kurzfristig Unterstützung und Zuwendung provoziert. Vielmehr wird es in Ermangelung entsprechender Handlungsalternativen und aufgrund von gestörten Kommunikationsformen längerfristig immer wieder negativ verstärkt.

Entsprechend diesen Überlegungen ist die Förderung von angenehmen Aktivitäten im Rahmen einer Psychotherapie der Depression sinnvoll und hilfreich, weil ein entsprechendes Aktivitätsniveau das Ausmaß potentieller positiver Verstärker erhöht. Depressive verbringen viel Zeit mit passiven Verhaltenweisen (wie grübeln, vor sich hin starren), die keinen positiven Verstärkerwert besitzen. Es besteht ein Zusammenhang zwischen der Aktivitätsrate, der Art der Aktivitäten und der Stimmung, und depressive Patienten neigen dazu, ihre Aktivitätsrate gering einzuschätzen und Stimmungsunterschiede nur schwer wahrzunehmen.

Depressive Patienten beim Aufbau sozialer und interaktioneller Kompetenzen zu unterstützen ergibt sich ebenfalls aus der verhaltenstheoretischen Vorstellung und ist sinnvoll, weil ihnen oft die Fähigkeit fehlt, sich in sozialen Situationen angemessen und für den Interaktionspartner verstärkend zu verhalten. Häufig haben depressive Menschen ungünstige Interaktionsstile und Kommunikationsinhalte entwickelt und nehmen ihre Wirkung nicht angemessen wahr. Negative Gefühle werden nicht offen oder ungeschickt zum Ausdruck gebracht und mittel- und längerfristig positives und förderliches soziales Kontaktverhalten fehlt.

Die Annahmen der kognitionspsychologischen Modelle lauten:
1. Grundlage einer depressiven Entwicklung ist eine kognitive Störung, wobei das Denken Depressiver einseitig, willkürlich, selektiv und übertrieben negativ ist.
2. Auslöser für diese kognitiven Störungen sind negative Erfahrungen, Verluste, Nichtkontrolle und sozialisationsbedingte Vorgaben.
3. Diese Schemata werden durch belastende Situationen aktiviert und im Sinne einer nach »unten gerichteten Spirale« verstärkt.
4. Da diese kognitiven Prozesse sehr automatisiert sind und durch zugrunde liegende verfestigte, negativ zweifelnde, generalisierte Überzeugungssysteme gesteuert werden, sind die Abläufe sehr beharrlich und andauernd.

Die Bearbeitung und Veränderung von automatischen Gedanken und Einstellungen ergibt sich daraus und ist notwendig, da depressive Patienten zu kognitiven Verzerrungen, falschen Attributionen und fehlerhaften Wahrnehmungen neigen. Es besteht ein Zusammenhang zwischen Gedanken, Gefühlen und Handlungen, und Depressive haben die Tendenz ihre Gedanken als Tatsachen zu betrachten, ohne sie an der Realität zu überprüfen.

Aktuelle Weiterentwicklungen psychologischer Vorstellungen zur Depressionsgenese gehen über diese zu einfachen Hypothesen hinaus und integrieren verschiedene psychische und soziale Prozesse, die aufgrund von Forschungsbefunden Bestätigung fanden (Hautzinger 1991; 1996) und einen Begründungsrahmen für erfolgreiche kognitiv-verhaltenstherapeutische Maßnahmen abgeben.

Für eine kognitiv-verhaltenstherapeutische Behandlung depressiver Störungen lässt sich folglich eine Heuristik ableiten, die in den theoretischen Ätiologiekonzepten begründet ist und für die therapeutischen Maßnahmen den Handlungsrahmen liefert. Depressionen werden demnach sowohl durch gedankliche (kognitive) Prozesse als auch durch Defizite und den Verlust von Verstärkern (Aktivitätsrate, Fertigkeiten, Belastungen) bedingt. Die Häufung unangenehmer Ereignisse oder die Folge unangemessenen Verhaltens beeinflussen dabei kognitive Strukturen ebenso, wie negative Einstellungen und Erwartungen ihrerseits Auswirkungen auf die Aktivitätsrate eines Patienten, sein soziales Handeln und das Ausmaß positiver Erfahrungen haben. Entsprechend setzt Verhaltenstherapie an Fertigkeiten, den Sozialkontakten, der Aktivitätsrate und Tagesstruktur und den Kognitionen an.

Kognitiv-verhaltenstherapeutisches Vorgehen

Unter Kognitiver Verhaltenstherapie versteht man einen problemzentrierten, strukturierten, psychologischen Behandlungsansatz, der bezogen auf Depressionen vier Schwerpunkte verfolgt:

➤ Überwindung der Inaktivität bzw. einseitigen, belastenden Aktivität
➤ Verbesserung des Sozial-, Kommunikations- und Interaktionsverhaltens sowie der sozialen Kontaktstruktur
➤ erkennen, überprüfen und korrigieren dysfunktionaler Einstellungen und Überzeugungen
➤ Aufbau eines Bewältigungs- und Problemlöserepertoires für zukünftige Krisen

In der Regel dauert eine Kognitive Verhaltenstherapie bei Depressionen zwischen 25 und 40 Sitzungen (meist in Einzelsitzungen, doch zunehmend auch in Gruppen) (Hautzinger 1994) und nimmt sich zunächst der Passivität, des Rückzugs und der Lust- bzw. Antriebslosigkeit der depressiven Patienten an. Je nach Problemlage des Patienten schließen sich die kognitiven oder die auf das soziale Verhalten bezogenen Interventionselemente an. Obgleich eine Reihe von Techniken und Hausaufgaben eingesetzt werden, folgt das Vorgehen keinem von vorne herein feststehenden Therapieplan, sondern es soll individuell angepasst und für den Patienten persönlich überzeugend vorgestellt und durchgeführt werden. Das Vorgehen, die Methoden, die Materialien, die Übungen und vor allem die Interaktionsweisen, die Voraussetzungen und die Beziehungsgestaltung sind ausführlicher als hier möglich in Hautzinger (2003), Beck et al. (1997) und als Einzelverfahren in Linden und Hautzinger (2004) dargestellt.

Rahmenbedingungen und Basiselemente

Mag Kognitive Verhaltenstherapie auf den ersten Blick auch wie eine Ansammlung von Techniken erscheinen, die in einem stark strukturierten Rahmen das Vorgehen bestimmen, so darf nicht übersehen werden, dass dieser kognitive, problemzentrierte Ansatz nur auf der Basis grundlegender therapeutischer Verhaltensweisen zur Wirkung kommen kann. Grundlegend für einen Kognitiven Verhaltenstherapeuten sind daher Echtheit und Aufrichtigkeit, Empathie und Verständnis, Akzeptanz und Wärme sowie fachliche Kompetenz und professionell-entspanntes Verhalten in der Interaktion. Therapeut und Patient arbeiten zusammen an der Lösung bestimmter Probleme. Dazu strukturiert der Therapeut den therapeutischen Rahmen und den Inhalt der Sitzungszeit. Wesentlich ist, dass es gelingt, konkrete, depressionsrelevante, bearbeitbare Problembereiche herauszuarbeiten. Wiederholt fasst er zusammen, lenkt das Gespräch auf zentrale Aspekte und Probleme, gibt Rückmeldungen und achtet darauf, dass Übungen, Hausaufgaben und konkrete Schritte in der Realität die Sitzung bzw. ein Thema beschließen. Beim Arbeiten an kognitiven Mustern verwirklicht der Therapeut den so genannten »sokratischen Fragestil« (auch »geleitetes Entdecken« genannt), eine Interaktionsform, die aus gelenkten offenen Fragen besteht, um den Patienten selbst dazu zu bringen, Widersprüche und seinen Überzeugungen zuwiderlaufende Erfahrungen zu berichten, zu erkennen und zuzulassen. Dadurch werden Patienten dazu gebracht, selbständig alternative Sichtweisen und Lösungswege zu überlegen und für eine nachfolgende Prüfung, Erprobung und Einübung bereit zu haben.

Zu den Grundfertigkeiten eines Therapeuten im Umgang mit depressiven Patienten gehört es auch, die aktuelle Lage, die Leistungs- und Belastungsfähigkeit eines Patienten einschätzen zu können und alle therapeutischen Schritte darauf abzustimmen. Zu Beginn der therapeutischen Arbeit, aber auch in Krisen und verstärkt depressiven Phasen während der Therapie haben »beruhigende Versicherungen«, aktuelle Entlastung und kurzfristige Vorgaben ihren Sinn und ihre Berechtigung.

Positive Erfahrungen, Aktivitätsaufbau, Strukturierung

Mit zu den ersten therapeutischen Maßnahmen bei depressiven Patienten gehört es, auf der konkreten Handlungsebene erste Versuche der Aktivierung zu starten, um damit früh positive Erfahrungen und Verstärkung zu erreichen. Beim Aktivitätsaufbau geht es einerseits um die Steigerung bzw. den Wiederaufbau positiver Erfahrungen und Aktivitäten, andererseits um die Reduktion eines Übermaßes an negativen, belastenden Erfahrungen. Wichtigstes Instrument dabei ist der Wochen- und Tagesplan. Wird der Patient in der Anfangsphase gebeten, in Form einer täglichen Selbstbeobachtung der Aktivitäten und Ereignisse dieses Protokoll auszufüllen (Wochenplan), so dient es später auch dazu, die Tage zu strukturieren und Aktivitäten zu planen. Eine Liste persönlicher Verstärker und angenehmer Aktivitäten hilft in dieser Phase, genügend Ideen und Anregungen für diese allmähliche, sukzessive Steigerung der Aktivitäten verfügbar zu haben.

Mit positiven Aktivitäten werden Tätigkeiten bezeichnet, die vom Patienten als angenehm erlebt werden. Dabei kann es sich sowohl um aktiv initiierte Tätigkeiten als auch um Ereignisse handeln, die in verschiedenen Bereichen des individuellen Lebens, wie Beruf, Freizeit und Alltag, vorkommen. Wichtig ist die Unterscheidung von Aktivitäten, die als neutral oder unangenehm erlebt werden (Typ A), die aber aus den verschiedensten Gründen ausgeführt werden müssen und Aktivitäten, die als angenehm und schön erlebt werden (Typ B), doch nicht zu den Pflichten zählen. Im täglichen Leben kann man nicht nur Aktivitäten ausführen, die man positiv erlebt. Deshalb muss bei der Tages- und Wochenplanung auf die Ausgewogenheit der beiden Aktivitätsarten geachtet werden. Je mehr es gelingt, positive Aktivitäten regelmäßig in den Tagesablauf einzubauen, desto besser fühlt sich der Patient. Diese verbesserte Stimmung steigert dann wiederum die Bereitschaft aktiver zu sein.

Dieser Zusammenhang muss zunächst über Selbstbeobachtungen erkannt und als Wirkmechanismus verstanden werden.

Die Ziele dieses Teils der Therapie sind:
- Erfassen von Ereignissen und Aktivitäten, die Verstärkerwert haben
- Rückmeldung darüber, dass es bei einem bestimmten Patienten zwar eine Reihe potentiell angenehmer Aktivitäten gibt, er diese aber nicht nutzt
- Erkennen des wechselseitigen Einflusses von Aktivitäten und Befinden
- Geplante und abgestufte Heranführung an angenehme Aktivitäten
- Identifizieren und kontrollieren depressionsfördernder Verhaltensweisen und Aktivitätsmuster
- Vermittlung von Fertigkeiten zur Aufrechterhaltung eines ausgeglichenen Aktivitätsniveaus

Konkret werden die vom Patienten ausgefüllten »Wochenpläne« nach dem Zusammenhang von Handeln (Aktivitäten, Ereignissen) und Fühlen (Befinden, Stimmung) Stunde für Stunde eines bzw. mehrerer Tage ausgewertet. Daraus erwächst dann das Verständnis, dass es zwischen Befinden und Aktivitäten einen Zusammenhang gibt, der für therapeutische Zwecke genutzt werden kann. Getragen von der Idee, dass es leichter möglich ist, das eigene Tun und die Menge angenehmer Aktivitäten als direkt die Gefühle zu beeinflussen, geht es dann darum, eine ganz persönliche Liste angenehmer Aktivitäten zu erarbeiten. Gelingt es, eine derart persönliche Verstärkerliste zu erstellen, dann mündet die Therapie in eine Phase des aktiven Planens und Umsetzens der dort enthaltenen angenehmen Aktivitäten in den Alltag. Dazu werden meist wieder Wochenpläne als Strukturierungshilfe verwendet. Wichtig ist, gestuft und angepasst an die Lage des Patienten vorzugehen und das Aktivitätsniveau allmählich auszuweiten.

Häufiges Hindernis bei dem Aktivitätsaufbau sind die Aktivitäten, wie Pflichten, Routinen und Aufgaben, die getan werden müssen oder von denen Patienten meinen, sie werden von ihnen verlangt. Erst eine Reduzierung dieser Typ-A-Aktivitäten schafft Raum für angenehme, die Stimmung positiv beeinflussende Aktivitäten.

Therapeutische Mittel sind:
- Stimuluskontrolle (Kontrolle und Beeinflussung von Auslösereizen)

➤ Kognitive Interventionen (Regeln und Gewohnheiten hinterfragen, neue Einstellungen erproben)
➤ Einbezug des Sozialpartners und der Familie (deren Unterstützung einholen, Veränderung von Abläufen und Erwartungen)
➤ Detaillierte Tages- und Wochenplanung, um über diese Art vertraglicher Verpflichtung neue Erfahrungen zu machen

Kompetenzen, instrumentelle Fertigkeiten, Interaktionsverhalten

Die sozialen Beziehungen sind bei depressiven Patienten häufig belastet. Soziale Kontakte sind verkümmert, soziales Verhalten ist gehemmt und reduziert. Bei vielen Patienten reicht allein die Behebung der Depression nicht aus, um dieses Brachliegen der sozialen Interaktionen und Interaktionsfähigkeiten zu überwinden. Der Aufbau und die Verbesserung von sozialer Sicherheit, Kontaktverhalten, Kommunikationsfertigkeiten und Fertigkeiten zur partnerschaftlichen Problembewältigung gehören daher mit zu einer Erfolg versprechenden Kognitiven Verhaltenstherapie.

Die wesentlichen Mittel dabei sind:
➤ Verhaltensbeobachtungen
➤ Rollenspiele und Verhaltensübungen zur Verbesserung der sozialen Wahrnehmung, zum Aufbau sozialer Fertigkeiten und zu selbstsicherem Verhalten
➤ Einbeziehung des Partners und der Familie
➤ Steigerung interpersonaler Aktivitäten während der Woche (Planung, Verwirklichung, gestuftes Vorgehen) zur Mehrung sozialer Kontakte
➤ Kommunikationsübungen mit dem Partner
➤ Umgang mit sozialen Belastungen (kognitive Methoden)

Konkret werden dabei Übungen aus dem Selbstsicherheitstraining zum Durchsetzen, zum Nein-Sagen, zum Gefühle-Ausdrücken, zum Kritik-Üben, zum Wünsche- und Bedürfnisse-Äußern und zum Lob-Ausdrücken durchgeführt. Idealerweise sind derartige Übungen in einer Gruppe mit Videounterstützung durchzuführen. Ausgangspunkt sind die sozial problematischen Situationen des Patienten, die auf nachspielbare Szenen reduziert werden. Der Patient spielt sich meist selbst, während der Therapeut bzw. die Gruppenmitglieder die Interaktionspersonen darstellen. Um komplexere Verhaltensalternativen aufzubauen, sind auch Modellvorgabe und Rollentausch (Patient spielt den Interaktionspartner, Therapeut übernimmt Rolle des Patienten) angezeigt. Die Rollenspiele sind zunächst sehr kurz. Rückmeldungen erfolgen konstruktiv mit der Betonung des korrekten bzw. sozial kompetenten Verhaltens. Die Veränderungsvorschläge beziehen sich auf konkrete Bewegungen, Äußerungen, Gestik und Mimik. Solche Übungen werden mehrfach wiederholt, bis die Patienten neue, kompetentere Verhaltensweisen übernehmen konnten.

Bei Partnerschaftsproblemen bieten sich Übungen zur Verbesserung der Interaktion und Kommunikation an. Dazu ist die Einbeziehung der Familie bzw. des Partners erforderlich. Zunächst geht es um richtiges Zuhören, Paraphrasieren, Anerkennen, Loben, Verwöhnen, gemeinsame Aktivitäten, Wünsche ausdrücken, erst danach um Kritisieren. Insbesondere bei chronifizierten Fällen ist die Einbeziehung des Lebenspartners bzw. der ganzen Familie notwendig. Ohne diese Erweiterung sind meist keine therapeutischen Erfolge möglich.

Zur Steigerung sozialer Kontakte lassen sich Methoden einsetzen, wie sie bereits beim Thema ›Aktivitätsaufbau‹ angesprochen wurden. In den Listen angenehmer Aktivitäten sind in der Regel zahlreiche soziale Ereignisse enthalten, die nun besonders beachtet werden können. Wichtig in dieser Therapiephase ist die Bereitschaft zum Experimentieren und Ausprobieren. Dazu müssen die Patienten auf die Kontaktsituationen vorbereitet werden (ideal sind Rollenspiele und kognitive Methoden). Erwartungshaltungen, Ziele und heimliche Wünsche sollten ausgesprochen und in der Therapie hinsichtlich der Erreichbarkeit besprochen und bezüglich der Frage, wie hilfreich derartige Kognitionen sind, bearbeitet werden. Die Vorbereitung auf wiederholte Misserfolge und Enttäuschungen ist unerlässlich.

Kognitive Therapieelemente

Das Denken depressiver Personen lässt sich beschreiben als global, eindimensional, absolutistisch, invariant, irreversibel, bewertend und kategorial. Nichtdepressives, »reifes« Denken ist dagegen mehrdimensional, nicht wertend, relativierend, variabel, reversibel, spezifisch und konkret. Eine gesunde Person ordnet Erklärungen nicht in »Schwarz-weiß-Kategorien« ein oder erstellt »Charakterdiagnosen«, sondern legt menschlichen Erfahrungen und den Ursachen für Ereignisse ein Kontinuum zugrunde und erstellt »Verhaltensdiagnosen«. Ziel einer Depressionstherapie, die an diesen kognitiven Strukturen ansetzt, muss es daher sein, den Patienten dabei zu helfen, das depressiv-unreife Denken in ein differenziertes, reiferes Denken zu überführen. Als kognitive Fehler lassen sich Übergeneralisierungen, selektive Abstraktionen, Personalisierungen, dichotomes Denken, Sollte-Tyranneien, emotionales Begründen und Magnifizieren des Negativen benennen. Diese Fehler verzerren in systematischer, der Wirklichkeit widersprechender Weise die Wahrnehmungen, das Erinnern, die Verarbeitung und die Erwartung eines Menschen (Beck et al. 1997).

Kognitive Elemente der Verhaltenstherapie zielen darauf, die fehlerhaften, verzerrten und nicht realitätsangemessenen Gedanken, Bewertungen, Schlussfolgerungen, Ursachenzuschreibungen und Überzeugungen zu erkennen, beobachten zu lassen, ihren Realitätsgehalt zu testen und letztlich zu verändern. Diese Therapie ist daher immer problemorientiert, konkret und spezifisch. Es geht niemals darum, dem Patienten etwas auszureden und per Argumentation ihn eines Besseren zu belehren, sondern durch die Kooperationen zwischen Patient und Therapeut Probleme zu identifizieren, die individuellen Blockaden zu erkennen, Alternativen dazu zusammenzutragen und zu prüfen sowie diese auszuprobieren.

Vorbereitend hierfür ist eine verständliche und an den persönlichen Erfahrungen des Patienten ansetzende Information und Erklärung dessen, was Kognitionen sind, welche Rolle sie spielen und welche Auswirkungen sie für das emotionale Erleben und Verhalten haben. Grundsätzlich falsch ist es, dem Patienten zu unterstellen, dass er falsch oder irrational denkt. Stattdessen wird versucht die Art und Weise des Denkens in ganz konkreten Zusammenhängen zu erkennen, die Verbindung des Denkens zu den Gefühlen und körperlichen Symptomen herauszufinden und immer wieder die Adäquatheit und den Realitätsgehalt der Gedanken zu hinterfragen bzw. zu testen.

Der erste Schritt zur Bearbeitung kognitiver Prozesse ist daher die Entdeckung, das Beobachten und Protokollieren von automatischen Gedanken in relevanten und zentralen Problembereichen. Ausgangspunkt dabei sind die Empfindungen, Gefühle und Stimmungen, auch Beschwerden in einem konkreten Zusammenhang, etwa einer Situation oder einer Sensation, also internen und externen Auslösern. Der Patient soll sich den Auslöser nochmals genau vorstellen und sich an seine Gefühle erinnern. Während dies geschieht, bittet der Therapeut den Patienten alles zu äußern, was ihm zu dieser Vorstellung einfällt, durch den Kopf geht, bildhaft erscheint. Bevorzugt benutzt der Therapeut für das Festhalten dieser Kognitionen das »Protokoll negativer Gedanken«, das aus fünf Spalten besteht:

➤ auslösender Reiz, Situation
➤ Gefühle, Empfindungen
➤ automatische Gedanken
➤ alternative, angemessene Gedanken
➤ erneutes Gefühlsurteil aufgrund der alternativen, angemessenen automatischen Gedanken

Das anfängliche Beobachten und Protokollieren automatischer Gedanken füllt die ersten drei Spalten dieses Arbeitsblattes. Patient und Therapeut lernen auf diese Weise zu erkennen und zu benennen, welche automatischen Gedanken, welche kognitiven Fehler und immer wiederkehrenden Themen im Zusammenhang mit bestimmten Auslösern auftreten.

Eine Vielzahl von kognitiven Techniken ist vorgeschlagen worden, um die so zu Tage tretenden automatischen Gedanken und Themen, später auch die Grundüberzeugungen zu beeinflussen. Grundlage all dieser Strategien ist immer das gelenkte Fragen des sokratischen Interaktionsstils.

Wesentliche Methoden für die Änderung kognitiver Muster sind: Überprüfung und Testen in der Realität, Experimentieren, Reattribuierung, kognitives Neubenennen, Alternativen finden, Rollentausch, Kriterien prüfen, Was-ist-wenn-Technik, Übertreiben, Entkatastrophisieren, Vorteile und Nachteile sammeln usw. Der Prozess der Änderung kognitiver Muster ist meist ein langsamer, mit vielen Rückschlägen. Die alten, gewohnten Denkmuster greifen, vor allem in belastenden, kritischen Situationen rascher und determinieren das emotionale Erleben. Die neuen Einstellungen und Denkweisen müssen geübt und wiederholt angewandt werden, bevor daraus neue automatische Gedanken bzw. Grundüberzeugungen werden.

Nachdem automatische Gedanken erkannt und zusammengetragen wurden, geht es darum, dieses kognitive Material einzeln zu bearbeiten und systematisch zu hinterfragen. Dazu wird vom Therapeuten die Grundhaltung eines unterstützenden, bemühten und freundlichen »Forschers« und nicht die neutraldistanzierte, fragende Haltung eines »Polizisten« verlangt. Es geht dabei zunächst darum, mit dem Patienten alle nur möglichen Informationen zu der entsprechenden Situation und der Entwicklung dahin zusammenzutragen, sowie mit den Methoden »alternative Sichtweisen zusammentragen«, »Rollentausch«, »Vorteile und Nachteile sammeln« usw. kognitive Dissonanz zu erzeugen. Weiterhin werden so Ziele konkretisiert und Wege zu den Zielen spezifiziert. Dadurch wird in der Regel deutlich, was genau die Probleme sind, in welchen Bereichen Lösungsstrategien und Fertigkeiten fehlen bzw. wie Patienten sich selbst mit ihren Überzeugungen im Weg stehen. Konkrete Übungen, Planungen und Hausaufgaben – z. B. mittels des Wochenplans, Interaktionsaufgaben oder des Protokolls negativer Gedanken (erweitert um Spalte 4) – helfen dann diese Lücken und Blockaden zu überwinden.

Wirksamkeit und Indikation

Inzwischen liegen zahlreiche empirische Untersuchungen zur Wirksamkeit der Kognitiven Verhaltenstherapie bei depressiven Erkrankungen vor (Hautzinger 1993 & 2003; Hollon et al. 1993; Markowitz 1994; Persons et al. 1996; Thase et al. 1997). Zusammen mit anderen verhaltenstherapeutischen Arbeiten demonstrieren diese Resultate überzeugend, dass mit der Kognitiven Verhaltenstherapie eine erfolgreiche psychotherapeutische Behandlung für unipolare Depressionen (ohne Melancholie) vorliegt, die einer traditionellen trizyklischen Antidepressivatherapie durchaus gleichwertig ist.

Eine eigene Vergleichsstudie (Hautzinger & deJong-Meyer 1996) verglich Amitriptylin (150 mg/d) und Kognitive Verhaltenstherapie alleine oder in Kombination mit dem Pharmakon bei unipolar depressiven Patienten (DSM-III-R-Kriterien ›Major Depression‹ bzw. ›Dysthymie‹). Insgesamt wurden 191 derart diagnostizierte depressive Patienten aufgenommen. Die Studienbehandlungen gingen über acht Wochen bei wöchentlich drei Therapeutenkontakten, wobei die Verhaltenstherapie jeweils einstündig war und die ärztlich-unterstützenden Gespräche bei der Pharmakotherapie jeweils 20 bis 30 Minuten dauerten. Die Nachuntersuchung erfolgte ein Jahr nach Abschluss der Therapien. Die Veränderungen und der Verlauf wurden auf verschiedenen Ebenen und mittels verschiedenster Methoden gemessen. Alle Behandlungsbedingungen reduzieren die depressive Symptomatik über die Behandlungszeit auch klinisch signifikant, wobei die nach den acht Wochen erreichten Endwerte im Vergleich zur internationalen Literatur mit zum Teil doppelt so langen Behandlungszeiträumen um zwei bis drei Punktwerte höher liegen. Das Behandlungssetting spielt keine Rolle, sowohl ambulante als auch stationäre Patienten profitieren von allen Behandlungen gleich gut, lediglich sind die stationär behandelten Patienten schwerer depressiv beeinträchtigt und bleiben dies auch bei Behandlungsende. Am Ende der Einjahreskatamnese konnten in den Bedingungen, in denen Kognitive Verhaltenstherapie zum Einsatz kam, die Erfolge gehalten, ja z. T. sogar weiter verbessert werden, während die Amitriptylingruppe (ergänzt durch die unterstützenden Gespräche) sich wieder verschlechterte. Zieht man die Quote der die Behandlung abbrechenden Patienten als Erfolgskriterium heran, dann liegen die Zahlen bei den mit Kognitiver Verhaltenstherapie behandelten Patienten deutlich günstiger. Auch die Responderrate (Anzahl klinisch relevant gebesserter Patienten operationalisiert durch das Kriterium im BDI und im HAMD unter 10 Punkte) wird durch die Kognitive Verhaltenstherapie signifikant günstiger und erreicht zur Einjahreskatamnese knapp 60%, während durch Amitriptylin weniger als 35% erreicht werden.

Schrader (1994) zeichnet anhand seiner Nachuntersuchungen an 69 chronisch depressiven Patienten (Dauer der Depression im Mittel 10,5 [SD 9,1] Jahre) bezüglich der Veränderungsmöglichkeit dennoch ein eher »pessimistisches« Bild. Die depressiven Symptome können zwar zum Abklingen gebracht werden (Besserung auf Selbst- und Fremdbeurteilungen), doch die Persönlichkeitseigenschaften (Neurotizismus, Introversion) und die negativen kognitiven Verarbeitungsmuster erweisen sich als wenig beeinflussbar und recht stabil. Der Autor vermutet, dass man der chronischen Depression gerechter wird, wenn man sie als eine Persönlichkeitsstörung (trait) und weniger als eine rein affektive Störung betrachtet.

In einer weiteren Studie (Hautzinger & deJong-Meyer 1996) überprüften wir an 155 ambulanten und stationären Patienten die Frage, ob bei diesen endogen-depressiven, unipolaren Störungen (DSM-III-R ›Major Depression mit Melancholie‹ bzw. ICD-9 ›Endogene Depression‹) die zusätzliche Anwendung von Kognitiver Verhaltenstherapie eine bessere und weiter reichendere Wirkung erzielt, als die Anwendung der Antidepressivatherapie (ergänzt um regelmäßige, unterstützende Gespräche) allein. Längerfristig (bei der Einjahreskatamnese) waren in der Gruppe, die über acht Wochen zusätzlich verhaltenstherapeutisch behandelt wurde, deutlich weniger depressive Symptomatik, höhere Raten weiterhin gebesserter Patienten und weniger Behandlungsabbrecher zu verzeichnen.

Der Frage, welche Bedeutung Psychotherapie bei schweren Formen depressiver Störungen hat, ging eine »Mega-Analyse« (Thase et al. 1997) nach. Die Autoren reanalysierten vier multizentrische, große, kontrollierte Therapiestudien dahingehend, ob bei schweren, in der Regel chronischen Depressionen die psychotherapeutische Behandlung im Vergleich zur Kombination mit Antidepressiva ausreichend wirksam ist. Die Befunde zeigen, dass die Therapie mit Antidepressiva und Kognitiver Verhaltenstherapie kurz- und längerfristig die besten Ergebnisse liefert.

Keller, McCullough, Klein et al. (2000) verglichen die so genannte »Cognitive Behavioural Analysis System of Psychotherapy« (CBASP) mit einem Selektiven Serotonin-Wiederaufnahmehemmer (SSRI) und der Kombination aus CBASP und SSRI. Es wurden explizit nur Patienten mit einer chronischen Depression (seit Jahren bestehende Störung mit mindestens aktuell mittelschwerer Symptomatik) aufgenommen und über zwölf Wochen in dieser multizentrischen Studie behandelt. Die CBAS ist eine Form der Psychotherapie, die speziell für die schwer zu behandelnden, chronischen Patienten entwickelt wurde. Sie greift weniger stark auf kognitive Interventionen zurück als auf die verhaltenstherapeutischen Elemente der individuellen Problemanalyse, der Verhaltensänderung durch Aktivierung, Alltagsstrukturierung und wiederholte, intensive Übungen. Von den 519 Patienten, die eine der drei Behandlungen beendeten, erzielten 55% unter SSRI, 52% unter CBASP, doch beachtliche 85% in der Kombinationsbehandlung eine Symptomreduktion und Remission. Durch die Verabreichung des Medikaments erfolgte die Symptomreduktion rascher und frühzeitiger, wenngleich letztlich nicht stärker als unter CBASP. Die Autoren heben die hohe Akzeptanz und die signifikant höhere Erfolgsrate der Kombinationsbehandlung ausdrücklich hervor.

Merkmale einer wirksamen Psychotherapie bei chronifizierten Depressionen

Die Wirkmechanismen der erfolgreichen verhaltenstherapeutischen Depressionsbehandlung sind noch weitgehend unbekannt. Wir gehen davon aus, dass behandlungsresistente und chronische Depressionen ein heterogenes Geschehen darstellen, auf das psychosoziale Faktoren wesentlich Einfluss nehmen (Thase & Howland 1994).

Aus den dargestellten spärlichen Ergebnissen und klinischen Eindrücken lassen sich diverse Aspekte einer wirksamen Psychotherapie – insbesondere bei chronifizierten Depressionen – herausarbeiten (Thase et al. 2001; Hautzinger 2003). Diese Überlegungen decken sich mit früheren Empfehlungen, deren empirische Überprüfung unverändert aussteht. Entsprechend kommt den folgenden Empfehlungen gegenwärtig bestenfalls der Status »klinische Erfahrung« zu.

Wirkungsvolle Psychotherapie bei (chronischen) Depressionen sollte berücksichtigen:

1. Begründungen geben: Therapeuten sollten ein überzeugendes Modell zum Verständnis der depressiven Erkrankung vermitteln, in dem der jeweilige Patient sich wieder findet und woraus sich die kognitiv-verhaltenstherapeutischen Strategien herleiten lassen (z.B. zum Zusammenhang von Verhalten, Denken und Fühlen). Dies erfordert einen patientenzentrierten, aktiven, strukturierten Therapeuten.

2. Toleranz entwickeln: Durch Erklärungen und beruhigende Versicherungen sollte bei den Patienten Geduld, Verständnis und Frustrationstoleranz für depressive Beschwerden entwickelt werden (z.B. trotz Schlaflosigkeit etwas tun, Ablenkungen von trüben Gedanken).

3. Strukturiertheit des Vorgehens: Das therapeutische Vorgehen sollte konkret, strukturiert, problemlöseorientiert und dennoch flexibel sein.

4. kooperatives Arbeitsbündnis: Kooperation und Mitarbeit des Patienten von Anfang an fördern, z.B. durch Rollenspiele, Testen in der Realität, Ausprobieren, Übungen zwischen den Sitzungen, Hausaufgaben.

5. Problemorientierung: Diese Depressionstherapie ist dem Problemlösemodell verpflichtet, d.h. nicht die Depression wird behandelt, sondern konkrete Probleme, die mit der Depression verbunden sind oder zu ihr geführt haben. Die Lösungswege liegen nicht von vornherein fest, und bezüglich der erlaubten Lösungswege gibt es keine Tabus. Vielmehr werden kreative Therapeuten verlangt.

6. Aktivierung: Der Schwerpunkt der therapeutischen Arbeit liegt auf der Förderung der (eigenen) Aktivität des Patienten (insbesondere angenehmer, sozialer Aktivitäten).

7. Veränderung von Kognitionen: Angestrebt wird das Erlernen von Selbstkontrolle über negative, dysfunktionale Gedanken und Überzeugungen (z.B. Selbstbeobachtung; erkennen von Zusammenhängen; Alternativen erarbeiten, erproben neuer Gedanken; sammeln von Er-

fahrungen mit den neuen Gedanken und differenzierteren, flexibleren Überzeugungen).

8. Kompetenzerweiterung: Der Fokus liegt auf dem Aufbau von Fertigkeiten und Kompetenzen, um Schwierigkeiten und Defizite zu überwinden, verbunden mit der Steigerung der Selbstwirksamkeitsüberzeugung.

9. Partner einbeziehen: Dies impliziert den Einbezug der Lebenspartner und Familie, um auch dort zu Verhaltensänderungen beizutragen. Oft entwickeln sich diese Behandlungsphasen zu Familien- bzw. Paartherapien.

10. Längere Behandlungszeit: Insgesamt ist die Behandlungszeit bei chronifizierten Depressionen deutlich zu verlängern. Zu empfehlen sind anfangs recht dichte und häufige therapeutische Kontakte, die erst allmählich ausgedünnt werden können. Eine therapeutische Begleitung über ein Jahr hinaus ist dabei nicht ungewöhnlich.

11. Kombinierte Behandlung: Die Kombination mit Antidepressiva ist insbesondere bei chronifizierten Depressionen angezeigt und sinnvoll. Dabei ist auch die medikamentöse Therapie langfristig anzulegen. Die Verhaltenstherapie hat, gerade angesichts der bescheideneren Erfolgsaussichten und verlängerten Wirklatenz, zur Förderung der Mitarbeit und Befolgung von Behandlungsregeln (Compliance) beizutragen.

12. Vorbereitung auf Krisen: Depressionen haben ein hohes Wiederauftretensrisiko. Die Vorbereitung auf Belastungen, Krisen, schlechte Phasen, Verschlechterungen und Rückfälle ist notwendig und sollte zu konkreten Absprachen für Maßnahmen führen.

13. Leben mit Einschränkungen: Bei bereits chronifizierten Depressionen ist es aufrichtig und notwendig, den Patienten darauf vorzubereiten, dass ein gewisses Ausmaß an depressiven Einschränkungen (im Antrieb oder im Denken) erhalten bleibt, und es gilt, sich damit einzurichten und diese Veränderungen anzunehmen.

Literatur

Beck, A. T. (1974): The development of depression. A cognitive model. In: Friedman, R. F.; Katz, M. M. (Hg.): The psychology of depression. New York (John Wiley & Sons).

Beck, A. T.; Rush, A. J.; Shaw, B. F.; Emery, G. (1997): Kognitive Therapie der Depression. 4. Auflage, Weinhein (Psychologie Verlags Union).

Coyne, J. C. (1976): Toward an interactional description of depression. Psychiatry, 39: 28–40.

Hautzinger, M. (1991): Perspektiven für ein psychologisches Konzept der Depression. In: Mundt, C.; Fiedler, P.; Lang, H.; Kraus, A. (Hg.): Depressionskonzepte heute. Berlin (Springer-Verlag).

Hautzinger, M. (1993): Kognitive Verhaltenstherapie und Pharmakotherapie im Vergleich. Verhaltenstherapie, 3: 26–34.

Hautzinger, M. (1996): Affektive Störungen. In: Hahlweg, K.; Ehlers, A. (Hg.): Klinisch-psychologische Störungen und ihre Behandlung. Enzyklopädie der Psychologie, Band 2 der Serie Klinische Psychologie. Göttingen (Hogrefe).

Hautzinger, M.; deJong-Meyer, R. (2003): Depressionen. In: Reinecker, H. (Hg.): Lehrbuch der klinischen Psychologie. Modelle psychischer Störungen. 2. Auflage, Göttingen (Hogrefe).

Hautzinger, M.; deJong-Meyer, R. (1996): Wirksamkeit psychologischer Behandlungen bei Depressionen. Z Klin Psychol, 25: 79–160.

Hautzinger, M. (2003): Kognitive Verhaltenstherapie bei Depressionen. 6. Auflage, Weinhein (Psychologie Verlags Union).

Hollon, S. D.; Shelton, R. C.; Davis, D. D. (1993): Cognitive therapy for depression: conceptual issues and clinical efficacy. J Consult Clin Psychol, 61: 270–275.

Keller, M. B.; McCullough, J. P.; Klein, D. N.; Arnow, B.; Dunner, D. L.; Gelenberg, A. J.; Markowitz, J. C.; Nemeroff, C. B.; Russel, J. M.; Thase, M. E.; Trivedi, M. H.; Zajecka, J. (2000): A comparison of nefazodone, the cognitive behavioural analysis system of psychotherapy, and their combination for the treatment of chronic depression. N Engl J Med, 342: 1462–1470.

Lewinsohn, P. M. (1974): A behavioral approach to depression. In: Friedman, R.J.; Katz, M. M. (Hg.): The psychology of depression. New York (John Wiley & Sons).

Linden, M.; Hautzinger, M. (2004): Verhaltenstherapie Manual. 4. Auflage, Berlin (Springer-Verlag).

Markowitz, J. C. (1994): Psychotherapy of dysthymia. Am J Psychiatr, 151: 1114–1121.

Persons, J. B.; Thase, M. E.; Crits-Christoph, P. (1996): The role of psychotherapy in the treatment of depression. Arch Gen Psychiatry, 53: 283–290.

Schrader, G. (1994): Chronic depression: State or trait? J Nerv Ment Disease, 182: 552–555.

Seligman, M. E. P. (1975): Learned helplessness. San Fransico (Freeman).

Thase, M. E.; Simons, A. D.; Reynolds, C. F. (1996): Abnormal electroencephalographic sleep profiles in major depression. Arch Gen Psychiat, 53: 99–108.

Thase, M. E.; Greenhouse, J. B.; Frank, E. (1997): Treatment of major depression with psychotherapy or psychotherapy-pharmacotherapy combinations. Arch Gen Psychiatry, 54: 1009–1015.

Thase, M. E.; Howland, R. H. (1994): Refractory depression: Relevance of psychsocial factors and therapies. Psychiatr Ann, 24: 232–240.

Thase, M. E.; Friedman, E. S.; Howland, R. H. (2001): Management of treatment resistant depression: Psychotherapeutic perspectives. J Clin Psychiatry, 62: 18–24.

Teil II

Modifikationen
der Behandlungstechnik?

Aspekte der Borderline-Kommunikation

Behandlungstechnische Probleme und
Deutungsstrategien

Heinz Weiß

Einleitung

Die therapeutische Arbeit mit Patienten mit einer pathologischen Persön-
lichkeitsorganisation stellt den Psychoanalytiker vor besondere Probleme.
Oft hat es den Anschein, als zielten diese Patienten eher darauf ab, ihre The-
rapeuten in ihre Schwierigkeiten zu verwickeln und in ihre pathologischen
Objektbeziehungen hineinzuziehen, als diese zu verstehen und aufzulösen.
Wir sehen uns dann mit schwer überwindbaren Widerständen konfrontiert
und sprechen von »maligner Regression« oder »negativer therapeutischer
Reaktion« – was immer wieder zu Überlegungen geführt hat, die Behandlungstechnik durch die Einbeziehung »stützender« bzw. »strukturierender«
Elemente zu modifizieren (Dammann et al. 2000; Kernberg 1989; 2000;
Rudolf 2004). Ich möchte dagegen zeigen, dass solche Patienten durchaus
von einer psychoanalytischen Behandlung profitieren können und dass diese
für manche sogar die einzige Chance darstellt, wirkliche psychische Entwicklung zu ermöglichen.

Um dies zu erreichen, ist es allerdings erforderlich, die Natur ihrer pathologischen Kommunikationen im Detail zu verstehen. Nur wenn der Analytiker in der Lage ist, die Art und Weise, wie er in die Abwehrstruktur des
Patienten einbezogen wird, im Feingewebe der Sitzung zu identifizieren,
wird er auch eine Vorstellung darüber gewinnen können, welche Deutungsstrategien hilfreich sind, um diese Prozesse in kleinen Schritten zu modifizieren.
Die Psychoanalyse hat hier in den letzten Jahren bedeutsame Fortschritte
erzielt. Sie konnte zeigen, wie sich solche Patienten bestimmter Formen projektiver Identifizierung bedienen, um den Analytiker mit Gegenübertragung
aufzuladen und ihn mithilfe subtiler *Enactments* dazu drängen, als Teil einer
komplexen Abwehrorganisation zu fungieren (Joseph 1989; Gabbard 1995;
Feldman 1997; Steiner 2000). Sie hat den Aufbau und die Funktion solcher

Abwehrorganisationen erforscht und sie hat insbesondere auch Konzepte entwickelt, die geeignet sind, unser Verständnis von Deutungsprozessen zu erweitern und zu vertiefen. Ich möchte dies im Folgenden am Beispiel der Borderline-Störungen zeigen und werde dabei zunächst auf einige Aspekte der Borderline-Kommunikation eingehen. Anschließend werde ich auf Deutungsstrategien eingehen, die sich aus diesem Verständnis der Borderline-Kommunikation ergeben. Obwohl Analytiker verschiedener psychoanalytischer Schulen hierzu wichtige Beiträge geleistet haben (Knight 1972; Kernberg 1975; Rohde-Dachser 1979; Green 1990; Fonagy 1991; Giovacchini 1993), werde ich mich in meiner Darstellung in erster Linie auf kleinianische Autoren beziehen.

Pathologische Organisationen

Ein wesentlicher Fortschritt im Verständnis dieser Störungen wurde durch die Theorie der pathologischen Organisationen erzielt, wie sie neben Rosenfeld (1965; 1971; 1987), Meltzer (1966; 1968; 1992) und O'Shaughnessy (1981; 1992) vor allem Steiner in seinem Werk *Orte des seelischen Rückzugs* vorlegte (Steiner 1993; Weiß & Frank 2002). Pathologische Organisationen können sowohl als Ineinandergreifen von Abwehrmechanismen als auch als Netzwerk von Objektbeziehungen konzipiert werden. Sie enthalten abgespaltene Teile des Selbst, die in Objekte projiziert und durch narzisstische und perverse Mechanismen auf komplexe Weise zusammengehalten werden. Wurde die Organisation ursprünglich aufgebaut, um das Individuum vor unerträglicher Angst und vor unerträglichem seelischem Schmerz zu schützen, so führt ihre Vorherrschaft auf Dauer dazu, dass der Patient auf süchtige Weise von ihr abhängig wird und sich in einen Zustand seelischen Rückzugs hineinbegibt, in dem jede psychische Entwicklung stagniert. Klinisch zeigen sich diese Rückzugszustände häufig in langen Phasen des Stillstandes, in denen der Patient entweder Teile seines Selbst oder seiner inneren Objekte in den Analytiker projiziert und dadurch ein pathologisches Gleichgewicht aufrechterhält (Joseph 1989). Im Extremfall erscheint die Übertragungssituation dann selbst wie eine pathologische Beziehung zwischen Teilen des Selbst (Steiner 1982).

Es waren vor allem die Arbeiten Rosenfelds (1971) und Meltzers (1966; 1968), die gezeigt haben, dass die pathologische Abwehrstruktur dieser

Patienten nach Art einer innerpsychischen Mafia funktioniert, wobei ein narzisstisch-destruktiver Teil der Persönlichkeit in Verbindung mit destruktiven inneren Objekten zunächst bedürftige Teile des Selbst durch falsche Versprechungen anlockt und sie dann mittels narzisstischer und perverser Gratifizierungen in seine Abhängigkeit bringt. Wie grausam die Kontrolle ist, die die Organisation ausübt, wird oft erst dann deutlich, wenn bedürftige Teile des Selbst mit dem Therapeuten Kontakt aufnehmen möchten. Nicht selten wird die entstehende Verbindung dann sofort wieder attackiert, was klinisch in verschiedenen Formen negativer therapeutischer Reaktionen zum Ausdruck kommt. Diese können durch Neid, Scham- und Schuldgefühle (Spillius 1980; Steiner 2006) oder auch durch Grollkonstellationen (Britton, Feldman & Steiner 1997) aufrechterhalten werden. In anderen Situationen wiederum werden grausame Selbstaspekte in den Therapeuten projiziert, sodass seine Deutungen als Demütigungen und Kränkungen empfunden werden. Ihnen kann sich der Patient unterwerfen, um aus der Interaktion masochistische Gratifikation zu beziehen, oder aber dagegen aufbegehren, um eine Rechtfertigung für sein Gefühl von Ungerechtigkeit und Groll zu finden.

Der Realitätsbezug des Borderline-Patienten: Missrepräsentation und perverse Objektbeziehungen

In seinen Untersuchungen zu pathologischen Persönlichkeitsorganisationen hat Steiner (1993; Weiß & Frank 2002) die daran beteiligten narzisstischen und perversen Mechanismen im Einzelnen analysiert. Sie führen zu einer bestimmten Art von Realitätsbezug, wie er für viele dieser Patienten charakteristisch ist: Dabei wird die Wirklichkeit nach außen hin scheinbar akzeptiert, während ein anderer Teil der Persönlichkeit sie unterläuft und heimlich negiert. Steiner spricht in diesem Zusammenhang von »turning a blind eye« – d. h., der Wirklichkeit ein blindes Auge zuwenden, sodass der Realität gegenüber eine charakteristische Pseudoakzeptanz entsteht.

Nach meiner Auffassung handelt es sich hierbei um einen charakteristischen Borderline-Mechanismus – ähnlich jenem Vorgang, wie ihn Freud in seinen Arbeiten über die Verneinung und den Fetischismus (Freud 1925; 1927) beschrieb: Anders als der Psychotiker, der einen Teil der Realität verleugnet und an ihrer Stelle eine neue, wahnhafte Wirklichkeit konstruiert, verfolgt der Borderline-Patient gegenüber der Wirklichkeit eine Doppelstrategie. Er erkennt die Realität nach außen hin scheinbar an und kreiert zugleich eine zweite, dritte oder vierte Version von ihr, wobei er den Widerspruch zwischen diesen verschiedenen Wirklichkeitskonstruktionen auf geschickte Weise negiert. Dadurch bleibt ihm zugleich der Konflikt erspart, welcher den neurotischen Patienten zur Abwehr und Kompromissbildung zwingt.

Um diese Art von Realitätsbezug aufrechtzuerhalten, führt der Borderline-Patient perverse Argumente ein, durch die die Gegensätze in seinem psychischen Leben so behandelt werden, als existierten sie gar nicht oder als seien sie bereits miteinander versöhnt. Nach meiner Erfahrung wird der Analytiker nicht selten in diese Argumentationsstrategie einbezogen, so dass der Patient ihn entweder glauben macht, er *habe* seine inneren Widersprüche bereits integriert, oder aber seine Deutungen auf subtile Weise missrepräsentiert. Dies kann sich z. B. dadurch ausdrücken, dass eine wichtige Einsicht nicht zu Veränderung führt, sondern letztlich nur der Stabilisierung eines pathologischen Gleichgewichts dient, indem die Pseudo-Einsicht nun dazu benutzt wird, das Denken des Analytikers zu kontrollieren. Im Falle einer narzisstischen Persönlichkeitsorganisation kann der Missrepräsentation die heimliche Überzeugung zugrunde liegen, die neue Einsicht stamme gar nicht vom Analytiker, sondern vom Patienten selbst. Sind dagegen Borderline-Elemente im Spiel, so wird die Deutung zwar nach außen hin akzeptiert, in Wirklichkeit aber als etwas Erregendes, Verführerisches, Eindringendes, Bedrohliches oder absichtlich Demütigendes erlebt.

So beschrieb eine meiner Patientinnen, Frau A., die Sitzungen mit mir als »Zuckerstunden«, wobei sie meine Deutungen als Verkündigungen der Wahrheit empfand, die sie wie betörende geistliche Musik in sich aufnahm. Sie erreichte dies, indem sie nicht auf den Inhalt dessen hörte, was ich sagte, sondern nur dem Klang meiner Stimme folgte, der sie nach Belieben die jeweils von ihr ersehnte Färbung verlieh. Dadurch gelang es ihr, jedem Gefühl von Enttäuschung auszuweichen und sich meine Worte, wie sie sagte, »wie eine Hostie auf der Zunge« zergehen zu lassen. Sobald sie jedoch den Inhalt dessen, was ich gesagt hatte, wahrnahm, empfand sie meine Worte als schreckliche Grausamkeit, der sie sich leidensbereit unterwarf. Beide Einstellungen versöhnte sie mit dem Argument, ich würde ihr dies alles nur antun, weil mich meine berufliche Rolle dazu verpflichte, die mich im übrigen daran hindere, eine private Beziehung zu ihr aufzunehmen. So hatte ich über lange Zeit hinweg den Eindruck, ich könne sagen, was ich wolle, meine Deutungen würden von Frau A. stets entweder nur als Zärtlichkeit oder aber als Grausamkeit erlebt, wobei sie es manchmal verstand, tatsächlich solche Gefühle in mir auszulösen. Ein wirklicher Fortschritt aus dieser Sackgassen-Situation konnte erst dann erreicht werden, als wir allmählich verstehen lernten, dass beide Einstellungen der Abwehr von Getrenntheit dienten, welcher die Patientin schon sehr früh in ihrem Leben auf grausame und bedrohliche Weise ausgesetzt war.

Störungen in der Konstruktion des inneren Raumes: Das agora-klaustrophobe Dilemma des Borderline-Patienten

Häufig haben diese Patienten auch Schwierigkeiten, die Grenzen des therapeutischen Raumes zu akzeptieren. Aufgrund einer Phantasie bzw. realer Erfahrungen, frühzeitig aus dem Raum der elterlichen Fürsorge ausgeschlossen worden zu sein, glauben manche von ihnen, sich nur auf gewaltsame und konkrete Weise zu dem Zutritt verschaffen zu können, was sie zum Überleben benötigen. Dies kann in verzweifelten Versuchen des Patienten zum Ausdruck kommen, durch intensives Agieren eine persönliche Nähe zum Therapeuten herzustellen. Sobald er aber einen Zugang zu dessen persönlichem Raum gefunden hat, fühlt er sich nicht selten als Opfer einer verrücktmachenden Situation, aus der er ebenso schnell wieder fliehen muss.

Henry Rey (1979) hat diese Konstellation als »agora-klaustrophobes Dilemma« beschrieben und mit der Schwierigkeit des Borderline-Patienten in Verbindung gebracht, seinen psychischen Raum zu konstruieren (vgl. auch Rey 1994; Couve 2002). Rey geht davon aus, dass sich innere Welt und äußere Realität im Verlauf der frühkindlichen Entwicklung allmählich voneinander differenzieren, wenn dem Kind ausreichend lange ein Raum der Zuwendung und Pflege – von ihm *Beuteltierraum* (»marsupial space«) genannt – zur Verfügung steht. Fehlt ein solcher Raum – wie so häufig in der Geschichte von Borderline-Patienten – so wird das Individuum Teile seines inneren Raumes in den äußeren Raum projizieren, mit der Folge, dass es dauernd in einem Grenzbereich von innerer und äußerer Realität lebt.

Weil er Teile seines inneren Raumes projizieren muss, fühlt sich der Borderline-Patient oft eingeschlossen und empfindet klaustrophobe Angst, wenn er dem anderen zu nahe kommt. Sobald er sich aber zu weit vom Objekt entfernt, gerät er an den agoraphoben Pol seiner Angst und fürchtet sich panisch vor Verlassenheit. In diesem Dilemma gibt es für ihn oft nur ein verzweifeltes Hin und Her, aber keinen wirklichen Ausweg mehr.

Klinisch wird diese Situation zum Beispiel durch einen bestimmten Patiententyp repräsentiert, der es weder innerhalb noch außerhalb der psychiatrischen Station aushalten kann, dauernd mit der Notfallbereitschaft telefoniert oder seine Probleme mit dem Pförtner diskutiert. (Es ist schon lange meine Vermutung, dass viele Patienten, die sich vorzugsweise im Bereich des Klinikeingangs oder der Pforte aufhalten, eigentlich Borderline-Patienten sind.) Im ambulanten Bereich zeigt sich diese Problematik darin, dass der Patient Schwierigkeiten hat, Anfangs- oder Endzeiten seiner Sitzungen zu akzeptieren, zu früh oder zu spät kommt, auf der Türschwelle noch wichtige Mitteilungen macht, nicht gehen kann usw. Therapeutisch kann es hilfreich sein, solche Manifestationen des agora-klaustrophoben Dilemmas zu registrieren und zu interpretieren.

So konnte eine Patientin, Frau B., ihr Auto weder innerhalb noch außerhalb der Klinik parken. Benutzte sie das Parkhaus, so hatte sie Angst, ihr Portemonnaie zu verlieren und nicht mehr herauszukommen bzw. darauf angewiesen zu sein, dass ich ihr Geld lieh. Parkte sie jedoch außerhalb, so wurde die Zeit zu knapp und sie fürchtete, nicht mehr pünktlich zur Stunde erscheinen zu können. So stellte sie ihren Wagen in einem Anliegerbereich ab und riskierte immer neue Verwarnungen durch die Polizei, denen sie durch geschickte, an der Windschutzscheibe angebrachte Begründungen auswich. Auf ähnliche Weise versuchte sie in den Sitzungen in mein Inneres zu gelangen und mich dazu zu bringen, ihr einen Freiraum zu gewähren, in dem alles erlaubt war, oder aber sie aus meinem Inneren auszuschließen und die Rolle eines bestrafenden, ertappenden Polizisten zu übernehmen, dessen »Verwarnungen« sie durch kunstvolle Rationalisierungen auswich. Beide Erfahrungen waren mit projektiven und introjektiven Prozessen verbunden, die manchmal Angst und Verwirrung in ihr auslösten.

Zustände von Zeitlosigkeit

Neben der Anerkennung eines inneren und eines von diesem unabhängigen äußeren Raumes stellt auch die Realität von Zeitlichkeit und Verlust für viele

Borderline-Patienten eine unerträgliche Belastung dar. Missrepräsentationen der Zeiterfahrung führen mitunter zu »endlosen« Behandlungen oder zu längeren Phasen des Stillstands und des Rückzugs innerhalb der Therapie. Manchmal werden sie in der Sitzung auch nur als vorübergehende »Slow-motion-Phasen« oder »Inseln von Zeitlosigkeit« (Weiß 2005a; 2005b) sichtbar, in denen der Analytiker die Zeit wie gedehnt erlebt. Zeitlosigkeit kann als romantische Verklärung (Steiner 1993; Weiß 2002b), als immerwährende Hoffnung (Potamianou 1992), endloses Leiden oder allwissende Verzweiflung (Britton 1998; Weiß 2005a) in Erscheinung treten. Durch sie wird die Analyse in etwas Statisches transformiert, in dem der Patient einen ungetrennten Zustand herstellt und den Konflikten der depressiven Position aus dem Wege geht (Rose 1997; Birksted-Breen 2002; Green 2000; Weiß 2002b; 2003b; 2005a; 2005b).

So sehnte sich z.B. die zuerst erwähnte Patientin, Frau A., danach, die Analyse möge niemals enden. Sie hoffte, eines Tages auf der Couch zu sterben, und als sie schließlich das Ende akzeptieren konnte, fragte sie mich einmal, ob wir nicht bereits nach der vorletzten Stunde aufhören könnten. Denn dann wäre die Analyse nicht wirklich zu Ende und sie könnte in die nie stattfindende, letzte Stunde ihre Sehnsucht nach Unendlichkeit und Ungetrenntheit projizieren.

Wie ich an anderer Stelle (Weiß 2005a; 2005b) gezeigt habe, erfordert diese Situation Deutungsstrategien, die zunächst darauf abzielen, den psychischen Raum des Patienten zu konstruieren. Dadurch soll ihm in kleinen Schritten die Rücknahme von Projektionen und das Erleben von Getrenntheit ermöglicht werden, bevor in einem zweiten Schritt zeitliche Rekonstruktionen sinnvoll werden.

Konkretheit der Symbolverwendung

Ein weiteres Problem, welches uns in der Therapie von Borderline-Patienten häufig begegnet, liegt in der *Konkretheit ihrer Kommunikationen* (vgl. Segal 1957; 1991; Giovacchini 1993; Ogden 1989). Sie beruht auf Störungen in der Symbolbildung und Symbolverwendung, die sich vor allem dann manifestieren, wenn der Patient unter Druck gerät. Für den Analytiker kommt es deshalb entscheidend darauf an, diese Konkretheit der Symbolverwendung zu erkennen, um die Mitteilungen des Patienten verstehen zu können und auch die Art und Weise nachzuvollziehen, wie dieser die Deutungen des Analytikers auffasst. Ich möchte auch hierfür zwei kurze Beispiele geben:

Eine 35-jährige, hochintelligente Patientin, Frau C., die aufgrund ihrer emotionalen Schwierigkeiten am Rande der Gesellschaft lebte, hatte sich nach dem Scheitern einer niederfrequenten, stützenden Therapie über mehr als zehn Jahre hinweg nicht mehr getraut, erneut therapeutische Hilfe in Anspruch zu nehmen. Die erste Therapie war daran gescheitert, dass ihr Therapeut immer hilfloser auf ihre massive Übertragung reagiert hatte, die Stundendauer und -frequenz reduzierte und schließlich die Behandlung beendete, da er nicht mehr weiter wusste. Die Patientin befand sich daraufhin in einem verzweifelten Zustand und kletterte über den Balkon in die Praxisräume, um sich ihre Krankenakte zurückzuholen. Der Therapeut fühlte sich bedroht und zeigte sie an, was aufgrund der nun einsetzenden, immer neuen Selbstbezichtigungen, mit denen die Patientin ihr Schuldgefühl ausagierte, zu einer halbjährigen Bewährungsstrafe führte. Auch in der jetzigen Behandlung zeigte sich bald wieder ein invasives und provozierendes Agieren, das als Vorwand dazu geeignet schien, sie »hinauszuschmeißen«. Als diese Interaktion gedeutet werden konnte und die hinter ihrem Verhalten stehende verzweifelte Angst und Bedürftigkeit spürbar wurde, erklärte sie einmal, sie habe ihre Krankenakte damals in ihren Besitz bringen müssen, »weil man doch immer einen Teil von sich beim Therapeuten zurücklässt« und sie sich sonst nicht hätte trennen können.

Diese Patientin war also der Überzeugung, mit der Beendigung ihrer Behandlung durch den Therapeuten Teile ihres Selbst zu verlieren. Deshalb musste sie konkret in dessen Praxis eindringen, um sich diese Teile in Gestalt ihrer Krankenakte zurückzuholen.

Eine andere Patientin, Frau D., die ich über längere Zeit behandelte, hatte anfangs extreme Schwierigkeiten, sich zu öffnen und mir ihre Gefühle und Gedanken mitzuteilen. Gleich zu Beginn der Behandlung hatte sie mich gewarnt, ihre »inneren Wächter« würden »kurzen Prozess« mit jedem machen, der versuche, in ihre Phantasiewelt, die für sie ein Refugium darstellte, einzudringen. Immer wieder erlebte sie während der Sitzungen massive klaustrophobe Angst. Im Verlauf des dritten Analysejahres konnte Frau D. schließlich ihre Schutzmechanismen allmählich überwinden und offener über ihre Gefühle reden. Dies ließ in ihr jedoch Ängste aufkommen, es würden sich jetzt »Schleusen öffnen« und sie sei mir völlig ausgeliefert. Tatsächlich erlebte sie meine Deutungen nun teilweise so, als würde ich konkret in ihr

Inneres eindringen und mich innerhalb ihrer Psyche befinden. Schließlich gelang es ihr aber, mehr Vertrauen zu entwickeln. Manchmal berichtete sie nun über Gefühle der Scham und hatte Angst, »ihr Gesicht zu verlieren«. Nach einer dieser Sitzungen konnte sie im Spiegel auf der Toilette tatsächlich ihr Gesicht nicht mehr sehen und es wurde deutlich, dass sie panische Angst hatte, beim Weggehen aus der Stunde ihre Identität zu verlieren. Zwar stellten die Sitzungen jetzt einen Ort relativer Sicherheit dar – diese war jedoch beim Verlassen des Raumes immer wieder gefährdet. Deswegen benötigte sie eine schützende Hülle, in die sie sich zurückziehen konnte – wie z.B. den Innenraum ihres Wagens –, um sich nach den Stunden wieder zu »sammeln« und nicht von Fragmentierungsängsten überwältigt zu werden.

Die gleiche Patientin bezeichnete manche ihrer Träume als »Videos«, die sie selbst steuern konnte, während von anderen Träumen, die – auch dies ihr Ausdruck – von »Reality-TV« kaum zu unterscheiden waren, eine entsetzliche Bedrohung ausging. Letztere Träume besaßen eine überwältigend konkrete, psychotische Qualität, während die »Videos« für ihre Borderline-Zustände typisch waren. Meiner Meinung nach handelt es sich hierbei um eine typische Strukturierung und Verwendung von Traummaterial: Während die Träume neurotischer Patienten in deren innerer Welt spielen, und während der psychotische Patient seine Traumfragmente in die Außenwelt projiziert und halluziniert, sind die Träume des Borderline-Patienten an einer virtuellen Grenzfläche situiert: Sie werden wie Videos erlebt und die Art ihrer Mitteilung stellt häufig eine Einladung an den Analytiker für gemeinsames Ausagieren dar. Ich habe deshalb die These formuliert, dass sich die Deutungsarbeit hier nicht so sehr auf den Inhalt des Traummaterials richten sollte, sondern in erster Linie auf das *Acting-in*, d.h. auf die Art und Weise, wie der Patient seinen Traum in der Übertragungssituation inszeniert (Weiß 2002a; vgl. a. Segal 1991).

Die Intoleranz für Erfahrungen von Getrenntheit und Verlust: Klinisches Beispiel

Bevor ich auf die Deutungsstrategien zu sprechen komme, möchte ich nun an einem weiteren Beispiel aufzeigen, wie sehr der Analytiker in die unbewussten Kommunikationen des Patienten hineingezogen werden kann und wie sehr er deshalb auf die Wahrnehmung seiner Gegenübertragung angewiesen ist, um zu registrieren, was vor sich geht.

Die folgende Sequenz wurde mir von einem Kollegen mitgeteilt, der mir freundlicherweise gestattete, das klinische Material zu verwenden. Sie ist zugleich ein Beispiel dafür, wie sehr der Borderline-Patient durch Trennungssituationen gefährdet ist und wie er manchmal zu verzweifelten Abwehrmaßnahmen greifen muss, um den damit verbundenen Ängsten zu entgehen.

Die Patientin, Frau E., eine intelligente und erfolgreiche Ausbildungsleiterin, befand sich zu diesem Zeitpunkt in ihrem fünften Analysejahr und hatte trotz beträchtlicher Fortschritte in ihrer Behandlung immer wieder mit Suizidanspielungen und -drohungen auf Therapieunterbrechungen reagiert. Vor einer erneuten kürzeren Unterbrechung hatte sie abermals Suizidgedanken durchblicken lassen, wobei sie ihren Therapeuten diesmal wissen ließ, dass sie für ihren eventuellen Suizid bereits perfekte Vorbereitungen getroffen habe und er keinerlei Chance hätte, sie daran zu hindern. Als dieser sehr besorgt und alarmiert reagierte, tröstete sie ihn, indem sie sagte, es sei im Moment noch nicht aktuell, sie würde ihn aber auf jeden Fall rechtzeitig warnen und ihm eine E-Mail schicken. An einem Samstagmorgen entdeckte er dann eine Nachricht in seiner Mailbox. Er öffnete die Nachricht, die nur zwei Wörter enthielt: »Zu spät!« Nach einer kurzen Besprechung mit einem Kollegen entschied er sich voller Angst und Sorge, seine Patientin anzurufen. Frau E. hatte seinen Anruf bereits erwartet, reagierte sehr freundlich, erörterte die Situation ausführlich mit ihm und versuchte, ihren Analytiker zu beruhigen. In der Montagssitzung versicherte sie ihm dann, dass sie über eine Krise hinweggekommen sei, einen entscheidenden Schritt vorwärts gemacht habe und möglicherweise ein Wendepunkt in der Therapie erreicht sei. Der Analytiker fühlte sich beruhigt und begann teilweise auch selbst, an einen Fortschritt zu glauben. Als er ihr jedoch seine nächste Rechnung schickte und das Telefongespräch, das etwa so lange wie eine Sitzung gedauert hatte, liquidierte, reagierte sie sehr verletzt. Empört wies sie darauf hin, dass schließlich er sie angerufen habe, und gab zu verstehen, dass er etwas Unrechtes tue und im Begriffe sei, sie auszubeuten.

Sieht man sich diese Sequenz etwas näher an, so fällt es nicht schwer, die perversen Elemente in der Interaktion zu erkennen: Die Patientin benutzte ihre Suizidphantasien, um ihre eigene Angst und Verzweiflung in den Analytiker zu projizieren, der auf diese Weise mit einem bedürftigen Teil ihres Selbst identifiziert wurde. Nachdem diese projektive Identifikation erfolgreich war, triumphierte ein grausamer Teil ihrer inneren Organisation über ihn, verführte ihn mit der Aussicht auf Dankbarkeit und Fortschritt und gewann aus der Beziehung narzisstische und perverse Gratifikation. Als ihr jedoch die Rechnung zugeschickt wurde und sie auf diese Weise daran erinnert wurde, dass *sie* die Patientin war, reagierte Frau E. voller Verletzung und Empörung. Möglicherweise enthielt das Stellen der Rechnung aber auch ein Element von Rache seitens des Analytikers, weil die Grausamkeit des »Zu spät!« eine enorme Wut in ihm ausgelöst hatte. In dieser Situation war er aber begreiflicherweise zu sehr mit Gegenübertragungsgefühlen aufgeladen, um sich aus der Verstrickung lösen zu können und die Gesamtsituation zu interpretieren.

Ich glaube, dass sich das, was sich hier im Ausagieren der Patientin widerspiegelt, oft auch als Acting-in in kleinen und kleinsten Sequenzen innerhalb der analytischen Sitzung abspielt. Gelingt es, diese Mikrosequenzen zu identifizieren und zu analysieren, so vermittelt dies dem Patienten ein Gefühl von Verstandenwerden.

Gegenübertragung, Containment und Verstandenwerden

Wie ich eingangs erwähnte, wird der Analytiker häufig auf die eine oder andere Weise in die innere Welt des Patienten involviert. Die Tendenz hierzu ist umso ausgeprägter, je weniger der Patient in der Lage ist, bestimmte Aspekte seiner inneren Welt zu ertragen, so dass er sie projizieren muss und dadurch Druck auf den Analytiker ausübt, sich entweder mit einem Teil seines Selbst oder mit einem seiner inneren Objekte zu identifizieren (Steiner 1998). In der Psychoanalyse wurde dieser Vorgang mit verschiedenen Begriffen beschrieben (Gabbard 1995). So sprach Grinberg (1985) von *projektiver Gegenidentifikation* und Sandler (1976) von der Bereitschaft des Analytikers zur Rollenübernahme (»role responsiveness«) bzw. der *Aktualisierung* einer Objektbeziehung. Am geläufigsten ist gegenwärtig das Konzept der *Enactments*, wie es von kleinianischer Seite vor allem B. Joseph (1989) für die Weiterentwicklung der psychoanalytischen Behandlungstechnik bei Borderline-Patienten fruchtbar gemacht hat.

Für das Verständnis dieser Enactments und der daraus abgeleiteten behandlungstechnischen Strategien nimmt das Konzept der Gegenübertragung einen wichtigen Raum ein (Plenker 2005). Ich möchte abschließend einige dieser Entwicklungen erläutern und werde mich dabei vor allem auf Bions

Begriff des *Containment* (Bion 1962) und die bereits früher erschienene Arbeit R. Money-Kyrles *Normal countertransference and some of its Deviations* aus dem Jahr 1956 beziehen.

Nach Bion bildet die Gegenübertragung des Analytikers ein Behältnis, indem dieser nicht nur auf die Übertragung des Patienten – einschließlich seiner eigenen Übertragung auf ihn – reagiert, sondern auch unerträgliche, projizierte Fragmente des Analysanden in sich aufnimmt und diese transformiert. Erst durch dieses Containment wird die Gegenübertragung im eigentlichen Sinne zu einem »empfangenden Organ« (Freud 1912, S. 381), d. h. zu einem Organ der Rezeption und Transformation. Money-Kyrle hat dies sehr klar in seinem Modell des Gegenübertragungsprozesses formuliert. Danach wird der Analytiker introjektiv mit bestimmten Selbstaspekten des Patienten identifiziert. Dabei stehen diese Selbstaspekte zugleich für Teile seines eigenen primitiven Selbst, wie auch für die beschädigten inneren Objekte in seiner unbewussten Phantasie. Diese introjektive Identifikation bildet die Grundlage für seine Einsicht und seine Empathie, während der Wunsch ›zu verstehen‹ aus Wiedergutmachungsbestrebungen und aus einer Identifikation mit den guten inneren Eltern hervorgeht. Im Idealfall projiziert also der Patient Teile seiner inneren Welt in den Analytiker. Dieser wird introjektiv mit dem »Patienten in ihm« identifiziert, kann diesen transformierend verstehen und schließlich in Form seiner Deutung zurückprojizieren, sodass die projizierten Selbstanteile nun in einer umgewandelten, verarbeiteten Form vom Patienten aufgenommen werden. Dieses Modell des Gegenübertragungsprozesses geht meines Erachtens über Bions Modell des Containment hinaus. Denn es thematisiert das Verstehen als *Wiedergutmachung* und beschreibt zugleich, wie die projizierten Fragmente des Patienten für die beschädigten inneren Objekte des Analytikers stehen. Seine Verstehensarbeit ist demnach ein Trauer- und Wiedergutmachungsprozess, d. h. eine Auseinandersetzung mit den Konflikten der depressiven Position, durch die mehr oder weniger gut Getrenntheit erreicht und dem Patienten in einer bearbeiteten, symbolischen Form zurückgeben werden kann, was dieser in den Analytiker projiziert hat. Dementsprechend beschreibt Money-Kyrle auch die Deutung des Analytikers als Reprojektion (Weiß 2003c).

Wie wir aus der täglichen Praxis wissen, ist dieser idealtypische Prozess überaus störanfällig. Money-Kyrle hat sich deshalb vor allem für die Störungen des Verstehenszyklus interessiert. Er untersucht z. B. die Rolle des Überichs des Analytikers und dessen eigene Projektionen. Er spricht von Phasen des

Nicht-Verstehens und beschreibt diese als Phasen verzögerter Introjektion und Projektion. Sein *Slow-motion*-Modell des analytischen Verstehensprozesses lässt sich gewissermaßen auf die gesamte Dauer einer Analyse übertragen: Sie kann als lang hingezogener Versuch verstanden werden, den geschilderten Verstehenszyklus immer wieder zu durchlaufen, um durch das Aufheben der emotionalen Hemmnisse, welche der Anerkennung der psychischen Wirklichkeit im Wege stehen, der Missrepräsentation elementarer psychischer Tatsachen (»facts of life«) entgegenzuwirken (vgl. Money-Kyrle 1968; 1971).

Behandlungstechnische Probleme und Deutungsstrategien

Ich möchte an dieser Stelle nicht auf die vielen, noch unausgeschöpften Implikationen von Money-Kyrles Verstehensmodell eingehen, sondern lediglich einige Deutungsstrategien aufzeigen, die sich aus diesen Überlegungen für die psychoanalytische Behandlung von Patienten mit Borderline-Persönlichkeitsorganisationen ergeben:

Erfassen der aktuellen Beziehungssituation
Zunächst sollten sich die Deutungen des Analytikers vordringlich auf das Erfassen der aktuellen Beziehungssituation richten. Patienten mit Borderline-Problemen erleben ihre Vergangenheit oft unmittelbar in der Gegenwart (Riesenberg-Malcolm 1986). Deshalb gilt es, die Übertragungssituation im Hier und Jetzt zu analysieren.

Konstruktion des psychischen Raumes
Die Deutung der Übertragung soll die innere Welt des Patienten erschließen, d.h. eine Rücknahme projizierter Selbstanteile ermöglichen (Steiner 1993). Viele Borderline-Patienten, wie Frau C., die in die Praxisräume ihres Therapeuten eindrang, zeigen agora-klaustrophobe Probleme und leben in einem Grenzbereich zwischen innerer und äußerer Realität. Deshalb geht es zunächst darum, den psychischen Raum des Patienten zu konstruieren, bevor rekonstruktive Vergangenheitsdeutungen sinnvoll werden (Weiß 1998a). Das klassische Verständnis der Übertragung als einer Verschiebung in der Zeit könnte somit erweitert werden zu einem räumlichen Modell der

Übertragungssituation. Demnach überträgt der Patient nicht nur *horizontal* von der Vergangenheit in die Gegenwart, sondern projiziert zugleich *vertikal* Teile seines inneren Raumes in den Analytiker, der diese Projektionen aufnehmen, transformieren und in einer bearbeiteten Form an den Patienten zurückgeben muss. Auf diese Weise entfaltet sich der psychische Raum des Patienten, wobei erst aus dem Erleben von Getrenntheit die Erfahrung echter Zeitlichkeit hervorgeht. Nur wenn die damit verbundenen Trauer- und Wiedergutmachungsprozesse in Gang kommen, entsteht ein Raum für Entwicklung, Erinnerung und Veränderung (vgl. Weiß 2003b; 2005a; 2005b).

Analyse von Mikrosequenzen und Enactments
Fast unvermeidlich wird der Analytiker in die pathologische Organisation des Patienten hineingezogen. Das Ziel der analytischen Arbeit besteht deshalb darin, die Natur dieser Verwicklung zu verstehen und die komplexen Mechanismen, durch die sie hergestellt wird, nachzuvollziehen. Hierbei kann die Analyse von Mikrosequenzen und der zwischen Patient und Analytiker ablaufenden Enactments hilfreich sein. Um diese Enactments zu erfassen, können die Atmosphäre der Sitzung, die Art und Weise, wie der Patient sein Material einführt, sowie die Gegenübertragung des Analytikers wichtige Hinweise liefern. Verwendet der Patient seine Mitteilungen zum Acting-in – wie Frau E., die ihren Analytiker mit ihren Suizidanspielungen kontrollierte –, so sollte die Deutung der Beziehungssituation gegenüber dem Inhalt der Mitteilungen im Vordergrund stehen. Das Einbezogenwerden in Enactments konfrontiert den Analytiker aber auch mit erheblichen behandlungstechnischen Problemen: Er muss sich der ihm vom Patienten auferlegten Rollen bewusst werden, sie von ähnlichen, aber nicht identischen Szenarien seiner eigenen inneren Welt unterscheiden und sich zugleich genügend getrennt halten, um beobachten und interpretieren zu können (vgl. Steiner 1996; 2000).

Dilemma-Deutungen und Analyse von Sackgassen-Situationen
Manchmal führt diese Situation dazu, dass der Analytiker in eine Sackgasse gerät. Er hat dann scheinbar keine andere Alternative mehr, als zwischen zwei gleichermaßen unmöglichen Positionen zu wählen, d. h. seine Deutungen werden entweder als Vorwurf oder Beschwichtigung, als Bestätigung oder Zurückweisung, als Zärtlichkeit oder Grausamkeit, als Parteinahme oder Gegnerschaft empfunden. Dann kann es hilfreich sein, *nicht* nach einem

Ausweg zu suchen, sondern die Natur des Dilemmas als solches zu analysieren. Mithilfe von Dilemma-Deutungen und der Analyse von Sackgassen-Situationen gelingt es manchmal, zu einer beobachtenden Position zurückzufinden und die innere Ausweglosigkeit des Patienten besser zu verstehen. Nicht selten repräsentieren die beiden »unmöglichen« Positionen dann die Verbindung eines Selbstanteiles mit einem inneren Objekt, aus der ein drittes, verstehendes Objekt im Sinne der ödipalen Triangulierung ausgeschlossen bleibt.

Erfassen der Atmosphäre der Sitzung und kleiner Bewegungen
aus dem Rückzug
Über lange Strecken wird dem Analytiker nichts anderes übrig bleiben, als den Aufbau und die Funktion solcher Rückzugsorte geduldig zu analysieren (Steiner 1993). Hierbei kann es wichtig sein, kleine Bewegungen aus dem Rückzug heraus und in den Rückzug zurück innerhalb der Sitzung zu registrieren. Solche Bewegungen zeigen sich oft nur in diskreten Veränderungen der Atmosphäre, die dann zu neuen Ängsten und neuen defensiven Manövern Anlass geben (vgl. Steiner 2006).

Registrieren der Reaktionen des Patienten auf Deutungen
Eine weitere Möglichkeit besteht darin, die Reaktionen des Patienten auf Deutungen aufmerksam zu registrieren. Deutungen können von Borderline-Patienten auf sehr unterschiedliche Weise erlebt werden – z. B. als Verführung, Demütigung, Bestrafung oder auch als verfolgende Projektionen von Seiten des Analytikers (vgl. Money-Kyrle 1960; Joseph 1985). So konnte ich mit Frau A., die meine Deutungen wie Musik aufnahm und die sich meine Worte »wie eine Hostie auf der Zunge« zergehen ließ, erst dann weiterkommen, als wir allmählich verstehen lernten, dass sie bestrebt war, alles, was ich sagte, in ein zeitloses, romantisches Universum zu entführen (Weiß 2002b). Im Falle von Frau D., die mich vor ihren »inneren Wächtern« gewarnt hatte, war es zu einem bestimmten Zeitpunkt wichtig zu verstehen, dass sie meine Deutungen wie ein besitzergreifendes Eindringen erlebte, vor dem sie sich manchmal nur zu schützen vermochte, indem sie mich nach der Stunde wieder aus sich »wegbeamte«. Diese Art Deutungen zu erleben hat mit der konkretistischen Symbolverwendung des Borderline-Patienten zu tun. Sobald es uns gelang, diese Ebene konkretistischer Symbolverwendung zu analysieren, ließen die agora-klaustrophoben Ängste der Patientin allmählich

nach. Die Analyse von Borderline-Patienten ist deshalb in besonderer Weise auf die Fähigkeit des Therapeuten angewiesen, die konkreten Kommunikationen des Patienten zu erfassen und ihnen eine symbolische Bedeutung zu geben (Rosenfeld 2001, S. 45–63).

Analyse von Missrepräsentationen

Die Analyse von Misskonzeptionen (Money-Kyrle) bzw. Missrepräsentationen (Bion) der psychischen Realität stellt einen weiteren wichtigen Fokus in der Analyse von Borderline-Patienten dar. Nach Money-Kyrle (1971) beziehen sich Missrepräsentationen auf die elementaren *facts of life*, d. h. auf die Tatsachen der Abhängigkeit von einer äußeren Quelle des Guten, der Anerkennung der Ödipussituation sowie der Realität von Endlichkeit und Verlust. Wie ich im Anschluss an die Arbeiten Steiners zu zeigen versuchte (Weiß 1998b), werden die damit verbundenen emotionalen Erfahrungen oft durch die Einführung »kunstvoller Argumente« missrepräsentiert, sodass eine perverse Pseudoakzeptanz gegenüber der Wirklichkeit resultiert. Die Analyse der Übertragung dient deshalb insbesondere auch der Identifikation von Aufbau und Funktion solcher Argumentationsstrukturen, welche die Bedeutung der Kommunikation zwischen Analytiker und Analysand systematisch missrepräsentieren (Weiß 2003a).

Verwendung analytikerzentrierter Deutungen

Schließlich habe ich auf die Bedeutung des Containment in der Gegenübertragung hingewiesen. Viele Borderline-Patienten sind auf die Möglichkeit angewiesen, unerträgliche Gefühle im Analytiker unterbringen zu können. Oft fürchten sie, dass der Analytiker diese Gefühle nicht in sich aufnehmen kann, von ihnen überschwemmt wird oder sie in einer bedrohlichen Weise in sie zurückprojiziert (Money-Kyrle 1960). Vor allem Steiner hat darauf hingewiesen, dass klassische, patientenzentrierte Deutungen dann mitunter als vom Analytiker ausgehende Projektionen erlebt werden können. Er hat daraus das Konzept der analytikerzentrierten Deutung (Steiner 1993) entwickelt, die zunächst nur das Bild, welches der Patient in einem bestimmten Moment vom Analytiker hat, fokussiert, egal, wie verzerrt dieses auch sein mag. Dessen Fähigkeit, dieses Bild in sich aufzunehmen, darüber nachzudenken und seine Funktion zu untersuchen, wird vom Patienten als Containment erlebt. Erst in einem zweiten Schritt, wenn der Patient allmählich fähig wird, seine Projektionen zurückzunehmen, kann der Analytiker dann zu patientenzentrierten Deutungen übergehen. Allerdings stellen auch analytikerzentrierte Deutungen kein Allheilmittel dar und enthalten ihrerseits die Gefahr, dass der Patient in ihnen eine Bestätigung seiner Projektionen sieht. Manchmal ergibt sich dann ein »Dilemma zweiten Grades«, indem der Patient patientenzentrierte Deutungen als Reprojektionen des Analytikers und analytikerzentrierte Deutungen als Bestätigung seiner Projektionen erlebt. Dies ist umso eher der Fall, als pathologische Identifizierungsprozesse im Spiel sind (Sodré 2004) und das Gleichgewicht zwischen projektiven und introjektiven Prozessen massiv gestört ist. Hier kann der Analytiker versuchen, Verbindungen zwischen beiden Deutungstypen herzustellen, um durch den Wechsel der Perspektiven den Spielraum des Patienten zum Nachdenken zu erweitern.

Schlussfolgerungen

Das hier zugrunde gelegte Modell des analytischen Prozesses ergänzt und erweitert das klassische Modell des intrapsychischen Konflikts. Es erscheint mir vor allem für solche Patienten geeignet, die bestimmte Aspekte ihrer inneren Welt nur kommunizieren können, indem sie Teile davon in ein aufnehmendes Objekt projizieren. Das Ziel der analytischen Arbeit besteht dann in der Wiederaneignung verlorener Teile des Selbst. Nach Steiner (1990; 1996) ist dieser Prozess mit intensiver Trauerarbeit verbunden, weil erst mit der Rücknahme der Projektionen wirkliche Getrenntheit entsteht und die Konflikte der depressiven Position durchgearbeitet werden können. Gerade in solchen Phasen kann sich der Patient erneut zurückziehen und Zuflucht bei einer pathologischen Organisation suchen, die ihm Aussicht auf Stabilität auf Kosten von Kontakt und Entwicklung gewährt. Gelingt es jedoch, diese kritischen Momente durchzuarbeiten und die Gründe zu verstehen, warum sich der Patient in einen Rückzug bewegt, so kann das Ausmaß, in dem er von der Organisation abhängig ist, reduziert werden und allmählich mehr Raum für das Nachdenken über emotionale Erfahrungen entstehen.

Wenn es möglich wird, diese Mikroprozesse zu erfassen und innerhalb der analytischen Sitzung zu interpretieren, so kann grobes Ausagieren manchmal vermieden werden. Manche Borderline-Patienten werden dadurch einer analytischen Behandlung zugänglich und wir können es vermeiden, auf Maßnahmen zurückzugreifen, die zwar vordergründig als »stützend« erscheinen mögen, die aber oft nur darauf hinauslaufen, den Analytiker vor schwierigen Gefühlen in der Gegenübertragung zu schützen. Stattdessen sollten wir uns bemühen, gerade in diesen »schwierigen« Gefühlen eine wichtige Quelle sowohl für das Verständnis der Kommunikationswege wie auch für den komplexen Aufbau der inneren Welt unserer Patienten zu sehen.

Literatur

Bion, W. R. (1962): Lernen durch Erfahrung. Frankfurt a. M. (Suhrkamp), 1990.

Birksted-Breen, D. (2002): Time and the après-coup. Bull. Brit. Psychoanal. Soc., 38: 8, 12–20.

Britton, R. (1998): Glaube, Phantasie und psychische Realität. Psychoanalytische Erkundungen. Stuttgart (Klett-Cotta) 2001.

Britton, R.; Feldman, M.; Steiner, J. (1997): Groll und Rache in der ödipalen Situation. Beiträge der Westlodge Konferenz I. Perspektiven kleinianischer Psychoanalyse, Bd. 1 (Hg. C. Frank u. H. Weiß). Tübingen (edition diskord).

Couve, C. (2002): Henri Rey's notion of agora-claustrophobia. Bull. Brit. Psa. Soc., 38: 41–44.

Dammann, G.; Buchheim, P.; Clarkin, J. F.; Kernberg, O. F. (2000): Einführung in eine übertragungsfokussierte, manualisierte psychodynamische Therapie der Borderline-Störung. In: Kernberg, O. F.; Dulz, B.; Sachsse, U. (Hg.): Handbuch der Borderline-Störungen. Stuttgart, New York (Schattauer), S. 461–481.

Feldman, M. (1997): Projective identification: the analyst's involvement. Int. J. Psycho-Anal., 78: 227–241.

Fonagy, P. (1991): Thinking about thinking: some clinical and theoretical considerations in the treatment of a borderline patient. Int. J. Psycho-Anal., 72: 739–756.

Freud, S. (1912): Ratschläge für den Arzt bei der psychoanalytischen Behandlung. GW VIII, S. 375ff.

Freud, S. (1925): Die Verneinung. GW XIV, S. 11ff.

Freud, S. (1927): Fetischismus. GW XIV, S. 309ff.

Gabbard, G. O. (1995): Countertransference: the emerging common ground. Int. J. Psycho-Anal, 76: 475–485.

Giovacchini, P.L. (1993): Borderline patients, the psychosomatic focus and the therapeutic process. Northvale, London (Jason Aronson), 1989.

Green, A. (1990): Geheime Verrücktheit. Grenzfälle der psychoanalytischen Praxis. Gießen (Psychosozial-Verlag), 2000.

Green, A. (2000): Le temps éclaté. Paris (Editions du Minuit).

Grinberg, L. (1985): Téoria de la identificación. Madrid (Tecnipublicaciones).

Joseph, B. (1985): Übertragung: Die Gesamtsituation. In: Joseph, B.: Psychisches Gleichgewicht und psychische Veränderung (hg. v. Feldmann, M.; Spillius, E. B.). Stuttgart (Klett-Cotta), 1994.

Joseph, B. (1989): Psychisches Gleichgewicht und psychische Veränderung (hg. v. Feldman, M.; Spillius, E. B.). Stuttgart (Klett-Cotta), 1994.

Kernberg, O. F. (1975): Borderline-Störungen und pathologischer Narzissmus. Frankfurt a. M. (Suhrkamp), 1983.

Kernberg, O. F. (1989): Psychodynamic psychotherapy of borderline patients. New York (Basic Books).

Kernberg, O. F. (2000): Die übertragungsfokussierte (oder psychodynamische) Psychotherapie von Patienten mit einer Borderline-Persönlichkeitsorganisation. In: Kernberg, O. F.; Dulz, B.; Sachsse, U. (Hg.): Handbuch der Borderline-Störungen. Stuttgart, New York (Schattauer), S. 447–460.

Knight, R. P. (1972): Clinician and therapist. Selected papers of R. P. Knight (ed. Miller, S.C.). New York (Basic Books).

Meltzer, D. (1966): Die Beziehung der analen Masturbation zur projektiven Identifizierung. In: Spillius, E. B. (Hg.): Melanie Klein heute. Entwicklungen in Theorie und Praxis. Bd. 1, Beiträge zur Theorie. München, Wien (Verlag Internationale Psychoanalyse), S. 130–147.

Meltzer, D. (1968): Panik, Verfolgungsangst, Furcht – zur Differenzierung paranoider Ängste. In: Spillius, E. B. (Hg.): Melanie Klein heute. Entwicklungen in Theorie und Praxis, Bd. 1. Beiträge zur Theorie. München, Wien (Verlag Internationale Psychoanalyse), 1990, S. 288–298.

Meltzer, D. (1992): The Claustrum. An investigation of claustrophobic phenomena. Perthshire (Clunie Press).

Money-Kyrle, R. (1956): Normal countertransference and some of its deviations. In: The Collected Papers of Roger Money-Kyrle (ed. D. Meltzer & E. O'Shaughnessy). Strath Tay, Pertshire (Clunie Press), 1978, S. 330–342.

Money-Kyrle, R. (1960): The process of psychoanalytical inference, In: Meltzer, D., O'Shaughnessy, E. (Hg.): The collected papers of Roger Money-Kyrle. Perthshire (Clunie Press), 1978, S. 330–342.

Money-Kyrle, R. (1968): Cognitive development, In: Meltzer, D., O'Shaughnessy, E. (Hg.): The Collected papers of Roger Money-Kyrle. Perthshire (Clunie Press), 1978, S. 416–433.

Money-Kyrle, R. (1971): The aim of psycho-analysis, In: Meltzer, D.; O'Shaughnessy, E. (Hg.): The Collected Papers of Roger Money-Kyrle. Pertshire (Clunie Press), 1978, S. 442–449.

Ogden, T. H. (1989): The primitive edge of experience. Northvale, London (Jason Aronson).

O'Shaughnessy, E. (1981): Klinische Untersuchung einer Abwehrorganisation, In: Spillius, E. B. (Hg.): Melanie Klein heute. Entwicklungen in Theorie und Praxis, Bd. 1. Beiträge zur Theorie. München, Wien (Verlag Internationale Psychoanalyse), 1990, S. 367–390.

O'Shaughnessy, E. (1992): Enklaven und Exkursionen, In: O'Shaughnessy, E.: Kann ein Lügner analysiert werden? Emotionale Erfahrungen und psychische Realität in Kinder- und Erwachsenenanalysen (hg. v. Frank, C.; Weiß, H.). Tübingen (edition diskord), 1998, S. 105–125.

Plenker, F. P. (2005): Zum Konzept der Gegenübertragung – Ursprünge und Grundzüge kleinianischer Weiterentwicklungen. Psyche, 59: 685–717.

Potamianou, A. (1992): Un bouclier dans l'économie des cas-limites. Paris (Presses Universitaires de France).

Rey, H. (1979): Schizoide Phänomene im Borderline-Syndrom. In: E. Bott Spillius (Hg.): Melanie Klein heute. Entwicklungen in Theorie und Praxis, Bd. 1. Beiträge zur Theorie. München, Wien (Verlag Internationale Psychoanalyse), 1990, S. 253–287.

Rey, H. (1994): Universals of psychoanalysis in the treatment of psychotic and borderline states. London (Free Association Books).

Riesenberg-Malcom, R. (1986): Deutung: die Gegenwart in der Vergangenheit. In: E. Bott Spillius (Hg.): Melanie Klein heute, Bd. 2. Anwendungen. Weinheim (Verlag Internationale Psychoanalyse), S. 101–122.

Rose, J. (1997): Distortions of time in the transference: some clinical and theoretical implications. Int. J. Psycho-Anal., 78: 453–468.

Rosenfeld, H. A. (1965): Zur Psychoanalyse psychotischer Zustände. Frankfurt a. M. (Suhrkamp), 1989.

Rosenfeld, H. A. (1971): Beitrag zur psychoanalytischen Theorie des Lebens- und Todestriebes: Eine Untersuchung der aggressiven Aspekte des Narzißmus. In: E. Bott Spillius (Hg.): Melanie Klein heute. Entwicklungen in Theorie und Praxis. Bd. 1. Beiträge zur Theorie. München, Wien (Verlag Internationale Psychoanalyse), 1990, S. 299–319.

Rosenfeld, H. A. (1987): Sackgassen und Deutungen. Therapeutische und antitherapeutische Faktoren bei der psychoanalytischen Behandlung von psychotischen, Borderline- und neurotischen Patienten. München, Wien (Verlag Internationale Psychoanalyse), 1990.

Rosenfeld, H. A. (2001): Communication problems between patient and analyst in psychotic and Borderline patients. In: Rosenfeld, H., The Italian seminars (ed. F. de Masi). London (Karnac), S. 45–63.

Rohde-Dachser, Ch. (1979): Das Borderline-Syndrom. Bern, Stuttgart, Wien (Huber).

Rudolf, G. (2004): Strukturbezogene Psychotherapie. Stuttgart, New York (Schattauer).

Sandler, J. (1976): Countertransference and role-responsiveness. Int. Rev. Psycho-Anal., 3: 43–47.

Segal, H. (1957): Bemerkungen zur Symbolbildung. In: Bott-Spillius, E. (Hg.): Melanie Klein heute. Entwicklungen in Theorie und Praxis, Bd.1. Beiträge zur Theorie. München, Wien (Verlag Internationale Psychoanalyse), 1990, S. 202–224.

Segal, H. (1991): Traum, Phantasie und Kunst. Stuttgart (Klett-Cotta), 1996.

Sodré, I. (2004): Who's who? Notes on pathological identifications. In: Hargreaves, E.; Varchevker, A. (ed.): In pursuit of psychic change. The Betty Joseph workshop. Hove, New York (Brunner Routledge), S. 53–65.

Spillius, E. Bott (1980): Klinische Überlegungen zur negativen therapeutischen Reaktion. In: Frank, C.; Weiß, H. (Hg.): Kleinianische Theorie in klinischer Praxis. Schriften von Elisabeth Bott Spillius. Stuttgart (Klett-Cotta), 2002, S. 108–122.

Steiner, J. (1982): Perverse relationships between parts of the self: a clinical illustration. Int. J. Psycho-Anal., 63: 241–251.

Steiner, J. (1990): Pathological organisations as obstacles towards mourning: the role of unbearable guilt. Int. J. Psycho-Anal., 71: 87–94.

Steiner, J. (1993): Orte des seelischen Rückzugs. Pathologische Organisationen bei psychotischen, neurotischen und Borderline-Patienten. Stuttgart (Klett-Cotta), 1998.

Steiner, J. (1996): The aim of psychoanalysis in theory and practice. Int. J. Psycho-Anal., 1073–1083.

Steiner, J. (1998): Identifikation und Imagination. In: Britton, R.; Feldman, M.; Steiner, J.: Identifikation als Abwehr. Perspektiven Kleinianischer Psychoanalyse (hg. v. Frank, C.; Weiß, H.), Bd. 4. Tübingen (edition diskord), S. 45–64.

Steiner, J. (2000): Containment, enactment and communication. Int. J. Psycho-Anal., 81: 245–254.

Steiner, J. (2006): Sehen und Gesehenwerden. Über Scham und Verlegenheit (hg. v. Weiß, H.; Frank, C.). Stuttgart (Klett-Cotta) (im Druck).

Weiß, H. (1998a): Konstruktion und psychischer Raum. In: Kimmerle, G. (Hg.): Konstruktionen (in) der Analyse. Tübingen (edition diskord), 1998, S. 9–36.

Weiß (1998b): Perverse Objektbeziehungen und pathologische Organisation der Persönlichkeit. Eine klinische Illustration zu John Steiners Theorie der Psychic Retreats. In: Michels, A.;

Müller, P.; Perner, A.; Rath, C.-D. (Hg.): Jahrbuch für Klinische Psychoanalyse, Bd.1. Perversion. Tübingen (edition diskord), S. 185–204.

Weiß, H. (2002a): Reporting a dream accompanying an enactment in the transference situation. Int. J. Psycho-Anal., 83: 633–645.

Weiß, H. (2002b): Über einige klinische Manifestationen des Todestriebes. Romantische Perversion, Masochismus und virtuelle Unsterblichkeit. Forum Psychoanal, 18: 37–50.

Weiß, H. (2003a): Zur Mißrepräsentation der Erfahrung von Getrenntheit und Verlust – klinische Probleme. In: Eith, Th.; Wellendorf, F.: Fort-Da. Trennen und Verbinden im psychoanalytischen Prozeß. Heidelberg, Kröning (Asanger), S. 135–152.

Weiß, H. (2003b): Zeiterfahrung und depressive Position. Psyche, 57: 857–873.

Weiß, H. (2003c): Verstehen als Wiedergutmachung – Deutung als Reprojektion. Zur Aktualität von R. Money-Kyrles Verständnis der Gegenübertragung als Transformationsprozeß. In: Frank, C.; Weiß, H. (Hg.): Normale Gegenübertragung und mögliche Abweichungen. Zur Aktualität von R. Money-Kyrles Verständnis des Gegenübertragungsprozesses. Tübingen (edition diskord), S. 158–173.

Weiß, H. (2005a): Borderline-Organisationen und Mißrepräsentationen der Raum-Zeit-Erfahrung in Zuständen seelischen Rückzugs. Vortrag anlässlich der Tagung der Deutschen Psychoanalytischen Vereinigung am 29.04.2005 in Bremen.

Weiß, H. (2005b): Wenn das Geschehene erst dann geschieht, wenn wir es denken können – Überlegungen zur Konstruktion des psychischen Raumes und zur zeitlichen Rekonstruktion. Psyche, 59: 65–77 (Beiheft 2005).

Weiß, H., Frank, C. (Hg.) (2002): Pathologische Persönlichkeitsorganisationen als Abwehr psychischer Veränderung. Perspektiven Kleinianischer Psychoanalyse, Bd. 10. Tübingen (edition diskord).

Psychoanalytische Therapie struktureller Störungen

Behandlung »as usual« oder strukturbezogene Modifikation[1]

Gerd Rudolf

Einleitung

Es gibt Veröffentlichungen, die wir gerne lesen. Das sind solche, die unsere Grundüberzeugungen bestätigen, so dass auch wir uns selber bestätigt und zum Weitermachen ermutigt fühlen. Texte, die das nicht tun, die wichtige unserer Annahmen in Zweifel ziehen oder gar kritisieren, lesen wir nicht so gern. Wollte ich hier ein bestätigendes Statement verfassen, könnte ich z. B. über die ausgezeichnete Symptombesserungsrate analytischer Psychotherapien in der DGPT-geförderten Langzeitstudie berichten (Rudolf et al. 2004b). Das würde jedoch das gestellte Thema verfehlen. Im Folgenden geht es um die Behandlung persönlichkeitsstruktureller Störungen und damit um die Frage, ob es im psychoanalytischen Bereich störungsspezifische Modifikationen geben soll. Das wird möglicherweise ein Text, den man nicht so gerne liest, weil er nicht davon handelt, wie differenziert Psychoanalytiker denken und wie effektiv sie handeln, sondern davon, in welche Schwierigkeiten sie in der Behandlung persönlichkeitsstruktureller Störungen geraten können.

Am Anfang werden Erklärungsmodelle und Outcome-Erfahrungen bei Persönlichkeitsstörungen resümiert. Ausführlich werden sodann unterschiedliche Typen von Behandlungsplänen und Behandlungsverläufen dargestellt, wie sie sich aus Berichten zu den Anträgen in der Richtlinienpsychotherapie entnehmen lassen. Abschließend werden theoretische Aspekte persönlichkeitsstruktureller Störungen und deren Konsequenzen für das behandlungstechnische Vorgehen in den psychoanalytischen Verfahren diskutiert.

Die Perspektive, aus der ich spreche, ist die des Therapieforschers und

---

[1] Frau Heigl pflegte bei Vorträgen stets einleitend zu sagen: »Ich spreche für Franz mit«, d. h. für ihren Mann Franz Heigl. Ich schreibe diesen Text für Hildegard Horn mit, mit der zusammen ich viele klinische Verläufe durchgearbeitet und diese Überlegungen angestellt habe.

Gutachters, der im Laufe der Jahre tausende von Behandlungen vorüberziehen sah und damit auch die Krankheitskonzepte und Behandlungstheorien der Therapeuten kennen lernte. In zweiter Linie spreche ich als Therapeut, der nun auch schon gut 35 Jahre Behandlungserfahrung besitzt. Meine Konzeptualisierungsbemühungen reichen dabei bis 1977 zurück (Gerd Rudolf: *Krankheiten im Grenzbereich von Neurose und Psychose*).

Typische Störungsbilder: Konfliktbedingte und persönlichkeitsstrukturelle Störungen

Einleitend werde ich kurz die wichtigsten Störungsbilder und ihre psychodynamischen Erklärungen typisieren, mit denen wir es in der Psychotherapie zu tun haben. Es geht dabei

➤ um konfliktbedingte Symptomneurosen. Als biographisch früh erworbene Disposition werden ihnen unbewusste intrapsychische Konflikte zugeschrieben, die in spezifischen Veränderungs- und Belastungssituationen des erwachsenen Lebens so aktualisiert werden, dass die bisherige Abwehr nicht mehr trägt und Symptomatik ausbricht. Angststörungen, Zwänge, Depressionen, Konversionen etc. werden in diesem Modell verstanden und als Ausdruck von ödipalen Konflikten, Schuldkonflikten, Versorgungskonflikten etc. interpretiert. Dieses psychoanalytisch traditionsreiche Krankheitsmodell ist von besonderer Wichtigkeit, weil sich der zentrale therapeutische Ansatz daraus ableitet: Die unbewusste Dynamik der Triebwünsche und Objektvorstellungen wird in der therapeutischen Übertragung wiederholt und soll – so die Behandlungstheorie – dort durch Deutung bewusst gemacht und durchgearbeitet werden.

➤ Im Kontrast hierzu findet sich der Typus der persönlichkeitsstrukturellen Störung, die den Patienten lebenslang begleitet und sich immer wieder aktualisiert als anhaltende Eigenschaften seiner Persönlichkeit, seines Charakters; es sind Eigenschaften, welche auf Störbarkeiten des Patienten verweisen, auf Verletzlichkeiten und Defizite, die vor allem in seinem zwischenmenschlichen Leben sichtbar werden.

➤ Es gibt einen dritten Störungstypus, den ich jedoch hier ausklammern muss, die Traumafolge-Störung. Auch sie hat eine ganz eigene Dynamik und Therapiekonzeption. In diesem Beitrag soll es jedoch schwerpunktmäßig um den Typus der persönlichkeitsstrukturellen Störungen gehen.

Die Erklärungsmodelle für persönlichkeitsstrukturelle Störungen sind in der Literatur und in den Anträgen sehr heterogen und ebenso variabel sind die daraus abgeleiteten Diagnosen. Man könnte vereinfacht sagen, dass alle bis heute entwickelten psychoanalytischen Erklärungsmodelle – seien sie trieb-psychologisch, selbstpsychologisch, objektbeziehungspsychologisch, abwehr-theoretisch fundiert – zur Erklärung von persönlichkeitsstrukturellen Störungen herangezogen werden. Kernberg (1998) verwendet bekanntlich zur Definition der unterschiedlichen Typen von Persönlichkeitsstörungen ein komplexes Modell, das viele psychoanalytische Teilaspekte einbezieht. Sehr viel einfacher und auf die jeweilige dysfunktionale Beziehungsgestaltung ausgerichtet ist das interpersonelle Modell von Lorna Benjamin (1993), welche einzelne Persönlichkeitsstörungen als typische Störungen des interpersonellen Verhaltens charakterisiert und sie auch darauf bezogen behandelt.

Persönlich bin ich nach wie vor überzeugt von der klinischen Zweckmäßig-keit, mit der das OPD-System die Struktur beschreibt als eine funktionelle Dimension der Persönlichkeit, ein Verfügen-Können über zahlreiche Fähig-keiten, die das Selbst zu seiner Regulation ebenso benötig wie zur Regulation seiner Beziehung zu den anderen (Arbeitskreis OPD 1996). Dort, wo diese Funktionen nicht verfügbar sind, beobachten wir bei Patienten ausgeprägte Beziehungsprobleme und große Schwierigkeiten, sich selbst zu regulieren und zu orientieren (Rudolf et al. 1995; Rudolf 2002). Dieses Muster wiederum kor-reliert in erheblichem Maße mit der Diagnose schwerer Persönlichkeitsstö-rungen, z.B. Borderline-Persönlichkeitsstörungen (Rudolf et al. 2004a). Die wichtigsten strukturellen Dimensionen bzw. ihre Einschränkungen betreffen:

➤ die Fähigkeit zur Selbstreflexion, Mentalisierung, Differenzierung eigener Affekte, Erleben einer Identität
➤ die Fähigkeit der Selbst-Objekt-Differenzierung und realistischen Objektwahrnehmung
➤ die Fähigkeit zur Selbststeuerung im Sinne der Affektregulierung, Impulssteuerung und Selbstwertregulierung
➤ die Fähigkeit zur Beziehungsregulierung (Schutz der wichtigen Bezie-hungen vor eigenen destruktiven Impulsen)
➤ die Fähigkeit zum Kontakt nach innen, zu den eigenen Affekten, Phan-tasien und dem Körperselbst
➤ die Fähigkeit zur emotionalen Kommunikation mit anderen, d.h. zum Ausdruck eigener Affekte und speziell zum empathischen Verstehen der Emotionalität des anderen

➤ die Fähigkeit der Bindung an innere Objekte (die Internalisierung wichtiger Beziehungserfahrungen und ihre Nutzung zur Selbststeuerung)
➤ die Fähigkeit zur Bindung an äußere Objekte, d. h. Beziehungsfähigkeit, emotionale Bindungsfähigkeit, Hilfesuchverhalten und die Fähigkeit, sich von Objekten auch wieder zu lösen

Die Verfügbarkeit über diese strukturellen Funktionen kann gut sein (gut integriertes Strukturniveau) oder eingeschränkt in den Abstufungen mäßig, gering oder desintegriert. Damit haben wir eine operationalisierte Definition von Persönlichkeitsstörungen als erhebliche Einschränkung wichtiger regulativer Funktionen und daraus abgeleitetem Bewältigungsverhalten (z. B. narzisstische Selbststabilisierung oder Affektregulierung durch Selbstverletzung).

So wohldefiniert damit der unbewusste Konflikt auf der einen Seite und die strukturelle Fähigkeit auf der anderen Seite beschrieben sind, gibt es doch, da bei den meisten Patienten beide Aspekte eine Rolle spielen, nicht selten die Schwierigkeit, beides zu unterscheiden und Akzente zu setzen. Einem diagnostisch gut geschulten Therapeuten dürfte das ohne große Mühe gelingen; es gibt jedoch theoretische Präferenzen, die es schwer machen, etwas anderes als Konflikte zu sehen.

Persönlichkeitsstrukturelle Störungen und ihre Behandlung in der Richtlinienpsychotherapie

Welche Erfahrungen machen Therapeuten mit strukturellen Störungen und speziell mit schweren Persönlichkeitsstörungen? Die Literatur zur Effektivität, z. B. der Borderline-Therapie, lässt große Schwierigkeiten erkennen. Dammann (2001) benennt
➤ hohe Abbruchraten von bis zu 60%
➤ eine hohe Quote von Suiziden von 8–12% lebenslang
➤ Notwendigkeit von stationärer Krisenintervention mit medikamentöser Therapie
➤ geringe Effektivität der Behandlung, d. h. Persistieren der Symptomatik

Selbst bei der dialektisch-behavioralen Therapie nach Linnehan, einem sehr elaborierten und manualisierten Verfahren, wird die Erfolgsquote nur mit rund 40% angegeben. In der *Praxisstudie Analytische Langzeittherapie* (Rudolf et al. 2004b) sahen wir geringere Therapieeffekte bei Patienten, die bei Behandlungsbeginn ein niedrigeres Strukturniveau aufwiesen. In der Gruppe der wenig Gebesserten waren die strukturellen Defizite rund doppelt so häufig wie in der Gruppe der therapeutisch gut Veränderten. Das initiale Strukturniveau erweist sich als ein Prädiktor für das Behandlungsergebnis. Wie häufig sind strukturelle Störungen und wie gehen Therapeuten im Alltag damit um?

Ich habe eine Serie von 100 nacheinander eingetroffenen Gutachtenanträgen (es handelt sich wie üblich um 80% tiefenpsychologisch fundierte und 20% analytische Psychotherapien), bezogen auf die OPD-Strukturkriterien, ausgewertet. Es fanden sich

➤ deutlich beschriebene strukturelle Auffälligkeiten bei 30%
➤ darüber hinaus zu vermutende strukturelle Auffälligkeiten bei 14%

Das bedeutet, dass in einem erheblichen Teil der Anträge (rund 30–40%) strukturelle Störungen in unterschiedlichem Ausmaß eine Rolle spielen (die aber nicht immer in der Intensität von Borderline-Persönlichkeitsstörungen vorliegen müssen). – Wie reagieren Therapeuten bei den strukturell gestörten Patienten in ihrem Behandlungsplan auf die Thematik? Es fanden sich:

➤ keine strukturbezogene therapeutische Ausrichtung bei 45%
➤ strukturbezogene Ansätze, die aber häufig nicht konsistent sind, bei 30%
➤ strukturbezogene Therapiemodifikationen bei 25%

Bei der Gruppe der strukturbezogenen Modifikationen werden die strukturellen Funktionen diagnostiziert und im Behandlungsplan angesprochen; so sollen bei einem Patienten mit somatoformen Störungen die noch nicht verfügbaren Affekte contained werden, es soll die stark ausgeprägte Impulsivität durch Antizipation und Integration handhabbar gemacht werden, oder es sollen strukturell bedingte Verhaltenstendenzen des Patienten in seiner Partnerbeziehung bearbeitet werden.

In analytischen Psychotherapien bedeuten strukturbezogene Modifikationen häufig zunächst eine Therapie im Gegenübersitzen mit geringer Stundenfrequenz und unterstützender Klärung von äußeren Konflikten. Ich zitiere aus einem Antrag: »*Da stärkere strukturelle Störungen vorliegen und Patientin große Angst vor regressiven Wünschen hat, ist mit einer längeren*

Anlaufzeit im Sinne eines Halt und Sicherheit gebenden Containments zu rechnen«. Häufig wird die strukturbezogene Modifikation als Vorlauf genommen. So hieß es in einem Fortführungsantrag: *»Inzwischen ist die Fähigkeit der Patientin deutlich gewachsen, sich mit der Analyse ihrer Abwehr regressiver und aggressiver Impulse auseinander zu setzen. Ich habe den Eindruck, dass die eigentliche analytische Arbeit erst jetzt richtig beginnen kann«.* Das ist möglicherweise sinnvoll, möglicherweise auch nicht. Ich habe den Eindruck, dass sich Psychoanalytiker damit schwer tun, dass Patienten von etwas profitieren, das nicht die eigentliche analytische Arbeit ist. *»Selbstkritisch möchte ich anmerken, dass ich vermutlich zu vorsichtig mit der Abwehr der Patientin umgegangen bin, indem ich zugelassen habe, dass sie lange Zeit darauf bestand, nur eine Stunde wöchentlich ertragen zu können«.* Kernberg hat bekanntlich versucht, den Analytikern dieses schlechte Gewissen zu nehmen, indem er in seiner Transference Focused Psychotherapy eine Therapiemodifikation manualisiert hat, welche im Umgang mit Persönlichkeitsstörungen vor allem das frühe Ansprechen von negativen Affekten in der Übertragungsbeziehung zum Gegenstand hat (Clarkin et al. 2001). Ich habe als Gutachter allerdings selten Anträge gelesen, die sich darauf beziehen.

Bei der mittleren Gruppe (30% inkohärente strukturbezogene Ansätze) werden zwar entsprechende Überlegungen laut, aber sie stehen häufig im Widerspruch zu anderen Aussagen. So wird in einem Fall beispielsweise einerseits gesagt, dass die Patientin wegen ihrer Ich-Schwäche Konflikte nicht wahrnehmen und bearbeiten könne, zugleich werden das gute Strukturniveau und die Notwendigkeit der Übertragungsbearbeitung unterstrichen. Häufig werden z.B. *»frühe Störungen«* benannt und *»haltgebende Interventionen«* geplant, ohne dass beides inhaltlich beschrieben würde und von dem üblichen tiefenpsychologischen oder analytischen Vorgehen abwiche.

Schwierige Verläufe bei strukturellen Störungen

Am stärksten diskussionsbedürftig ist die erste Gruppe, die beim Vorliegen struktureller Auffälligkeiten keine strukturbezogenen therapeutischen Modifikationen vornimmt.

Im Antrag für eine tiefenpsychologisch behandelte 35-jährige Patientin werden ausgeprägte Beziehungsprobleme im Beruf und in der Partnerschaft beschrieben. Sie fühlt sich durch ein belastetes Arbeitsklima (Mobbing-

Erfahrung) verunsichert, hat Schlaf- und Konzentrationsstörungen und findet im Privaten keine Kontakte. Im Text finden sich Hinweise auf eine lebenslange Außenseiterposition mit ausgeprägten Selbstwertkrisen und Angstattacken. Es ist die Rede von einem von Kindheit an bestehenden narzisstischen Defizit. Als Beispiel psychosomatischer Symptombildung wird Bulimie angeführt. Die Diagnose lautet: »Selbstunsichere und anankastische Persönlichkeitsstörung (60.8) und protrahierte Belastungsreaktion (43.2)«.

Beiläufig erfährt man aus dem Text etwas von der Beziehungsproblematik der Patientin und dem therapeutischen Umgang damit: »Es wäre der Patientin unerträglich, wenn etwas hinter ihrem Rücken geschieht, wie sie es offenbar in der Primärfamilie erlebt hat. Deshalb ist es besonders wichtig für sie, Kontrolle zu behalten: Sie legte Wert darauf, diesen Bericht zur eigenen Information von mir zu bekommen.« Psychodynamisch stellt die Therapeutin einen Selbstwertkonflikt in den Vordergrund. Die von ihr formulierten Therapieziele lassen sich unter drei Themen zusammenfassen:

➤ über Gefühle Zugang finden zu abgewehrten Bedürfnissen (speziell Bedürfnis nach Liebe, Anerkennung, Einfühlung, ferner sich behaupten lernen mit Hilfe bisher abgespaltener Aggressionen)

➤ Steigerung der emotionalen Erlebnisfähigkeit (Gefühle verwörtern, mit Gefühlen umgehen)

➤ allgemeine Entwicklungsziele (autonome Entwicklung nehmen, befriedigende Aufgaben finden)

Diese Zielsetzungen erscheinen eher allgemein fördernd und wenig auf die schwere Kontakt- und Beziehungsthematik zugeschnitten, die wir als Ausdruck struktureller Defizite verstehen dürfen.

Der Verlauf entwickelt sich wenig günstig: Nach 50 Stunden heißt es noch: »*Bei strukturellen Defiziten kann das Bedürfnis nach umfassendem Verständnis, tiefer Einfühlung und vollkommener Harmonie zunehmend bearbeitet werden. Allmählich werden auch aggressive Anteile und das Bedürfnis nach Liebe und Anerkennung besprechbar*«. Nach 80 Sitzungen wird ausgeführt: »*Die tiefe narzisstische Brüchigkeit und Verletzlichkeit tritt immer deutlicher hervor. Ich sehe inzwischen eine gravierende Persönlichkeitsstörung. Aus der Belastungsreaktion hat sich eine ausgeprägte Dysthymie entwickelt. Es verstärkt sich das Ausweichen in eine zunehmende Somatisierung. Der Arbeitsplatzkonflikt konnte nicht befriedigend gelöst werden. Patientin ist seit 10 Monaten krank geschrieben, es wurde eine dreimonatige stationäre*

Reha-Maßnahme erforderlich«. Die Therapeutin folgert: *»Es ist nicht sicher, ob weitere 20 Sitzungen reichen werden. Aufgrund der gewachsenen therapeutischen Beziehung wäre ein Therapeutenwechsel z.B. in analytische Psychotherapie nicht sinnvoll«.*

Damit ist von außen gesehen das therapeutische Kind in den Brunnen gefallen, die Therapeutin kommt erst gegen Ende der Behandlung zu der Einschätzung, dass die Patientin schwer gestört ist und die Selbstwert stabilisierenden Maßnahmen hier nicht ausreichen. Jedoch ist die für Therapie verfügbare Zeit abgelaufen und ein Wechsel der Therapeutin wegen der bestehenden Bindung nicht möglich. Leidtragende ist die Patientin.

Nachdem gezeigt wurde, wie eine solche offenbar unterdosierte Therapie bei Persönlichkeitsstörungen nicht hilfreich wirkt, richten sich die therapeutischen Hoffnungen verständlicherweise auf frequentere und intensivere Behandlungen, z.B. auf analytische Psychotherapie.

Psychoanalytische Berichte über die Persönlichkeit und die Behandlung sind generell ausführlicher als tiefenpsychologische. Vor allem werden umfangreiche Konzepte der Persönlichkeit und der Störung dargelegt. Ich nehme das Beispiel der psychoanalytischen Behandlung einer 19-jährigen Borderline-Patientin. In den psychodynamischen Überlegungen heißt es:

➤ *»Die Wahrnehmung von innen und außen ist durch Spaltung und Verleugnung verzerrt.«*

➤ *»Gespaltene Ich-Anteile können nicht in Verbindung gebracht werden.«*

➤ *»Eigene Gefühle, Wünsche und Antriebe sind soweit als möglich unterdrückt und verleugnet, die Unterdrückung der Triebhaftigkeit führt zu einer Entleerung von Ich- und Außenwelt bei gleichzeitiger paranoider Auffüllung der äußeren Realität und des innerlich Abgewehrten.«*

➤ *»Die Patientin versucht, in ihrem Rückzugsort zu überdauern, in einem quasi autistischen Rückzug an einem Ort der phantasierten Autarkie mit ausgeprägter Realitätsabwehr.«*

In der Beschreibung des Behandlungsplans wird u.a. ausgeführt:

➤ *»Da während der ganzen Kindheit eine konstante Objektbeziehung gefehlt hat, erscheint es dringend notwendig, einen Halt gebenden konstanten Rahmen zu schaffen, in dem die Patientin ihre Selbst- und Objektbeziehungen noch einmal erleben und überdenken kann.«*

➤ *»Es soll ein geeignetes gutes Containment für die immensen inneren Ängste der Patientin geschaffen werden.«*

➤ *»Patientin soll zulassen, auf andere angewiesen zu sein.«*

Hier werden also die strukturellen Defizite benannt, aber abwehrtheoretisch interpretiert und durch ein strikt psychoanalytisches Vorgehen beantwortet. Im ersten Fortführungsantrag nach 160 Sitzungen werden altersgemäße äußere Entwicklungsschritte im Studium und in der Aufnahme einer Partnerschaft beschrieben. Doch betont die Analytikerin nicht die Freude über diese Entwicklung einer vormals extrem isolierten Patientin, sondern sie beklagt die Leere in den analytischen Sitzungen. *»Es hat den Anschein, dass die Patientin ihren Rückzugsort in die Analysestunden verlegt hat«*. Es wird eine Erhöhung der Stundenfrequenz auf vier Wochenstunden geplant.

Nach 240 Sitzungen wird bei der nun 20-jährigen, jetzt weniger zurückgezogenen Patientin eine vermehrte äußere Aktivität beschrieben, aber es heißt auch, der Therapieprozess sei ein *»Kampf um die Verwerfung oder Anerkennung der eigenen Bedürftigkeit und die Ablehnung der Unterwerfung, die darin liege, etwas von jemand anderem anzunehmen«*. Die Therapeutin schreibt, sie sehe keinen Vorteil darin, die empfohlene Stundenreduzierung vorzunehmen und will weiter vierstündig behandeln.

Der nächste Bericht nach 300 Sitzungen beschreibt eine schwere suizidale Krise der Patientin, welche in den Analyseferien aufgetreten ist. Dazu die Therapeutin: *»Die Angstabwehr des frühen Trennungstraumas hat auf Borderline-Niveau paranoide Formen angenommen«*.

Nach 360 Sitzungen wird formuliert, wie sehr die Patientin die Therapie brauche, um lebensfähig zu werden. Sie habe anerkannt, dass sie die therapeutische Beziehung braucht, um aus ihrer autistischen Isolation herauszukommen. *»Sie lebt spartanisch einfach und arbeitet zusätzlich, um Geld für die Therapie zu sparen, was jedoch nicht reicht«*. Eine Änderung der hohen Stundenfrequenz sei nicht angezeigt. Es solle ein Jahr weiter so gearbeitet werden, *»in der Hoffnung, dass die Patientin dann stabil genug sei, sich loszulösen und einen Trennungsprozess durchleben zu können, ohne in autistischen Rückzug zu verfallen«*.

Die Theorie der Störung ist strikt psychoanalytisch formuliert: Sie wird als Ausdruck eines frühen Beziehungskonflikts mit spezieller Abwehr verstanden, wobei das Wirken negativer Introjekte beschrieben ist. Als Modell der therapeutischen Veränderung wird die Aufdeckung der abgewehrten regressiven Bedürfnisse und aggressiven Affekte sowie der speziellen Abwehrformen formuliert, welche in der Übertragung gedeutet werden sollen.

Dadurch soll die Patientin eine reifere Stufe der Triebregulierung und Objektbeziehung erreichen, die dort vorhandenen Konflikte bearbeiten und sich schließlich aus der therapeutischen Beziehung lösen können.

Ich kann mich kaum an einen Gutachtenfall erinnern, in dem auf die beschriebene Weise behandelt wurde und der nach 240 Stunden an einem Entwicklungspunkt stand, der in absehbarer Zeit eine für den Patienten brauchbare Situation bzw. eine Beendigung der Behandlung vorstellen ließ. Vielmehr wird dann darauf verwiesen, dass angesichts des Wechsels von der schizoiden zur depressiven Position nun eine besonders große Trennungs-empfindlichkeit der Patientin bestehe und die Therapie besonders intensiv fortgeführt werden müsse (Stichwort ›Beendigung = Retraumatisierung‹). Im vorliegenden Fall wird nach 360 Sitzungen eine längere weitere Behandlung geplant unter Zuzahlungsbedingungen, die rechtlich unzulässig und ethisch fragwürdig erscheinen.

Die Tatsache, dass der Therapieverlauf bei Persönlichkeitsstörungen zuweilen den eigenen Erwartungen ganz und gar nicht entspricht, scheint manche Analytiker in ihren Überzeugungen eher zu festigen als zu verunsi-chern. Bemerkenswert fand ich die Logik eines Psychoanalytikers, der am Ende einer wenig ergiebigen Therapie ausführt: »*Die Tatsache, dass die Patientin mir so heftige Vorwürfe wegen fehlendem Behandlungserfolgs macht, zeigt, wie sehr sie mich als ein Objekt benötigt, bei dem sie ihre über-wältigend negativen Gefühle unterbringen kann*«. Was nicht gelingt, wird der Patientin zugeschrieben, die aufgrund ihrer desolaten inneren Welt nicht in der Lage sei, das Gute, das die Psychoanalyse ihr anbietet, anzunehmen, sondern es zurückweist und zerstört; der Patientin wird eine Art von Bosheit im Umgang der guten Psychoanalyse zugeschrieben. So ist in einem 2004 erschienenen psychoanalytischen Borderline-Buch die Rede von

➤ *den bösen inneren Objekten und inneren Verfolgern*
➤ *dem Rückzug des Patienten auf die eigene Omnipotenz und seiner selbst kontrollierten narzisstischen Gegenwelt*
➤ *der Idealisierung der eigenen Destruktivität und seiner inneren Mafia-Struktur*
➤ *der Tendenz des Patienten, dem Psychoanalytiker die Rolle des nicht verstehenden Objekts zuzuweisen*
➤ *das Hilfe anbietende Objekt Psychoanalytiker zu zerstören und desob-jektalisieren, psychoanalytische Behandlung zu torpedieren*
➤ *den psychoanalytischen Prozess zu pervertieren*

Die Problematik der Introjekttheorien

Die behandlungstechnischen Schwierigkeiten lassen sich nach meiner Überzeugung auf theoretische Annahmen über die Dynamik der Persönlichkeit zurückführen, Annahmen, die unter Analytikern gerne diskutiert werden, aber ohne jede entwicklungspsychologische Fundierung sind. Introjektbildungen lassen sich in ganz frühen Beziehungen des ersten Lebensjahres noch nicht nachweisen, es gibt in diesem Abschnitt noch keine umschriebenen Selbst- und Objektrepräsentanzen und vor allem keine Vorstellungen von den Intentionen des Objekts. In der psychoanalytischen – vor allem kleinianischen – Theorie findet, so Dornes, eine Intentionszuschreibung statt: »Der Andere ist nicht nur der Urheber schlechter Gefühle, er hat auch die Absicht, mir Schlechtes zuzufügen.« Unter Bezug auf Fonagy fasst Dornes zusammen: »So ist ein großer Teil der Kleinianischen Theorie die mentalistische Beschreibung von Vorgängen, die noch gar nicht auf einem mentalistischen Niveau stattfinden. Die Zuschreibung zu mentalen Zuständen von Objekten als Ursache ihrer Handlung ist erst ab eineinhalb bis zwei Lebensjahren möglich, so dass Gergely zusammenfassend ausführt: ›Die Ergebnisse der Forschung zur Theorie des Mentalen stehen im Widerspruch zu Melanie Kleins Auffassung, Säuglinge könnten das Handeln anderer, was die Intentionen angeht, schon in den ersten Lebensmonaten repräsentieren‹« (Dornes 2004, S. 321).

Vorsichtiger hat es Kernberg schon vor einiger Zeit ausgedrückt: »Die Deutungen werden oft in einer Sprache ausgedrückt, die sich auf Körperteile und Phantasien bezieht, von denen angenommen wird, dass die beim Kind im ersten Lebensjahr existieren« (Kernberg 1995, S. 157). Ähnliches dürfte für die Spaltung des frühen Selbst und der Objekte gelten sowie für die Partial-Objektbeziehungen. Diese sind – wie Dammann (2001, S. 299) ausführt – »ein biologistisches Selbstmissverständnis«, aber zugleich »heuristisch sinnvolle Konstruktionen und Simplifikationen«, die klinische Phänomene erklären können, beispielsweise warum »eine Persönlichkeit durchaus auf verschiedenen Strukturniveaus funktioniert«:

Die angedeuteten Diskussionen der Theory-of-Mind-Forschung sind angesichts einer ständig wachsenden Datenlage sehr intensiv und längst nicht abgeschlossen (z.B. Fonagy et al. 2002). Die meisten relevanten Veröffentlichungen sind nach 2000 entstanden und in der psychoanalytischen Welt noch nicht angekommen. Hier wird weiterhin mit bösen Objekten und negativen Introjekten operiert, wobei diese metaphorischen Begriffe scheinbar selbsterklärend sind: »*Der Selbsthass und das negative Selbstbild der Patientin resultieren aus den pathologischen Primärobjekt-Internalisierungen*« oder »*die Patientin braucht weitere Therapie, um nicht in der Fusion mit dem bösen inneren Objekt, der Autonomie zerstörenden Mutter fragmentiert zu werden*« oder, wie ein Analytiker nach 240 Sitzungen schreibt, »*bei der Patientin mit chronischer Schmerzsymptomatik ist die negative Mutter noch nicht in der Übertragung angekommen*«. Eine Steigerung findet sich noch in der Aussage, dass bei einer krebskranken Patientin die tanatoide Introjekt-dynamik (also die zum Tod durch Krebs führende Introjektdynamik) hochfrequent analytisch bearbeitet werden müssen, um eine Basiskonsolidierung der Persönlichkeitsstruktur zu erreichen.

Nach meiner Einschätzung zeigt sich hier eine Verselbständigungstendenz der metaphorischen Rede von den bösen inneren Objekten, die für alle Lebenskatastrophen (Krebs, Schizophrenie, Borderline-Störung, Posttraumatische Störung) verantwortlich gemacht werden können. Es wäre sicher lohnenswert, darüber nachzudenken, welche Vorstellung von menschlichem Leben dem zugrunde liegt.

Die problematischste Konsequenz der beschriebenen Ansätze liegt in ihren therapeutischen Schlussfolgerungen: »*Eine Psychoanalyse ist zweifellos indiziert, denn die zugrunde liegenden Konflikte [!!] lassen sich kausal nur im kontinuierlichen Prozess von Übertragung und Gegenübertragung verstehen*«. Die übertragungszentrierte therapeutische Vorgehensweise, welche sich deutend an die regressiven Impulse des strukturell beeinträchtigten Patienten wendet, mobilisiert dessen immense Bedürftigkeit und die damit verbundenen schmerzlichen Enttäuschungen in der realen Beziehung zum Therapeuten, ohne dass dieses kindliche Erleben des Patienten aus einer Erwachsenenperspektive durch Deutungen relativiert und distanziert werden könnte. Dem erwachsenen Patienten wird dadurch seine Ohnmacht und Hilflosigkeit noch stärker bewusst, ohne dass ihm jemand dabei hilft oder er sich selber helfen könnte. Auch die hochfrequente Behandlung, beispielsweise mit fünf Wochenstunden, ist bezogen auf die regressive Bedürftigkeit nur ein Tropfen: In der Tat sind ja fünf Stunden nur 3% der 168 Stunden, die eine Woche ausmachen. Kein Baby oder Kleinkind könnte an einem solch bescheidenen Maß konkreter Beelterung genug haben und kein strukturell gestörter Patient, der in eine regressive Entwicklung geführt wurde, findet darin genügend Halt und Beruhigung. So entsteht häufig eine reale Abhängigkeitsbeziehung des Patienten anstatt einer reflektierbaren Übertragungsbeziehung. Der Patient erlebt darüber hinaus Deutungen häufig nicht als Verständnishilfe, sondern als persönlichen Angriff oder Vorwurf. Was der Patient am dringendsten bräuchte, dass jemand ihn so unterstützt, dass er sich selber helfen kann, widerspricht einem psychoanalytischen Selbstverständnis, das sich vorgenommen hat, Erklärungen zu finden und nicht fehlende Fähigkeiten zu ersetzen und einzuüben.

So erscheint der Verlauf nach 240 Sitzungen Psychoanalyse – der späteste Zeitpunkt, zu dem der Gutachter etwas über die Behandlung erfährt – häufig bedenklich, wie die folgenden Beispiele erkennen lassen:

➤ *»Auffallend ist die Unbeholfenheit und Unwissenheit der Patientin im Umgang mit Lebensmitteln und der Wirkung auf ihren Körper«* (gemeint ist das destruktive Essverhalten einer Patientin mit Adipositas per magna, die zudem als Messie in einer völlig vermüllten Wohnung lebt).

➤ *»Patientin ist sich des Ausmaßes ihrer Problematik bewusst, ohne sie ausreichend kontrollieren zu können. Die ätiologisch bedeutsamen Faktoren sind in der Übertragung noch nicht ausreichend durchgearbeitet worden. Eine Auflösung der Übertragungsbeziehung innerhalb des Bewilligungszeitraums kann nicht erreicht werden«.*

➤ *»Bei der Patientin stellte sich eine eigentümliche Ziellosigkeit ein, eine Unbestimmtheit in ihrem Dasein, die sie bald zunehmend depressiv zu verarbeiten begann, das führte die Patientin zu der resignativen Feststellung, jetzt helfe nur noch eine stationäre Behandlung, die dann in einer Rentenempfehlung endete. Patientin bot dort ein zunehmend mutistisches Bild bis hin zu einer Selbstverletzung in suizidaler Absicht«.*

Therapeutische Konsequenzen

Die Problematik des therapeutischen Scheiterns in der Behandlung von Persönlichkeitsstörungen ist nicht nur eine Belastung für den Therapeuten, sondern auch eine Katastrophe für den Patienten. Dabei sind folgende Punkte zentral:

➤ Bei dem Blick auf innerseelische Konflikte werden strukturelle Defizite übersehen. Das ist z.T. ein Problem der diagnostischen Technik, z.T. eine Konsequenz theoretischer Einseitigkeit.

➤ Strukturelle Einschränkungen (wie z.B. fehlende Empathiefähigkeit,

Orientierungslosigkeit, Steuerungsfähigkeit etc.) werden theoretisch als Epiphänomene von dahinter liegenden Konflikten interpretiert, wobei auch frühe biographische Belastungen, z. B. Elternverluste, nicht in ihrer Auswirkung auf die strukturelle Entwicklung verstanden, sondern als Grundlage internalisierter negativer Objektbeziehungen interpretiert werden, d. h. es wird das Neurose-Entstehungsmodell der späten Kindheit auf die frühe Persönlichkeitsentwicklung angewendet.

➤ Die therapeutische Bearbeitung dieser Konflikte (die keine sind) in einer intensiven Übertragungsbeziehung führt in der Regel zu einer regressiven Labilisierung und realen Abhängigkeit der Patienten von der Therapie und dem Therapeuten, während dem Patienten die fehlenden strukturellen Skills nicht zur Verfügung gestellt oder erarbeitet werden. Nicht selten ist der in seiner Abwehr aufgelockerte Patient am Ende der Therapie weniger kompetent in seiner Selbstregulierung und Beziehungsgestaltung als zuvor und die irgendwann notwendigerweise angesprochene Beendigungsthematik mündet nicht selten in Krisensituationen.

Als Fazit halte ich fest: Wer das Vorliegen einer persönlichkeitsstrukturellen Störung diagnostisch übersieht oder wer seinen Behandlungsplan nicht auf das Gesehene ausrichtet begeht einen Kunstfehler, weil er in Kauf nimmt, dass der Patient von der Behandlung nicht profitiert oder gar durch sie geschädigt wird.

Damit scheint die Notwendigkeit therapeutischer Modifikation bei der Behandlung von persönlichkeitsstrukturellen Störungen ausreichend begründet. Die Modifikation soll auf dem Boden einer analytischen Tradition stehen und zugleich das moderne entwicklungspsychologische Wissen nutzen. Die klinisch bewährten Empfehlungen einer strukturbezogenen modifizierten Therapie fasse ich abschließend nochmals kurz zusammen (Rudolf 2004):

1. Voraussetzung ist eine Diagnostik, welche sich nicht nur für das Was der unbewussten Konfliktsituation und Beziehungsgestaltung interessiert, sondern auch für das Wie des alltäglichen Funktionierens: Wie gut kann der Patient sich reflektieren, aushalten, steuern, kommunizieren, internalisieren etc. und wie wirken sich diese Defizite auf sein Selbsterleben und seine Beziehungsgestaltung aus? Wenn hier deutliche strukturelle Beeinträchtigungen registriert werden und unabhängig davon, ob frühe biographische Belastungen nachgewiesen sind oder nicht (diese sind manchmal offenkundig und aus den sozialen Fakten ableitbar, manchmal

sind sie in der Sprachlosigkeit des impliziten Gedächtnisses verborgen), dann bilden wir keine Hypothese von unbewussten Konflikten, sondern nehmen das dysfunktionale Verhalten des Patienten als Phänomen sui generis, als negative Ich-Zustände in der Folge unzureichender Entwicklung regulativer struktureller Funktionen. Diese Grundannahme ist zentral wichtig, weil wir fortan das Verhalten des Patienten nicht intentional interpretieren (»*Die Patientin will unbewusst* ...«), es nicht als Übertragung persönlich nehmen und schon gar nicht als Übertragung deuten müssen.

2. Aus der Grundannahme heraus entwickelt sich eine therapeutische Haltung, in der wir dem Patienten als entwicklungsförderndes Gegenüber (nicht als Übertragungsobjekt) zur Verfügung stehen. Als Heuristik lässt sich die ganz frühe Beziehung zwischen Eltern und Baby nutzen, wo es die Hauptaufgabe der Eltern ist, dem Baby empathisch für seine Affektregulierung zur Verfügung zu stehen; zuerst aktiv handelnd, mit viel antizipatorischem Wissen um das, was das Kind braucht, dann mehr und mehr die Affekte und Beziehungsregeln versprachlichend, beim anderen zunehmend ein abgegrenztes Selbst und einen psychischen Binnenraum unterstellend und schließlich Eigenverantwortung zuschreibend.

3. Die therapeutischen Interventionen beziehen sich primär nicht auf die Übertragung und nicht auf unbewusste Motive, sondern auf die Affektwelt des Patienten, seine selbstreflexive Wahrnehmung und seine kommunikativen Mitteilungen, auf die situativen Bedingungen der Affektüberflutung und Affektentleerung und die Techniken seiner Affektregulation. Aus der Position des Dritten untersuchen Therapeut und Patient gemeinsam das subjektiv leidvolle und objektiv zerstörerische Verhalten des Patienten und prüfen mögliche Alternativen. Es geht also nicht primär um Einsicht, sondern um Bewältigung und letztlich um Verantwortungsübernahme durch den Patienten. Das ist zugleich der konkrete Inhalt dessen, was häufig etwas unscharf als Ich-stärkende Maßnahmen bezeichnet wird.

Die Heuristik der frühen Eltern-Baby-Beziehung soll nicht dazu verführen, einen Zuckerguss des liebevollen Wohlwollens über den Patienten auszugießen, was dieser aufgrund seiner Beziehungsstruktur gar nicht aushielte (»*Der Patient soll beim guten Objekt bedingungsloses Angenommensein erfahren*« usw.). Erforderlich ist vielmehr ein sehr geduldiges Interesse für einen Menschen, der vieles nicht gut kann, der aber zugleich genügend interessante, kompetente und letzten Endes liebenswerte Seiten besitzt, die es weiter zu entwickeln lohnt. Manchmal genügt es, die strukturellen Kompetenzen des Patienten zu festigen, um eine große Entlastung und Stabilisierung zu bewirken. Es kann sich aber auch nach einem strukturtherapeutischen Vorlauf eine zunehmend konfliktorientierte Therapie entwickeln. So muss der Therapeut in der Lage sein, ständig zwischen einer aktiv entwicklungsfördernden und einer zurückgenommen interpretierenden Haltung zu wechseln, was keine geringe Kunst darstellt und gute analytische Fertigkeiten erfordert. Dass dieses Vorgehen richtlinienkonform ist, sowohl für tiefenpsychologisch fundierte wie auch für analytische Psychotherapie, wird in dem Faber-Haarstrick-Kommentar (Kapitel »Psychoanalytisch begründete Verfahren«, Abschnitt »Differentialindikation«) ausdrücklich bestätigt (Rüger et al. 2005).

Die Prinzipien einer strukturbezogenen Psychotherapie wurden an anderer Stelle entwickelt (Rudolf 2002a, 2002b) und als manualisiertes, OPD-gestütztes Vorgehen ausführlich beschrieben (Rudolf 2004). Das Verfahren greift Ansätze auf, wie sie von Heigl-Evers und Heigl als Prinzip »Antwort« im Gegensatz zum Prinzip »Deutung« vorgelegt wurden (Heigl-Evers & Streeck 1985; Heigl-Evers & Heigl 1987; Heigl-Evers & Nitzschke 1991). Partielle Übereinstimmungen finden sich auch mit anderen modifizierten Techniken. Fürstenau plädierte für die Einbeziehung ressourcenorientierter Ansätze in das psychoanalytische Vorgehen (Fürstenau 1990). Reinert (2004) propagiert auf der Grundlage stationärer Behandlungserfahrungen ein Vorgehen, das verschiedene Techniken integriert; Kernbergs übertragungszentrierte Psychotherapie mit ihrer zentralen Aufforderung, die negativen Affekte früh anzusprechen, wurde schon erwähnt (Clarkin et al. 2001).

Im gleichen Jahr, in welchem die *Strukturbezogene Psychotherapie* veröffentlicht wurde, publizierten Bateman und Fonagy ihr Manual *Mentalization-based treatment* für Borderline-Persönlichkeitsstörungen, eine aus stationären Therapieerfahrungen abgeleitete Behandlungsmethode, welche die strukturelle Funktion der Mentalisierung in den Vordergrund stellt. Dabei ist bemerkenswert, dass die Autoren therapeutische Erfahrungen und Empfehlungen formulieren, die mit den unsrigen völlig übereinstimmen:

➤ keine Deutung der therapeutischen Beziehung und Übertragung,
➤ keine Deutung von unbewussten Konflikten oder komplexen psychologischen Zusammenhängen,
➤ kein Versuch, die aktuelle Situation aus der Vergangenheit zu erklären,

weil alle diese typisch analytischen Ansätze bei Borderline-Störungen keine brauchbaren Instrumente der therapeutischen Veränderung darstellen, sondern vielmehr geeignet sind, die Patienten zu ängstigen, zu verwirren, zu destabilisieren und Behandlungsabbrüche zu provozieren – so Bateman und Fonagy (2004). Stattdessen werden therapeutische Haltungen und Interventionen beschrieben, die denen der Strukturbezogenen Therapie sehr ähnlich sind. Damit sind zeitgleich zwei Arbeitsgruppen, die von Bateman und Fonagy in London und die unsere, zu einer Neuformulierung psychodynamischer Therapieansätze gelangt, die sich bei Persönlichkeitsstörungen von der psychoanalytischen As-usual-Therapie abgrenzt und die zugleich in ersten Untersuchungen ihre gute Wirksamkeit belegen konnte. Vielleicht ist dieser Hinweis wichtig für diejenigen Kollegen, die einen Beitrag zur psychoanalytischen Theorie und Therapie nur dann zur Kenntnis nehmen, wenn er aus London kommt und nicht etwa aus Heidelberg. Er kommt von zwei forschungsaktiven Gruppen, die überzeugt sind, dass nur eine selbstreflexive, selbstkritische Überprüfung des eigenen therapeutischen Handelns Fortschritte der Therapieentwicklung mit sich bringen kann.

Entwicklungsmöglichkeiten der analytischen Psychotherapie

Abschließend möchte ich nochmals den Blick von dem speziellen Problem der Behandlungstechnik zu dem generellen Problem psychoanalytischer Entwicklung lenken. Der Psychoanalyse ist es in ihrer Entwicklung gelungen, ihre konzeptuelle Grundorientierung und ihr darauf bezogenes Behandlungsverfahren – die Bewusstmachung unbewusster Vorgänge in der therapeutischen Übertragungsbeziehung – als Tradition zu wahren. Das besonders Wertvolle dieses psychoanalytischen Ansatzes liegt im Interesse und Respekt des Therapeuten für das lebensgeschichtliche Gewordensein des Patienten, in der Aufmerksamkeit des Therapeuten für jene Punkte der Lebensentwicklung, an denen die Störung ihren Ausgang genommen hat, und in dem therapeutischen Interesse für die Veränderbarkeit an diesen frühen Entwicklungspunkten.

Allerdings ist zu beobachten, dass zwar die Konzepte von Persönlichkeit und Störung psychoanalyseimmanent immer weiter entwickelt wurden, während das Therapiekonzept weitgehend einem Uniformitätsmythos verhaftet blieb: Es gibt *einen* Therapieansatz für alle Störungen. Innerhalb dieses einen Ansatzes bleibt es der Kunst des Therapeuten überlassen, sich auf die jeweils spezifische Störung einzustellen.

Der weitgehende Verzicht auf störungsbezogene Modifikationen der Therapie beruht wahrscheinlich auf einer psychoanalytischen Reinhaltungsidee, aus der heraus Theorie und Technik von jeglichen fremden Einflüssen freigehalten werden sollen, notfalls dadurch, dass Abweichler aus der Gemeinschaft ausgegrenzt werden. Diese Reinhaltungsvorstellung hat wohl auch mit der spezifisch psychoanalytischen Schwierigkeit zu tun, sich zu trennen, zu unterscheiden, sich zu entscheiden, sich zu verabschieden: Man will stets auf dem aktuellen Stand sein, aber doch zur Wahrung der Identität ganz und gar im Alten fortfahren. Das führt zu einer Traditionsorientierung, die in ihrer Striktheit oft geradezu fundamentalistisch anmutet und die Modifikationen und Neuerungen – wenn überhaupt – nur sehr halbherzig zulässt. (Die erwähnten therapeutischen Modifikationen von Psychoanalytikern in der Behandlung von Borderline-Persönlichkeitsstörungen geben Beispiele für diese Halbherzigkeit). Eine bedauerliche Konsequenz dieser Haltung sehe ich in einem wachsenden allgemeinen Desinteresse an der Psychoanalyse, die zunehmend Mühe hat, Weiterbildungsteilnehmer, Patienten und öffentliche Institutionen von ihrem Wert zu überzeugen (was bekanntlich die IPV veranlasst hat, eine Studie auszuschreiben, um die Gründe dafür aufzudecken und Änderungsvorschläge zu erarbeiten). Die bedenklichste Auswirkung des Festhaltens an der As-usual-Therapie habe ich am Beispiel der Borderline-Behandlung zu zeigen versucht, wo dieses Vorgehen nicht nur den Behandlungserfolg einschränkt, sondern unzweifelhaft auch Schädigungen des Patienten durch die ungeeignete Behandlungsmaßnahme in Kauf nimmt. An diesen Befunden führt nichts vorbei.

Bei aller Wertschätzung des uns in der psychoanalytischen Tradition anvertrauten Verfahrens haben wir doch in erster Linie eine Verantwortung für die Patienten, die sich an uns wenden. Sie sollten wir nicht traditionskonform, sondern so effektiv wie möglich behandeln. Wir sollten neue Entwicklungen nutzen lernen, statt unsere Sehnsüchte auf idealisierte Behandlungsformen zu richten, die unter den Bedingungen unseres Versorgungssystems nur selten zu einem guten Ende führen und die auch an fremden Orten, wo unsere Phantasie eine reine und ungebrochene psychoanalytische Tradition vermutet, noch niemals den Nachweis ihrer therapeutischen Wirksamkeit erbringen konnten.

Literatur

Arbeitskreis OPD (Hg.) (1996): Operationalisierte Psychodynamische Diagnostik. Grundlagen und Manual. 4. Aufl., Bern (Huber), 2004.

Bateman, A; Fonagy, P. (2004): Psychotherapy for Borderline-Personality Disorders. Mentalization-based treatment. (Oxford University Press).

Benjamin, L. (1993): Interpersonal Diagnosis and Treatment of DSM Personality Disorders. New York (Guilford Press).

Clarkin, J. F.; Yeomans, F. E.; Kernberg, O. F. (2001): Psychotherapie der Borderline-Persönlichkeit. Manual zur tranference focused psychotherapy (TFP). Stuttgart (Schattauer).

Dammann, G. (2001): Bausteine einer allgemeinen Psychotherapie der Borderline-Störung. In: Dammann, G.; Janssen, P. (Hg.): Psychotherapie der Borderline-Störung. Stuttgart (Thieme), S. 232–257.

Dornes, M. (2004): Mentalisierung, psychische Realität und die Genese des Handlungs- und Affektverständnisses in der frühen Kindheit. In: Rohde-Dachser, Ch.; Wellendorf, F. (Hg.): Inszenierungen des Unmöglichen. Stuttgart (Klett-Cotta), S. 297–338.

Fonagy, P.; Gergely, G.; Jurist, E. L.; Target, M. (2002): Affect Regulation, Mentalization and Development of the Self. New York (Other Press).

Fürstenau, P. (1990): Entwicklungsförderung oder Defizienzorientierung? Plädoyer für zielgerichtetes psychoanalytisch-psychotherapeutisches Handeln. In: Streeck, U.; Werthmann, V. (Hg.): Herausforderungen für die Psychoanalyse., München (Pfeiffer), S. 53–66.

Heigl-Evers, A.; Heigl, F. (1987): Die psychoanalytisch interaktionelle Therapie. Eine Methode zur Behandlung präödipaler Störungen. In: Rudolf, G., Rüger, U.; Studt, H. H. (Hg.): Psychoanalyse der Gegenwart. Göttingen (Vandenhoeck & Ruprecht), S. 181–197.

Heigl-Evers, A.; Nitzschke, B. (1991): Das Prinzip »Deutung« und das Prinzip »Antwort« in der psychoanalytischen Therapie. Z Psychosom Med, 37: 115–127.

Heigl-Evers, A.; Streeck, U. (1985): Psychoanalytisch-interaktionelle Therapie. Psychother Med Psychol, 35: 176–182.

Kernberg, O. F. (1995): Übereinstimmungen und Unterschiede in der zeitgenössischen psychoanalytischen Technik. In: Bell, K.; Höhfeld, K. (Hg.): Psychoanalyse im Wandel. Gießen (Psychosozial-Verlag), S. 153–176.

Kernberg, O. F. (1998): Die Bedeutung neuerer psychoanalytischer und psychodynamischer Konzepte für die Befunderhebung und Klassifikation von Persönlichkeitsstörungen. In: Schauenburg, H.; Freyberger, H. J.; Cierpka, M.; Buchheim, P. (Hg.): OPD in der Praxis. Bern (Huber), S. 55–68.

Reinert, Th. (2004): Therapie an der Grenze: Die Borderline-Persönlichkeit. Modifiziert – analytische Langzeitbehandlungen. Stuttgart (Pfeiffer).

Rudolf, G. (1977): Krankheiten im Grenzbereich von Neurose und Psychose. Ein Beitrag zur Psychopathologie des Ich-Erlebens und der zwischenmenschlichen Beziehungen. Göttingen (Vandenhoeck & Ruprecht). (Nachdruck Deutscher Studienverlag, 1987).

Rudolf, G.; Buchheim, P.; Ehlers, W.; Küchenhoff, J.; Muhs, A., Pouget, D.; Rüger, U.; Seidler, G. H.; Schwarz, F. (1995): Struktur und strukturelle Störung. Z Psychosom Med, 41: 197–212.

Rudolf, G. (2002a): Konfliktaufdeckende und strukturfördernde Zielsetzungen in der tiefenpsychologisch fundierten Psychotherapie. Z Psychsom Med Psychother, 48: 163–173.

Rudolf, G. (2002b): Strukturbezogene Psychotherapie. In: Rudolf, G.; Grande, T.; Henningsen,

P. (2002): Die Struktur der Persönlichkeit. Vom theoretischen Verständnis zur psycho-therapeutischen Anwendung des psychodynamischen Strukturkonzepts. Stuttgart (Schattauer), S. 249–271.

Rudolf, G.; Jakobsen, Th. (2004): Strukturbezogene Psychotherapie. Leitfaden zur Psycho-dynamischen Therapie struktureller Störungen. Stuttgart (Schattauer).

Rudolf, G.; Grande, T.; Jakobsen, Th. (2004a): Struktur und Konflikt: Gibt es strukturspezifi-sche Konflikte. In: Reiner, W. Dahlbender, P. Buchheim, G. Schüssler (Hg.): OPD. Lernen an der Praxis. OPD und Qualitätssicherung in der Psychodynamischen Psychotherapie. Kap. 6.1, S. 195–205. Bern, Göttingen, Toronto, Seattle (Huber).

Rudolf, G.; Dilg, R.; Grande, T.; Jakobsen, Th.; Keller, W.; Krawietz, B.; Langer, M.; Stehle, S.; Oberbracht, C. (2004b): Effektivität und Effizienz psychoanalytischer Langzeittherapie: Die Praxisstudie analytische Langzeittherapie. In: Gerlach, A.; Schlösser, A.; Springer, A. (Hg.): Psychoanalyse des Glaubens, Gießen (Psychosozial-Verlag), S. 515–528.

Rüger, U.; Dahm, A.; Kallinke, D. (Hg.) (2005): Faber/Haarstrick. Kommentar Psychotherapie-Richtlinien. 7. Auflage. München (Urban und Fischer).

Teil III

Die Behandlung von Patienten
mit schwerer Persönlichkeitsstörung
und die Rolle der Traumatisierung

Gewalt gegen Körper und Seele

Die Behandlung von Patienten, die getötet haben[1]

Carine Minne

Überblick

Patienten mit Persönlichkeitsstörungen stellen bekanntlich sich selbst wie auch die Psychotherapeuten vor große Herausforderungen. Ich möchte die psychoanalytische Arbeit mit Patienten vorstellen, die an Persönlichkeitsstörungen leiden und die gegen andere Menschen physisch extrem gewalttätig gewesen sind, d. h. getötet haben. Diese Patienten sind auch gegenüber sich selbst gewalttätig gewesen, und sie haben eine phänomenale Kapazität, der eigenen Seele und der Seele anderer Menschen Gewalt anzutun. Ich werde zeigen, dass manche Patienten, deren psychische Strukturen zwar nicht in dem Maße integriert sind, wie es für eine nutzbringende psychoanalytische Behandlung im Allgemeinen vorausgesetzt wird, sich durch diese Art der Therapie aber signifikant verändern können, wenn diese in einem Kontext multidisziplinärer Versorgung und in einem haltenden physischen Umfeld durchgeführt wird. Ferner werde ich zeigen, dass der Fortschritt der Patienten klinisch überprüft werden kann und manifeste Veränderungen in ihrem psychischen Zustand impliziert. Die eher abwehrende Präsentation einer Persönlichkeitsstörung geht über in Abwehr gegen eine unter der Oberfläche lauernde psychotische Krankheit und wird schließlich zu einer Präsentation, die eher einem neurotischen Krankheitsbild entspricht und z. B. die Symptome aufweist, die denjenigen einer Posttraumatischen Belastungsstörung (PTBS) ähnlich sind. Ferner werde ich zeigen, wie diese Patienten, nachdem sie wieder in die Gemeinschaft zurückgekehrt sind, kleine Inszenierungen aufführen, die große Ängste bei den Therapeuten und Betreuern auslösen können.

Zunächst möchte ich ein paar Hintergrundinformationen über die forensischen psychiatrischen Dienste in England geben und darlegen, wie diese Dienste für Patienten entstanden sind, die an einer Persönlichkeitsstörung

---

1 Ich danke Dr. Leslie Sohn, der seit vielen Jahren mein Supervisor in London ist und ohne dessen Hilfe ich die hier vorgestellte Arbeit nicht hätte leisten können.

leiden und Gewalttaten verübt haben. Danach gehe ich kurz auf die wichtigen Veröffentlichungen in der ansonsten spärlichen Fachliteratur zu diesem Thema ein. Dem schließen sich Überlegungen zu spezifischen Problemen an, die sich ergeben, wenn man unter Hochsicherheitsbedingungen psychoanalytisch arbeitet. Im Anschluss thematisiere ich einzelne klinische Probleme, die ich anhand von drei klinischen Fallbeispielen veranschauliche, und diskutiere abschließend die aufgeworfenen Fragen.

Forensische psychiatrische Dienste in England

Man schätzt, dass etwa ein Drittel der Insassen der englischen Gefängnisse an einer diagnostizierbaren psychischen Störung leiden und nicht die Behandlung erhalten, die sie bei ihren Schwierigkeiten bräuchten. Einige dieser Menschen, oftmals diejenigen, die gewalttätig waren, werden per Gerichtsbeschluss zu einer vom Nationalen Gesundheitsdienstes (*National Health Service*, NHS) übernommenen Therapie verpflichtet. Derzeit werden etwa 1.000 Patienten in den drei englischen Krankenhäusern *Broadmoor*, *Ashworth* und *Rampton* unter Hochsicherheitsbedingungen behandelt. Landesweit befinden sich einige tausend Patienten in Einrichtungen der mittleren Sicherheitsstufe in Behandlung. Alle diese Patienten werden von einem Facharzt für Psychiatrie und seinem multidisziplinären Team betreut. Den größten Teil der Versorgung leisten Pflegekräfte, und die meisten psychologischen Interventionen beruhen auf Ansätzen der Kognitiven Verhaltenstherapie. Alle diese Patienten haben einen multidisziplinären Behandlungsplan, der regelmäßig überprüft wird. Straftäter, die sonstige psychische Störungen haben und keine stationäre Versorgung brauchen, werden in forensischen psychiatrischen Kliniken oder in der Portman Clinic[2] ambulant behandelt. In manchen Fällen kommt noch die Aufsicht durch den Bewährungsdienst hinzu. In England gehört nur bei einem geringen Prozentsatz der psychisch gestörten Straftäter die psychoanalytische Psychotherapie zum allgemeinen Behandlungsplan. Ich bin überzeugt, dass dieser Behandlungsansatz bei solchen Patienten viel zu bieten hat. Er hilft zum einen den Patienten selbst und zum anderen dem Personal, das in den entsprechenden

---

2 Ein ambulanter psychoanalytisch-psychotherapeutischer Dienst, der auf Patienten spezialisiert ist, die wegen Gewalttätigkeit oder sexuellen Perversionen auffällig geworden sind.

Einrichtungen diese Patienten betreut, und er dient auch der Funktionsweise solcher Einrichtungen. Dieser Ansatz fördert nicht zuletzt das Verständnis, das man von Patienten mit schweren Persönlichkeitsstörungen hat.

Weshalb aber wird nur ein geringer Prozentsatz dieser Menschen behandelt? Zurzeit arbeit in Großbritannien nur etwa ein Dutzend psychoanalytisch orientierter Kliniker in einigen geschlossenen Einrichtungen. Ein weiteres Dutzend psychoanalytisch orientierter Kliniker arbeitet mit solchen Patienten ambulant in der Portman Clinic. Darüber hinaus bietet diese Einrichtung landesweit Beratung und Ausbildung für das Personal vieler forensischer psychiatrischer Dienste. Inzwischen gibt es in England auch eine nationale Ausbildungs- und Entwicklungsstrategie für forensische Psychotherapie sowie die Internationale Gesellschaft für forensische Psychotherapie. Wenn sich das Fachgebiet der forensischen Psychotherapie – die nationalen Curricula für die Ausbildung von Fachärzten eingeschlossen – weiter entwickelt, besteht die Hoffnung, dass die Zahl der psychoanalytisch orientierten Kliniker in allen Zweigen der forensischen psychiatrischen Dienste steigt.

Interessant ist, dass in Großbritannien die forensischen psychiatrischen Dienste häufiger mit psychoanalytischen Ansätzen arbeiten als die übrigen Psychiatriezweige. Vielleicht hat man festgestellt, dass das psychoanalytische Herangehen an die manchmal sonderbaren, quälenden und verwirrenden Verhaltensweisen von straffälligen Patienten sowohl für das Personal als auch für die Patienten selbst hilfreich und haltend ist. Ferner ist die britische Regierung in diesem Punkt sehr rührig und hat Leitlinien herausgegeben wie z.B. die Berichte des Innenministeriums (*Home Office Reports*) und die Richtlinien des Gesundheitsministeriums zur Behandlung von Patienten mit Persönlichkeitsstörungen (*Department of Health Guidelines for the Treatment of Patients with Personality Disorders*). Diese Aktivitäten sind zum Teil durch die heftige und widerliche Publizität motiviert worden, die einigen gestörten Straftätern, die Menschen töteten, in den letzten 15 Jahren insbesondere seitens der Boulevardpresse zukam. Diese Publizität lässt sich vielleicht als gesellschaftliche Gegenübertragung erklären, die durch die verübten Gräueltaten hervorgerufen wurde. Zündstoff bekam die Situation auch durch die 1990 vom Gesundheitsministerium herausgebrachten Leitlinien, die zu einer besseren gemeindenahen Versorgung psychisch Kranker führen sollten. Dies erschien zunächst als ein positiver Schritt hin zu besseren Lebensbedingungen für psychisch kranke Patienten. Es stellte sich jedoch heraus, dass dafür nicht ausreichend finanzielle Mittel zur Verfügung standen, sodass für die aus der Klinik entlassenen Patienten oft nicht die entsprechenden Dienste vorhanden waren, die zur Wiedereingliederung in die Gemeinschaft notwendig gewesen wären. Außerdem bestand das Ziel der Politik nicht mehr primär darin, Patienten zu therapieren, sondern es verlagerte sich allmählich darauf, die Öffentlichkeit vor den Patienten zu schützen. Da hier nicht alle entscheidenden Publikationen im Einzelnen abgehandelt werden können, beschränke ich mich auf einige zentrale Schriften, um wenigstens eine grobe Vorstellung von der Haltung der Regierung zu vermitteln: Home Office/Department of Health (1999): *Managing Dangerous People with Severe Personality Disorder* [Umgang mit gefährlichen Menschen mit schwerer Persönlichkeitsstörung]; Department of Health (2000): *Reforming the Mental Health Act* [Reform des Psychiatriegesetzes]; National Institute for Mental Health in England/Department of Health (2003): *Personality Disorder: No Longer a Diagnosis of Exclusion* [Persönlichkeitsstörung: Keine ausschließende Diagnose mehr]; Home Office (2003): *Review of Treatments for Severe Personality Disorders* [Überblick über Behandlungen schwerer Persönlichkeitsstörungen]. Diese Schriften mündeten darin, dass im Rahmen von Pilotprojekten Einrichtungen für Menschen mit gefährlichen und schweren Persönlichkeitsstörungen (Dangerous Severe Personality Disorder, DSPD) entwickelt wurden. Und weil die Kognitive Verhaltenstherapie in der Behandlung von Gefängnisinsassen eine weit verbreitete Behandlungsmethode ist, fokussierte man auch hier auf diesen Ansatz.

Diese Pilotprojekte wurden wahrscheinlich mit der guten Absicht ins Leben gerufen, eine Lücke in der Versorgung von Menschen zu schließen, die an Persönlichkeitsstörungen leiden und Störungen verursachen. Man dachte an Menschen, die zu behandeln viele psychiatrische Teams ablehnten und dies mit der Unbehandelbarkeit dieser Patienten begründeten und die man aufgrund ihrer psychischen Probleme für den Strafvollzug nicht für tauglich hielt. Doch die Kontroverse über den Umgang mit psychisch gestörten Gewalttätern geht noch tiefer. Sie betrifft vor allem die Frage, ob solche Personen eingesperrt werden müssen, weil sie vielleicht wieder gewalttätig werden, und nur dann entlassen werden dürfen, wenn jegliches von ihnen ausgehende Risiko ausgeschlossen werden kann. Angesichts der Unsicherheiten, die bei der Einschätzung der Gefährlichkeit solcher Menschen vorhanden sind – und ganz zu schweigen von den Unsicherheiten in der Frage, welche Behandlungen sich dadurch, dass der Patient auf seine psychische Störung angesprochen wird, indirekt auf dessen Gefährlichkeit auswirken –, überrascht es nicht, dass die Meinungen über solche Pilotprojekte weit auseinander gehen.

In England hat man zahlreiche Modelle zur Behandlung von Patienten mit Persönlichkeitsstörungen entwickelt, obwohl es dafür keine eindeutige Evidenzbasis gibt. Ich gehe nun kurz darauf ein, welche Arbeit geleistet worden ist, um die Wirkung der psychoanalytischen Psychotherapie auf Patienten mit Persönlichkeitsstörungen, vor allem auf straffällig gewordene Patienten mit einer Persönlichkeitsstörung, zu untersuchen. Vor 1992 gab es nur sehr wenige Studien in diesem Bereich, und nur zwei Untersuchungen aus den 1970er Jahren weisen auf einen langfristigen Nutzen dieses Therapieansatzes – bei straffällig gewordenen Patienten, die an Gruppentherapien teilnehmen mussten – hin (Reckless 1970; Carney 1977). Viele seit damals veröffentlichte Arbeiten, in denen stationäre und ambulante Behandlungen in Gefängnissen und Krankenhäusern untersucht wurden, haben methodische und designbezogene Mängel, die die Qualität der Forschungsergebnisse in Frage stellen. Im Grunde genommen finden sich in der Fachliteratur keine überzeugenden Untersuchungen über psychoanalytische Behandlungen gewalttätiger und straffällig gewordener Patienten. Doch einige Studien müssen unbedingt erwähnt werden, weil sie auf den Nutzen psychoanalytischer Behandlungen solcher Patienten hinweisen und das Interesse an der therapeutischen Arbeit mit diesen wecken.

Publikationen

Die Studie von Dolan et al. (1996) *Cost-offset following specialist treatment of severe personality disorders* [Kostenersparnis nach der Behandlung schwerer Persönlichkeitsstörungen] beruht zwar nur auf einer Population von 24 Patienten, die in einer therapeutischen Gemeinschaft (dem Henderson Hospital) behandelt wurden, aber sie war wichtig, um die Wirksamkeit der Therapie nachzuweisen, und notwendig, um die entscheidenden Leistungsträger davon zu überzeugen, dass sich die psychotherapeutische Behandlung von Patienten mit Persönlichkeitsstörungen langfristig auszahlt. Die randomisierte kontrollierte Studie (RTC) von Bateman und Fonagy (2000) liefert den überzeugenden Nachweis, dass sich die psychoanalytische Psychotherapie, wenn sie in dem strukturierten Programm einer Tagesklinik durchgeführt wird, bei Patienten mit einer Borderline-Persönlichkeitsstörung bezüglich

Verhalten und Symptomen positiv auswirkt. In den letzten zehn Jahren sind nur wenige randomisierte kontrollierte Studien veröffentlicht worden (Munroe-Blum et al. 1995; Winston et al. 1994) – und diese weisen nach, dass die Kurzzeit-Psychotherapie bei Patienten mit bestimmten Persönlichkeitsstörungen wirksam ist. Mehrere Beobachtungsstudien wurden mit rekrutierten Patientengruppen durchgeführt, in denen die unterschiedlichsten Persönlichkeitsstörungen vertreten waren und die eine psychoanalytische Psychotherapie erhielten (z. B. Meares et al. 1999; Budman 1996; McCallum et al. 1997).

Diese Studien lassen generell darauf schließen, dass intensive Behandlungsprogramme mit mehr als zwei psychotherapeutischen Sitzungen pro Woche eine relativ gute Wirkung zeigen, obwohl in den meisten Untersuchungen der direkte Vergleich nicht möglich ist, weil Kontroll- oder Vergleichsgruppen fehlen. Keine der genannten Studien fokussiert ausschließlich auf Gewalttäter oder eine antisoziale Persönlichkeitsstörung. Die klinische Arbeit, die ich hier vorstelle, bezieht sich auf eine langfristige psychoanalytische Psychotherapie bei Patienten mit schweren Persönlichkeitsstörungen. Diese Patienten haben getötet, und sie werden deshalb mehrere Jahre lang kontinuierlich therapiert und durchlaufen alle Sicherheitsstufen, bis sie wieder in die Gemeinschaft zurückkehren können. Wenn die hier präsentierte empirische Untersuchung einmal abgeschlossen ist, wird sie in der Kategorie der Wirksamkeitsstudien veröffentlicht werden.

Psychoanalytische Behandlung unter Hochsicherheitsbedingungen

Wie also gelangen solche Patienten in einen forensischen psychiatrischen Dienst? Sie werden in eine Hochsicherheitsklinik eingewiesen, was im Allgemeinen auf einem der drei folgenden Wege geschieht. Die meisten Patienten werden per Gerichtsbeschluss direkt eingewiesen, nachdem sie wegen einer schweren Straftat verurteilt worden sind, die sich ohne Behandlung des Täters wiederholen könnte. Bei ihnen hat das Gericht die Unterbringung in einer psychiatrischen Klinik angeordnet und sie nicht zu Gefängnisstrafen verurteilt. Einige Patienten werden während ihrer Untersuchungshaft bzw. Haft vom Gefängnis in die Klinik überwiesen, wenn sie psychiatrisch auffällig werden. Ein paar Patienten werden von psychiatrischen Einrichtungen einer niedrigeren Sicherheitsstufe überwiesen, wenn sie dort nicht in einem ausreichend sicheren Umfeld behandelt werden können. Nach einer eingehenden Beurteilung auf der Aufnahmestation der Hochsicherheitsklinik wird einigen Patienten eine psychoanalytische Psychotherapie verordnet, die als Einzel- und/oder Gruppentherapie angelegt sein kann. Diese Entscheidung treffen psychoanalytisch orientierte Kliniker, die den Stationsteams und den Einrichtungen auch ärztliche Beratungen anbieten. Diese sind in Hochsicherheitskliniken und all jenen Einrichtungen von großer Bedeutung, wo die Arbeitsatmosphäre besonders störanfällig ist.

Das Umfeld einer Hochsicherheitsklinik wirkt sich zwangsläufig darauf aus, wie man psychoanalytisch arbeitet und die notwendigen Anpassungen vornimmt.

Häufig wird irrtümlicherweise angenommen, dass die Patienten einer Hochsicherheitsklinik Gefangene seien. Dies ist eine verbreitete Sichtweise, die auf Freiheitsentzug und Bestrafung fokussiert und vom Therapiegedanken weit entfernt ist. Die öffentliche Meinung missversteht Therapie oft als Duldung der verübten Gräueltaten. Notwendig ist in jedem einzelnen Fall die richtige Balance zwischen Therapie, die von psychiatrischem Fachpersonal durchgeführt wird, und Bestrafung mit Freiheitsentzug, die im Strafvollzug bzw. in der Hochsicherheitsklinik realisiert wird. Beide Seiten müssen bedacht werden, wenn der Gewalttäter angemessen versorgt und die Sicherheit der Öffentlichkeit gewährleistet werden soll. Die Schwierigkeiten, diese Balance zu erreichen, bringen eine besondere Dynamik hervor, wenn man unter den Hochsicherheitsbedingungen arbeitet, wo Therapie und Sicherheit aufeinanderprallen können.

Beispielsweise tragen alle Mitarbeiter einer Hochsicherheitsklinik einen riesigen Schlüsselbund am Gürtel, und die Ausstrahlung dieses Bildes kann nicht ignoriert werden: schon deshalb nicht, weil man es mit einem Szenario von »sie« gegen »uns« oder Begriffen wie »neidisch« versus »beneidenswert« assoziiert. Genau hier wird der Riss höchst konkret: wo die Anwesenden, d. h. die Patienten und die Therapeuten, ihre jeweilige Uniform tragen und bereit sind, das vertraute sadomasochistische Skript zu inszenieren, das sich so häufig an Orten manifestiert, an denen so genannte »böse« Menschen untergebracht sind. Wenn der Therapeut sich diesen Sachverhalt nicht fortwährend bewusst macht, kann er schnell in den Sog solcher Übertragungs- und Gegenübertragungsphänomene geraten und immer wieder die Innenwelten des Patienten inszenieren, der es seinerseits versteht, den Therapeuten in die Neuinszenierung zu verwickeln.

Ein weiterer Unterschied zu der »gängigen« Psychotherapie ist der, dass wir zu unseren Patienten gehen und diese nicht zu uns kommen. Selbst wenn spezielle Therapieräume zur Verfügung stünden und Klinikmitarbeiter die Patienten zur Praxis des Therapeuten begleiten würden (was de facto nicht der Fall ist), wäre dies für unsere Patienten zu anstrengend; denn einige von ihnen – vor allem in den frühen Behandlungsphasen – halten es maximal eine Sitzung lang im selben Raum aus. Außerdem kann es ziemlich lang dauern, bis ein Patient sich selbst als behandlungsbedürftig betrachtet. Einige dieser Patienten sind nach jahrelanger Behandlung in einer Hochsicherheitsklinik schließlich imstande, als ambulante Patienten zu ihren Therapiesitzungen in die Portman Clinic zu gehen. Wenn diese Veränderung eintritt, ist dies in ihrer Therapie ein ziemlich dramatischer Augenblick, gezeichnet von Ängsten und dem Potenzial zu Regressionen mit Inszenierungen.

Zu bestimmten Zeiten besteht die Notwendigkeit, mit Kolleginnen und Kollegen über therapeutische Vorgänge zu sprechen, und zwar dann, wenn Veränderungen im psychischen Zustand eines Patienten antizipiert und diese bewältigt werden müssen und wenn folglich das Risiko seiner Gewalttätigkeit besteht. In dieser Hinsicht ähnelt diese Arbeit der psychoanalytischen Behandlung von Kindern, in der man sich mit »Elternfiguren« austauschen muss.

Die Sorge um die eigene physische Sicherheit kann einem bedrohlich und hemmend vorkommen. Doch die Einhaltung der Sicherheit ist de facto für diese Patienten, die oftmals zuvor noch kein haltendes Umfeld erlebt haben, eine notwendige und feste Außengrenze; und genau dies kann es ihnen ermöglichen, sich auf die Behandlung einzulassen. Ich möchte sogar behaupten, dass mit dem Abbau der äußeren oder physischen Sicherheitsstufe die Stufe der inneren Sicherheit, die andernorts als relationale Sicherheit bezeichnet wird, erhöht werden sollte, indem die Sitzungsfrequenz gesteigert wird. Dadurch wird der Patient befähigt, mit der gestiegenen Verantwortung umzugehen, die er als Anforderung wahrnimmt.

Nachdem die Patienten im Schnitt sieben bis acht Jahre in der Hochsicherheitsklinik verbracht haben, werden sie in Einrichtungen der mittleren Sicherheitsstufe verlegt, bis sie schließlich auf psychiatrische Stationen mit minimalen Sicherheitsvorkehrungen überwiesen und dann in die Gemeinschaft zurückgeschickt werden. Die Übergangszeiten sind für die Patienten mit großen Turbulenzen verbunden. Einerseits sind sie aufgeregt, dass sie endlich herausdürfen, und andererseits erleben sie eine intensive Angst bei der Vorstellung, das zu verlieren, was ihnen vertraut geworden ist, was sie als beständig erlebt und womit sie sich verbunden gefühlt haben. Doch solche Gedanken können sie nur schwer artikulieren, weil sie beispielsweise von anderen Patienten dafür gehänselt werden. Ich leitete eine Gruppe auf einer Station im Broadmoor Hospital und in den ersten Monaten der Therapie waren alle vorhersehbaren Angriffe auf das Funktionieren der Gruppe zu beobachten: Die Patienten kamen nicht zur Sitzung; sie kamen zu spät zur Sitzung; sie sagten ständig, was für ein Haufen Mist das Ganze sei; sie furzten und rülpsten während der ganzen Sitzung; sie setzten sich auf eine Weise hin, die ihre Verachtung zum Ausdruck brachte. Nach ein paar Monaten begann sich die Gruppe zu festigen und gewöhnte sich daran, dass die einzelnen Patienten über schwierige Themen sprachen und darüber nachdachten. Am Ende der Sitzung standen sie dann auf, räusperten sich, streckten den Körper und gingen wieder in den Gemeinschaftsbereich, wo ich sie dann vor den anderen Patienten sagen hörte: »Was für ein verdammter Haufen Mist.« Diese Patienten konnten sich nicht eingestehen, dass sie in irgendeiner Weise von der Sitzung profitiert hatten – dass sie sozusagen mit dem Feind gemeinsame Sache gemacht hatten.

Angesichts der Herausforderungen, die die Übergangsphasen für einen Patienten darstellen können, mussten wir der psychoanalytischen Psychotherapie zunächst Kontinuität geben, indem wir die Patienten in den Einrichtungen der mittleren Sicherheitsstufe weiter betreuten und die Psychotherapie auch nach ihrer Rückkehr in die Gemeinschaft fortsetzten. Dies gab den Patienten innere Festigkeit und Beständigkeit, die sie bis dahin noch nie erfahren hatten, und bot die Chance, die therapeutische Arbeit in den verschiedenen Übergangssituationen, die sich im Laufe der Behandlungsjahre ergaben, fortzusetzen. Kontinuität scheint besonders wichtig in Zeiten des Übergangs, wenn die Ängste des Patienten besonders groß sind und wenn er anfällig ist für regredierte Seelenzustände und auch ein höheres Inszenierungsrisiko besteht.

Einige klinische Probleme

Bei dem vorgestellten Behandlungsansatz besteht eine wichtige Aufgabe darin, den Patienten zu befähigen, sich seiner Seele und deren Funktionsweise bewusst zu werden, damit sie ihm – als ihrem Inhaber – auch wirklich gehört. Mithilfe dieser Bewusstmachung soll der Patient erkennen, wer er ist, was er getan hat und wie sich seine Tat auf seine eigene Seele und auf die Seele anderer Menschen auswirkt. Menschen, die schwere Gewalttaten begangen haben, sind sich – unabhängig von ihrer Diagnose – oftmals ihres eigenen Selbst und der Schwere ihrer Tat nicht bewusst. Diese Unbewusstheit bzw. Vermeidung, die mithilfe eines Arsenals von psychotischen und nicht-psychotischen Abwehrmechanismen möglich ist, scheint für das psychische Überleben des Patienten notwendig zu sein. Die Thematisierung seiner Abwehrmechanismen kann im Patienten tatsächlich massive Ängste vor einem »Durchdrehen« wecken und zu einem psychotischen Zusammenbruch, vielleicht auch zur Suizidalität oder sogar zum Suizid führen. Doch wenn man diese Abwehrmechanismen unangetastet lässt, kann dadurch das nötige Rüstzeug erhalten bleiben, um wieder gewalttätig zu werden. Hier ist die Aufgabe des Therapeuten heikel und kompliziert: Erstens muss er dem Patienten helfen, sich seiner selbst bewusst zu werden, ohne dass es den Anschein hat, er wolle einen gewalttätigen Angriff auf die Seele des Patienten verüben. Zweitens muss klinisch beurteilt werden, ob und wie der Patient eine solche Bewusstheit ausbildet. Drittens muss der Therapeut kontinuierlich einschätzen, wie der Patient mit dieser Bewusstheit umgeht. Bei der Überwachung unserer Arbeit achten wir genauestens auf Veränderungen im psychischen Zustand des Patienten. Denn Verschiebungen oder Anzeichen positiver Veränderungen der Innenwelt des Patienten können bestimmte negative Reaktionen auf die Therapie hervorrufen. Diese Überlegung werde ich weiter unten am klinischen Material veranschaulichen. In manchen Fällen kann der sorgfältige und begrenzte Einsatz von antipsychotischen Medikamenten helfen, die intensiven psychotischen Ängste des Patienten zu dämpfen, sodass eine laufende psychoanalytische Behandlung möglich ist.

Ich behaupte, dass solche Patienten *in dreifacher Hinsicht traumatisiert* sind, und diese Überlegung ist wichtig für die psychotherapeutische Arbeit mit ihnen. Erstens sind sie traumatisiert durch ihre entsetzliche Lebensgeschichte. Zweitens sind sie traumatisiert durch die Gewalttaten, die sie begangen haben. Drittens sind sie traumatisiert, weil sie während der Therapie allmählich entdecken, dass sie eine psychische Störung haben. Dies kann, davon sind Dr. Sohn und ich überzeugt, im Laufe der Behandlung zur Entwicklung und Manifestation einer Art Posttraumatischer Belastungsstörung führen, die wir für einen positiven prognostischen Indikator halten. Mit anderen Worten: Wenn der Patient sich seiner selbst bewusst wird und allmählich versteht, beginnt er an den Konsequenzen dieser Entwicklung zu leiden. Diese Verschiebungen können bestimmte negative therapiebedingte Reaktionen hervorrufen, die darauf abzielen, die Seele des Patienten in den früheren gestörten, aber vertrauten Zustand zurückzuführen. Ein Grund für diese Reaktion ist der, dass es wünschenswerter ist, in das Vergessen zu versinken als mit der Last der Bewusstheit fertig zu werden. Außerdem sind wir überzeugt, dass diese Reaktion auch eine Manifestation des »verrückten« Anteils des Überichs des Patienten ist, das sich der Beziehung zwischen dem gesunden Ich-Anteil des Patienten und dem Therapeuten eifersüchtig widersetzt und diese stört. Dies kann dazu führen, dass das Ich des Patienten immer wieder zum Opfer seiner Psychose wird.

Ich möchte also am klinischen Material belegen, dass Patienten, bei denen eine schwere Persönlichkeitsstörung diagnostiziert worden ist und die Gewalttaten verübt haben, sich zum Zeitpunkt der Gewalttat in der *prodromalen Phase* einer Psychose befunden haben, das heißt, dass sich die Psychose an diesem Punkt manifestiert hat. Mit anderen Worten: Ich behaupte, dass die Diagnose bestimmter Persönlichkeitsstörungen gleichbedeutend ist mit der – zuvor nicht gestellten – Diagnose prodromaler Symptome einer psychotischen Krankheit. Diese Hypothese beruht auf den Kenntnissen der Lebensgeschichten der Patienten, auf den Details ihrer Mordtaten sowie auf den Präsentationen ihres psychischen Zustands.

Einige meiner obigen Ausführungen werde ich an Fallbeispielen veranschaulichen. Dabei konzentriere ich mich zunächst auf die ersten Behandlungsjahre, und anschließend entwickle ich meine Hypothese weiter. Im ersten Fallbeispiel geht es um einen Patienten, der sich momentan in der Hochsicherheitsklinik befindet und in ein oder zwei Jahren in eine Einrichtung einer niedrigeren Sicherheitsstufe verlegt wird. Im zweiten Fallbeispiel geht es um eine junge Patientin, die eine sehr schlechte Prognose hat. Im dritten Fallbeispiel geht es um einen Patienten, der den Schritt von der Hochsicherheitsklinik in eine Einrichtung mittlerer Sicherheitsstufe geschafft hat und vor kurzem in die Gemeinschaft zurückgekehrt ist.

Fallbeispiele

I

Herr A. ist 24 Jahre alt, sehr groß und muskulös und hat lange Haare. Er wurde in die Hochsicherheitsklinik eingewiesen, nachdem er wegen Mordes verurteilt worden war. Die Tat geschah an einem öffentlichen Platz am späten Abend, als nur das weibliche Opfer in der Nähe des Täters war. Der Täter führte mit einem riesigen Messer eine anscheinend impulsive, nicht provozierte und tödliche Attacke auf eine Frau aus, rannte dann weg und stellte sich schließlich selbst der Polizei. Ungewöhnlich war, dass der Mann kein Vorstrafenregister wegen Gewalttätigkeit hatte.

Herr A. beschrieb seine Tat zuerst als ein einmaliges Ereignis, das einem schief gelaufenen Handtaschendiebstahl vergleichbar sei. Doch die von ihm dabei angewandte extreme Gewalt passte nicht zu dieser Erklärung und wurde schon bald so gedeutet, dass auf der psychischen Ebene vielleicht ein anderes Szenario ausagiert worden war. Nach mehreren Monaten Behandlung konnte Herr A. diese Vermutung bestätigen.

Herr A. bat darum, eine Therapie machen zu dürfen, und sobald diese angefangen hatte, beklagte er sich darüber, wie wenig dies doch sei – verglichen mit dem, was er eigentlich bräuchte. Seine Mutter hatte nach der Geburt des jüngeren Geschwisters von Herrn A. die Familie wegen eines Liebhabers verlassen. Ihr Mann blieb mit einem 3-jährigen Kind, Herrn A., und dem Neugeborenen allein. Dieser schwere Verlust – und vielleicht eine bestimmte Konstitution – hat möglicherweise unerträgliche Wutgefühle in dem Jungen erzeugt, von denen sich der junge Mann befreien musste. Im Alter von etwa vier Jahren malte Herr A. immer wieder gewalttätige Bilder von Menschen, die mit Waffen aufeinander losgehen. Ferner zeigte er aggressives Verhalten gegen andere Kinder, die anscheinend »nette Mütter« hatten und von diesen zur Schule gebracht wurden.

Mit dem Einsetzen der Pubertät verband sich die unverarbeitete Wut des Jungen mit seinen aufkeimenden sexuellen Gefühlen. Er fing an, zu Fantasien von Vergewaltigung und Strangulierung zu masturbieren, woraus sich die Gewohnheit entwickelte, Frauen nachzustellen. Mehrere Male war der junge Mann im Begriff, Frauen anzugreifen, denen er gefolgt war, um dann im letzten Moment noch zu »kneifen«. Die betroffenen Frauen waren völlig ahnungslos, in welcher Gefahr sie geschwebt hatten. Das Opfer hatte dann nicht so viel

Glück. Die von Herrn A. dem therapeutischen Team präsentierte Erklärung, dass die Mordtat einem schief gelaufenen Diebstahl gleichkomme, konnte später in einem ganz anderen Licht betrachtet werden: Man sah die Tat als eine anscheinend impulsive Attacke, die über einen langen Zeitraum hinweg geplant und immer wieder durchgespielt worden war. An diesem Punkt konnte die Therapie einen Beitrag zur Risikoeinschätzung leisten, und man konnte mit anderen Augen beurteilen, ob Herr A. zur gefährlichen Gewalttätigkeit neigte. Es war nämlich eine bedenkliche Entwicklung zu beobachten, bei der die Gefährlichkeit des Patienten sich erst in reinen Fantasiegebilden zeigte, dann in das praktische Durchspielen dieser Fantasien überging und schließlich in einer unvollständigen Inszenierung seiner höchst aufdringlichen Fantasie eskalierte. Man konnte sehen, wie die Fähigkeit zur Symbolisierung (durch den Einsatz von Fantasiegebilden) langsam in sich zusammenfiel, als die psychotischen Zustände an Intensität zunahmen, was zur Notwendigkeit des Ausagierens führte. Genau die Fantasien, die der Patient evoziert hatte, um seine Angst zu mildern, erzeugten Angst. Dies nährte die Eskalation bis zu dem Punkt, an dem die Fantasien nicht mehr ausreichten und schließlich in konkretes Handeln ausarteten, d. h. überschwappten.

Herr A. hat wegen des Verlusts der Mutter schon früh in seinem Leben Wutgefühle entwickelt, die seine Psyche zu überwältigen drohten. Von diesen Wutgefühlen musste er sich befreien, und zwar auf die einzige ihm mögliche Art: indem er seine Wut gewalttätig in eine Empfängerin projizierte, die den unbewussten Kriterien des Täters entsprach. Jede x-beliebige Frau (und jeder x-beliebige Mann) hätte potenziell sein Opfer sein können, wenn der Täter die Person so wahrgenommen hätte, dass sie ihn ignoriert und sich so verhält, als ob überhaupt nichts anliege. Man kann annehmen, dass das weibliche Opfer, das seinen Mörder tatsächlich nicht anschaute und sich den Berichten nach zufrieden auf dem Nachhauseweg befand, für den Täter die Mutter repräsentierte, die dem jungen Mann den Rücken zukehrte. Doch das Opfer war zugleich das Objekt des Neides des Täters, weil es frei von der Störung war, die ihn zu dem Zeitpunkt überwältigte. Als Herr A. erlebte, wie die Frau ihn ignorierte und zufrieden nach Hause ging, musste er sich gegen die Wut und Angst wehren, die seine Gefühle von Mutterlosigkeit und Heimatlosigkeit in ihm wachgerufen hatten; diese Gefühle waren aber in der Wahrnehmung des Täters von dem Objekt provoziert worden. Dieser wollte sich nicht der Barmherzigkeit eines grausamen und unzuverlässigen Objekts ausgesetzt fühlen und versuchte deshalb, das Objekt mithilfe der Attacke zu kontrollieren. Man könnte sagen, dass der Täter nicht die Handtasche der ermordeten Frau stehlen wollte, sondern – in seiner Wahrnehmung – ihr Gefühl von einem Wohlbefinden, das sie nicht verdiente.

Die Analyse dieser Gewalttat hat tief greifende Implikationen für die Übertragung. In den ersten Jahren seiner Therapie versuchte der Patient, sich gegen die von ihm als Attacken gegen seine Psyche wahrgenommenen Reflexionen dadurch zu wehren, dass er sich mir so präsentierte, als ob er genau wüsste, was er bräuchte und haben sollte, und dies einklagen müsste. Wenn er dann die unvermeidlichen Enttäuschungen darüber erlebte, dass seine Forderungen nicht eingelöst wurden, oder wenn er entdeckte, dass er sein Objekt nicht kontrollieren konnte, wurde er manchmal sehr wütend. Dies konnte z. B. dadurch geschehen, dass ich die Therapiesitzung für beendet erklärte. In den ersten Behandlungsjahren geriet der Patient über den Verlust einer in seinem Allmachtsgefühl erzeugten Kontrolle über sein Objekt in Wut, die er sich nur dadurch erfahrbar machen konnte, dass er sich gewalttätig von ihr befreite. Dabei denke ich an die Zeit, als sich der Patient auf der Intensivstation der Klinik befand und Behandlung brauchte und die Therapie in einem verglasten Raum stattfand, vor dem zwei Pflegekräfte saßen und aufpassten.

Eine ähnliche Situation wie die geschilderte entstand gelegentlich dann, wenn er von mir bestimmte Dinge hören wollte, die ich ihm aber nicht sagte, oder anders ausgedrückt: wenn ich nicht das war, was er sich vorstellte und wie er mich haben wollte. Dann konnte er in Wut geraten und mich zornig anschreien, oder aber er verließ den Raum, bevor der »Verlust« eintrat. In anderen Situationen erlebte Herr A. sich als Opfer meiner psychischen Angriffe auf seine Seele.

In zwei Situationen ist der Patient außerordentlich gefährlich. Zur ersten Situation kommt es, wenn Herr A. seine allmächtig geglaubte Kontrolle über sein Objekt verliert. Seine Bereitschaft, gegen mich oder eine andere Person auf der Station gewalttätig zu werden, ist in diesem Augenblick – oder zumindest so lange, bis sich dieser Seelenzustand wieder legt – extrem groß. Zur zweiten Situation kommt es, wenn sich Herr A. als mein Opfer empfindet. Dann steigt die Gefahr, dass er gegen sich selbst gewalttätig wird und sich eine Verletzung beibringt. Von daher kann Herr A. sowohl mit dem Aggressor wie auch mit dem Opfer identifiziert werden, der bzw. das seine jeweiligen Eigenschaften in mich hineinprojiziert hat. Die therapeutische Arbeit mit diesem Patienten kann einen in solchen intensiven Momenten in Angst und

Schrecken versetzen. Wichtig ist, dass ich als Therapeutin solche Gefühle konstruktiv nutzen, unter diesen schwierigen Bedingungen die bestmögliche Deutung formulieren und mit dem Patienten sachlich und nüchtern darüber sprechen kann, was er mir, seinem Objekt, in diesem Moment antut.

Zu anderen Zeiten präsentiert sich dieser Patient als unschuldiger und harmloser, als ein netter junger Mann. In solchen Augenblicken ist die Störung des Patienten stark genug, dass er an seine Wahnvorstellung glaubt, ein netter junger Mann zu sein, der missverstanden wird. Diese Art der Präsentation kann sehr überzeugend und faszinierend sein, und als Therapeut muss man sehr dagegen ankämpfen, sich nicht vereinnahmen zu lassen. Damit man nicht das Gefühl hat, durch einen solchen Patienten in Angst und Schrecken versetzt zu werden, kann man in stillem Einvernehmen seine Wahnvorstellung gesund zu sein, seine – wie Dr. Sohn es nennt – »*delusion of sanity*«, bestätigen. An diesem Punkt können in der klinischen Beurteilung eines Patienten schwere Fehler begangen werden. Den Patienten in einem solchen Moment zu beruhigen könnte sowohl für diesen selbst als auch für den Therapeuten wie ein Sedativum wirken; aber man muss wissen, dass solchermaßen »beruhigte« Zustände vorübergehender Natur sind und schnell in eine offene feindselige Präsentation übergehen können. So erzählte mir der Patient z. B. von seinen romantischen Gefühlen für eine Mitarbeiterin, zu der er eine erotomanische Bindung entwickelt hatte, und sprach dann später in dieser Sitzung aufgeregt über einen anderen Patienten, der diese Mitarbeiterin hasse und sie töten wolle. Ich thematisierte schließlich den Tötungswunsch des Patienten, bevor ich überlegte, dieses Thema in der Übertragung seiner Gefühle auf mich anzusprechen, und er schrie mich an: »Wie können Sie das sagen? Sie behandeln mich, als ob ich ein gefährlicher Mensch sei.« Ein andermal rannte er aufgeregt im Zimmer herum und war wütend darüber, dass er isoliert wurde, nachdem er gedroht hatte, die Station kurz und klein zu schlagen. Er schrie mich an: »Wissen Sie denn nicht, dass ich nicht gefährlich bin!« In solchen Augenblicken ist sich der Patient nicht bewusst, wer er ist und wie er sich verhält. Um eine hilfreiche psychoanalytische Haltung bewahren zu können, muss ich immer darauf vorbereitet sein, den Patienten an das zu erinnern, woran er definitiv nicht erinnert werden will. Diese Deutung kann von ihm als Versuch erlebt werden, ihn – wenn auch nur psychisch – zu töten, wogegen er sich wehren muss. Auch in solchen Momenten, in denen der Patient sich von seinen Gefühlen durch Ausagieren befreien will, ist er sehr gefährlich. Die unmittelbar darauf folgende Deutung muss deshalb die sein, dass man dem Patienten zeigt, wie er sich dadurch traumatisiert fühlt, dass er daran erinnert wird, wer er ist und wie er sich verhält. Wenn diese Prozedur immer und immer wieder in der Therapie durchgeführt wird, so hofft man, wird mit jedem Mal die Notwendigkeit geringer, dass der Patient sich Wut und Entsetzen körperlich erfahrbar machen muss, und er fähiger wird, diese Gefühle allmählich in seine Seele zu verlagern und dort zu erfahren.

Der Patient, Herr A., bleibt nach sieben Jahren Behandlung weiterhin in Therapie und er macht Fortschritte. Inzwischen kann er darüber sprechen, wie gequält er sich fühlt, weil er realisiert hat, dass er vor dem Hintergrund dessen, wie er war und was er tat, wieder gefährlich werden könnte, wenn es ihm psychisch schlecht geht. Hin und wieder fühlt er sich zu Mitarbeiterinnen der Einrichtung hingezogen und wird schrecklich eifersüchtig, redet dann aber über seine Gefühle und kann erkennen, dass die von ihm wahrgenommenen Provokationen aus seinem inneren Antrieb kommen. Diese Erkenntnis führt dann dazu, dass er deprimiert ist, weil er an seiner vollständigen Gesundung zu zweifeln beginnt. Als er kürzlich in einer Sitzung über sein zukünftiges Leben in der Gemeinschaft und über seine Sehnsucht nach einer Freundin sprach, sagte er zu mir: »Welche Frau, die ihre fünf Sinne beisammen hat, ist schon an einem Psychopathen wie mir interessiert?« Wir gehen davon aus, dass dieser Patient noch ein bis zwei Jahre in der Hochsicherheitsklinik bleiben und dann fähig sein wird, den Übergang in eine Einrichtung der mittleren Sicherheitsstufe zu bewältigen, wo er dann vermutlich noch mehrere Jahre verbringen wird.

II

Im folgenden Fallbeispiel geht es um eine Patientin, die eine weitaus schlechtere Prognose hat als Herr A. Unser Verständnis von dieser Patientin ist im Laufe ihrer Therapie erheblich besser geworden, aber gleichzeitig muss unser eigener demoralisierter Zustand und derjenige des klinischen Teams akzeptiert und aufgefangen werden. Frau B. ist 27 Jahre alt. Sie hat ihre neun Wochen alte Tochter getötet und dann noch eine Krankenschwester schwer verletzt. Frau B. kommt aus einer großen und äußerst dysfunktionalen Familie, in der seit Generationen praktizierte inzestuöse Beziehungen dazu geführt haben, dass kein Mitglied dieser Großfamilie sicher sein kann, wer eigentlich wer ist. Gewalt zwischen Elternpaaren, zwischen Mutter und Vater oder zwischen Mutter und Stiefvätern war die Regel. Die Kinder hatten keine beständige mütterliche Betreuung. Frau B. hatte in der Pubertät eine Ticstörung entwickelt, die schließlich medikamentös behandelt wurde. Als die Patientin 19 war, begegnete sie einem jungen Mann und traf die klare Entscheidung, dass sie für diesen Mann ihr Zuhause verlassen, ihn heiraten, ihm ihre Jungfräulichkeit schenken und mit ihm Kinder haben wollte. Man kann sich vorstellen, dass die Patientin alles versuchte, um die Auswirkungen des in ihrer Familie erlebten Chaos zu mildern. Frau B. und ihr Ehemann lebten nach der Heirat zusammen mit seiner alkoholkranken Mutter.

Schon bald nach der Heirat stellte Frau B. erfreut fest, dass sie schwanger war. Doch die Schwangerschaft war eine derartige Belastung für das so schlecht gerüstete junge Paar, dass die Ehe gegen Ende der Schwangerschaft zerbrach und die junge Frau zu ihrer Mutter zurückkehrte. Ein paar Tage nachdem Frau B. ein gesundes Baby zur Welt gebracht hatte, wurde sie von der Mutter aufgefordert, das Haus zu verlassen. Dieses Verhalten war typisch für die Mutter, die der Patientin, also Frau B., später öfter mitteilte, dass es doch besser sei, sie würde sich umbringen, als all diesen Ärger zu verursachen. Frau B. und das Neugeborene zogen daraufhin zu einer befreundeten Familie.

Frau B. machte sich schon bald nach der Geburt Sorgen um ihr Baby. Sie war überzeugt, dass ihr Kind krank sei, und rief deshalb regelmäßig die für sie zuständige Sozialarbeiterin und ihren Hausarzt an, konnte aber deren Beruhigung nie akzeptieren. Irgendwann behauptete die Patientin, dass das Baby eine Ticstörung im Gesicht habe, wie sie sie früher selbst einmal hatte, und die Atmung des Kindes dadurch beeinträchtigt sei. Mutter und Kind wurden in das Krankenhaus eingewiesen, damit das Baby dort überwacht werden konnte. Man hielt das Baby zunächst für gesund, aber nach zwei Tagen begann sich sein Gesundheitszustand zu verschlechtern, was niemand erklären konnte. Das Baby war schließlich schwer krank, es wurde auf die Intensivstation verlegt und starb dort.

Frau B. hatte ihr Baby verloren und zog wieder zu ihrer Mutter. Die postmortem durchgeführten Labortests ergaben, dass sich im Blut des Kindes Spuren eines Medikaments in toxischer Dosis befanden, was man für die Ursache seines Todes hielt. Genau dieses Medikament hatte Frau B. damals gegen ihre Ticstörung eingenommen. Sie wurde verhaftet und wegen Mordes an ihrem Kind verurteilt. Angesichts ihres fragilen psychischen Zustands musste sie die Zeit der Untersuchungshaft in einer psychiatrischen Klinik verbringen. Über ein Jahr lang, d.h. bis zum Ende des Strafprozesses, leugnete sie, etwas Unrechtes getan zu haben. Schließlich gab sie zu, dem Kind ihr Medikament gegeben zu haben, und zwar nicht deshalb, weil sie das Kind töten wollte, sondern weil sie sich Sorgen machte, dass die Ärzte und Pflegekräfte sich nicht richtig um das Kind kümmerten. Im Rückblick drängt sich die Idee auf, dass die Patientin ihre eigenen schlechten Erfahrungen mit einer unzulänglichen Versorgung durch die Mutter zweifach projizierte: Zum einen projizierte sie ihre Erfahrung auf ihr Baby, indem sie sich mit der eigenen Mutter identifizierte; zum anderen entwickelte sie eine projektive Identifikation mit den Pflegekräften und Ärzten, die für Frau B. zu den schlechten Eltern geworden sind, weil sie nicht merkten, was in dem projizierten kranken Kind, also ihr selbst, vorging und was mit dem konkreten kranken Kind los war.

Nach ihrer Verurteilung wurde Frau B. auf Anordnung des Gerichts in einer Einrichtung der mittleren Sicherheitsstufe untergebracht. Dort verletzte die Patientin eine Mitarbeiterin schwer, weil diese es für an der Zeit hielt, dass Frau B. alle Bilder ihres Kindes von der Wand nehmen oder, anders ausgedrückt, alle fehlgeschlagenen Trauerversuche aufgeben sollte. Daraufhin wurde die Patientin in eine Hochsicherheitsklinik verlegt. Sie war auch gegen sich selbst gewalttätig geworden, hatte sich tiefe Schnittwunden beigebracht, sich aufgehängt und versucht, sich selbst zu strangulieren.

Nach ihrer Verlegung in die Hochsicherheitsklinik fing Frau B. ihre Psychotherapie bei mir an. In den ersten Monaten der Behandlung präsentierte sie sich als die ideale, gefügige Patientin, die das tat, was man in ihren Augen von ihr erwartete. Und dies war nicht mehr als das, was man von einem Menschen mit einer solchen Lebensgeschichte erwarten kann. Das heißt, dass sie sich als gequälte Patientin präsentierte, die darüber sprach, was für eine entsetzliche Tat sie begangen hatte; doch dem Ganzen haftete eine Art Pseudogefühl an. Ich führte ihr Schritt für Schritt die Art und Weise vor, in der sie sich mir präsentierte, und deutete diese als eine Strategie, mit der sie vermeiden wolle, sich durch ihren eigenen gestörten Seelenzustand zur Zeit der Mordtat sowie jetzt, in einem Raum mit mir traumatisiert oder viktimisiert zu fühlen. Diese Konfrontation führte bei Frau B. zur Suizidalität und zu einer weiteren Zunahme ihrer selbstverletzenden Handlungen.

Später dann konnte die Patientin besser mit mir darüber sprechen, was sie ihrem Kind angetan hatte, wie sie ihre Tabletten zerkleinert und sie heimlich dem Baby immer wieder gefüttert hatte. In solchen Momenten zeigte sich ihr wirkliches Leiden sehr deutlich. Sie erzählte, wie sie damals von der Überzeugung besessen gewesen sei, dass die Ärzte und Pflegekräfte ihr Baby nicht richtig versorgten. An solchen Punkten unserer Sitzungen sagte ich Frau B., dass sie sich wünsche, selbst ein Baby zu sein, das richtig versorgt würde. Dies war für die Patientin immer eine höchst ambivalente Situation, in der sie mit dem Problem konfrontiert war, dass »richtig versorgt werden« ihre Sichtweise davon negiert, was im Rahmen ihrer Herkunftsfamilie richtige Versorgung bedeutet. Wenn die Patientin der Entwicklung ihrer Therapie folgt, erzeugt das in ihr das Gefühl, die eigene Familie zu betrügen. Sie musste mich deshalb für jemanden halten, der ihr auf die eine oder andere Art zwangsläufig schaden musste – so wurden ihre Lebensgeschichte und ihre Tat von neuem inszeniert.

Die pathologische Mutter-Kind-Dynamik, die sich in der Seele dieser Patientin abspielte, wurde auch in der Therapie sichtbar, als Frau B. – von niemandem bemerkt – vor einer Sitzung eine Überdosis Tabletten schluckte und dann mit glasigen Augen und zitternden Händen zur Therapie erschien. Auf ihren körperlichen Zustand angesprochen, leugnete sie zuerst mehrere Male, dass etwas nicht stimmte, und dann weinte und brüllte sie, dass an dem Ganzen überhaupt nichts dran sei und dass sie bei ihrem Baby sein wolle – dies war ein weiterer Beleg für ihre Suizidalität. Sie hielt mich in einem Zustand der Sorge um sie, und nachdem ich überlegt hatte, dass sie möglicherweise eine Überdosis Tabletten geschluckt hatte (weil sich zunehmend eindeutigere Symptome zeigten), sagte ich zu ihr, dass ich glaube, sie wolle in mir eine gute Mutter haben, die erraten soll, was mit ihr los ist. Dem folgte ein langes Schweigen. Dann ließ ich sie wissen, dass ich glaubte, sie sei erleichtert, wenn ich ihr momentanes Problem erriete. Ich sagte ihr auch noch, dass ich glaube, sie hätte es gerne, wenn ich wüsste, dass sie eine Überdosis Tabletten genommen hat. Wenn ich dies nicht bemerken würde, dann könne sie sich gratulieren, weil sie Recht habe, dass niemand ihren ernsten Zustand (aufgrund des Suizidversuchs) bemerkt. Wenn ich ihren Zustand tatsächlich bemerken würde, so fuhr ich fort, würde sie etwas von mir bekommen, das sich aber durch die Art, wie sie dazu komme, irgendwie schal anfühle. Die Patientin gab schließlich zu, dass sie eine Überdosis Tabletten geschluckt hatte, was sofort ärztlich behandelt werden musste. Auch in dieser Sitzung wird der Kindsmord wiederholt: Es gibt ein Baby, die Patientin selbst, das – wiederum durch Medikamente – geschädigt wird; doch dieses Mal wird das Kind gerettet. Die »Rettung« führte dazu, dass die Patientin sich in einem manischen Ausbruch überschwänglich bedankte, wodurch die Ernsthaftigkeit des soeben Geschehenen abgeschwächt wurde und die mit einer Rettung manchmal verbundenen Schuldgefühle nicht entstehen konnten.

Gegen Ende des vierten Behandlungsjahres verschlechterte sich der psychische Zustand der Patientin und machte einer eher manifesten psychotischen Präsentation Platz. Frau B. erschien verwirrt, hatte die paranoide Wahnvorstellung, dass sie vom Personal vergiftet werde, und halluzinierte. Sie verweigerte das Essen und Trinken und verlangte die Verlegung auf die medizinische Station. Dort wirkte sie dann erleichtert und zufrieden über die künstliche Ernährung, die sie nie ablehnte, als ob sie die Befriedigung ihres Bedürfnisses nach Selbstquälerei an die Menschen aus ihrem Umfeld, die Therapeutin eingeschlossen, delegieren wollte. Viele Sitzungen waren kurz und bestanden nur darin, dass die Patientin langsam in den Raum geschlurft kam, den Kopf hängen ließ, den Blickkontakt vermied und mit monotoner Stimme sagte, dass sie bei ihrem Baby sein wolle, dass sie den Schmerz nicht aushalten könne und es nicht verdient habe, zu leben oder zu sterben. Am Schluss bat sie dann, dass eine Pflegeperson kommen und sie von mir befreien möge. Ich versuchte ihr immer wieder klar zu machen, wie gnadenlos sie die Mutter des Kindes, also sich selbst, bestrafe. Ich sprach auch immer wieder mit ihr darüber, wie ich es erlebte, die strafende Person zu sein, weil ich die Mutter des Babys bestrafte. Die Patientin sah sich selbst auch als Baby, das von mir verletzt wurde und das die Pflegekräfte vor mir retten mussten.

Einige Monate nach dieser eher psychotischen Präsentation hatte ich eine veränderte Patientin vor mir: Sie wirkte depressiv und klagte über Rückblenden und Albträume, in denen es immer um die letzten Stunden ihres Kindes ging, das an lebensrettenden Apparaten hing und dann mit seinem beschädigten toten Körper im Leichenschauhaus lag. Im Geist der Patientin schien der Ich-Anteil, der das Baby tötete und dies auch wusste, mit dem trauernden Anteil zu kollidieren, der die Rückblenden erlebte und sich danach sehnte, eine ganz normale trauernde Mutter sein zu dürfen. In dieser Zeit stellte sich die schwierige therapeutische Frage, ob die Patientin sich mit dem Wissen darum, wer sie war und was sie getan hatte, konfrontieren könne und mithin zur Veränderung fähig wäre oder ob sie in einen Zustand des Nichtwissens zurückkehren bzw. in diesem Zustand verharren müsse. Wenn sie im Zustand der Unwissenheit verharrte, bliebe sie ein chronisches Risiko für ihre – konkreten oder symbolischen – Kinder. Dann bliebe die pathologische Mutter-Kind-Dynamik unversehrt. Wenn die Patientin, unterstützt vom klinischen Team, sich ihrer selbst bewusst werden könnte, würde das Risiko für diese Kinder geringer.

Leider macht diese Patientin keine weiteren Fortschritte; sie somatisiert ihre psychischen Erfahrungen bzw. riskiert, manifeste psychotische Symptome zu entwickeln. Beide Positionen hindern sie daran, mit der Therapeutin in einen Dialog über das, was in ihrer Seele vorgeht, eintreten zu können. Die Gegenübertragung des klinischen Teams ist charakterisiert durch Hoffnungslosigkeit, die zu erfahren die Patientin sich nicht leisten kann. Mit großer Wahrscheinlichkeit wird diese Frau ihr Leben lang in einer psychiatrischen Klinik bleiben müssen.

III

Herr C. ist 27 Jahre alt und war auf Anordnung des Gerichts neun Jahre lang in einer psychiatrischen Klinik untergebracht. Die ersten sieben Jahre verbrachte er in einer Hochsicherheitsklinik, die beiden letzten Jahre in einer Einrichtung der mittleren Sicherheitsstufe, und vor gut einem Jahr kehrte er in die Gemeinschaft zurück. Ich behandle diesen Patienten seit seiner Verurteilung.

Herr C. hat seine Mutter getötet und ist wegen Mordes verurteilt worden. Im Folgenden gebe ich einige prägnante Hintergrundinformationen.

Der Patient war in einem sozialen Brennpunkt einer Großstadt aufgewachsen. Er ist der älteste von zwei Söhnen einer weißen Mutter und eines afroamerikanischen Vaters. Die Beziehung der Eltern ging auseinander, als die Kinder noch sehr klein waren, und der Kontakt zwischen Herrn C. und seinem Vater ist nie wieder aufgenommen worden. Der Patient hat eine jüngere Halbschwester, die aus der Verbindung der Mutter mit dem Mann hervorging, der der Stiefvater des Patienten wurde, als der Junge vier Jahre alt war. Auch diese Beziehung ging auseinander, doch der Kontakt zwischen Herrn C. und seinem Stiefvater blieb erhalten und wird von dem Patienten als sehr wichtig bezeichnet.

Die Mutter von Herrn C. war schwer alkoholabhängig und wurde in dem Bericht einer Sozialarbeiterin als Frau beschrieben, die »eine Flasche Bier den eigenen Kindern vorzieht«. Sie vernachlässigte völlig ihre Kinder, sich selbst und den Haushalt. Es gibt eine Information, der zufolge die Mutter ihren Kindern immer wieder sagte, sie seien »ein Stück Scheiße«. Bei Herrn C. hat diese mütterliche Aussage vielleicht zu der Überzeugung geführt, dass seine Mutter nur Scheiße produzieren konnte. Dies wiederum hatte starke Implikationen für die Übertragung, vor allem zu Beginn der Therapie, als der Patient mich im Verdacht hatte, dass ich mich zwar als Therapeutin/ Mutter aufmachte, ihm aber doch nur »Scheiße« anzubieten hätte.

Herr C. schwänzte als kleiner Junge zwar häufig die Schule, doch erst im Alter von neun Jahren wurde er wegen schwerer Verhaltensprobleme zum Schulpsychologen geschickt. Die Konsequenz war, dass er in eine Sonderschule für verhaltensgestörte Jungen wechseln musste, die in seinem Wohnbezirk lag und von der er dann ebenfalls verwiesen wurde. Als er zwischen elf und zwölf Jahre alt war, lief er ständig von zu Hause weg, lebte auf der Straße, schloss sich einer Bande älterer Jungen an, die alle Drogen nahmen und Einbrüche verübten. Mit anderen Worten: Der Junge lebte eine völlig dysfunktionale Existenz und hatte überhaupt keine elterliche Führung.

Als der Patient zwölf Jahre alt war, musste seine Mutter ihn einem Familiengericht vorstellen. Er hatte offensichtlich Angst davor, aus der Familie genommen und in Pflege gegeben zu werden, und wollte deshalb von seiner Mutter eine Rückversicherung. Allem Anschein nach erzählte sie ihm, dass er sich keine Sorgen zu machen brauche, dass sie ihn nicht weggeben und sich um ihn kümmern würde. Als seine Mutter dann vor dem Familienrichter aussagte, beklagte sie sich bitterlich darüber, was für ein schrecklicher Junge er sei und dass sie nicht mit ihm fertig werde, und sie bat das Gericht ihn in Pflege zu geben. Unserer Ansicht nach ist dies der Moment gewesen, in dem die Mutter von ihrem Sohn das Todesurteil empfing – was weder ihr noch ihm bewusst war. Der Patient erinnert sich, wie er sich von der Mutter total verraten, gänzlich allein gelassen und verängstigt fühlte.

Der Junge war in verschiedenen Heimen untergebracht, und aus jedem Heim lief er weg. Weil er immer wieder durchbrannte, wurde er in eine Langzeiteinrichtung gesteckt, die weit entfernt war von seiner Heimatstadt und in der er drei Jahre verbrachte. Dies war die sesshafteste Zeit in seinem Leben, und gelegentlich besuchte er damals seine Mutter in seiner Heimatstadt.

Nach seinem 16. Geburtstag durfte der Junge in eine Wohngruppe innerhalb dieser Langzeiteinrichtung umziehen, womit man seine wachsende Fähigkeit zur Unabhängigkeit würdigte. Er war begeistert von dieser Veränderung, erlebte aber die neue Lebenssituation als eine belastende Herausforderung. Mit dem Problem, die neue Situation nicht bewältigen zu können, ging er so um, dass er in eine andere Wohngruppe einbrach. Er wurde angeklagt und vor Gericht gestellt. Der Richter erließ die unglaubliche Verfügung, dass der Junge nicht mehr in das Heim zurückkehren dürfe, und wies den Bewährungshelfer an, dem Jungen eine Zugfahrkarte zurück nach London auszuhändigen – weil er nicht verdiene, was ihm angeboten worden sei. Deshalb verließ der Junge das Heim völlig unvorbereitet; er hatte keine andere Wahl, als zu seiner Mutter zurückzukehren – und innerhalb von zwei Monaten war diese tot.

An dem Tag, als Herr C. seine Mutter tötete, hatten sie gemeinsam seit dem frühen Vormittag schwer gezecht. Nach ein paar Stunden ging ihnen der Alkohol aus, und die Mutter bestand darauf, dass der Junge weitere Flaschen kaufen gehe. Darüber kam es zwischen beiden zum Streit, in dessen Verlauf sie ihn wiederholt als ein Stück Scheiße beschimpfte. In diesem Moment zerplatzte vielleicht seine Illusion davon, mit einem Trinkkumpan – der Mutter nämlich – gemeinsam die Zeit verbracht zu haben; denn er erkannte (möglicherweise auf der Folie der erfahrenen Zurückweisung im Heim), dass er für seine Mutter nur Mittel zum Zweck war, um an Alkohol zu kommen. Mit anderen Worten: Er fühlte sich lediglich als Objekt, um die Mutter zufrieden zu stellen. Der Patient erzählte mir, dass er die Forderungen seiner Mutter nicht habe aushalten können und dann »durchgedreht« sei und sie angegriffen habe. Sie sei bewusstlos zu Boden gefallen. Er glaubte, dass sie sich nur tot stellte. In seinem psychotischen Zustand, in dem er annahm, dass sie noch immer eine Gefahr für ihn darstellte, attackierte er sie so lange mir roher Gewalt, bis ihr Leben ausgelöscht war. Danach schlief er in demselben Zimmer, wachte am nächsten Morgen auf, stieg über ihren Körper und ging einkaufen – er kaufte sogar Alkohol für sie. Später an diesem Tag wurde er verhaftet. Er leugnete, seine Mutter getötet zu haben, und wahrscheinlich glaubte er sogar selbst an seine Unschuld. Er befand sich zu diesem Zeitpunkt in einem dissoziierten Zustand, in dem er fähig war, sich trotz seiner Tat schlafen zu legen und am nächsten Morgen aufzustehen, als ob nichts geschehen sei.

Bei der Einweisung in die Hochsicherheitsklinik, so der Bericht, soll Herr C. impulsiv, ausfallend und vergnügt gewesen sein, herumgealbert und ständig Grenzen verletzt haben. Er zeigte angeblich keine manifesten psychotischen Symptome. In den Gesprächen mit ihm soll er nur widerstrebend über die Tötung seiner Mutter geredet haben, und wenn er sich dazu äußerte, soll dies emotionslos geschehen sein. Ganz am Anfang sagte er: »Ich erinnere mich kaum daran. Ich will nicht daran denken.« Der Patient besuchte therapeutische Zirkel und Arbeitskreise, was ihm aber als gefügiges Verhalten ausgelegt wurde, mit dem er nur das Ziel verfolge, aus der Klinik herauszukommen. Diese Abgetrenntheit von der Wahrheit über sich selbst und über seine Lebensgeschichte hatte er bis zu dem Zeitpunkt durchgehalten, als er mit der Therapie begann und sich eingestehen konnte, dass er Hilfe brauchte; das war vor acht Jahren.

Damals erlebte er zum ersten Mal, was es heißt, eine Person um sich zu haben, die ein beständiges Interesse an ihm zeigte und immer wieder sein Gelächter und seine die Probleme überdeckenden Witze hinterfragte und die sich auch Gedanken darüber machte, wie schwer es ein junger Mann, der seine Mutter getötet hatte, in dieser Klinik haben musste. Langsam konnte Herr C. sich selbst etwas ernster nehmen. Allmählich entdeckte er, dass er so etwas wie eine Seele hat, von der er Gebrauch machen kann.

Zu Beginn der Therapie hatte Herr C. für jede Sitzung einen munteren, spaßigen Auftakt parat und versuchte, meinen Besuch zu einem geselligen Ereignis zu machen und damit weit weg von der Ernsthaftigkeit anzusiedeln. Wenn ich seine Scherze als Abwehr gegen den Ernst der Dinge deutete, konnte er dies als zu anfordernd erleben. Wenn die Anforderungen an ihn – wie das bei der Indextat der Fall war – zu hoch wurden, musste er sich von diesen befreien und dafür sorgen, dass ich ihn nicht weiter beeinträchtigen konnte: wie er auch seiner Mutter Einhalt geboten hatte. In solchen Momenten bat er mich, den Mund zu halten, und dann konnte er schließlich seine gewalttätigen Fantasien über mich beschreiben, die in solchen Momenten seine Seele bevölkerten. Dies wird an einer Szene aus einer frühen Therapiesitzung deutlich: Der Patient kam regelrecht in das Zimmer geflogen, redete schnell und aufgeregt und kicherte: »Die Besprechung meines Falls verlief großartig. Jetzt brauche ich nur noch ein bisschen Gruppenarbeit, muss noch ein bisschen mit Ihnen reden, und dann bin ich draußen.« Ich versuchte vergeblich, mit ihm über seine Allmachtshaltung zu reden, in der er glaubte, das klinische Team und mich überall hinführen zu können, wohin er wollte. »Nein«, schrie der Patient, »das ist mir egal. Yippieh, toll Mann, das ist mir scheißegal!« Er tanzte singend durch den Raum.

Nach ein paar Monaten erzählte mir der Patient: »Sie [die Mutter] war immer betrunken, der Bruder war voll gepumpt mit Drogen, die Schwester war weg und er versuchte entweder der treu sorgende Sohn zu sein oder ein guter Ganove. Nichts hatte funktioniert.« Ich sprach mit Herrn C. darüber, wie er diese Situation in der Übertragung mit mir wiederholte: dass er entweder ein gefügiger Patient sei oder aber durch üble Tricksereien mich täuschen und glauben machen wolle, einen bestimmten Patienten vor mir zu haben, den es in Wirklichkeit gar nicht gibt. Herr C. hatte die Fähigkeit eines Chamäleons und konnte sich jeder Umgebung anpassen, in der er sich gerade befand. Dies gab ihm ein beruhigendes Gefühl und war für ihn ein Rettungsanker, ließ aber andererseits den Eindruck in ihm zurück, nie richtig verstanden zu werden.

Ein weiteres Merkmal des Patienten war, dass er sich öfters in eine Art Rauschzustand versetzte, ohne Drogen genommen zu haben. Beispielsweise beraubte er sich in den Nächten vor den Therapiesitzungen des Schlafs, damit er sich während der Sitzungen in einer euphorischen Stimmung befand. Er traute es sich noch nicht zu, traurig zu sein, und hatte deshalb seine manische Abwehr dringend nötig – umso mehr, wenn ich sie ihm deutete. Im zweiten Therapiejahr teilte er mir mit: »In Wirklichkeit geht es mir überhaupt nicht gut, aber ... das kann ich ihnen [d. h. dem klinischen Team] nicht sagen. Wissen Sie, die Gedanken, die mir im Kopf herumgehen. Und sie alle sagen zu mir, dass ich meine Sache ordentlich mache. Ich bin jetzt noch genauso im Arsch wie früher, in Wirklichkeit sogar noch übler dran, weil ich es sehen kann.«

Im vierten Therapiejahr gab es einen bewegenden Moment, als Herr C. mir nämlich erzählte, dass er sich die Akte mit den Berichten über ihn und das bis dahin Erreichte angeschaut habe. Er hatte den allerersten psychiatrischen Bericht über ihn und den jüngsten Bericht über ihn gelesen. Auf ergreifende Weise sagte er zu mir: »Mensch Doktor, nachdem ich das da gelesen habe, dämmert es mir wirklich, wie ich mich vom ›Psycho‹ zum ›Sado‹ entwickelt habe.« Mit anderen Worten: Der Patient begriff allmählich, was für eine schwere Störung er hatte und dass er den Zustand des Sich-besser-Fühlens als Zustand des Gefühlvoll-Seins wahrnahm.

Die wachsende Neugier des Patienten auf sich selbst und das Nachlassen seiner entsetzlichen Angst vor den »verrückten« Anteilen seines Selbst waren beeindruckend. Er konnte mich allmählich als gutes, aber nicht perfektes Objekt erleben, das heißt, dass ich für ihn nicht mehr das idealisierte Objekt in seiner manischen Welt von früher war, er mich aber auch nicht mehr als eine dämonisierte Produzentin von Scheiße erlebte. In einer Sitzung unmittelbar vor seiner Entlassung aus dem Broadmoor Hospital betrat Herr C. ruhig den Raum, setzte sich und erzählte mir, dass er umgezogen sei und den ganzen vorigen Tag lang sein neues Domizil gründlich geputzt habe. Es sei absolut versifft gewesen, und so habe er nicht einziehen können. Es sehe jetzt viel besser aus, aber ein bisschen sei noch zu tun. Mit meinem Nicken gab ich ihm zu verstehen: »Ja, wir wissen das.« Mit einem Grinsen zeigte er, dass er verstanden hatte. Dann erzählte er mir, dass es einen Vorfall gegeben habe, der ihn beunruhige. Ein anderer Patient, der mit Herrn C. plaudern wollte, sei zur Tür seines neuen Zimmers gekommen, das unser Patient gerade sauber machte, und habe sich dann vor sein Zimmer gesetzt. Der andere Patient zündete sich eine Zigarette an. Herr C. bemerkte dies – wohl wissend, dass Rauchen dort nicht erlaubt ist –, sagte aber nichts, obwohl er sich unbehaglich fühlte, weil der andere direkt vor seinem Zimmer rauchte. Die Pflegekräfte, die die Flure überwachten und den Rauch bemerkten, klärten den anderen Patienten sofort auf, dass Rauchen dort verboten sei, und nahmen ihn mit. Ein Pfleger kam zurück zu Herrn C. und beschuldigte ihn, dem anderen Patienten Feuer gegeben zu haben. Unser Patient war wütend über diese Anschuldigung und sagte, dass er dies in der Vergangenheit getan habe, das sei ihm klar, es aber jetzt eben nicht mehr tue. Der Pfleger ignorierte die Unschuldsbeteuerungen von Herrn C.; er glaubte ihm nicht. Nach diesem Bericht schaute Herr C. mich fragend an. Ich sagte zu ihm, dass er sehr aufgewühlt sei, weil die Pflegekräfte – und ich vielleicht auch – ihn immer noch so wahrnähmen, wie er früher war, und nicht so, wie er sich jetzt selbst wahrnimmt, nämlich viel ›sauberer‹, aber immer noch verbesserungswürdig.

Zum Zeitpunkt seiner Verlegung in eine Einrichtung der mittleren Sicherheitsstufe hatte Herr C. einen seelischen Zustand erreicht, in dem er die Konfrontation mit seiner Lebensgeschichte und die wachsende Bewusstheit seiner selbst besser aushalten konnte. Er war in der Lage, mit einem tiefen Gefühl über den Tod seiner Mutter zu sprechen und darüber, dass jemand, nämlich er selbst, sie getötet hat. Seine Worte waren: »Ich glaube, dass ich es nicht verdiene, von Broadmoor wegzukommen. Schauen Sie, was ich getan habe. Ich habe jemanden getötet, und der Jemand war meine Mutter. Können Sie sich das vorstellen und könnten damit leben?« Er konnte darüber sprechen, dass er wegen der Entlassung aus der Hochsicherheitsklinik aufgeregt war, aber auch über die Ängste, die diese Veränderung in ihm auslöste. Dieser Patient internalisierte zum ersten Mal in seinem Leben die Erfahrung der Objektkonstanz, d.h. die Beziehung zu einer ganz normalen, zuverlässigen Person, und zwar an einem Punkt, an dem er mit gewaltigen Veränderungen und folglich Anforderungen konfrontiert war. Eine Reaktion auf diesen Übergang war die, dass Herr C. sich vor seiner Verlegung mit einer psychisch schwer gestörten Patientin anfreundete, vielleicht um zu signalisieren, dass er noch nicht so weit sei oder möglicherweise versuche, seine »verrückten« Ich-Anteile in der Person der jungen Frau hinter sich zu lassen.

Für diesen Patienten mit einer Lebensgeschichte voller Widersprüche, Preisgaben und Verluste war es besonders wichtig, dass die Kontinuität in Therapie und Therapeutin gewahrt wurde. Dieser junge Mann hatte bis dahin noch nie traurige Gefühle erfahren dürfen, sondern hatte ein gewaltiges manisches Repertoire entwickelt, um sich gegen diese Gefühle zu wehren, was ihn hatte kläglich und tragisch scheitern lassen. Die gebotene Kontinuität gab ihm die Gelegenheit, seine Innenwelt dahingehend zu entwickeln, dass er auf äußere Ereignisse, vor allem auf solche, die ihn an frühere Erfahrungen erinnerten, souveräner reagieren konnte. Die Entlassung aus dem Broadmoor Hospital, die er sich so sehr gewünscht hatte (wie damals den Umzug in eine Wohngruppe innerhalb der Langzeiteinrichtung), gestaltete sich dadurch kompliziert, dass er sich von Broadmoor verlassen und sogar verraten fühlte, so wie damals von dem Heim und noch früher von der Mutter. Im Unterschied zu früher konnte Herr C. nun seine Seelenzustände erkennen und darüber sprechen, welche Gefühle damit verbunden waren. Unmittelbar vor seinem Wegzug von Broadmoor sagte er zu mir: »Wissen Sie, ich bin so froh, dass ich es bis dahin geschafft habe und jetzt umziehe, aber ein Teil von mir würde einfach gern in einem netten Häuschen auf dem Gelände von Broadmoor bleiben. Dann könnte ich nämlich sicher sein, dass Sie und das Team mich nicht überschätzt haben und ich noch am richtigen Platz bin, wenn etwas schief geht.« Gleichzeitig musste der Patient damit fertig werden, dass er Schuldgefühle hatte, die damit zu erklären waren, dass er Gewissensbisse empfinden und es ihm besser gehen konnte, was gelegentlich suizidale Stimmungen in ihm erzeugte. Als ich ihm einmal erzählte, dass ich mir deswegen Sorgen um ihn machte, antwortete er: »Machen Sie sich keine Gedanken darüber, Frau Dr. Minne, so lange ich mit Ihnen sprechen kann, werde ich weder mir noch einem anderen etwas antun. Aber es macht mir Sorgen, dass ich dazu imstande bin. Ich glaube wirklich, dass wir öfter miteinander sprechen müssen. Vielleicht können Sie das den anderen nächste Woche in der Besprechung sagen?«

Nach einem Jahr, in dem ich zu Herrn C. nach Broadmoor gefahren war, kam nun erstmals er – in Begleitung eines Pflegers – zu mir in die Portman Clinic. Als er bei seinem ersten Besuch meine Praxisräume betrat, sagte er: »Wow, das ist ja toll, zu Ihnen zu kommen und endlich hier zu sein – wir *haben es geschafft*!« Dies ist keine untypische manische Reaktion auf Angstgefühle. Nach einer gewissen Zeit kam Herr C. schließlich allein, d.h. ohne Begleitung, zu mir. Diese »Beförderung« führte in der Therapie zu der ersten von mehreren kleineren Neuinszenierungen. Nach einer dieser Sitzungen reiste der Patient nicht sofort zurück in die Klinik, sondern machte einen Umweg in seinen früheren Wohnbezirk, wo er einige seiner früheren »Kollegen« traf, die seinen Besuch mit Alkohol begossen und ihm »Arbeit« anboten. In dieser Situation rief er mich in alkoholisiertem Zustand an und bat um Hilfe. In der nächsten Sitzung deutete ich Herrn C. diesen Vorfall nicht nur als eine Neuinszenierung dessen, wie er früher auf »Beförderungen« reagiert hatte, sondern auch als eine Möglichkeit, um zu überprüfen, ob er sich tatsächlich verändert hatte, und zugleich als Rückversicherung, dass sein altes Selbst noch lebendig war und rebellierte. Es dauerte Monate, bis allein dieser Vorfall in den Sitzungen in seine Einzelteile zerlegt war und der Patient verstanden hatte.

Herr C. ist inzwischen aus der Portman Clinic entlassen worden, hat eine eigene Wohnung, besucht die Abendschule, arbeitet tagsüber und nimmt jede Woche einen langen Weg auf sich, um zu den Therapiesitzungen zu kommen. Kürzlich mussten wir eine weitere Schwierigkeit bewältigen, die darin bestand, dass Herr C. sich mit einem jungen Straftäter aus einem gestörten Milieu und zugleich mit seiner Therapeutin identifizierte. Er hatte den jungen Mann heimlich bei sich aufgenommen, um ihn »auf die richtige Bahn zu bringen« bzw. von seinen kriminellen Machenschaften zu kurieren. Das Experiment ging nach hinten los, da der Junge nicht auf die mütterlichen und pädagogischen Angebote von Herrn C. reagierte, sondern weiterhin Drogen nahm und Diebstähle beging. Über sein Scheitern geriet Herr C. in Wut und schlug den Jungen. Erst in der nächsten Sitzung erzählte er mir was geschehen war, und fügte hinzu: »Aber Sie wissen ja, dass ich eigentlich niemanden im Leben habe außer Therapeuten. Ich wäre jetzt nicht zu Ihnen gekommen, wenn ich nicht getan hätte, was ich halt getan habe. Ich könnte im normalen Alltag nie jemandem wie Ihnen begegnen, aber das würde ich gerne.«

Diskussion

Die beschriebene Therapie, die Teil eines allgemeinen Behandlungsplanes ist, soll dem Patienten Schritt für Schritt helfen, Erkenntnisse über sich selbst und seine Gewalttaten zu gewinnen sowie über sein früheres psychisches Leben, das ihm diese schrecklichen Taten erlaubt hat. Wie kann dieses Ziel mit einem psychoanalytischen Ansatz erreicht werden, wenn man bedenkt, dass bei solchen Patienten schwere Persönlichkeitsstörungen und folglich beschädigte psychische Strukturen diagnostiziert worden sind? Meiner Ansicht nach kann es dadurch erreicht werden, dass man dem Patienten viele Jahre lang und auf stützende Weise mit einer konsequenten deutenden Haltung begegnet. Dies funktioniert nur mit der Unterstützung des klinischen Teams, das von dem zuständigen Therapeuten regelmäßig über die Veränderungen im psychischen Zustand des Patienten informiert wird, und mit der physischen Sicherheit, die durch die notwendigen äußeren Grenzen gewährleistet wird, bevor sich die inneren Grenzen gebildet haben. Durch das regelmäßige Feedback können die Mitglieder des klinischen Teams vorhersehbare Provokationen des Patienten antizipieren und – statt unverarbeitete, konfuse Reaktionen in der Gegenübertragung bieten zu müssen – einheitliche therapiebedingte Reaktionen (eine »abgestimmte« Operationalisierte Psychodynamische Diagnostik, OPD) zeigen. Mithilfe dieser »abgestimmten« OPD könnte die Immunisierung gegen die ansteckenden Symptome der Persönlichkeitsstörungen aufgebaut werden. Die Kommunikation zwischen Therapeut und klinischem Team ist für den Patienten ein neues Modell einer konsequenten »elterlichen Betreuung«, bei der die »Eltern« sich bedachtsam über den Patienten austauschen, statt dass sie ihn erschreckenden und verwirrenden gewalttätigen Aktionen aussetzen. Die Veränderungen, die sich dabei an den Patienten beobachten lassen und die ich auf klinischer Ebene veranschaulicht habe, finden in unterschiedlichen Bereichen statt. Ich beschreibe diese Veränderungen nun anhand des Modells der psychischen Struktur, wie es in der OPD benutzt wird.

Die erste notwendige Veränderung in den beschädigten psychischen Strukturen des Patienten entsteht meines Erachtens im Bereich der Bindung. Die Chance, dass der Patient seine Beziehung zu anderen Menschen anders gestalten kann, wird dadurch gefördert, dass er über einen langen Zeitraum hinweg von einer stabilen, ausgeglichenen Person begleitet wird, zu der er eine Beziehung aufbauen kann, das heißt, dass ihm eine Objektkonstanz angeboten wird, die er bis dahin nicht hatte. Unter diesen Bedingungen können sich weitere

Aspekte der strukturellen Dimensionen positiv verändern. Erstens: Der Patient entwickelt im Rahmen seiner Selbstwahrnehmung eine gewisse Neugier auf seine neue Situation; und nach jahrelangen Versuchen, das Objekt zu bekommen, das auf die erwartete Weise reagiert – und in vielen Fällen nimmt der Patient dies auch so wahr –, kann er das Risiko auf sich nehmen, auf ein Objekt einzugehen, das vielleicht anders beschaffen ist. Aufgrund der Anwesenheit eines konstanten Objekts, auch wenn der Patient dies immer noch als unkalkulierbar wahrnimmt, kann er langsam die Fähigkeit zur Selbstreflexion ausbilden. Zweitens: Wenn der Patient in den Sitzungen unzählige Male die Gelegenheit hat, seine unterschiedlichen Affekte zu identifizieren, wird er sich bewusst, wie diese beschaffen sind und wann sie (von außen oder innen provoziert) entstehen, und kann schließlich die einzelnen Affekte voneinander unterscheiden. Parallel zu der Fähigkeit der Objektwahrnehmung entwickeln sich die Subjekt-Objekt-Differenzierung, das Wissen um die Affekte anderer Menschen und dadurch – allerdings erst viel später in der Therapie – die Fähigkeit zur Empathie mit daraus resultierenden Schuldgefühlen und Gewissensbissen, wenn der Patient möglicherweise suizidale Tendenzen entwickelt. An diesem Punkt kann der Patient Symptome einer Posttraumatischen Belastungsstörung zeigen. Im Zuge der besseren Selbst- und Objektwahrnehmung nehmen die Störungen in den Bindungen des Patienten ab, in seiner Kommunikation entsteht mehr Reziprozität, und die hauptsächlichen Abwehrmechanismen, die mit diesen anderen strukturellen Dimensionen zu tun haben, können abgebaut werden. Die Regulation und Toleranz von Affekten werden dann eher intern lokalisiert und sind weniger von externen Maßnahmen abhängig. Doch man muss hinzufügen, dass die psychischen Zustände des Patienten in Zeiten der Belastung, wenn die Anforderungen an ihn steigen, regredieren können. Dies ist dann der Fall, wenn eine Rückkehr zur früheren – wenn auch modifizierten – Funktionsweise möglich ist. In solchen Zeiten hat der Patient die Tendenz zu kleineren Neuinszenierungen, die in den betreuenden Personen große Ängste auslösen können. Mit anderen Worten: Die Veränderungen in den psychischen Strukturen bleiben fragil und können in ein Stadium geringer Integration zurückfallen. Die klinische Erfahrung mit einer kleinen Gruppe von Patienten, mit denen eine psychoanalytische Psychotherapie im Rahmen des allgemeinen Behandlungsplans durchgeführt worden ist, zeigt bislang, dass das Risiko größerer Neuinszenierungen geringer sein bzw. aufgrund des detaillierten psychoanalytischen Wissens über den Patienten besser antizipiert und verhindert werden kann.

Bei allen vorgestellten Patienten hat man eine Persönlichkeitsstörung diagnostiziert: Herr A. leidet an einer antisozialen und narzisstischen Persönlichkeitsstörung, Frau B. an einer Borderline-Persönlichkeitsstörung und Herr C. an einer antisozialen Persönlichkeitsstörung. Alle drei Patienten wurden im Jugendalter unbemerkt psychisch krank, und dies war meiner Auffassung nach bereits ihr zweiter innerer Zusammenbruch. Der erste Zusammenbruch war ebenfalls unbemerkt verlaufen, als die Patienten Kinder waren, und führte zur Entwicklung der gestörten Persönlichkeitsstruktur. Die präsentierten Symptome, die jeweils mit der Diagnose einer Persönlichkeitsstörung übereinstimmen, entsprechen auch den Symptomen der prodromalen Phase einer psychotischen Erkrankung, wobei sich die Psychose im Moment des Tötens manifestiert hat. Die Belege dafür finden sich in den jeweiligen Lebensgeschichten der Patienten. In den Monaten vor der Mordtat zeigten sich die Patienten phasenweise zurückgezogen, egozentrisch und selbstherrlich, ähnlich den jungen Menschen, bei denen sich eine schizophrene Erkrankung ankündigt. In den Tagen vor der Tötungstat bedienten sich die Patienten äußerst primitiver Abwehrmechanismen und waren psychotisch mit ihren Opfern identifiziert, sodass sie durch ihre Taten auf der psychischen Ebene Aspekte ihres eigenen Selbst töteten. Herr A. war vor seiner Mordtat mehrmals im Begriff gewesen, Frauen zu töten; und er hatte es immer geschafft, von der Tötung Abstand zu nehmen, weil er noch über einen gesunden Anteil seines Ichs verfügte, der die von dem psychotischen und »verrückten« Anteil seines Überichs gestellte Forderung zu töten überwinden konnte. In dem Moment, in dem Herr A. die Passantin tötete, triumphierte seine Psychose über die Persönlichkeitsstörung. Jener gesündere Ich-Anteil, der in der Struktur der Persönlichkeitsstörung noch präsent war, stand dann nicht mehr für die Abwehr der erheblichen Neigung zu Spaltung und Projektion zur Verfügung mit der Folge, dass die seelischen Vorgänge in konkretes Handeln überschwappten. Frau B. war davon überzeugt, dass die Ärzte und Pflegekräfte ihr Baby nicht richtig versorgten, und hatte die selbstherrliche Wahnvorstellung, dass sie dies besser könne. In der Therapie wiederholte sie dies fortlaufend. Darüber hinaus war sie psychotisch mit ihrer eigenen Mutter und mit dem Baby ihrer Mutter identifiziert. Herr C. versuchte mit seiner betrunkenen Mutter vernünftig zu reden; doch als diese beharrlich seine Illusion des Zusammenseins mit einer Mutter angriff, gab sein durch den Alkohol geschwächter, in der Persönlichkeitsstörung enthaltener gesunder Ich-Anteil, der ihn bis dahin dadurch geschützt hatte, dass er seine Neigung zu Spaltung und Projektion dämpfte, den Forderungen des psychotischen Anteils seiner Seele nach. Aus diesem Anteil stammte die Wahnvorstellung, dass eine selbsterhaltende Gewalt notwendig sei, um psychisch zu überleben. Dass Herr C. zu diesem Zeitpunkt psychotisch war, lässt sich auch daran belegen, dass er sogar nach der Ermordung seiner Mutter glaubte, sie stelle weiterhin eine Bedrohung für ihn dar, und dass er sich danach noch mehrere Tage lang in einem dissoziierten Zustand befand und wahnhaft überzeugt war, sie nicht getötet zu haben.

Nach mehreren Behandlungsjahren können solche Patienten Symptome einer Posttraumatischen Belastungsstörung entwickeln, die daran erkennbar sind, dass der Patient Rückblenden und Albträume hat und sich intensiv mit den schrecklichen Ereignissen beschäftigt, die er in seiner Kindheit und Jugend erlebt und die er später dann selbst verursacht hat; dass die psychischen Zustände des Patienten zwischen depressiver Verstimmung und dem manischen Gefühl, von der Depression befreit zu sein, schwanken; und dass der Patient schließlich in der Lage ist, Schuldgefühle zu erfahren. Aufgrund der im Laufe der Therapie eingetretenen Veränderungen in der psychischen Struktur kann der Patient auch Gewissensbisse entwickeln, was oft von einer komplexen Mischung aus depressiven und wütenden Gefühlen begleitet ist und mit dem seelischen Verlangen nach Rückkehr in einen Zustand der Vergessenheit einhergeht. Herr C. sagte einmal: »Es ist jetzt alles viel schlimmer für mich, Doktor, durch dieses ganze Nachdenken und Analysieren. Aber ich könnte nie mehr so sein, wie ich war, bevor Sie mir geholfen haben, meine Seelenmuskeln zu trainieren, auch wenn ich dies manchmal gerne möchte. Wenn ich früher etwas nicht wollte, habe ich es einfach kurz und klein gehauen. Wenn ich jetzt etwas nicht will, beginne ich darüber nachzudenken, weshalb ich es nicht will. Nun, ich will es aus diesem oder jenem Grund nicht. Wenn ich dann an dem Punkt bin, an dem ich alles durchdacht habe, will ich gar nicht mehr alles kurz und klein hauen.« An dieser Äußerung wird deutlich, wie die neu gewonnene Einstellung des Patienten noch immer weit von einer sicheren Verankerung entfernt ist.

Eine unerwünschte Nebenwirkung der Therapie besteht darin, dass der Patient eine wahnhafte Übertragung entwickeln kann. In der langwierigen Behandlung, in deren Verlauf der Patient ein neues Objekt integriert, kann sich in ihm die Wahnvorstellung bilden, dass das »alte« Objekt nicht getötet worden ist, weil altes und neues Objekt ineinander verschwimmen. Wenn eine solche Situation entsteht, muss diese in der Therapie unbedingt thematisiert werden, um eine psychotische Regression zu vermeiden.

Insgesamt scheint der Behandlungsprozess eine komplizierte und langwierige Übergangsphase zu sein, die damit beginnt, dass der Patient noch sehr wenig über sich selbst weiß, und die dahin strebt, dass er sich seiner selbst bewusst wird und sich mit den daraus resultierenden höchst traumatischen Wirkungen auseinander setzt. Man hofft, dem Patienten helfen zu können, dass er – optimistisch betrachtet – eintretende Veränderungen in seiner Innenwelt versteht. Dies kann heißen, dass die Präsentation des Patienten sich verändert, dass sie von einer eher pathologischen abwehrenden Persönlichkeitsstörung oder einem psychotischen Erscheinungsbild übergeht in Symptome, die denjenigen einer Posttraumatischen Belastungsstörung ähnlich sind. Bei dieser Art der Präsentation kann es dem Patienten viel schlechter gehen, aber er hat dabei – hoffentlich – eine gesündere Innenwelt, in der Gedanken und Gefühle über die verübte Gewalttat und die damit verbundene Seelenqual erfahrbar werden, ohne dass die Notwendigkeit besteht, dass der Patient sich von diesem Erleben auf die vertraute Weise befreit, nämlich indem er es gewalttätig ausagiert. Wenn man mit solchen Patienten über einen langen Zeitraum hinweg konsequent therapeutisch arbeitet, können sie sich allmählich zu der »depressiven Position« vortasten. Dies muss immer wieder so lange durchgearbeitet werden, bis die negativen therapiebedingten Reaktionen, die durch die positiven Verlagerungen ausgelöst oder durch das Gefühl einer »Besserung« provoziert werden, in ihrer Schwere und Häufigkeit nachlassen. Damit der Patient die einzelnen Stufen seiner Sicherheitsverwahrung bis zur Rückkehr in die Gemeinschaft durchlaufen kann, braucht es eine langfristige Kontinuität in der Behandlung. Den Menschen, die, wie eingangs beschrieben, in dreifacher Hinsicht traumatisiert sind, wird viel abverlangt. und der Umgang mit ihnen stellt auch für ihre Therapeuten und Betreuungspersonen eine Herausforderung dar. Die Chance, dass der Patient ein nachhaltig anderes Leben als früher entwickeln kann, lässt sich nur unter den Bedingungen verwirklichen, dass die notwendige physische Sicherheit von Anfang an gewährleistet ist, dass sich zwischen Patient und Therapeut eine verbindliche Beziehung entwickelt, dass die Zusammenarbeit mit dem klinischen Team funktioniert und dass alle Personen, die mit solchen Patienten arbeiten, regelmäßig Supervision erhalten.

Aus dem Englischen von Astrid Hildenbrand

Literatur

Bateman, A. W., Fonagy, P. (2000): Effectiveness of psychotherapeutic treatment of personality disorder. British Journal of Psychiatry 177: 138–143.

Budman, S. H., Cooley, S., Demby, A., et al. (1996): A model of time-effective group psychotherapy for patients with personality disorders: the clinical model. International Journal of Group Psychotherapy 46 (3): 329–55.

Carney, F. L. (1977): Outpatient treatment of the aggressive offender. American Journal of Psychotherapy 31 (2): 265–274.

Department of Health (2000): Reforming the Mental Health Act. London (HMSO).

Dolan, B., Warren, F., Menzies, D. et al. (1996): Cost-offset following specialist treatment of severe personality disorders. Psychiatric Bulletin 20: 413–417.

Home Office & Department of Health (1999): Managing Dangerous People with Severe Personality Disorder. London (Home Office).

Home Office (2003): Review of Treatments for Severe Personality Disorder. London (Home Office).

Meares, R., Stevenson, J., Comerford, A., (1999): Psychotherapy with borderline patients: A comparison between treated and untreated cohorts. Australian and New Zealand Journal of Psychiatry 33 (4): 467–472.

Mc Callum, M., Piper, W. E., O'Kelly, J. (1997): Predicting patient benefit from a group-oriented evening treatment program. International Journal of Group Psychotherapy 47 (3): 291–314.

Munroe-Blum, H, Marziali, E., (1995): A controlled trial of short-term group treatment for borderline personality disorer. Journal of Personality Disorders 9 (3): 190–198.

National Institute for Mental Health in England & Department of Health (2003): Personality disorder: No longer a diagnosis of exclusion. Leeds (NIMHE & DoH).

Reckless, J. (1970): Enforced outpatient treatment of advantaged pseudosociopathic neurotically disturbed young women. Canadian Psychiatric Association Journal 15: 335–345.

Winston, A., Laikin, M., Pollack, J. et al. (1994): Short-term psychotherapy of personality disorders. American Journal of Psychiatry 151: 190–194.

Hysteriforme Persönlichkeitsstörung mit funktionellen und psychosomatischen Beeinträchtigungen

Bericht einer psychoanalytisch orientierten Langzeitbehandlung

Georg R. Gfäller

Vorüberlegungen

Bei den folgenden Ausführungen handelt es sich um eine Einzelfallstudie (s. Fischer 1989). Die Besonderheiten dieses Falls waren tiefgreifendste somatische/psychische Störungen, die Notwendigkeit von absolutem Halt durch Setting und Haltung des Therapeuten und zudem – als Komplikation –, dass er sich aufteilte in zwei Behandlungsteile: Am Anfang stand die Behandlung schwerer Störungen, im zweiten Teil erfolgte, nach einem Unfall, so etwas wie Sterbebegleitung, die dann langsam in eine den neuen Bedingungen angepasste Therapie überging.

Zu meinem persönlichen Hintergrund ist zu sagen, dass in jungen Jahren ein Gespräch mit René Spitz mein frühes Interesse an der Psychoanalyse geweckt hat. Spitz sagte, das Besondere der Psychoanalyse gegenüber allen anderen Psychotherapien sei, dass sie nicht nur eine Therapie sei, nein, sie sei viel mehr, sie sei eine Begleitung eines Menschen sowohl im Sinne der Aufdeckung vergessener Vergangenheit wie auch eine Begleitung in eine für beide nicht wissbare Zukunft, daneben sei sie eine erstklassige Theorie menschlicher Beweggründe. Die Psychoanalyse wisse nicht, wohin der Weg der Aufdeckung unbewusster Dynamiken führe. Sie habe auch letztlich nicht für sich das Recht beansprucht zu wissen was gesund, was krank, was die Norm für diesen einzelnen Patienten ist; das müsse erst gemeinsam herausgefunden werden. Vor einigen Jahren habe ich diese Gedanken wieder aufgegriffen (Gfäller 1997) in meinem Aufsatz über die professionalisierte Liebe in der Psychoanalyse. In den frühen Zeiten meiner Praxis hatte mich ein Gutachter (Ehebald, pers. Mitteilung) darauf hingewiesen, dass die Psycho-

analyse auch bei schwersten Störungen ein geeignetes Behandlungs-
instrument sein könne. Man müsse nicht auf tiefenpsychologische Psychotherapie ausweichen. Das hatte mir Mut gemacht, die Patientin, ich nenne sie
hier Frau D., in analytische Psychotherapie zu nehmen. Die Behandlung
dauerte mit Unterbrechungen, die durch Krankenhausaufenthalte erforderlich
waren, sieben Jahre und fünf Monate.

Die Symptomatik bei Beginn der Behandlung

Frau D., 32 Jahre alt, litt an den ganzen Körper überziehenden Krampfanfällen
(*arc de cercle*), überfallsartig auftretenden Zwängen, sich selbst an Armen
und Beinen mit Schere, Messer, Rasierklinge und anderen spitzen Gegen-
ständen zu verletzen und den Kopf an die Wand zu schlagen. Wegen häufig auf-
tretender schwerer Gangstörungen konnte sie sich nur mit Krücken, persönlicher Hilfe oder anderen Hilfsmitteln fortbewegen. Hinzu kamen extremes
Schielen, das durch eine Prisma-Brille auszugleichen versucht wurde, Schmerzempfindungsstörungen – sie konnte an sich z.B. Zigaretten ausdrücken,
ohne Schmerz zu empfinden –, schwere Depressionen mit damit verbundenen
suizidalen Gedanken samt Tendenzen zur Anorexie.

Das Erstgespräch verlief so, dass Frau D. – im vorgezogenen Rentenstand,
von Beruf Apothekenhelferin – auf Krücken in das Behandlungszimmer
mehr wankte als ging, sich auf die Couch setzte und sofort von Krampfanfällen
geschüttelt wurde. Zuerst schüttelte es etwas unkoordiniert den ganzen Körper,
dann begann sich langsam ein Krampf auszudehnen, der sie auf den Rücken
warf und in einem *arc de cercle* endete, in dem sie zitternd verharrte. Dies
dauerte etwa 15–20 Minuten, dann beruhigte sie sich etwas und wollte zu
sprechen beginnen. Bald begann ein neuer Krampfanfall, in dem sie im ver-
krampften Bogen zitternd verharrte; dabei stöhnte und ächzte sie, ihre Brille
fiel herunter. Nach 50 Minuten sagte ich zu ihr, unsere Zeit sei für heute zu
Ende, worauf sie sich schweigend entspannte, sich aufsetzte, die Brille aufhob,
die Krücken nahm und wankend aus dem Zimmer ging. Im Sekretariat vereinbarte sie einen weiteren Termin.

Frau D. war von ihrem Hausarzt überwiesen worden, der ankündigte, es
handle sich um einen schwierigen Fall, wo Somatisches und Psychisches
nicht zu trennen sei. Sie sei schon bei mehreren Psychotherapeuten gewesen,
die eine Therapie aber abgelehnt hätten. Mit dem Arztbrief sandte mir der

Hausarzt nach dieser ersten Stunde ein dickes Päckchen mit vielfältigen Klinikberichten, vor allem aus psychiatrischen Kliniken. Mit gleicher Post kam ein mit zittriger Handschrift geschriebener Brief von ihr, in dem sie sich entschuldigte, nicht sprechen gekonnt zu haben. Sie wolle die Behandlung, könne aber nicht dafür garantieren, dass nicht immer wieder diese Anfälle aufträten.

Anamnese

Da Frau D. auch in den weiterem Vorgesprächen häufiger Krampfanfälle hatte, als dass sie sprechen konnte, war ich zuerst auf die anamnestischen Daten in den verschiedenen Klinikberichten angewiesen. Sie habe im Alter von 25 Jahren bei einem Reitunfall ein Schädel-Hirn-Trauma erlitten. Danach sei sie in verschiedenen Rehabilitationskliniken und für mehrere Jahre Rollstuhlfahrerin gewesen. Als sich die Zustände nicht besserten, kam sie in verschiedene psychiatrische Kliniken, wo sie breitgefächertste Diagnosen erhielt, die von Schizophrenie, psychogenen Anfallskrankheiten, halluzinatorischer Psychose bis zu irreparablen Hirnschäden reichten. Aus den Berichten war ersichtlich, dass sie regelmäßig ohne wesentliche Besserung entlassen worden war. Eine psychiatrische Klinik allerdings, die letzte, sah bei der Patientin psychogene Zusammenhänge bei einem Borderline-Syndrom mit Mehrfach-Symptomatik und Zustand nach Schädel-Hirn-Trauma. Die Klinik hatte eine eingehende Anamnese gemacht, aus der familiendynamische Zusammenhänge erkennbar wurden. Dieser Bericht hatte den Hausarzt veranlasst, nun recht energisch die Patientin psychotherapeutischer Behandlung zuzuführen. In letzterem Bericht wurde zudem erwähnt, dass sie insgesamt in den vorangegangenen 16 Jahren fast zehn Jahre in psychiatrischen Kliniken verbracht hatte. Den Aufenthalten waren jeweils Suizidversuche vorangegangen – insgesamt acht – mit Tabletten und versuchter Öffnung der Pulsadern. In den Vorgesprächen, wenn Sprechen möglich war, und später, während der Behandlung, erfuhr ich langsam mehr über ihre Vorgeschichte:

Frau D. stammte aus einer einfachen Familie (Vater: Gelegenheitsarbeiter; Mutter: ungelernt, Hausfrau, zusätzliche Putzarbeiten), war das vierte von fünf Geschwistern und sei durch Vergewaltigung entstanden. Die Mutter habe Abtreibungsversuche unternommen. Die Mutter sei den Vergewaltigungsversuchen des Vaters entflohen, wenn sie konnte, er habe sie aber doch häufig »erwischt«. Die Mutter habe nicht gestillt, sei oft tagelang nicht zu Hause gewesen, dann hätten Nachbarinnen und die älteste Schwester (+6) die Kinder notdürftig versorgt. Der Vater habe in betrunkenem Zustand nachts die Kinder geweckt, wenn die Mutter geflohen war, gelegentlich gehätschelt, häufig aber in leichterer oder schwererer Form sexuell missbraucht. Die Patientin sei abwechselnd mit der ältesten Schwester »bevorzugt« worden. Nachträglich verdächtigte sie ihre Mutter, nicht nur vom Vater weggelaufen zu sein, sondern die Kinder bewusst dem sexuell übergriffigen Vater ausgeliefert zu haben, damit sie selbst in Ruhe gelassen werde. Von diesen sexuellen Übergriffen erfuhr ich erst nach vielen Therapiesitzungen, noch später, dass der Vater schon in ihrer frühen Kindheit mit allen möglichen Instrumenten ihre Vagina penetriert und von ihr gefordert hatte, niemals darüber zu sprechen, sonst bringe er sie um; später musste sie bei der Bibel Schweigen schwören. Dennoch entwickelte sich bei ihr eine tiefe Vaterbindung, da er emotional der Greifbarere war. Er sei – ohne Alkohol – manchmal liebevoll und sehr zugewandt gewesen. Die Mutter habe einen extremen »Sauberkeitsfimmel« gehabt, habe die Kinder eher abgelehnt, Körperkontakt völlig vermieden. Bei Beginn der Pubertät seien die Übergriffe des Vaters samt seiner Trunkenheit extremer geworden. Mit 16 Jahren sei sie erstmals in einer psychiatrischen Klinik wegen Anorexie (und Suizidversuch) behandelt worden. Sie glaubte, sich den Ärzten anvertrauen zu können, berichtete über die Vergewaltigungen, die anderen Missbrauchssituationen in der Familie und den damit verbundenen Bruch des Schwurs, woraufhin die Klinik den Vater einbestellte. Dieser habe mit seiner Behauptung, dass seine Tochter sich dies nur einbilde, erreicht, dass man – wohl weil die Ärzte sich das ganze extreme Szenario kaum vorstellen konnten – schließlich eine halluzinatorische Psychose diagnostizierte. Auch die zusätzlich einbestellte Mutter und älteste Schwester hatten die Berichte als infame Lüge bezeichnet, die Patientin wolle die ganze Familie kaputt machen. So war ihr Vertrauen in die Ärzte gründlich enttäuscht worden. Sie widerrief aus Angst vor dem Vater, der sich nachts einmal in die Klinik eingeschlichen und ihr gedroht hatte, sie und ihre Schwester umzubringen wenn sie nicht widerriefe. Wegen des Bruchs des Schwurs würde sie dann ohnehin in die Hölle kommen. Dieser nächtliche Besuch sei ihr ebenfalls nicht geglaubt worden, sodass sie letztlich alles tat, um schnell entlassen zu werden. Nach der Entlassung nach Hause entwickelten sich bald schwere Angstzustände und nächtliche Alpträume, in denen sie die Missbrauchssituationen, ihr Ausgeliefertsein und die sexuellen

Handlungen wiedererlebte. Immerhin ließ der Vater sie dann etwas in Ruhe, widmete sich der anderen Schwester, deren Stöhnen sie aus dem Nebenzimmer hörte. Sie konnte mit niemandem mehr darüber sprechen. Schließlich entkam Frau D. dem Elternhaus, indem sie eine Lehre zur Apothekenhelferin an einem anderen Ort begann und dort ein Appartement nahm. Bei zwei Klinikaufenthalten in der Psychiatrie wurde ihr extremes Schielen als Ausdruck der früher diagnostizierten Halluzinationen gesehen und mit Psychopharmaka erfolglos »behandelt« (in der Psychotherapie stellte es sich vermittels Träumen und bis dahin verdrängten Erinnerungen heraus, dass das Schielen etwa im Alter von vier Jahren begonnen hatte, als sie miterlebte, wie ihre Mutter von ihrem Vater brutal vergewaltigt wurde). Frau D. arbeitete in ihrem Beruf, wenn sie nicht wegen Anorexie, ihren Angstzuständen samt Suizidversuchen psychiatrisch behandelt wurde und nahm Reitunterricht. Sie sei dabei recht wild gewesen, hatte viele Reitunfälle und einen, der zu ihrem Schädel-Hirn-Trauma führte. Sexuelle Beziehungen habe sie außer zu ihrem Vater nie gehabt, habe nie ein Verlangen danach gespürt. Die Gangstörungen, Schmerzempfindungsstörungen und Krämpfe seien nach diesem Reitunfall aufgetreten. Die Zwänge, sich selbst zu verletzen samt den Suizidversuchen mit anschließender stationärer psychiatrischer Behandlung, seien für sie unverständlich gewesen; sie habe einfach nichts dagegen machen können. Allerdings stellte sich im Verlauf der Therapie heraus, dass diese fast immer im Zusammenhang mit den halluzinatorischen Wiedererlebnissen des sexuellen Missbrauchs durch den Vater standen, zumindest oberflächlich. Obwohl Frau D. nach dem Reitunfall arbeitsunfähig war und frühberentet wurde, gab sie sich nicht auf und bot sich als Pflegekraft im Rahmen eines sozial-psychiatrischen Dienstes an, arbeitete hier wöchentlich einige Stunden, zuerst unentgeltlich; als es ihr ein wenig besser ging, übernahm sie die Pflege alter Frauen, nun mit kleinem Gehalt. Für mich sprach das für ihre Vitalität und einen starken Willen, endlich einmal ein gesundes Leben führen zu können. Obwohl ich von diesen Dingen aufgrund der durch ihre beständigen Krampfanfälle erschwerten Vorgespräche nur wenig wusste, konnte ich den Gutachter von der Notwendigkeit einer analytischen Therapie überzeugen; insgesamt wurden 450 Stunden genehmigt. Die Therapie wurde mehrfach von kürzeren und längeren Krankenhausaufenthalten unterbrochen, doch davon später. Das zeitliche Setting war anfangs zwei Stunden wöchentlich, dann drei Stunden, Therapiebeginn Frühjahr 1987. Die Therapie endete mit zwei Stunden pro Woche Ende Sommer 1994.

Behandlungsverlauf

Ungefähr die ersten zehn Sitzungen waren, neben den Krampfanfällen und dem *arc de cercle,* von einem Wechsel zwischen Vertrauen und Misstrauen geprägt. Ich wurde verdächtigt, wie frühere Ärzte, alles auf »Psychisches« zu reduzieren oder, wie andere, alles nur »organisch« zu sehen. Ich verteidigte mich nicht, sondern deutete die Tendenz, nicht hier sein zu wollen, mir die Vergangenheit überzustülpen, um nicht tiefer liegenden Sehnsüchten und Ängsten ausgeliefert zu sein. Langsam entwickelte Frau D. so etwas wie Vertrauen, zumindest vom Bewusstsein her. Für mich überraschend war, dass, wenn ich nach 50 Minuten die Stunde beendete, der *arc de cercle* jedes Mal sofort verschwand, sie aufstehen und mit ihren Krücken, wankend das Zimmer verlassen konnte.

So etwa in die 20. Stunde kam sie sehr weinend und noch unsicherer als sonst auf den Beinen. Diese Stunde brachte eine erste Wende, da Frau D. hier, auch wieder unterbrochen durch Anfälle, von einem Psychiatrieaufenthalt berichtete, wo sie mit 16 Jahren, nach einem Suizidversuch und magersüchtig, den Ärzten erstmals vom Missbrauch durch den Vater berichtete. Sie erzählte die Geschichte, die in der Anamnese erwähnt ist. Niemals habe sie darüber gesprochen. Sie weinte sehr, bat mich, sie in den Arm zu nehmen, sie fürchte sich so, es sei doch kein Verbrechen, wenn sie den Schwur jetzt breche. Meine Reaktionen waren Mitgefühl, Abscheu gegenüber dem Vater und ein gutes Gefühl, dass sie mir endlich vertraute. Die Gegenübertragungsanalyse ergab ein anderes Bild, ich war zum »guten«, unbewusst zum »bösen« Vater geworden, bei dem sich Frau D. die von der Mutter abgewehrte körperliche Nähe holen wollte. Mein erster Impuls war, sie zu beruhigen und zu beschwichtigen, ihr wenigstens die Hand zu halten. Ich entschloss mich zu der Deutung, sie habe Angst, ich würde ihr Vertrauen und ihren Wunsch nach Nähe missbrauchen – vermutlich wie schon der Vater –, aber dies sei ein so entsetzliches Gefühl, dass sie, um sich davor zu schützen, mich bitte sie zu umarmen – wohl wissend, dass ich dies nicht tun werde; und dann würde ich zur Mutter, die sie abweist. Ihre Antwort war verstärktes Weinen, schließlich ein genauer Bericht über ihre Ängste in der Situation, wenn die Mutter aus dem Hause ging und sie dem Vater schutzlos ausgeliefert war.

Ab dieser Stunde begannen die Krämpfe langsam nachzulassen. Frau D. kam zuerst nur noch mit einer Krücke, schließlich mit gar keiner mehr. In den nächsten 20 bis 30 Sitzungen wurden die Erlebnisse der Kindheit und Jugend weiter vertieft, wiederholt durchgesprochen und mit heftigsten Gefühlsausbrüchen nacherlebt. Das stabile Setting repräsentierte neben anderem die gewünschte anwesende und schützende Mutter, die Übertragung auf den Therapeuten wechselte je nach durcherlebter Szene. Das ermöglichte die Gleichzeitigkeit widersprüchlicher Gefühle von ungeschütztem Ausgeliefert-Sein, samt der dazugehörigen Angst und Panik, wie auch Angenommen-Sein, Schutz und Erfahren von Zuwendung. Mit den Sommerferien kam es zu einem Rückschlag; die ersten Stunden im Herbst waren mit ausgeprägter Symptomatik fast wieder so, wie am Anfang der Behandlung. Als die Krampfanfälle, Gangstörungen und Selbstbeschädigungen erneut zurückgingen, hatte Frau D. Träume, in denen sie von wilden Tieren, bösen Menschen und gänzlich Unbekannten angegriffen und gelegentlich sogar getötet werden sollte. Es war nicht schwer, diese Phänomene langsam zu begreifen als beginnende verzweifelte Attacke gegen die Therapie und den Therapeuten und als Wut darüber, dass er und die Übertragungsbeziehung einen Konflikt in ihr ausgelöst hatten – einen Konflikt zwischen der Abwehr von Ohnmachtsgefühlen und schlimmsten Erkenntnissen einerseits und dem Wunsch, sich rückhaltlos anzuvertrauen andererseits.

Die Behandlung begann sich langsam auf das Schielen zu konzentrieren, mithilfe von Traumanalyse und weiterer Arbeit stellten sich Kindheitserinnerungen ein, in denen sie miterlebte, wie die Mutter vom betrunkenen Vater vergewaltigt wurde. Danach sei der Vater fortgegangen und irgendwann früh morgens lallend und stolpernd heimgekommen. Die Mutter sei weggelaufen und tagelang nicht wiedergekommen. Wir entdeckten, dass sie sich schuldig fühlte für das Verhalten des Vaters der Mutter gegenüber. Hinter diesen Schuldgefühlen begannen sich ödipale Wünsche abzuzeichnen, was zu erneuten schweren Schuldgefühlen führte. Hier begannen wieder verstärkt die Krämpfe, das Schielen nahm langsam ab. Als sie einmal eine ganze Stunde hindurch in ihrem *arc de cercle* verharrte, konnte in der nächsten Stunde, als der Krampf wieder begann, über konvulsive sexuelle Gefühle gesprochen werden, woraufhin sie drohte, die Therapie abzubrechen. Zwar brauchte Frau D. nun keine Prismen-Brille mehr, aber man konnte am plötzlichen Schielen in den Stunden bemerken, dass gefährliche sexuelle Inhalte drohten. Lange kämpfte sie gegen die auch von ihr selbst gefühlte Verdächtigung, im *arc de cercle* neben anderem eine sexuelle Vereinigung und orgastisches Erleben zu imaginieren. Wieder kam es zu ausführlichen Berichten über die Missbräuche des Vaters mit dem drohenden Hintergrund, daran selbst schuld zu sein. Die Schuldgefühle konnten hier zum einen als magische Abwehr gegen das Gefühl des völligen Ausgeliefertseins bearbeitet werden, dann zum anderen langsam auch als unbewusster Versuch, die innere Möglichkeit, verführen zu können, zu bewahren. Vehement verleugnete sie eine gewisse Zeit jegliche eigenen sexuellen Gefühle, denen sie mit ähnlicher Macht wie den Krämpfen ausgeliefert sein könnte; sie beharrte auf dem Ausgeliefert-Sein als Objekt. Es kam zu vermehrten Selbstbeschädigungen und zu gefährlicher Suizidalität. Frau D. konnte einigermaßen gehen, hatte nur noch selten die massiven Krampfanfälle. Die depressive und selbstdestruktive Symptomatik in Gestalt von Schnitten am Arm und an den Beinen nahm hingegen zu. Im Laufe der Zeit verstanden wir diese selbstdestruktiven Maßnahmen einerseits als Ausdruck von Selbstbestrafung angesichts überwältigender Schuldgefühle wegen der aufkeimenden eigenen Sexualität, andererseits aber auch als Versuche, totaler Gefühllosigkeit und Leere dadurch zu entfliehen, dass sie wenigstens äußerlich das Blut pulsieren sah. Der Hausarzt, bei dem sie die Schnitte nähen ließ, riet ihr von weiterer Therapie ab und rief mich an, um auch mich davon zu überzeugen, dass die Therapie nicht gut und vertretbar sein könne, wenn sie sich jetzt erneut auf solche Art misshandle. In Träumen wurden nun ich oder Substitute von mir zerstückelt, großer unbewusster Hass auf mich entstand von neuem. Als Frau D. mithilfe einiger Widerstands- und Übertragungsdeutungen langsam zu spüren begann, welcher Hass in ihr loderte, wurde sie für mehrere Sitzungen absolut suizidal. Sie wollte nicht mehr kommen, kam dann aber doch. Wir waren inzwischen bei drei Sitzungen pro Woche. Den Hass auf mich wollte sie schließlich regressiv dadurch abwehren, dass sie ihn in die Vergangenheit verschob und davon berichtete, wie sehr sie Mutter und Vater hasse und dazu die passenden Erinnerungen erzählte. Frau D. sah in diesen Tagen die *Penthesilea* von Kleist. Vor allem imponierte ihr dabei, wie Penthesilea Achill am Ende zerstückelte und sich danach selbst tötete. Langsam konnte sie in Achill ihren Vater, ihre Mutter, dann mich entdecken, schließlich auch sich selbst. Der Figur der Penthesilea konnte sie sich nur mit heftigen Widerständen annähern. Wenn jetzt wieder Krämpfe auftraten, das Schielen einsetzte, selbstdestruktive Maßnahmen erfolgten, konnte dies relativ schnell als Abwehr gegen den laufenden Prozess, als Regression und gleichzeitig als Abwehr gegen die eigenen mit Schuldgefühlen erlebten sexuellen Impulse verstanden werden; die Überdeterminiertheit der Symptome wurde in vielen Facetten nachvollziehbar. Sehr sachte, aber unbeirrbar näherten wir uns der Sexualität und Erotik innerhalb der Therapie, immer unterbrochen von Angriffen auf mich, dann wieder von Schuldgefühlen und den alten Symptomen. Es war eine stürmische Zeit, in der es auch mal Lachen gab, z. B. als sie in einer Stunde beim Nachlassen des *arc de cercle* sagte, ich würde sie jetzt wohl wieder einmal verdächtigen, heimlich und imaginär mit mir im Krampfbogen Geschlechtsverkehr zu haben – und – ich hätte schon irgendwie auch Recht, auch wenn es noch so peinlich sei. Sehr schwer war in diesen äußerst intimen Stunden die Balance aufrechtzuerhalten zwischen dem erspürten Erwachen weiblicher Sexualität, Identität und Potenz, der Wiederholung der Erinnerung als missbrauchtes Objekt des Vaters, dem Wunsch nach rückhaltlosem Vertrauen, der Panik vor erneuter Verletzung, schweren Schuldgefühlen wegen eigener Sexualität und der enormen Angst vor den langsam spürbar werdenden unbeherrschbaren Trieben. Die ödipale Situation konnte hier sowohl rekonstruiert als auch erinnert werden. Die verderblichen, weil missbrauchten körperlichen Liebeswünsche gegenüber dem Vater (auch als Ersatz für die körperlich völlig unzugängliche Mutter) wurden in der Übertragung zuerst erfahrbar in einer scheinbar harmlosen Frage an mich, was denn meine Frau dazu sage, was hier geschehe – oder sei sie vielleicht krank? Dies war der Ausgangspunkt für die wiederum schuldgefühlshaften Hassgefühle auf die Mutter – sowohl im präödipalen und ödipalen Sinne als auch im Zusammenhang damit, dass die Mutter sie dem Vater ausgeliefert hatte, so, wie jetzt ich sie in der Behandlung den damit verbundenen Erinnerungen auslieferte. Auf mich prasselten Wut, Hass und Verdächtigungen ein, dann wieder Zuneigung, Liebe und Wunsch nach körperlicher Nähe samt der Phantasie, ein möglicherweise erster Liebhaber sein zu können. Ich sagte mir gelegentlich zur Beruhigung, das ist nun wohl wieder die Übertragungsneurose, in die ich verwickelt werde, da kann man nichts machen – auch wenn ich manchmal an der Grenze meiner Belastungsfähigkeit war – es wird schon weitergehen und Sinnvolles entstehen. Sie lag und krampfte gelegentlich auf der Couch, ich saß dahinter und konnte trotz allem inneren Aufruhr relativ ruhig und neugierig bleiben. Die schwierigen Versuche, immer erneut die gerade von mir abgewehrte Gegenübertragung zu erfassen, um daraus zu Deutungen zu kommen, wurden angesichts des Auf-mich-Eintrommelns verschiedenster und gegensätzlichster Affekte fast unmöglich gemacht. Es blieb mir oft nur mehr so etwas wie die als sicher gewähnte Gewissheit, irgendwann wird es schon möglich sein, das alles in einen Verständnisprozess umwandeln zu können. Es wurde agiert, reinszeniert, gewütet, geweint, Krämpfe kamen und gingen – meine Vermutung blieb, es wird schon noch mal ruhiger. Wir überlegten sogar, auf vier Stunden pro Woche zu gehen, blieben aber dann doch bei dreien. Daneben besserten sich die Symptome deutlich. Hier fürchtete ich allerdings, wenn es in einer Stunde für sie und/oder mich fast unerträglich wurde, dass eine negative therapeutische Reaktion einsetzen könnte, was in geringem Ausmaß auch manchmal geschah, letztlich aber doch gut wieder aufgefangen werden konnte, meist mit Arbeit an den Schuldvorwürfen.

Es wurde schließlich auch ruhiger. Nun begann als äußere Komplikation ihr Arbeitsplatz unsicher zu werden; wegen Sparmaßnahmen drohte Kündigung. Ihre Rente war ausgesetzt, weil sie inzwischen fast Vollzeit in der Pflege arbeitete und für ihre Verhältnisse ganz gut verdiente. Ich überlegte damals mehrfach, inwieweit das wiederholte genaue Durchgehen traumatischer Erlebnisse in der Kindheit und ihre Wiederholung in der Übertragung nicht zu malignen oder gar iatrogenen Retraumatisierungen führen könnte. Gelegentlich war ich in London in Supervision, wo ich viel Stützung erhielt, den Behandlungsprozess in der gleichen stoischen Art weiter fortzusetzen. Das Unbewusste sei niemals ein Feind des Menschen, es würde auch bei Frau D. darauf achten, dass keine Retraumatisierung einträte. Aus der heutigen Sicht würde ich sagen, das war etwas naiv; dennoch sollte der weitere Verlauf dieser Anschauung Recht geben. Man könnte sagen, im Winter des ersten Jahres war Frau D. zu zwei Dritteln symptomfrei geworden, konnte ihrer Arbeit nachgehen, hielt dort ziemliche Konflikte aus, war teilweise sogar gespannt auf die jeweils nächste Sitzung, auch wenn hoch wahrscheinlich war, dass in dieser erneut viel durcheinander gewirbelt werden würde. Auch auf andere Art und Weise war die Supervision mir hilfreich, weil ich da erkannte, dass eigene Erfahrungen, die mich dem Tode nahe gebracht hatten, mir jetzt helfen könnten, auch bei gefährlich anrollender Suizidalität, die immer wieder drohte, einigermaßen ruhig zu bleiben. Ich hatte mich also auf einen, wenn auch häufig recht dramatischen, aber letztlich wohl zu bewältigenden analytischen Prozess eingestellt. Frau D. schien auf einem zugegebenermaßen dornigen Wege der Gesundung zu sein.

Mitte Januar des folgenden Jahres kam sie nicht zu den Sitzungen. Nach einer Woche wurde ich von dem Arzt einer Klinik angerufen, in der sie auf der Intensivstation lag. Sie habe einen Zettel dabei gehabt, auf dem der Hinweis notiert war, mich zu benachrichtigen, wenn ihr etwas geschehe. Sie liege im Koma, habe schon drei Notoperationen hinter sich. Folgendes war geschehen:

Frau D. hatte sich bei einer Klinik beworben, um dort als Krankenschwester zu arbeiten. Sie war zu diesem Zweck mit vier Freundinnen – sie hatte inzwischen gute Freundinnen – im Auto zu dieser Klinik gefahren, hatte ein Vorstellungsgespräch, das zu einem Anstellungsvertrag führte. Auf der Rückfahrt, sie saß hinten in der Mitte, nur mit Bauchgurt, sei plötzlich von einer Nebenstraße ein schwerer Kiestransporter auf die Straße eingebogen, es habe einen Frontalzusammenstoß gegeben. Dabei seien die beiden Frauen vorne und die rechts von ihr sitzende schwer verletzt worden, die links von ihr sitzende nur leicht. Bei Frau D. habe der Bauchgurt den Unterleib fast bis zur Wirbelsäule durchgeschnitten, der Darm war geplatzt, die Milz fast gänzlich zerdrückt. Deswegen die Notoperationen. Nun hatte sie vor der Fahrt Müsli gegessen, diese Müslikerne hatten sich wegen des geplatzten Darms im gesamten Unterleib verbreitet und extreme Entzündungsherde gebildet. Bei den Operationen waren Teile des Darms weggeschnitten und andere zusammengenäht worden; man könne nicht nochmals operieren. Bei Frau D. sei wegen dieser Entzündungsherde – weil man nicht alle Müslikerne entfernen konnte – mit einem letalen Ausgang zu rechnen. Einige Wochen später schrieb sie mir einen Brief, in dem sie mir mitteilte, sie werde bald in ein anderes Krankenhaus verlegt, dort werde man noch einmal eine Operation versuchen; wenn sie diese überlebe, möchte sie gerne, dass ich sie einmal besuche. Ich konnte mehrmals mit ihr telefonieren.

In der neuen Klinik wurde diese weitere Operation gewagt; sie überstand sie, der leitende Chirurg berichtete mir den Operationsverlauf. Man habe den Darm weiter verkürzt, die auffindbaren Fremdkörper entfernt. Man habe nicht mehr tun können und müsse damit rechnen, dass trotzdem noch Fremdkörper vorhanden seien, die jetzt schon wieder heftigste Entzündungen verursachen würden. Außerdem komme es zu völligen Darmlähmungen, man müsse leider mit einem letalen Ausgang rechnen. Er habe ihr das gesagt; sie wolle mit mir sprechen, wenn dies möglich sei. Ich hatte die ihr zustehenden Sitzungen nicht wirklich gestrichen, sondern hier Vorgespräche gemacht. Nach einigen Telefonaten besuchte ich sie achtmal in der Klinik und konnte mit ihr sprechen, wobei neben dem Bericht über ihren Zustand durchaus auch psychodynamische Zusammenhänge überlegt werden konnten. Die Klinik entließ sie nach vielen Wochen in häusliche Pflege. Obiger Chirurg, den ich persönlich sprechen konnte, meinte, nun sei Sterbebegleitung angesagt.

Frau D. kam in der ersten Sitzung nach der Entlassung mit dem Krankenwagen, wurde von zwei Personen begleitet, die sie stützten, bis sie sich auf die Couch legen konnte. Sie hatte trotz vieler Schmerzmittel extreme Schmerzen. Sie begann die Stunde damit, dass sie sterben müsse und meine Hilfe brauche, sie wisse nicht, wie das gehe, das Sterben. Schon in der fünften Sitzung nach dem Unfall kam sie überraschenderweise mit Krücken und erstmals ohne Krankenwagen. Sie schielte nicht, hatte keine Krampfanfälle, wirkte relativ ruhig. Sie schilderte ihre weiterhin bedenkliche Lage, die Lähmungen des Darms, die Entzündungen, hatte wieder minimale Hoffnung – neben tiefer Verzweiflung und Angst vor dem Sterben. Vor dem Hintergrund meiner eigenen Lebenserfahrung mit Unfällen und teilweise lebensgefährlichen Verletzungen war ich relativ gefasst und schlug ihr vor, dass wir das, was da in ihrem Bauch geschehe, probehalber wie eine psychosomatische Reaktion zu verstehen: Was oder wen repräsentieren diese sie zerstörenden Körner, die jetzt im Stickstoffmilieu ihres Bauchs neue Infektionen und neue Entzündungen verursachen? Wer ist der Darm, der nun zusammenklebt und nicht mehr funktionieren will? Wer ist der Tod, der sie nun holen möchte? Wer ist Frau D., die einerseits leben möchte, andererseits den Tod erwartet? Einige Zeit wehrte sie sich gegen diese Perspektive, hörte mich sagen, es gäbe keine somatischen Prozesse, sondern nur psychisch bedingte, und verstand das als Vorwurf. Mittlerweile kam sie nur noch selten mit dem Krankenwagen, manchmal mit Krankenpflegern, zunehmend mit öffentlichen Verkehrsmitteln, allein. Wir konnten in der gemeinsamen Arbeit – unabhängig von jeglicher somatischen Wirklichkeit, aber in engster Weise bezogen auf diese Wirklichkeit – langsam herausarbeiten, welche Interaktionsmuster, welche Personen, welche interaktionellen Kämpfe mit diesen im Unterleib wirkenden Entzündungsherden und den Lähmungen zu identifizieren waren.

Als ersichtlich wurde, dass sie nicht unbedingt schnell sterben musste, vielmehr ein wenig Hoffnung bestand, suchte sie eine Naturheilklinik der Universität auf, in der versucht wurde, mit anderen als den schulmedizinischen Mitteln gegen die Entzündungen, die Verklebungen des Darms samt oftmaliger Darmlähmung anzugehen. Ich entschloss mich – ich gestehe es – sehr widerwillig, weil ich nicht wusste, was das für das Setting bedeutete, sie nun regelmäßig zweimal pro Woche zu besuchen. Wir hielten in dieser Naturheilklinik dann einigermaßen vertretbare Stunden ab. Die versuchte psychodynamische Herangehensweise an ihre Körpersymptome war in der Klinik schwieriger als vorher in der Praxis. Es wirkt wohl auch der Raum, in dem eine Behandlung stattfindet.

Die Entzündungen im Unterleib nahmen trotz Behandlung dermaßen zu, dass sie in eine chirurgische Klinik verlegt werden musste, um noch einmal operiert zu werden. Der Allgemeinzustand war allerdings inzwischen deutlich gebessert. Hier kam es zu einem folgenschweren Ereignis: Etwa drei Wochen nach der Operation besuchte sie der operierende Arzt auf der Station, um mit ihr über das Operationsergebnis zu sprechen. Frau D. verspürte große sexuelle Lust ihm gegenüber und verführte ihn; er nahm sie mit in sein Arztzimmer und schlief mit ihr. Tage danach verschwand er von der Klinik, ohne wieder mit ihr Kontakt gehabt zu haben. Sie blieb weitere zwei Wochen in dieser Klinik, bis sie wieder in die Naturheilklinik zurückverlegt werden konnte.

Hier, bei meinem nächsten Besuch, erzählte Frau D. mir sehr an- und aufgeregt davon. Nun wisse sie wirklich, dass ihre Krampfzustände nicht nur mit dem Reitunfall zu tun gehabt hätten, sondern in besonderer Weise aufrechterhalten worden waren durch die darin enthaltene verbotene Sexualität. Sie habe sich das nie zugestehen wollen oder können. Ich blieb bei zweimaligen Besuchen pro Woche; wir hatten unsere Gespräche, die gut weiterführten, allerdings war die Übertragungs- und Gegenübertragungsanalyse durch die Klinikräumlichkeiten sehr erschwert. Anschließend kam Frau D. in eine Reha-Klinik.

Nach sechs Wochen war sie wieder mit Krücken bei mir in der Praxis. Wir konnten herausarbeiten, dass die obige, erste von ihr gewollte sexuelle Begegnung sowohl eine unbewusste Reinszenierung mit dem Versuch des Wieder-gut-Machens ihrer Erfahrungen mit dem Vater war – in aller Ambivalenz – als auch symbolisch die analytische Behandlung selbst repräsentierte, wo das Sexuelle, Ödipale immer – und nicht nur im Hintergrund – mitgespielt habe. Der Arzt war nicht nur, aber *auch* ein Vertreter von mir. Es kam wegen der weiterhin aufflammenden Entzündungen noch einmal zu einer kürzeren stationären Behandlung, während der aber auf konservative Art und Weise mit ihren noch bestehenden Problemen im Darm und Unterleib umgegangen wurde. In dieser Klinik besuchte ich sie zweimal. Danach setzten wir die Arbeit in meiner Praxis fort. Sie erhielt ihre Rente wieder und begann nach einiger Zeit mit großem Aufwand eine Ausbildung zur homöopathischen Heilpraktikerin.

Die weitere Arbeit war davon gekennzeichnet, dass wir einerseits erneut die traumatischen Ereignisse mit ihrem Vater bearbeiteten, wenn sie durch Träume oder die Übertragungsprozesse virulent wurden, andererseits die noch bestehenden somatischen Prozesse im Unterleib (Entzündungen, Darmlähmung, Verklebungen) im oben erwähnten psychodynamischen

Zusammenhang sowohl im Sinne der Lebensgeschichte, der Verdrängungen, wie auch als Ausdruck der vielschichtigen Szenen in der therapeutischen Situation erkundeten. Der Verlauf war beileibe nicht ruhig – wie zu erwarten. Eine Komplikation riss alle Wunden noch einmal auf: In der Zwischenzeit war das gerichtliche Verfahren eingeleitet worden, in dem untersucht werden sollte, welchen Schadensersatz die Autoversicherung (des Kiestransporters) Frau D. für die erlittenen Verletzungen bezahlen sollte. Zu diesem Zweck war sie nach Untersuchungen in der Gerichtsmedizin zur psychiatrischen Abklärung in eine psychiatrische Klinik verlegt worden, wo eine Ärztin sich dazu verstieg, sie mittels der Diagnose eines »Münchhausen-Syndroms« zu verdächtigen, sich die entzündlichen Müslikerne, die noch in ihrem Unterleib tobten, durch die Vagina appliziert zu haben. Daraufhin floh Frau D. aus dieser Klinik mit dem Taxi nach Hause. Es war eine ähnliche Situation eingetreten, wie damals, als sie 16 Jahre alt war und ihr Vater in die Klinik gerufen wurde, wo man sie wegen halluzinatorischer Psychose behandelte.

Alle Symptomatik brach wieder aus, Frau D. hatte ihre schweren Krämpfe, schnitt sich in Arme und Beine, schielte und hatte schwere Gangstörungen. Sie schilderte mir ihre neue Suizidalität, wollte nicht mehr leben. Letztlich ließ sich das gerade noch auffangen und wieder in den alten psychoanalytischen Prozess mit seinen dramatischen Seiten um- und einbauen, wobei mein ruhiges Beharren darauf, dass alle äußeren Dinge zugleich Bestandteile der Übertragungssituation seien, zu heftigsten Konflikten mit Abbruchdrohungen führten. Ich blieb dabei wie ehemals Karl Valentin, ein bayerischer Querdenker und Komiker, der auf die Anmutung, als der Klügere doch nachzugeben, sagte: Ich geb' ja nicht nach. Jedenfalls beruhigte sich die Situation wieder. Es scheint so, als hätten hier nicht nur meine Deutungen, sondern auch meine weiterhin stoische Haltung genügend Halt gegeben. Sie hatte ebenfalls nicht aufgegeben und – mithilfe eines Anwalts und eines anderen Gutachtens – mit der gegnerischen Versicherung zu kämpfen begonnen. Sie gesundete zusehends Stück für Stück, war kein Opfer mehr, was für sie ein sehr schwerer Schritt war. Die Entzündungen im Unterleib ließen nach, sonographische Untersuchungen belegten, dass die letzten Kerne in irgendeiner Weise eingekapselt worden seien, schließlich waren sie nicht mehr vorhanden. In der analytischen Arbeit hatten wir diese Kerne imaginär »aufgefressen« und damit »magisch« zerstört. Die genehmigten Kassenleistungen gingen nun dem Ende zu. Frau D. hatte inzwischen ihre Heilpraktikerausbildung weitgehend abgeschlossen, hatte nur noch seltenste

Gangstörungen; sie schielte nicht mehr; die Depressionen waren deutlich zurückgegangen; der Darm arbeitete problemlos. Die Unempfindlichkeit gegenüber Schmerzen war schon vor dem Unfall verschwunden; es gab keine selbstdestruktiven Handlungen mehr. Sie hatte Freundinnen und Freunde gewonnen bzw. wieder zurückgewonnen, beruflich steuerte sie einer eigenen Praxis zu, eine tiefer gehende und sexuelle Beziehung hatte sie noch nicht. Dafür war die innere Situation noch nicht genügend stabilisiert. Die Kassenleistungen endeten bei etwa 450 Stunden. Diese Einschränkung bedauerte ich sehr, aber dem Gutachter war nicht zu vermitteln, dass weitere Therapie sinnvoll und notwendig sei. Er fürchtete eine zu große Abhängigkeit von Therapeut und Therapie. Frau D. fügte sich in diese Situation, die Therapie wurde beendet.

Den weiteren Verlauf der Geschichte erfuhr ich durch gelegentliche Briefe von ihr: Sie hatte einige sexuelle Beziehungen gehabt, lebte aber allein. Beruflich habe sie sich eine relativ gut gehende homöopathische Praxis aufgebaut, in der sie hilfreich wirken und ihre Erfahrung mit ihrer Psychotherapie gut einbauen könne, ihre Rente brauche sie nicht mehr. Es gehe ihr meist ganz gut, sie habe gelegentlich noch etwas wackelige Knie, keine Krampfanfälle mehr. Sie sei zuversichtlich, ihr weiteres Leben gut bewältigen zu können. Sie habe Erfolg. Für mich war bedauerlich, dass wir nicht noch mehr Zeit in der Behandlung hatten, um die Frage der Partnerschaft ausreichend angehen zu können. Frau D. war aber einfach froh, überlebt zu haben und einigermaßen gesund und erfolgreich leben zu können. Zehn Jahre seit Beendigung der Therapie sind vergangen, der letzte Brief kam vor etwa vier Jahren; sie war guten Mutes geblieben.

Theorie

Theoretisch interessant scheinen mir folgende Fragen zu sein:
a) Gibt es den immer wieder behaupteten Unterschied oder die Kausalität zwischen psychischen und somatischen Vorgängen in Wirklichkeit?
b) Welche Rolle spielt der Umgang mit der Gegenübertragung, die Wechselwirkung? Welchen Nutzen birgt das Ebenenmodell von Foulkes (1968; Gfäller 1986)?
c) Welche Rolle spielt die Sexualität?
d) War dies psychoanalytische Psychotherapie?

a) Kausalität oder Unterschied von Psyche und Soma

Es handelte sich bei Frau D. um schwere Störungen, die in all ihrer Massivität erst nach einem Schädel-Hirn-Trauma im Zusammenhang mit einem Reitunfall aufgetreten waren. Das Schielen allerdings war etwa im vierten Lebensjahr entstanden; die Zusammenhänge mit der Beobachtung von Vergewaltigungen sind bearbeitet worden. Die selbstdestruktiven Handlungen, die Depressionen und die Anorexie existierten am Ende der Behandlung nicht mehr. Der Darm funktionierte inzwischen gut. In partnerschaftlichen Beziehungen hatte es Frau D. wohl noch sehr schwer; hier ist die nötige befriedigende psychoanalytische Arbeit nicht mehr geschehen. Was zählt ist jedoch vor allem, dass Frau D. lebt. Was ist davon psychisch bedingt, was körperlich? Gibt es diesen Unterschied? Gibt es eine solche Kausalität? Mit Victor von Weizsäcker glaube ich, nach Freud könne man die Kausalität zwischen körperlichen und psychischen Vorgängen nicht mehr guten Gewissens aufrecht erhalten; sie sind die zwei Seiten menschlichen Geschehens (V. von Weizsäcker 1951; 1949). Die Erfahrungen mit dieser und vielen anderen Behandlungen, sei es im Einzel- oder Gruppensetting, zeigen mir, dass der hypostasierte Gegensatz zwischen körperlichen und psychischen Vorgängen in Wirklichkeit nicht existiert – zumindest dann nicht, wenn man genau hinsieht. Es existierten im faktischen Sinne Vergewaltigungen, die Manipulationen an ihrem Genitale, die vielfache Flucht der Mutter, schließlich der Unfall samt seinen Konsequenzen. Die *conditio humana*, vermutlich aber auch die aller Tiere, scheint die zu sein, dass Psychisches und Körperliches gleichzeitig geschieht, nur zwei Seiten eines Geschehens sind. Aufgrund jahrzehntelangem interdisziplinären Austauschs mit Naturwissenschaftlern glaube ich, deren Ergebnisse, vor allem die der Physik, in dieser Frage heranziehen zu dürfen: Wechselwirkungen sind aufgrund der nun obsolet gewordenen strengen Unterscheidungen zwischen Geist und Körper, Subjekt und Objekt, Psyche und Soma usw. die zentrale Wirkungsstation. Dies erlaubt es, wie Freud öfters andeutete, in der Psychoanalyse den Prozessen zwischen Patient und Therapeut mindestens den gleichen Raum zu geben wie den jeweils individuellen Vorgeschichten; diese erscheinen innerhalb der Prozesse der Begegnung. Ich kann mir nicht vorstellen, dass der von den Ärzten als tödlich angesehene Prozess der Entzündungsvorgänge im Unterleib von Frau D. neben den notwendigen Operationen anders zu bewältigen gewesen wäre als durch die Übersetzung dieser Prozesse in »psychosomatische«. Die Psyche ist gleichzeitig der Körper, wenn ich Freud und die Physik richtig verstanden habe.

Wenn ich die Physik weiter in Anspruch nehmen darf, spielen der Raum und die Zeit eine entscheidende Rolle. Der Raum ist das Setting, in dem die Behandlung stattfindet, samt dem tatsächlich vorhandenen Raum der Behandlungspraxis oder auch der Klinik, wo ich Frau D. gelegentlich besuchte; die Zeit ist ein Faktor, in dem sich Prozesse abspielen können oder nicht. Ich war zwar letztlich nicht ganz befriedigt über den Abschluss der Behandlung, weil noch einiges zu tun gewesen wäre, aber sie zeigt doch, dass absolut schwerste Störungen psychosomatisch und psychoanalytisch behandelbar sind. Ich wiederhole, nach Freud ist Körperliches und Psychisches untrennbar. Bei aller Genialität von Descartes, der die Trennung von Leib und Seele einführte, ist man aufgrund der Erkenntnisse moderner Naturwissenschaft, aber auch aufgrund der Psychoanalyse und Gruppenanalyse – wie ich meine – heute nicht mehr berechtigt, hier von sich gegenseitig bedingenden Kausalitäten oder abgegrenzten Entitäten auszugehen. Die von Descartes bekämpfte *unio mystica* der Kirche und des Glaubens ist schon seit Jahrhunderten aufgelöst. So ist es m. E. mit Recht geschehen, die faktischen und somatischen Ereignisse im Leben von Frau D. gleichzeitig auch als psychische zu bearbeiten – im Sinne einer psychischen Realität, die zugleich körperlich ist. Die Einheit von körperlichen und psychischen Vorgängen bedingte und erleichterte zugleich die gemeinsame Arbeit am vermeintlich nahenden Tod.

b) Gegenübertragung, der Körper, Wechselwirkungen und das Ebenenmodell von Foulkes

Weswegen lege ich so großen Wert auf die Untersuchung der Gegenübertragung? In meiner Ausbildung und von späteren Supvervisanden hatte ich nur allzu oft davon gehört, die Gegenübertragung sei ein (bewusst wahrnehmbares) Gefühl dem Patienten oder der Patientin gegenüber. In Besinnung auf Freud musste ich durchaus annehmen, Gegenübertragung sei die unbewusste Antwort auf die unbewusste Übertragung des Patienten. Sowohl meiner Erfahrung als auch der Literatur entnahm ich, dass ich dann, wenn ich ein bestimmtes Gefühl Frau D. gegenüber hatte, dieses Gefühl untersuchen musste als Abwehr und Kompromissbildung meiner eigenen unbewussten Gegenübertragung. Wenn ich also z. B. das unangenehme Gefühl hatte, Frau D. sei mir gleichgültig und ich bemühe mich lediglich um eine einigermaßen ordnungsgemäße psychoanalytische Therapie, so untersuchte ich dieses Gefühl aufgrund der Ergebnisse meiner Lehranalyse daraufhin, was ich mit diesem

Gefühl einerseits abwehrte und andererseits kompromisshaft erkennen könnte. Die Gleichgültigkeit konnte beispielsweise mit der Abwehr heftiger Affekte, die es zu suchen galt, zusammenhängen. Diese Affekte mussten nun entweder peinlich oder/und dem Selbstgefühl abträglich sein. So fiel es mir manchmal schon sehr schwer, abgewehrten Hass (trotz Winnicott 1960) auf Frau D. in mir zu entdecken oder den vergewaltigen wollenden Vater oder die abweisende und ausliefernde Mutter usw. Man ist am Geschehen intensivst beteiligt, was mir auch nötig erscheint, um mithilfe des Erfahrenen verstehen und schließlich sinnvoll interpretieren zu können. Im Abschnitt ›Behandlungsverlauf‹ hatte ich schon erwähnt, dass eigene Erfahrungen von Todesnähe und deren Verarbeitung eine gewisse Rolle für die Behandlung von Frau D. spielten; ich konnte dadurch Grenzsituationen ruhiger begegnen. Das war aber letztlich nicht die aus Resonanz bestehende Gegenübertragung. Diese galt es in jeder einzelnen Sitzung neu zu untersuchen: Was wehre ich ab, welche Kompromissbildung erscheint, wenn ich dies oder jenes fühle oder sagen möchte?

Für mich gab es in jeglicher Behandlung immer einen gewissen Standard, den ich glaubte von Freud übernehmen zu können, nämlich den, Widerstände zu analysieren, bevor ich Inhalte deute. Ezriel (1960) sprach in sinnvoller Weise davon, dass Deutungen einen Dreisatz beinhalten könnten: Man spricht über dies oder jenes (Konfrontation), um über etwas anderes (das sollte man wissen) nicht zu sprechen; denn, für den Fall, dass man über dieses andere spräche, würde folgende Katastrophe (die ebenfalls zu benennen ist) eintreten. Der Widerstand ist berechtigt; eine Inhaltsdeutung ohne die vorangehende oder zumindest gleichzeitige Deutung des Widerstands wäre somit falsch, außer – das ist die Einschränkung aus meiner Erfahrung – sie bezieht sich auf einen Erfahrungsbereich, in dem der Patient noch nicht sprechen konnte, auf die präverbale Zeit. Ein anderer Grund, Inhalte vor dem Widerstand gegen diese und seine Begründung anzusprechen, könnte nur sein, wenn einigermaßen sicher ist, dass diese Inhalte noch nie im Leben des Patienten sprachliche Form gefunden haben.

Die dauernde Analyse der Gegenübertragung stellt bei schwer gestörten Patienten eine besondere Anforderung an den Behandler dar, da sie – aufgrund der häufig vorhandenen großen Schwierigkeit die Übertragung zu bearbeiten – diese ergänzen, gelegentlich sogar ersetzen muss. Die Gegenübertragungsanalyse wird in solchen Fällen eine wichtigere Grundlage der Deutung als die Analyse der Übertragung.

Eine große Hilfe bei der Erarbeitung der Gegenübertragung war und ist mir das Ebenenmodell von Foulkes (1968), das ich für die Untersuchung des Ichs etwas erweiterte (Gfäller 1986). Es hilft bei der Orientierung, auf welcher Ebene das Geschehen gerade abläuft, in welcher Position man unbewusst mitspielt oder sein könnte. Foulkes sprach von Resonanzprozessen und von Transpersonalität, in Abgrenzung vom eher linearen Begriff der Interpersonalität:

➤ *Ebene ›Öffentlichkeit‹:* Hier geht man davon aus, dass soziologische Bedingungen das Feld der Behandlung in erheblichem Maße beeinflussen, also z. b. das gesellschaftlich gegebene und überwachte Experten-Klienten-Verhältnis, ethische Grundregeln, Kostenträger, Professionalität usw. Dann entwickelt sich auf dieser Ebene die so genannte Realität: Was ist und was war wirklich? Realität benötigt den Charakter von Öffentlichkeit, Freud und später Adler sprachen von der Neurose als »privater« Lösung. Philosophisch erarbeitete Hannah Arendt (1960, S. 14–18, 164–243) diese Auffassung des Realen als Öffentlichem.

➤ *Übertragungsebene 1:* Das ist die allgemein bekannte Ebene der Übertragung, hier handelt es sich um ganze Personen, z. B. um Vater, Mutter, Geschwister, aber auch andere relevante Personen der verdrängten Kindheit.

➤ *Übertragungsebene 2 (projektive Ebene):* Auf dieser Ebene kommen die Teilobjekte, Selbstanteile, Projektionen, Spiegelreaktionen usw. zu Wort. Bei schweren Störungen dürfte diese Ebene besonderes Gewicht haben.

➤ *Körperebene:* Leider wird diese Ebene nach meiner Kenntnis der Lehre an Instituten und der Erfahrung als Supervisor oft vernachlässigt, obwohl doch gerade die Psychoanalyse mit Freud die Identität von Körper und Seele betont hat. Auf dieser Ebene interagieren die Körper, die Körperempfindungen; die Positionen und Haltungen können beobachtet werden im Zusammenhang mit und als Ausdruck der gesuchten unbewussten Kommunikation. Mit Foulkes sollte man besser von Transaktion statt von Interaktion sprechen, um der Wechselwirkung besser zu entsprechen.

➤ *Primordiale Ebene:* Dieser Ebene ordnet Foulkes das zu, was Viktor von Weizsäcker das Grundverhältnis nannte, die unhinterfragbaren Grundbedingungen jeglicher Kommunikation. Dazu gehören Rituale, z.B. der Händedruck, Höflichkeitsregeln und Verhaltensweisen, die

Nähe, Distanz, Wohlwollen, Neutralität usw. ausdrücken bzw. symbolisieren.

Es sind dies Orientierungspunkte, die hilfreich sein können beim Aufdecken der unbewussten Gegenübertragung. Dabei ist zu empfehlen, dass gerade bei schweren Störungen und solchen der Persönlichkeit nur die Modelle verwendet werden, die der Analytiker bestens kennt und damit gewissermaßen im Schlafe umgehen kann, da der emotionale Ansturm im Therapieprozess meist hoch geladen ist und die schnelle Reflexionsfähigkeit manchmal einschränkt.

Zusätzlich setzen diese Ebenen von Foulkes etwas voraus, was in der Theorie nach meiner Kenntnis noch zu wenig reflektiert wurde, obwohl es dem Alltagserleben gut zu entsprechen scheint: Kommen zwei oder mehr Menschen zusammen, entsteht sofort im Zusammenhang mit dem umgebenden Raum so etwas wie die schon oben genannte *Wechselwirkung*. Ich habe diesen Begriff der Quantenphysik entnommen, wo ein Kernsatz etwa so lautet: Wechselwirkung (in gegebenem Raum und gegebener Zeit) bestimmt den Ort, die Substanz und Ladung der an der Wechselwirkung beteiligten Teilchen weitaus präziser als die Untersuchung der Teilchen außerhalb der Wechselwirkung. Für die analytische Therapie übersetzt könnte das bedeuten, dass die gerade bestehende Wechselwirkung zwischen den beteiligten Personen ein größeres Gewicht hat als die jeweilige individuelle Geschichte und die damit verbundenen Übertragungs- und Gegenübertragungsprozesse. Die Wechselwirkung benutzt gewissermaßen das vorhandene Material, die Geschichte in ihren Verarbeitungsformen. Es entstehen so beständig neue Szenen, die alte Szenarien beinhalten; neu daran scheint mir das besondere Gewicht der jetzigen Wechselwirkungen, die das Alte und die jeweils individuelle Geschichte benutzen, um dieses im Hier und Jetzt neu entstehen zu lassen. Nicht das Alte, Verdrängte schafft die neue Situation in der Behandlung, sondern die von der Wechselwirkung geschaffene neue Situation ermöglicht das Auftauchen des Früheren. Aus der Gruppenanalyse ist das Phänomen bekannt, dass sich wirkliche Individualität – das Auftauchen des Subjekts – nicht in Abgrenzung vom geschehenden Prozess vollzieht, sondern durch Reflexion darüber, wie und wo sich das Ich an verschiedenen Orten, Ereignissen, Begegnungen verhalten, gefühlt und verortet hat. Das Ich könnte so die reflektierte Geschichte verschiedener Ich-Zustände sein, die sich als Gesamt dann als den jeweiligen Gegebenheiten angepasste und strukturierte Person zeigt. Diese führt vor Augen, wie das Ich angesichts unterschiedlicher Wechselwirkungen historisch gewachsen ist.

Wechselwirkung erzeugt Szenen, durch die Übertragungs- und Gegenübertragungsprozesse ermöglicht und vielleicht sogar neu kreiert werden. Die Konsequenzen einer solchen Sichtweise sollten noch genauer überdacht werden, was aber andernorts geschehen muss. Sowohl die Gruppenanalyse als auch die analytische Behandlung solcher schweren Störungen haben mir dieses Umdenken zwingend nahe gelegt. Ich empfehle hier nichts weniger als Abstand zu nehmen von Kausalität und Linearität und stattdessen Raum und Zeit ernst zu nehmen; auch Abstand zu nehmen von den Substanzentrennungen Descartes, die nun nur noch Sichtweisen sind, und einer durch Abgrenzung bedingten Individualität und sich an ihrer Stelle dem reflektierenden Subjekt zuzuwenden, das sich in schwer verständlichen Wechselwirkungen befindet. Das ist keineswegs Esoterik, sondern ein kleiner und noch unsicherer Schritt der Aufnahme und des Einbezugs naturwissenschaftlicher Erkenntnisse in der Psychotherapie. Von Seiten der Physik hat Thomas Görnitz (1999) unter Verwendung des Werks von Carl Friedrich von Weizsäcker und den Studien des Max-Planck-Instituts zur Erforschung der Lebensbedingungen der technisch-wissenschaftlichen Welt (1970–1980 in Starnberg) diesen Übersetzungsschritt getan. Das so genannte »C. F. von Weizsäcker-Colloquium«, an dem ich teilnehme, arbeitet seit 1980 weiter daran.

Nun eine etwas andere Sichtweise: Inwieweit geht die Gegenübertragung der Übertragung voraus? Das Vorausgehende ist das Setting, der spezifische Raum, die innere Haltung des Analytikers, seine Authentizität, die Übereinstimmung von Verhalten, Haltung und Rede. Bei sehr tief greifenden Störungen sehe ich wegen der extrem leichten Irritierbarkeit der Patienten eine besondere Notwendigkeit diese vorausgehende Gegenübertragung – vielleicht besser den damit geschaffenen Raum – genauer zu beleuchten. In meinem Falle war es der persönlich eingerichtete Behandlungsraum, dann aber vor allem die oben genannte Übereinstimmung; es ist meine Haltung auch im Leben, Überraschungen zuzulassen, Theorien zu verwerfen, wenn sie mir unstimmig oder für den Patienten inadäquat erscheinen. Aus guter Erfahrung heraus grenzt es schon an Gewissheit, dass – gleichgültig, wie schlecht die Voraussetzungen sind – durch Geduld, Ausdauer und Humor die Therapien an das näher heranführen, was im Inneren der Patienten verschüttet, verboten oder einfach nicht aufgeweckt ist. Unlösbare Widersprüche anzunehmen gehört dazu. Die vorausgehende Gegenübertragung besteht dank Freud

auch aus der Sicht des Körpers als Psyche, wie ich oben ausführte. Ich bin
also anwesender Körper und da kann ich sagen, dass mir meine Vergangenheit
als Sportler samt meinen Unfällen eine enorme Hilfe dabei war und ist, in
jeder Situation neu zu spüren wie die Körper sich zueinander verhalten und
aus dem eigenen Körpergefühl heraus – siehe die Körperebene bei Foulkes –
den Patienten wahrzunehmen, aber auch mich selbst, und daraus die aktuell
bestehende Gegenübertragung besser erraten zu können. Ich bin sicher – die
Forschung bestätigt dies – dass das Bewusstsein über den eigenen Körper in
all seinen Fasern und seiner kommunikativen Wirkung samt der körperlichen
Wahrnehmung des anderen die Kommunikation im analytischen Prozess
nicht nur erleichtert, sondern eine äußerst wichtige Grundlage jeglicher
Kommunikation ist. Bei frühen Störungen hat es nach meiner Erfahrung
schon im vorsprachlichen Bereich (vorgeburtlich und in den ersten Lebensjahren) völlig entgleiste Körperkommunikationen gegeben. Der Analytiker
sollte deshalb ein beständig zu überprüfendes Wissen über seine Körperkom-
munikation haben, was nicht nur bei frühen Störungen fast unentbehrlich ist,
wie ich meine, sondern in jeglicher psychoanalytischen Arbeit und nicht
zuletzt im Leben hilfreich sein kann.

c) Sexualität, ödipale Situation
Eine genauere Untersuchung der Sexualität ist bei dieser Therapie unumgänglich und folgt aus dem Vorangegangenen. In sehr vielen Stunden war
diese von zentraler Bedeutung und durchzog als körperliche Begegnung im
obigen Sinne die Behandlung. Alle Symptome bis auf die Auswirkungen der
direkten Unfallschäden hatten etwas mit Sexualität zu tun: Das Schielen mit
der Beobachtung von Vergewaltigungen der Mutter; der *arc de cercle* mit
frühen Manipulationen am Genitale durch den Vater samt den späteren Vergewaltigungen, die Depressionen als Ergebnis von Regressionen aus überwältigenden sexuellen und ödipalen Impulsen, die Selbstzerstörungsattacken
im Zusammenhang mit Schuldgefühlen wegen solcher und anderer Impulse –
z. B. früher innerer Druck zur Masturbation, um der Überschwemmung
durch früheste Sexualisierung einen Abfuhrkanal zu schaffen – die Anorexie
als Verweigerung weiblicher Identität und Entwicklung (ebenfalls verbunden
mit schwersten Schuldgefühlen) Gleichzeitig war die Sexualität weitestgehend tabuisiert und fast vollständig unterdrückt. So etwas wie Weiblichkeit
oder weibliche Identität und Sexualität gab es zu Anfang der Behandlung
nicht. Die Kleidung war zu jener Zeit eher eine Verhüllung. Der verbotene

(Drohung von vollständigem Liebesverlust) und damit verdrängte Hass auf die Mutter, weil sie im Sinne guter Resonanz kaum erreichbar war und Frau D. zudem dem Vater auslieferte, war nur schwer zu erreichen, da meist im Hintergrund – manchmal im Vordergrund – die Unmöglichkeit lauerte, sich mit der Mutter und ihrem Innenraum im Sinne positiver weiblicher Potenz und Freude an der Sexualität identifizieren zu können. Diese Potenz und Freude am eigenen weiblichen Innenraum musste gänzlich neu erarbeitet werden. Die Bearbeitung und Arbeit mit der Geschichte der Sexualität und deren Wiederauffinden in den Übertragungs- und Gegenübertragungsprozessen hatte also eine zentrale Bedeutung im Laufe der Behandlung. Man kann die ödipale Situation als Dreh- und Angelpunkt der Behandlung verstehen; von ihm aus entfaltete sich die gesamte innere Konfliktdynamik. Aufgabe des Analytikers war es in diesem Fall, Raum zu schaffen, um die missbrauchte, schuldgefühlshafte und verdrängte Weiblichkeit vorsichtig zum Erwachen zu bringen, dabei die Missbrauchssituationen neu erinnern und erleben zu lassen und letztlich durch beständiges Wiederholen in all ihren Facetten zu durchleuchten, absolut sicheren Halt in der analytischen Situation zu geben, all den Affekten ihren Raum zu geben und somit langsame Ausheilung der Wunden zu ermöglichen. Es war dies kein Plan, sondern die Rahmenbedingungen der psychoanalytischen Situation schafften die Möglichkeit dieses Erwachens. »Was ist meine spezifische weibliche und sexuelle Identität?«, war die Frage, die langsam, über viele schmerzhafte Stunden hinweg, eine freudige Antwort fand. Regressionen mussten erlaubt und gleichzeitig in ihrem Abwehrcharakter gesehen werden. Immer wieder ergaben sich Sekunden, manchmal Minuten, voller Erotik und freudigem Erkennen des Verlorenen. Frau D. entdeckte ihren Humor. So war aller Schmerz leichter zu ertragen. Das offene Sprechen über den Tod half zusätzlich.

d) Psychoanalytische Therapie?

War diese von Settingwechseln und Krankenhausaufenthalten häufig unterbrochene Behandlung eine psychoanalytische Psychotherapie? Ich glaube, dies behaupten zu dürfen. Das Wesentliche und m. E. Wichtige waren die konsequente Arbeit an Übertragung und Gegenübertragung samt überprüften Rekonstruktionen im Rahmen einer zumindest versuchten, klaren psychoanalytischen Haltung. Man konnte bei Frau D. von einem geschwächten Ich ausgehen, das vielleicht wegen der Traumatisierungen zusätzlich so geschädigt war, dass lehrbuchmäßige klassische Deutungen dieses Ich restlos überfordert hätten. Ein Fazit könnte sein, hier hauptsächlich Ich-stärkende Maßnahmen durchführen zu müssen. Ist nicht aber gerade auch in einer klaren analytischen Deutungsarbeit sowohl durch das Setting als auch durch die Haltung des Psychoanalytikers diese Ich-Stärkung gewährleistet? Nach meiner Auffassung ist gerade eine solche klare Haltung eine besondere Bedingung für die Neuaufrichtung von innerem Halt, also von Ich-Funktionen. Wenn behauptet wird, die klassische psychoanalytische Therapie mit ihrer Betonung auf dem Dreh- und Angelpunkt der ödipalen Situation, der kindlichen Sexualität samt den unbewussten inneren Konflikten sei unmenschlich und müsse »humanisiert« werden, so stelle ich dem alle meine inzwischen 33 Jahre dauernde psychoanalytische und gruppenanalytische Erfahrung entgegen. Ich konnte es niemals als hilfreich erleben, sich besonders auf die Schwächen und Defizite der Patienten zu beziehen. Meine innere Orientierung war und ist auf die Stärken und möglichen Bewältigungsmechanismen der Patienten samt möglicherweise unlösbaren inneren Widersprüchen gerichtet. Die besondere Orientierung auf die Schwächen und Defizite dürfte nach meiner Auffassung gerade diese in maligner Weise verstärken, wie ich es in Zweit- oder Dritt-Behandlungen oder als Supervisor erfahren konnte. Wenn ein Patient zu einem analytischen Psychotherapeuten kommt, so darf er mit Recht erwarten, dass nichts beschönigt, keine inneren Konflikte verleugnet, keine unbewussten Strömungen ununtersucht bleiben. Und dies, auch wenn vorerst Unerträgliches dabei herauskommt. Beland (1992) schrieb über den Lehranalytiker, der gut genug ist, vieles von dem, was ich auch für die Behandlung von Patienten für absolut richtig halte: Klarheit und den unerschrockenen Versuch, gemeinsam mit dem Patienten unter Nutzung von Übertragungs- und Gegenübertragungsprozessen samt der Wechselwirkung das dunkle und manchmal unerträglich erscheinende Feld des Unbewussten zu erforschen und die verdrängten Szenen neu entstehen zu lassen, um sie zu bearbeiten. Dass es dabei keine sinnvolle Trennung von so genanntem »Psychischen« und »Somatischen« geben dürfe, können Psychoanalytiker nach Freud für sich beanspruchen.

Was ist gesund, was krank? Die Frage der Norm

Die Psychoanalyse oder besser der Psychoanalytiker dürfte einen abstrakten und genauen Begriff von Gesundheit und Krankheit nicht kennen; die analytische Psychotherapie aber ist aufgrund der Kassenbedingungen gefordert, darüber etwas auszusagen. Dies ist ein nicht unerheblicher Konflikt, denn die individuelle Auffassung davon wird aus meiner Sicht in jeder Behandlung neu entwickelt, in der Begleitung des und in Wechselwirkung mit dem Patienten. Im Falle der Frau D. – und ich hoffe, ich habe sie hier tatsächlich nur begleitet und nicht geführt – entsprachen ihre eigenen Vorstellungen von Gesundheit und Krankheit weitgehend denen unseres Gesundheitssystems. Vielleicht war die Behandlung auch deswegen so effektiv. Im Sinne von Loch (1974) muss ich mich natürlich fragen, welche meiner eigenen Normvorstellungen von Gesundheit und Krankheit implizit und explizit in die Behandlung einflossen. Dazu gehört, wie mich gesellschaftlich tradierte Normen in meinem Verhalten beeinflussen. Dies alles ist Bestandteil der Analyse der Gegenübertragung. Ein Teil dieser Analyse kann während der Sitzung geschehen, ein anderer Teil muss unbedingt außerhalb – möglichst mit anderen – sorgfältig durchdacht werden. Seit die Psychoanalyse immer mehr auf ihre Anwendung als psychoanalytische oder tiefenpsychologisch fundierte Therapie reduziert wird, keine Absolventen anderer Berufsgruppen, außerhalb von Medizin und Psychologie, mehr die Ausbildung (früher Weiterbildung) machen können, fehlt der zur Analyse des impliziten gesellschaftlichen Kontextes gehörende Bereich. Durch die Ausgrenzung von Vertreterinnen und Vertretern der Soziologie, Anthropologie, Ethnologie, Politologie u. a. fehlt der Psychoanalyse der nötige interdisziplinäre Austausch. Die Reflexion darüber, was die bewussten und unbewussten Normvorstellungen sind und bewirken, wie sehr sie kulturell und gesellschaftlich bedingt sind und in mir oft unerkannt wirken, braucht fachübergreifenden Austausch. Für mich war es bei der Behandlung von Frau D. von großem Wert, mir z.B. die durchaus peinliche Frage stellen zu können und mit anderen zu diskutieren, warum eigentlich Vergewaltigung so schlimm sei, wie verschiedene Kulturen damit umgehen und -gingen. Dadurch konnte die in mir sitzende Blockade, mich wirklich mit dem Vater von Frau D. in seinen schlimmsten Handlungen zu identifizieren, deutlich gelockert werden. Eine eindeutige Wirkung dieser interdisziplinären Gegenübertragungsanalyse war, dass die früheren Szenen von der Patientin plötzlich viel klarer erinnert und erlebt wurden. Die Antwort darauf, was im Sinne des Patienten krank oder gesund ist, wird im Behandlungsprozess individuell beantwortet – allerdings schon auch im Bezug auf gegebene und zu untersuchende gesellschaftliche und kulturelle Normen, die in internalisierter Weise wirken. Das soll nicht nahe legen, die Frage nach Gesundheit und Krankheit in der Theorie der Psychoanalyse nicht weiterhin zu stellen. Da man im Allgemeinen mehr über »Krankheit« zu wissen scheint und spricht, dürfte es auch für die Psychoanalyse und ihre Anwendung als Therapie eine spannende Aufgabe sein, den Begriff der »Gesundheit« intensiver als bisher ins Auge zu fassen.

Literatur

Arendt, H. (1960): Vita activa oder vom tätigen Leben. München (Piper).

Beland, H. (1992): Der Lehranalytiker, der gut genug ist. In: Streek, U.; Werthmann, H.-V. (Hg.): Lehranalyse und psychoanalytische Ausbildung. Göttingen (Vandenhoeck & Ruprecht).

Ezriel, H. (1960): Übertragung und psychoanalytische Deutung in der Einzel- und Gruppenpsychotherapie. Psyche, 14: 496–523.

Fischer, G. (1989): Dialektik der Veränderung in Psychoanalyse und Psychotherapie. Modell, Theorie und systematische Fallstudie. Heidelberg (Asanger).

Foulkes, S. H. (1968): Dynamische Prozesse in der gruppenanalytischen Situation. In: Heigl-Evers, A. L. (Hg.) (1971): Psychoanalyse und Gruppe. Göttingen: (Vandenhoeck & Ruprecht), S. 9–20.

Gfäller, G. R. (1986): Welterfahrung und Ich-Entwicklung. Gruppenpsychother. Gruppendynamik, 22: 58–75.

Gfäller, G. R. (1997): Professionalisierte Liebe in der Psychoanalyse. In: Höhfeld, K., Schlösser, A.-M. (Hg.): Psychoanalyse der Liebe. Gießen (Psychosozial-Verlag), S. 315–324.

Görnitz, Th. (1999): Quanten sind anders: Die verborgene Einheit der Welt. Mit einem Vorwort von Carl Friedrich von Weizsäcker. Heidelberg/Berlin (Spektrum, Akad. Verlag).

Loch, W. (1974): Der Analytiker als Gesetzgeber und Lehrer. Psyche, 28: 431–460.

Weizsäcker, V. von (1949): Nach Freud. Gesammelte Schriften, Bd. 1. Hg. v. Peter Achilles, Frankfurt/M. (Suhrkamp), 1985, S. 441–450.

Weizsäcker, V. von (1951): Über Psychisierung und Somatisierung. Psyche, 5: 81–88.

Winnicott, D. W. (1960): Gegenübertragung. In: Reifungsprozesse und fördernde Umwelt. München (Kindler), 1974, S. 207–216.

Schneewittchen oder von der Schwierigkeit männlicher Entwicklung

Ira Müller

Am Beispiel der analytischen Psychotherapie eines Patienten mit einer tief greifenden strukturellen Problematik (narzisstische Persönlichkeitsstörung) widme ich mich dem komplexen Zusammenspiel von traumatisierenden emotionalen Einflüssen und der darauf aufbauenden, konflikthaft durchlaufenen psychosexuellen Entwicklung. Besondere Aufmerksamkeit schenke ich dabei den Abwandlungen in der therapeutischen Technik als Versuch einer konsequenten Orientierung am Patienten.

Die Theorien und Konzepte, denen wir als Analytiker anhängen, beeinflussen unsere Wahrnehmung des Patienten, die Kategorisierung der Symptomatik, unsere Diagnose und nicht zuletzt unsere Behandlungstechnik. Erste Schwierigkeiten tauchen in diesem Zusammenhang bereits bei der Diagnose auf: Was ist eine narzisstische Persönlichkeitsstörung? Mithilfe welcher Kriterien wird die Diagnose gestellt? Und um welche Definition von Narzissmus geht es hier eigentlich?

Die hier vorgestellte Therapie des Herrn B. wurde nicht begonnen, um die Wirksamkeit einer bestimmten Theorie zu bestätigen. Vielmehr wollte ich frei sein, nicht nur das zu finden, was ich als Therapeutin ohnehin schon erwartet und vorausgesehen hatte. Ich bemühte mich, diesen Patienten mit seinen Voraussetzungen und seiner Lebensgeschichte in der Auseinandersetzung mit seinen Objekten möglichst unvoreingenommen zu verstehen. Dennoch ist auch in diesem Fall schon vieles von der Dynamik des Patienten – selbst ohne nähere Kenntnis seiner Lebensgeschichte – aus dem »szenischen Verstehen« des ersten Kontaktes und der sich ergebenden Konstellation von Übertragung und Gegenübertragung ableitbar.

Herr B. kam nach einer mehrmonatigen stationären psychotherapeutischen Behandlung wegen Depressionen und Suizidalität in meine Praxis. Der stationäre Aufenthalt war gerade abgeschlossen; der Patient hatte die Geschäftsführung im Betrieb seines Vaters seit kurzem wieder aufgenommen.

Die erste Begegnung mit Herrn B. war von einem Eindringen in meine Privatsphäre gekennzeichnet. Ohne telefonische Voranmeldung kam er von einem Termin bei seinem Hausarzt direkt zu mir nach Hause, wo sich zum damaligen Zeitpunkt auch meine Praxis befand. Die Tatsache, dass meine Tochter – damals zwischen zwei und drei Jahren alt – ihm die Tür öffnete und über den neuen »Spielkameraden« recht froh zu sein schien, ließ uns in ein Erstgespräch geraten, das eigentlich noch gar keines war und trotzdem schon viel von dem wiedergab, was die Therapie lange Zeit begleiten sollte: Der Patient glich einem ungeduldigen Kind, das laut nach sofortiger Befriedigung seiner ungestillten Bedürfnisse schreit. Herr B. schien sich die sofortige Lösung seiner als unerträglich erlebten Spannung zu erhoffen: eine Antwort auf die Frage, ob er als »mein Kind« angenommen würde oder nicht. Er erklärte, er habe es eilig gehabt, habe deshalb alles auf eine Karte gesetzt. »Entweder hat sie einen (Therapieplatz) frei, dann weißt du gleich Bescheid oder eben nicht, dann ist es auch egal«, so sein Gedankengang. Ich war von der Tatsache seines Auftauchens unangenehm überrascht; er störte. Zunächst wollte ich ihn abwimmeln, bekam dann aber ein schlechtes Gewissen und mochte ihn doch nicht mehr einfach wegschicken. Letzten Endes gab ich ihm einen Termin für ein Erstgespräch am darauf folgenden Tag.

Herr B. ist 40 Jahre alt, sehr gepflegt und gut gekleidet. Er ist ca. 174 cm groß und von stattlicher Statur. Sein Haar ist graumeliert; er trägt eine Brille und einen kurz geschnittenen Vollbart – ein gut aussehender Mann, denke ich, eigentlich ein »Frauentyp«. Ich erfahre, dass er Geschäftsmann ist, was ich mir nur schwer vorstellen kann. Er wirkt ängstlich und gehemmt, insgesamt zwar recht kontrolliert, jedoch kaum locker oder gar jovial. Würde so jemand in einer Verkaufsverhandlung überzeugen können?

Seit acht Jahren leide er an Depressionen; ich notiere »chronisch«. Anfang des Jahres sei er vier Monate in stationärer Behandlung gewesen. Zu dieser Zeit habe er sich das Leben nehmen wollen, habe sich – wie er es ausdrückte – einfach davon machen wollen. Nach einem Gespräch mit seinem Hausarzt habe ihn dieser sofort als Notfall in eine Klinik einweisen wollen. Nach einer anfänglichen Abneigung habe ihm die Aussicht auf die Behandlung dann Mut gemacht, sodass er letztlich doch mit zeitlicher Verzögerung in die Klinik gekommen sei. Genug Zeit, im Geschäft alles auf seine Abwesenheit vorzubereiten, habe er noch gehabt. Er berichtet, dass er der älteste Sohn in einem Geschäftshaushalt und als Geschäftsführer im Unternehmen seines Vaters tätig sei. Seine Mutter – er beschreibt sie als die »Seele« der Familie –, die immer alles zusammengehalten und zwischen ihm und seinem Vater vermittelt habe, sei vor zehn (!) Jahren an Krebs qualvoll gestorben. Im selben Jahr sei auch der zweite Sohn des Patienten geboren worden. Vor zwölf Jahren sei das Geschäft erweitert worden. Dies habe zwar mehr Aufgaben mit sich gebracht und mehr Verantwortung, aber auch mehr Auseinandersetzungen mit dem Vater um den richtigen Kurs. Herr B. berichtet, ihm fehle jeglicher Antrieb, im Geschäft drücke er sich vor Kunden, quäle sich jeden Morgen hinunter ins Geschäft. Er könne sich nicht konzentrieren, jedes Verkaufsgespräch sei eine Belastung. Darüber hinaus könne er sich gegen Ansprüche der Kunden kaum behaupten, meist sei er gar froh, wenn keiner käme. Sein Vater habe ihm vor seinem Klinikaufenthalt schon ständig Vorhaltungen gemacht; er traue ihm nichts zu, bedränge ihn mit Fragen, mische sich in alles ein. Bis heute sei dies so weitergegangen, ja sogar schlimmer geworden, da ihm (Herrn B.) jetzt aufgrund des langen Klinikaufenthaltes einiges an Informationen fehle. Von seiner Frau, mit der er seit 17 Jahren verheiratet sei, bekomme er zwar Unterstützung, jedoch habe die mit den Umständen auch ihre Probleme. Außerdem akzeptiere der Vater sie nicht, er denke: wo die herkommt, da soll sie doch froh sein, dass sie jetzt eine B. ist! Manchmal wolle Herr B. nur noch seine Ruhe haben. Es sei ohnehin alles sinnlos, er schaffe es sowieso nicht – wozu also sich noch quälen.

Geboren wurde Herr B. in einer katholischen Kleinstadt. Für seinen Vater war das Geschäft auch damals schon Lebensinhalt; er hatte die Kriegs- und Nachkriegszeit erlebt und es, wie Herr B. berichtete, »durch schwierige Zeiten« geführt, was seine Haltung geprägt habe. Er hatte sich eine in seinen Augen standesgemäße Frau gesucht, der er die Führung des Haushaltes und die Kindererziehung überließ und die außerdem im Geschäft mithalf. Herr B. ist der erstgeborene Sohn und war von Anfang an als Nachfolger bestimmt. Der Vater erwartete dementsprechend handwerkliches Geschick von ihm – er wollte schließlich einen »würdigen Nachfolger« heranwachsen sehen. Herr B. zeigte jedoch nur wenig Interesse am Geschäft, erwies sich als »ungeschickt und tolpatschig«. Da er es dem Vater »nie recht machen« konnte, ging er ihm aus dem Weg. »Wenn ich ihn um die Ecke biegen sah, war ich schon weg«, sagte er. Dieses »Sich-davon-Machen« ist zu einem wesentlichen Bestandteil in der Entwicklung des Patienten geworden und spielt in seiner extremen Form auch eine große Rolle bei der im Therapieverlauf immer wieder auftretenden Suizidalität.

Herr B. hat noch zwei Brüder, jedoch wurde ihm als dem Erstgeborenen die besondere Aufmerksamkeit der Eltern zuteil. Unmittelbar nach dem Patienten wurde noch ein Mädchen geboren, das jedoch kurz nach der

Geburt starb – worüber die Mutter sehr traurig gewesen sei. Herr B. erwähnte diesen Umstand in der Therapie erst zu einem späteren Zeitpunkt. Dies ist ein entscheidender Hinweis, dem in der Psychodynamik des Patienten eine wesentliche, wenn auch nicht wirklich erinnerbare Bedeutung zukommt.

Nach dem Realschulabschluss und einer Lehre bemühte sich Herr B. um eine Arbeitsstelle im Ausland, gab sein Vorhaben jedoch auf, um im elterlichen Betrieb zu arbeiten. Die Eltern hätten ihn aufgefordert zu Hause zu bleiben. »Du willst uns doch wohl nicht alleine lassen«, sei eine Äußerung seiner Mutter gewesen.

In der Wahl des Settings war für mich letztendlich das Gefühl entscheidend, den Patienten nicht sich selbst überlassen zu wollen; die Therapie fand im Gegenüber statt, zwei- bis dreistündig pro Woche.

Um mir die in seinen Augen wohl unerträglichste Mitteilung über sich zu offenbaren, traf er genaue Vorbereitungen: So berichtete er mir über einen homosexuellen Bekannten, der außerhalb des Ortes mit Freunden auf einem Resthof lebe. Herr B. erklärte, dass er ihn nur noch selten und unter großen Schwierigkeiten dort besuchen könne, weil seine Frau ihn nicht mit »so einem« zusammen gesehen wissen wolle. Während er davon erzählte, schien Herr B. jede meiner Reaktionen aufmerksam auf Anzeichen von Missbilligung zu verfolgen. In einer der folgenden Stunden erzählte er von kleineren Vorfällen aus dem Geschäft, die relativ belanglos waren. Es kam zu langen Pausen und erst auf eine Intervention meinerseits hin – ich fragte ihn, ob es tatsächlich das sei, worüber er sprechen wolle – begann er, über seine bisexuellen Neigungen zu sprechen. Er verspüre diese seit nunmehr zwölf Jahren, damals sei es sehr überraschend für ihn gewesen. Es habe ihn regelrecht schockiert, dass er beim Anblick von Männern im Schwimmbad oder in der Sauna sexuell erregt gewesen sei. In der mehrmonatigen stationären Behandlung habe er aus Angst und Scham nicht darüber gesprochen. In der Gruppentherapie habe er der Verschwiegenheit der Gruppe nach außen misstraut; in der Einzeltherapie bei einem männlichen Therapeuten habe er sich nicht getraut. Außerdem habe er Sorge gehabt, dieser würde es in die Gruppe einbringen oder eben dies von ihm erwarten – womit er vermutlich Recht gehabt hatte. Er fühle sich schäbig, weil er seiner Frau nichts erzähle und sie damit hintergehe, frage sich, wie ich das wohl finde. Außerdem wurde klar, dass er befürchtete – sollten seine homosexuellen Neigungen bekannt werden – sein Leben und das seiner Familie zu zerstören. Auf der einen Seite wertete ich seine Mitteilungen als Vertrauensbeweis, als eine Art »bestandenen Test«. Auf der anderen Seite blieb mir auch seine Sehnsucht nach Angenommensein ohne Vorbedingungen und ohne Bewertung keineswegs verborgen. Dieser Patient wäre vermutlich nie zu einem männlichen Therapeuten gegangen. Aufgrund seiner Vorgeschichte erwartete er Verständnis, wenn überhaupt, dann nur von einer Frau und hätte eine Therapie andernfalls vermutlich vermieden.

Nicht nur die innere Struktur samt ihrer defizitären Entwicklung und die sich anschließende unvollständig durchlaufene ödipale Konstellation, sondern auch die äußere Realität im Sinne der interpersonellen Konflikte eines Patienten spielen eine gewichtige Rolle. Kann es doch nicht ohne Bedeutung sein, welche Ängste des Patienten einen realen Bezug haben und welche störungsbedingt auftauchen. Tatsache ist, dass jeder Mensch nicht nur inneren, sondern auch äußeren Realitäten unterliegt, die wir in einer Therapie nicht übergehen können. Daher versuchte ich mit dem Patienten auf einer realen Ebene zu klären, was passieren könnte, wenn seine Bisexualität bekannt würde: Wahrscheinlich verlöre er seine Frau und seine Kinder – zumindest könne er sich nicht vorstellen, dass seine Frau bei ihm bliebe. Auch das Geschäft könnte nicht mehr unter seinem Namen geführt werden. Sein Vater würde ihm das Geschäft nicht übergeben; der Geschäftserhalt wäre ihm wichtiger als sein Sohn.

Es handelt sich bei Herrn B. um eine Verbindung von realen Ängsten um den Verlust der finanziellen Grundlage für sich und seine Familie mit resultierenden interpersonellen Konflikten und einem intrapsychischen Dilemma, das sich wiederum aus unbewussten Ängsten und Schuldgefühlen zusammensetzt, die auf eine tief greifende Identitätsstörung aufgrund früher Traumatisierung zurückgehen. Der hierdurch drohende Selbstverlust des Patienten hätte ihn letztendlich in die Psychose oder vielleicht sogar in den Suizid getrieben. Mit seinen nächsten Angehörigen hat Herr B. nie über Suizidgedanken und -phantasien gesprochen. Er wollte sich nicht mitteilen. Es ist von wesentlicher Bedeutung, dass der Tod für Herrn B. die Erlösung von allen weltlichen Anstrengungen repräsentierte und damit nichts eigentlich Erschreckendes beinhaltete. So trat denn auch eine starke Todessehnsucht auf. Herr B. schien in Erfahrung bringen zu wollen, ob ich mit seinen Todessehnsüchten umgehen könne, sie aushielte und nicht selbst Angst bekäme. Er wollte herausfinden, ob ich ihn wegschicken würde, z. B. wieder in eine Klinik, ob ich versuchen würde ihm diese Möglichkeit des »Ausstiegs« auszureden, ihm diese Möglichkeit wegnehmen wollte, da sich für ihn der Suizid als die einzig mögliche autonome Handlung darstellte. Alle anderen Bereiche seines Lebens erschienen ihm zumindest zum damaligen Zeitpunkt ausweglos fremdbestimmt.

Seine Einstellung zum Suizid hat Herr B. nicht wesentlich verändert, doch verlor die anfängliche Todessehnsucht im Verlauf der Therapie mit der Ausdehnung autonomer Handlungsmöglichkeiten auf andere Lebensbereiche ihre gravierende Bedeutung.

Ich ermutige Herrn B., über alles zu sprechen, was ihm in den Sinn kommt; anfangs weise ich ihn darauf hin, dass wir auch mit frühen Kindheitserinnerungen und Träumen arbeiten werden. Darauf reagiert er mit passivem Widerstand. In beinahe jeder Stunde berichtet er, dass er zwar träume, sich diese Träume jedoch nicht merken könne, obwohl er sich immer »solche Mühe« gebe. Daneben bringt er Material über seine Situation früher, im Kindergarten. Es war ein katholischer Kindergarten, der von Nonnen geleitet wurde. Besonders eine dieser Nonnen ist ihm im Gedächtnis geblieben. Er erzählt von einem Spiel, bei dem sie immer die Brottaschen der Kinder hochhob. War die eigene Brottasche an der Reihe, sollten die Kinder rechtzeitig den Finger heben. Geschah das nicht, gab es kein Frühstücksbrot. Obwohl sich der junge B. wohl sehr bemühte, verpasste er fast immer den Einsatz und bekam somit oft nichts zu essen. Er erinnert sich an die Empörung, die er dabei empfand. Noch heute spüre er die Wut auf diese Frau, wenn er ihr begegne. Auch mussten die Kinder unter ihrer Aufsicht immer schnell die Schnürsenkel zubinden. Dabei war er ihr nicht schnell genug. Das mochte sie auch nicht; sie mochte ihn nicht. Dass seine Wahrnehmung richtig gewesen sei, habe sie ihm nach 35 Jahren bestätigt, als er sie vor kurzem noch einmal traf.

Aus dieser Szene allein ergeben sich – je nach theoretischer Ausrichtung des Therapeuten – viele verschiedene Interventionsmöglichkeiten. Der Patient berichtet die Szene so wie beschrieben. Zunächst fällt ihm dazu nichts ein. Deute ich schon den passiven Widerstand? Er will nichts hergeben. Handelt es sich um einen Ausdruck einer »primitiven Aggression« mir gegenüber? War dies auch damals bei der Nonne der Fall, wenn er regelmäßig seinen Einsatz verpasste? Will er sich heute wie damals nicht an Spielregeln halten, sich nicht anpassen oder unterwerfen? Sucht er den Anschluss an einen »paradiesischen Zustand«, in dem er nichts leisten muss, um Befriedigung zu erhalten? Ist die Nonne gar projektiv identifiziert gewesen mit seiner

»primitiven Aggression«? Sie kann ihm nach 35 Jahren bestätigen, dass sie ihn nicht leiden konnte, doch was ist mit ihm? Konnte er sie auch nicht leiden? Was war zuerst da, Henne oder Ei? Kann der Patient so genannte »notwendige Frustrationen« nicht ertragen? Sucht er die Frustrationen vielleicht sogar auf? Ist er masochistisch oder war die Nonne sadistisch? Schließlich kann man es kaum pädagogisch nennen, Kinder hungern zu lassen, wenn auch nur bis mittags. Hat er sich tatsächlich gegen unhaltbare Strukturen – wenn auch nur auf passiv-aggressive Art und Weise – gewehrt? Warum haben möglicherweise alle anderen Kindergartenkinder diese Frustrationen überstanden – oder sind einige von ihnen inzwischen zu Säufern geworden, haben eine Essstörung entwickelt oder sind einfach nur aus der Kirche ausgetreten? Welchen Anteil hat diese Nonne daran? Wenn die Verarbeitungsmöglichkeiten dieses Kindes überschritten wurden, war dies dann eine real traumatisierende Situation? War er nicht schnell genug, um die Brottasche zu ergattern, weil sein Konzentrationsvermögen nicht ausreichte, und reichte dieses nicht aus, weil seine Gehirnstrukturen aufgrund einer frühen Traumatisierung unter Stressbedingungen nicht schnell genug arbeiteten? Und wenn es so ist – was kann er dann überhaupt ändern, wenn er es doch bereits verstanden hat? Handelt es sich doch um einen Konflikt in der Anpassung und Unterwerfung oder pflanzt jener sich nur auf die mangelhafte Struktur auf? Was, wenn diese Erinnerung nur eine Deckerinnerung darstellt?

Was wird ihm vorenthalten? Erscheint die Nonne hier synonym für die Mutter, die ihm die Nahrung vorenthält? Anwendung findet die orale Thematik durchaus. Begehrte Herr B. die Nonne als die unbefleckte Frau, die keine sexuelle Beziehung zu seinem Vater hatte? Begehrte er seine Mutter oder hasste er seine Mutter, konnte er beides nicht integrieren? Hatte er eine viel basalere Angst, nämlich die, zurückgewiesen zu werden? Wurde er von der Mutter zurückgewiesen? War er neidisch auf die gute Brust, die die Mutter hatte, er aber nicht? Bereitet ihm sein Neid Schuldgefühle?

Kann er mich als Therapeutin nicht leiden? Oder begehrt er mich, enthalte ich ihm etwas vor? Hat er Angst, von mir nicht gemocht zu werden? Bedeuten seine mangelnden Einfälle, dass er sich unsicher ist über seine Gefühle oder will er mich durch seine Phantasielosigkeit entwerten? Zunächst beginne ich bei der Widerstandsbearbeitung, die jedoch nicht erfolgreich ist. Folglich verlasse ich mich auf meine Intuition und frage nach, mache Vorschläge, gebe Interpretationsmöglichkeiten, erkläre. Ganz vorsichtig war es Herrn B. dann möglich, eigene Anteile zu sehen. Er mochte die Nonne auch nicht, Forderungen hatten schließlich nicht von Frauen zu kommen. Eigentlich fand er »das Ganze zu blöde«, das Frühstück habe ihm zugestanden, er habe sich nicht beugen wollen, obwohl er damals von sich selbst den Eindruck hatte, dass er sich Mühe gab. Dies ist der Anteil, der vom Patienten in der Phase der Therapie mit mir als Therapeutin bestätigt werden konnte.

Ich bin mir sicher, andere Analytiker hätten – persönlichkeits- oder therapieschulenbedingt – mindestens einen weiteren Interventionsvorschlag entsprechend der eigenen Präferenzen vorgenommen. Ebenso sicher ist, dass sich der Therapieverlauf allein dadurch anders entwickelt hätte – ob besser oder schlechter sei dahin gestellt. Riemann beschreibt bereits in seinem Werk *Grundformen helfender Partnerschaft* (1988) den Einfluss der Persönlichkeit auf die Therapien; die »Spiegelmetapher« ist längst entzaubert worden. Nach langer Eigenanalyse kennen Analytiker sich selbst eben nur besonders gut, nicht ganz genau. Wir sind keine identischen Persönlichkeiten und jeder Patient nimmt uns darum auch unterschiedlich wahr. Dass sich die Übertragungen unserer Patienten an bestimmte unserer Eigenarten anknüpfen, ist längst bekannt. Was immer wir auch tun oder sagen, intersubjektiv entwickelt sich etwas – vielleicht kein vollständiger analytischer Prozess, auf jeden Fall aber etwas Neues, Einzigartiges, was nur dieses »analytische Paar« hervorbringen konnte.

Auch Traumatisierungen entstehen intersubjektiv, weshalb wir sie nicht wirklich objektivieren können. Zwar versucht sich die ICD-10 an einer Definition – Trauma als ein belastendes Ereignis, das bei fast jedem eine tiefe Verzweiflung hervorrufen würde – doch wer kann das schon nach welchen Kriterien wirklich entscheiden? Ein sexueller Missbrauch ist wahrscheinlich immer traumatisierend und führt zu strukturellen Vulnerabilitäten. Die späteren Konflikte werden aber trotzdem, wenn auch rudimentär durchlaufen und bilden sich, wenn auch vielleicht in chaotischer, desorganisierter Form intrapsychisch ab. Auch emotionaler Missbrauch, aus Unkenntnis und mangelndem Verständnis für kindliche Bedürfnisse, schicksalhafte Begebenheiten können sich traumatisierend auswirken und ebenfalls spätere Konflikte beeinflussen.

Wie erscheint im Fall des Herrn B. das vermeintlich ödipale Objekt des Vaters in den Narrativen des Patienten? Eine Beziehungsepisode in diesem Zusammenhang stellt dar, wie er sich bemühte, mit dem Vater »Kästen« herzustellen. Wieder sei es zu der folgenden Situation gekommen: »Was, du kannst das nicht, sollen wir Oma etwa so in die Erde eingraben?« Auf diese Art und Weise erfuhr der junge B., dass seine Oma gestorben war. Der Vater habe ihn dadurch abhärten wollen. Diese Erinnerung an das im Umgang mit einem kleinen Jungen ungeheuer uneinfühlsame Verhalten des Vaters kann einem Menschen das Blut in den Adern gefrieren lassen und vermittelt den Eindruck einer real traumatisierenden Situation – geschaffen und an einem Kind verbrochen, wie es bei wenig empathischen Eltern vorkommen kann. Ich sehe diese Situation als traumatisierend an; andere würden darin möglicherweise auch das »väterliche Prinzip« erkennen, das zur Weiterentwicklung des Kindes und zur Akzeptanz väterlicher Normen beitragen soll.

Des Weiteren könnten Anteile des Primärobjekts auf diesen Vater projiziert worden sein, um den Patienten vor der viel katastrophaleren Wahrnehmung zu schützen, dass das zurückweisende, abwertende Objekt gleichzeitig das primär versorgende hätte sein sollen, egal ob diese Zurückweisung intendiert war oder sich schicksalhaft ergeben hat.

Insgesamt folgen lange Passagen, in denen Herr B. über den Vater klagt, der ihm keinen Raum ließ, ihm auch heute keine Entscheidungen zutraut, dem er es nie recht machen kann und der ihm auch reale Erfolge nicht zugestehen will. Er habe das Gefühl, sich immer noch sehr zu bemühen beziehungsweise bemühen zu müssen. Dabei wird aber auch deutlich, dass der Vater trotz aller Wünsche, der Sohn möge durch seine Erziehung und Normsetzungen zu Erfolg kommen, deutlich ambivalent gewesen ist. War der Sohn ungeschickt und ein »Taugenichts«, bedrohte er den Vater narzisstisch (»Ich habe einen dummen Sohn!«). Bestand jedoch einmal die Möglichkeit eines Erfolges, bedrohte er den Vater ödipal, sodass Herr B., wie er es einmal sehr treffend beschrieb, einen Kampf gegen Windmühlenflügel führte. Erst langsam, bei der Erinnerung und Durcharbeitung der tiefen Verletzungen, die er empfunden hatte, konnte er sich weitgehend von der Hoffnung befreien, die Anerkennung des Vaters doch noch zu erringen. Damit gab er gleichzeitig teilweise als übertrieben erkannte Perfektionsansprüche auf, sodass er sich insgesamt freier fühlte, Entscheidungen zu treffen. Bisher hatte er dies in der Angst, Fehler zu machen, immer verschleppt.

Manchmal konnten sich unter dem inneren Druck der frühen Traumatisierungen harmlos erscheinende Interaktionen mit dem Vater zu lebensbedrohlichen Selbstwertkrisen ausweiten: Einmal lag Herr B.s Vater im Krankenhaus; er meldete sich telefonisch bei seinem Sohn und teilte ihm den Zeitpunkt seiner Entlassung mit, damit dieser wisse, wann er ihn abholen

184 · Ira Müller

müsse. Herr B. schilderte die Begebenheit mit folgenden Worten: »Ich versinke im Morast; ich habe dem nichts entgegenzusetzen; ich bin völlig machtlos; ich werde es garantiert nie schaffen.« Dies steht vor dem Hintergrund, dass er fest entschlossen gewesen sei, dem Vater in so einem Fall zu sagen, dass er ein Taxi für ihn bestellen werde.

In einer weiteren Aussprache war er unfähig auf seiner Meinung zu bestehen. Der Vater polterte los, Herr B. ließ ihn einfach stehen. Später hatte er Schuldgefühle; der Vater war erkrankt. Langsam kommen auch andere, schwächere Seiten in Erinnerung. Der Vater habe geschont werden müssen. Er erinnerte sich, wie die Mutter früher immer gesagt hatte, sie sollen ruhig sein, der Vater hätte so schwer gearbeitet, dass er sich nun ausruhen müsse. Eine Szene wird Herrn B. dabei wieder sehr lebendig: Er ist ungefähr 13 Jahre alt und hat Streit mit dem Vater. Dieser fängt an zu husten und fasst sich an die linke Brustseite. Nachdem der Vater sich auf sein Zimmer zurückgezogen hat, ist die Mutter in heller Aufregung: »Was hast du nur getan, Junge«. Herr B. antwortet: »Der wird das schon überleben«. Trotzdem habe er damals große Angst gehabt, dass doch etwas passieren könnte. Der Verrat durch die Mutter erscheint ihm hier deutlich; Todeswünsche gegen seinen Vater weist er jedoch von sich.

Bei einer weiteren Auseinandersetzung wird Herr B. vom Vater verbal angegriffen. Herr B. beschreibt, wie »ich die Wut in mir hochsteigen fühlte«. Er wirft ein Holzstück durch den Raum, fängt an ebenso zu schreien wie der Vater. In der darauf folgenden Stunde fühlt sich Herr B. »unwohl«, erwartet, dass der Vater reagiert, denkt: »das wird der sich nicht einfach so gefallen lassen«, und: »ich fühle das Damoklesschwert über mir schweben«. Aber es passiert nichts.

Auch wenn es danach noch einiges an Schwierigkeiten in der Beziehung mit dem Vater gab, scheint in dieser seit der Pubertät ersten offenen Auseinandersetzung ein Wendepunkt in der Beziehungsgestaltung mit dem Vater und auch mit der Therapeutin gelegen zu haben.

In seiner Arbeit über *Die Tote Mutter* (2004) hat André Green bereits eindrücklich beschrieben, dass bei Patienten, die in ihrer Psyche das Bild bzw. die Imago einer mütterlichen Depression abgebildet haben, unendlich viel Zeit mit der Aufarbeitung der ödipalen Konfliktkonstellation vergeht. Die ewig geführte Klage über die »schreckliche Vatergestalt« zeugt zum einen von Herrn B.s großem Leid, dient ihm zum anderen aber auch als Abwehrkonstellation. Diese Klage-Phase endete, als die idealisierte Mutterbeziehung ins Blickfeld rückte. Es wurden hier nur die späteren Wahrnehmungen arti-kuliert, während das Versagen der frühen Mutterbeziehung auf anderen Wegen, vor allem im suizidalen Agieren des Patienten, einen Ausdruck fand. Über längere Strecken kennzeichnete die Therapie die Auseinandersetzung mit dem realen Vater und inneren Vaterbildern. Die Mutter hingegen wurde geschützt und verteidigt als das Opfer jener schrecklichen Vatergestalt. Herr B. idealisierte seine Mutter als liebe und gütige Person, die viel im Geschäft arbeitete und ihre Kinder mit schlechtem Gewissen allein ließ, und die nur deshalb ohne Kinder in den Urlaub fuhr, weil der Vater sie dazu nötigte. Sie habe immer zu den Kindern und insbesondere zu ihm gehalten. Mit dieser Wahrnehmung verbunden war die korrespondierende Phantasie, dass die Mutter lieber bei ihrem Sohn geblieben wäre als mit dem Vater in den Urlaub zu fahren. Zweifel an dieser Sichtweise kamen Herrn B. bei Berichten über seine Versuche, nach seiner Lehre von zu Hause wegzugehen. Der Vater habe auf seine übliche Art reagiert, habe geschimpft und gedroht. Seine Mutter aber kam mit erschrockenem, bekümmertem Gesicht auf ihn zu, nachdem sie den Brief vom Entwicklungsdienst, bei dem es zunächst lediglich um Informationsmaterial gegangen war, abgefangen und geöffnet hatte. »Das willst du uns doch wohl nicht antun, wir brauchen dich doch hier«, habe sie gesagt. Im Moment des Erzählens empfindet Herr B. es als anmaßend, dass sie seine Post einfach geöffnet hatte. Es macht ihn gleichzeitig wütend und traurig. Dies blieben nicht die einzigen Erinnerungen dieser Art. Einen Schlüssel zu seinem Zimmer habe der Patient nie gehabt, somit nie eine Intimsphäre besessen. Seine Mutter räumte sein Zimmer auf, ging an seine Schränke, sodass er das Gefühl hatte, nichts wirklich geheim halten zu können. Einmal habe er sich einen Schrankschlüssel besorgen wollen, seine Mutter habe das jedoch nicht verstanden: »Wieso willst du denn Geheimnisse vor uns haben?« In allen Entscheidungen habe sie ihn beeinflusst, im Zweifelsfall dadurch, dass sie traurig wurde und anfing zu weinen. Ihr konnte er jedoch »nie böse sein«, weil sie es ja »immer gut meinte und immer das Beste gewollt hat«. Dadurch habe sie ihn »noch viel mehr festgehalten als der Vater«. Sie habe ihn immer sehr behütet, habe ihm als erstem Kind weniger Freiheiten gestattet als später den Brüdern. Zwar habe sie ihn vor dem Vater beschützt, zugetraut habe sie ihm allerdings auch wenig. Er sehe sie jetzt erstmals mit anderen Augen, die ganze Einengung, das ganze Misstrauen, die Tatsache, dass sie im Grunde auch nicht an ihn geglaubt habe. Hat sie ihn deshalb geschont? Er habe gespürt, dass sie ihn für zu schwach hielt. Sie habe vieles für ihn erledigt, »viele Schwierigkeiten aus dem Weg geräumt«, »das war bequem«, jedoch habe er dadurch letzten Endes nur mehr Schwierigkeiten gehabt seine Dinge selbst zu regeln. »Wenn es Krach gab«, so sagt er, »flüchtete ich mich zu meiner Mutter; sie tröstete mich dann und sagte, ich rede mit Vater. Oft haben wir auch in der Küche gesessen und gemeinsam über Vater geschimpft. Irgendwie war jedenfalls immer das Gefühl da, dass ich anders sein müsste als er – nicht so grob«.

Heute erlebe er das Gleiche wieder mit seinem Sohn. Der sei ein »Frühchen« gewesen, immer ganz klein und schwächlich. Lange habe er sich gefragt, »ob das Kind überhaupt durchkomme«. Jetzt sei sein Sohn eigentlich schon groß und seine Frau würde ihm trotzdem immer noch alles hinterher räumen. Morgens schmiere sie ihm seine Brote, stelle das Fahrrad auf den Hof, »natürlich richtig herum«. Wenn er das so sehe, kriege er, wie er sagt, zuviel. – Man bemerke den Neid! – Paradoxerweise beklage sich seine Frau gleichzeitig über die Unselbständigkeit des Sohnes. Er wird nachdenklicher. Er glaube, mit ihm sei das früher ähnlich gelaufen. Vielleicht habe seine Mutter auch so über ihn gedacht. Dann: Gerade sei ihm ein »schlimmer Gedanke« gekommen. Eigentlich sei seine Frau seiner Mutter nicht unähnlich, sie nehme ihm vieles ab, das sei auch zum Teil bequem. Er könne sich kaum anders verhalten als immer, sonst würde es ihr sofort auffallen. Dann kämen Nachfragen. Diese klängen häufig ängstlich besorgt, sodass er seine Pläne dann meist direkt wieder verwerfe. Das betreffe manchmal Kleinigkeiten. So habe er einmal, als im Geschäft nichts los war, den Gedanken gehabt wegzufahren und spazieren zu gehen. Das habe dann eine Flut von Fragen ausgelöst, also sei er nicht gefahren.

In die nächste Stunde kommt er aufgewühlt, er habe sich viel Gedanken gemacht und wisse nun gar nichts mehr. Besonders der Gedanke, dass seine Frau in ihrer Art der Mutter ähnlich sei, habe ihn durcheinander gebracht. Jetzt, wo er darüber nachdenke und darauf achte, habe er das Gefühl, immer schon für alle »pflegeleicht gewesen zu sein«, für seine Eltern wie für seine Frau. Deshalb komme er sich jetzt vor wie ein Hampelmann.

In die darauf folgende Stunde kommt er abermals mit deutlicher Unruhe. Ich spreche ihn darauf an. Ja, die Stunden würden ihn in der letzten Zeit sehr beunruhigen. Auch diesmal habe ihm der Gedanke an den Hampelmann zu schaffen gemacht. Dann fügt er etwas gereizt hinzu: Er komme hierher und solle sich Dinge angucken, die ihm nicht gefielen, die er nicht gerne sehen wolle. Das ärgere ihn manchmal, obwohl er natürlich wisse, dass er die Therapie mache, um sich selbst besser zu verstehen; trotzdem würde ich nicht gut genug für ihn sorgen. Er wolle immer vermitteln, immer nett zu den Leuten sein, in der Hoffnung, sie wären ihm dankbar und würden ihn in Ruhe lassen. Am liebsten würde er nicht mehr an früher denken, alles wieder verschwinden lassen. Es tue weh, erklärt er.

In solchen Passagen war immer wieder der Wunsch – ja beinahe ein Sog – nach Übernahme einer guten mütterlichen Rolle an mich als Therapeutin spürbar. Ich sollte trösten, helfen, am besten eingreifen, Partei für Herrn B. ergreifen und den Vater konfrontieren – oder umschmeicheln, wie die Mutter es immer wieder für ihn getan hatte. Anfangs waren solche Wünsche für Herrn B. kaum zugänglich gewesen, später sei er ganz überrascht gewesen, wie schnell derartige Wünsche manchmal offen auf der Hand lagen. Dennoch habe er das Gefühl, »wieder da hineingetappt« zu sein. Manchmal fühle er sich vernachlässigt, obgleich er natürlich vom Kopf her wisse, dass ich nicht andauernd »im Dienst« sei. Dennoch wünsche er sich, dass ich für ihn da sei, 24 Stunden, rund um die Uhr.

Im Folgenden ist ansatzweise der Übergang in der Übertragungsdynamik auf »ganze Objekte« anzusiedeln. Herr B. kommt gut gelaunt in die Stunde. Er wolle sich eine Tätowierung machen lassen; das gefalle ihm. Es solle keine so auffällige werden, nicht gut sichtbar sein; er denke an ein kleineres Motiv neben dem Bauchnabel. – Schweigen – Ich denke bei mir, dass es vermutlich kein Schwert werden wird, kein Drachen, auch keine nackte Frau, vielleicht eine Rose? Ein Schmetterling solle es werden. Gedanken an ›Metamorphose‹, an ›Wegfliegen‹ gehen mir durch den Kopf. Eine Veränderung soll erkennbar werden. Oder soll sie vielmehr durch die äußere Veränderung vermieden werden? Des Weiteren schießt mir etwas durch den Kopf wie: wird der kleine Junge denn nie erwachsen? Andererseits ist es das erste Mal, dass Herr B. einen Wunsch äußert und den Gedanken auch umsetzen möchte. Da ich jedwede Veränderung keiner Veränderung vorziehe, zeige ich mich durchaus interessiert. Später gibt Herr B. mir zu verstehen, dass meine neutrale Haltung ihn in seinem Vorhaben bestärkt habe, das ihm selbst zu dem Zeitpunkt noch »verwegen« erschienen sei: »Ich war froh, dass sie nicht vor Schreck vom Stuhl gefallen sind«. Es sei für ihn eine Art »Versuchsballon« gewesen zu erfahren, wie eine andere Frau auf so einen Gedanken reagiere.

Früher habe Herr B. seiner Frau gegenüber ganz zaghafte Andeutungen gemacht, dass er Tätowierungen schön finde. Das Urteil seiner Frau darüber sei jedoch »vernichtend« gewesen. Das sei abscheulich und abstoßend, geradezu ekelhaft, habe sie ihm gesagt. Es würde nicht leicht werden, da seine Frau eine Tätowierung wohl nicht so einfach akzeptieren würde.

Herr B. hat dennoch einen Termin für die Tätowierung vereinbart, einige Tage vorher habe er seine Frau erneut darauf angesprochen. Da sei »eine Klappe runtergegangen«. Sie habe völlig abgeschaltet, habe sogar Selbstmordgedanken geäußert: »Was du mir da antust, wo ich doch alles für dich tue, irgendwann passen wir nicht mehr zusammen.« Und: »Du machst ja doch was du willst«. Dann habe sie Tabletten genommen und sei nicht mehr ansprechbar gewesen. Herr B. kann letztlich doch eine Klärung herbeiführen. Seine Frau habe gemeint, wenn ihm so viel daran liege, solle er eben handeln. Er wisse jedoch sehr wohl, dass sie dies nur in der Hoffnung gesagt habe, dass er seinen Plan aufgebe. Bereit sei er dazu aber nicht.

Ein anderes Mal erzählt er, seine Frau habe sich einer Therapiegruppe angeschlossen und die Leiterin habe zu ihr gesagt, sie solle nicht so weich mit ihrem Mann umgehen, sonst würde sie am Ende noch selbst therapiebedürftig. Sie habe geweint. Die Therapeutin habe gesagt, er solle mehr erzählen, auch aus seiner Therapie; die Therapeutin sei familientherapeutisch orientiert. Er habe gemeint, es ginge ihm bereits besser – auch ohne von seiner Therapie zu erzählen. Seine Frau fände das jedoch nicht, sie wolle ihn zwar immer als den »tatkräftigen Geschäftsmann«, aber für sie solle er »der Pflegeleichte« bleiben. Eigentlich empfinde er die Einmischung der Therapeutin als »unerträglich«. Sie gebe Aufträge und werde böse, wenn sie nicht erledigt werden. Er zieht Vergleiche zu unserer therapeutischen Beziehung. Eine Ambivalenz wird spürbar; er spricht sie selbst an. Manchmal wünsche er sich jemanden, der sagt, was er zu tun hat. Im Gegenzug wolle er jedoch nicht mehr »gegängelt« werden.

Im weiteren Verlauf musste ich dem Patienten Raum für sein phallisch-narzisstisches Auftreten geben, welches er sich der Mutter gegenüber nicht erlauben konnte ohne deren Ekel zu spüren – ebenso funktioniere es heute mit seiner Ehefrau. Auch Herr B.s erwachendes Körpergefühl beanspruchte neuen Raum. Er sei an einen See gefahren, dort habe er deutlich die Sonne auf seiner Haut spüren können. Jener Augenblick habe ihn regelrecht durchdrungen, eine unbekannte Lebendigkeit sei spürbar gewesen. Er fand sie »verrückt«, diese Wahrnehmung seines eigenen Körpers. Eine andere Szene: An jenem See gebe es eine Stelle, an der nackt gebadet werde, hier würden sich auch Schwule aufhalten. Dabei sei ihm einer aufgefallen, der mit seinem »Gehänge« immer auf und ab gelaufen sei. Es habe ihn gereizt und gleichzeitig abgestoßen. Als der Schwule ihn dann anblickte, habe dieser sich an seinen Penis gefasst. Er habe eine Erektion gehabt; Herr B. habe dies jedoch nur noch abstoßend gefunden. – Warum? – Er habe sich in den ersten Jahren für ein geschlechtsloses Wesen gehalten. Die Eltern habe er nie nackt gesehen. Wenn die Mutter ihn und seine Brüder badete, benannte sie deren Geschlechtsteile und den Hintern immer mit den Worten »das unterste End«, was der Patient mit Gedanken an Schmutz und an Scham verbunden hat.

In einer Zeit verstärkter Belastungen erklärte Herr B., die Frequenz der Stunden reduzieren zu wollen. Er glaube, er sei jetzt so weit. An diesem Punkt überlegte ich, ob ich ihn – meinem Gefühl entsprechend, dass der Patient hier versuchte, den Weg des vermuteten geringsten Widerstandes zu gehen und »Zeit herauszuschinden« – einfach auf die vereinbarte Frequenz verpflichten sollte (dies wäre einem »Mutter-weiß-schon-was-gut-für-dich-ist« gleichgekommen). Alternativ bestand die Möglichkeit diesen, meiner Meinung nach verfrühten, aber immerhin erwachenden »Autonomiewunsch« zu tolerieren. Gemeinsam mit Herrn B. entschied ich mich für Letzteres, nachdem wir das Für und Wider thematisiert hatten. Nach einem Vierteljahr sprach Herr B. die Reduzierung dann selbst an. Er sei wieder ganz »in den alten Trott gefallen«, für eine Reduzierung sei es also noch zu früh. Daraufhin stockten wir die Stundenfrequenz wieder auf. Diese Tatsache stellte für ihn jedoch keinen Wertverlust dar, schließlich hatte er die Entscheidung selbst getroffen; die befürchtete Kränkung und Beschämung (»Sehen Sie, ich hab's Ihnen ja gleich gesagt!«) blieb aus.

Einmal gab es eine Phase, in welcher er sich in Konkurrenz zu mir sah: Vollkommen zu sein, sei verführerisch. Er tue gern etwas für andere, im Moment jedoch grenze er sich ab, da er keine Kritik vertragen könne. Wenn es schon jemanden gebe, der ihn kritisiere, wolle er es zumindest selbst sein. Ein anderes Mal sagte er: »Was hätten sie wohl gesagt, wenn ich mich jetzt in ihren Sessel gesetzt hätte, mein Vater hat sich immer in meinen Sessel gesetzt, wenn er kam«. Er sei froh, dass er mich nicht schonen müsse. Er formuliere alles ohne Rücksicht auf mich. Zuvor habe er seine Gedanken nur in Worte fassen können, wenn er mich als »Neutrum« ansah. Die Stunden seien ihm so wichtig, dass er nun nichts mehr verschweige. Nichtsdestotrotz sei es ihm schwer gefallen, mich »anzugreifen«. Er verberge nichts, da er glaube, ich würde das sowieso merken – auch in diesem Fall wäre es ihm am liebsten, wenn ich ihn besser verstehe als er sich selbst. Er möchte, dass ich wahrnehme, wie er sich fühlt, dass überhaupt auch andere wahrnehmen, wie er sich fühlt. Dann brauche er selbst nichts zu sagen und habe es somit einfacher. – Natürlich sei ihm klar, dass das nicht möglich sei. In der Therapie sei es zuerst einmal schwer, alles zu verstehen, und dann sei es mindestens noch einmal so schwer, etwas zu ändern. Noch immer gelinge ihm das Verändern nicht perfekt. Er lacht.

Die Veränderung im Vergleich zum Selbsthass, zur Suizidalität, der ganzen Schwere vom Beginn der Therapie wird hier noch einmal deutlich. Er probiere Sachen nun aus, probiere, sein Verhalten zu ändern. Früher habe er sich kaum entscheiden können, sogar bei der Kleidung sei das schwierig gewesen. Zum Teil sei dies heute immer noch so: er versuche andere dazu zu bewegen, ihm Entscheidungen abzunehmen. Vor allem verkörpere seine Frau diese Rolle. Wenn es schon einmal vorkomme, dass er sich durchringe etwas einzukaufen, sage seine Frau dazu häufig: »war ja wohl etwas teuer«, oder: »zu auffällig«; er weiche dann zurück. Lachend überlegt er, »wer weiß, wie ich rumlaufen würde, ohne meine Frau, vielleicht in rosa«. Seine Frau agiere als Schutz vor »verrückten Ideen«, vielleicht habe er sie sich auch deshalb ausgesucht. Dann wird er ernster: Früher habe er nicht genug Mut gehabt Dinge auszuprobieren, z. B. in die Entwicklungshilfe zu gehen. Seine Eltern hätten ihn schließlich nicht festhalten können, hätte er wirklich gehen wollen. Vielleicht war er damals sogar froh, dass sie ihm diesen Gedanken ausgeredet hätten. Er sei heute zwar traurig darüber, zu ändern sei es aber nicht mehr.

In einem Traum(bild) sieht er sich auf einem See in einem Boot, die Ruder in der Hand; er paddelt jedoch nicht. Dies zeige die Angst und die Einsamkeit, in der er sich befinde, da er sich nur in der Therapie als »vollständig« empfinde. Überall sonst zeige er nur Teile von sich, da er seine Bisexualität verberge. Er hat zwar was er braucht, um vorwärts zu kommen (die Ruder), doch traut er sich nicht die Dinge in die Hand zu nehmen und die Verantwortung zu tragen.

Bei einem seiner Ausflüge in die »Szene« (lange vor Therapiebeginn) habe er A. kennen gelernt, mit dem ihn dann eine langjährige Freundschaft verband. Damals habe er total ausgeflippte Sachen gemacht, sei völlig verliebt gewesen. Viel Unfug habe er gemacht, sei manchmal noch nachts zu seinem Freund hingefahren, um ihn zu sehen. In erster Linie habe er Zärtlichkeit gesucht, die sexuelle Beziehung sei dabei nicht wesentlich gewesen. Eine homosexuelle Beziehung bedeute für ihn die Sehnsucht nach einem väterlichen Freund. In der Freundschaft zu A. sei ihm vor allem wichtig gewesen alles besprechen zu können, Rat und Verständnis zu finden. Als er von A.s Tod erfuhr, habe er gedacht, sollte er jetzt krank werden und sterben, wäre dies die gerechte Strafe. Inzwischen empfinde er diesen Gedanken als »blödsinnig«. Bei seinen Saunabesuchen habe er – wegen der Gefahr erkannt zu werden – so etwas wie ein leises Kribbeln empfunden. Er habe die Aufdeckung dem Schicksal überlassen, dabei sich zeitweise sogar als »großartig« erlebt, »wie schwer ich es habe« im Vergleich zu denen »ohne meine Neigungen«.

Heute sieht sich Herr B. als Mann mit vielen weiblichen Eigenschaften. Er sei sensibel und verletzlich. Darin sehe er jedoch auch Vorteile; so erleichtere ihm sein Einfühlungsvermögen den Umgang mit anderen Menschen. Seine bisexuellen Neigungen quälen ihn heute nicht mehr. Er hat sie sich eine Zeit lang gestattet und sie als erweiterte sexuelle Erlebnismöglichkeit (im Vergleich zu anderen) in seine Persönlichkeit integriert.

Zwischen seiner heutigen Sichtweise und der früheren mit ihren Ängsten vor Entdeckung und Beschämung liegt ein qualvoller Weg, der über krisenhafte sensitive Zuspitzungen führte. Zeitweise war der Patient nicht in der Lage sich öffentlich zu zeigen. Die tiefe Scham zeigte sich in Phantasien, in denen alle mit dem Finger auf ihn zeigen. Tatsächlich verließ er einmal panikartig einen Saal, weil er meinte die Worte, »da geht die schwule Sau«, gehört zu haben. Reden halten konnte er kaum noch. Wenn er dennoch einmal in die Lage kam, bat er darum, vertreten zu werden oder zumindest ohne Mikrofon reden zu dürfen, um nicht aufstehen und sich den anderen zeigen zu müssen.

Nach langem Ringen traute sich Herr B. mich zu fragen, ob man »es« ihm ansehen kann. Ich verneinte. Es ist davon auszugehen, dass diese Frage das ursprüngliche Trauma berührt: Seine Mutter, welche seinen Körper mit Ekel ansah, die er wieder fand in der Art und Weise des Kontaktes mit der Nonne und bei seiner Ehefrau, die ihn nur ansehen mochte, wenn er sich ihren Wünschen entsprechend verhielt, trugen ihren Teil dazu bei. An dieser Stelle eine Gegenfrage zu stellen – im Sinne von, »warum stellen Sie mir die Frage gerade jetzt?« – wäre wohl nur »analytisch« gesehen sinnvoll gewesen.

In Zusammenhang mit dem anstehenden Geschäftsausbau träumte er von dem Haus gegenüber, das er als zerfallende Bruchbude sieht, in dem sich die Ratten tummeln. Im Traum ist er sich sicher, dass dort jemand ist. Es ist schaurig dort; als er hineingeht, liegt dort eine zerfressene Leiche; Ratten laufen weg. Der Traum spricht fast für sich. Oberflächlich spiegelt dies sicher die reale Situation annähernd wieder: Das Haus stand tatsächlich zum Abriss bereit. Darüber hinaus taucht hier ebenfalls seine von Angst vollkommen durchsetzte seelische Situation auf, der Zerfall der eigenen Wünsche und Vorstellungen – ja, der ganzen Persönlichkeit – im Dienste der anderen bzw. der primären Objekte und deren inneren Abbildungen. Die Angst, nichts Neues beginnen zu können solange das Alte (die Leiche im Keller) noch nicht verarbeitet ist und verstanden wird, tritt hier zutage. Diesen Traum auch auf der Subjektstufe zu deuten – die Leiche, der Sarg, das, was im Patienten unlebendig ist – wäre dem Patienten zum damaligen Zeitpunkt aber kaum zugänglich gewesen.

Ein anderer Traum bot allerdings Möglichkeiten der Intervention: Herr B. rennt durchs Haus und kennt sich auf einmal nicht mehr aus. Er verbindet Fragen mit dem Traum wie: was will ich?, wer bin ich eigentlich? Die Vorstellungen und Bilder, die er dann bringt, weisen alle auf den Abhängigkeits-/Autonomiekonflikt hin: Sie zeigen ihn als »Hund an der langen Leine«. Er sucht sich als äußerlich kaum sichtbares Zeichen seiner Veränderung den Schmetterling aus, der aber leider als Tätowierung fixiert bleibt.

Spätere Bilder zeigen ihn selbst auf einem Bauernhof, wie er am Tor steht. Niemand hält ihn, trotzdem geht er nicht. In der Phantasie ist er der Hund, der das Herrchen mit der Leine sucht, weil ihm die Sicherheit genommen ist. Die Angst, ohne Leine umherzulaufen, hier hat sie keinen sexuellen Inhalt gehabt.

Die letzte Phantasie knüpft an das frühere Bild auf dem See an. Zuletzt sieht er sich in dieser Vorstellung jedoch mit den Rudern in der Hand »in Bewegung«. Der See lässt Gedanken an die frühe Mutterbeziehung aufkommen, die hier kein »ozeanisches Gefühl« von Einssein mit der Welt bedeutet, sondern Einsamkeit und Angst verdeutlicht. Auf der einen Seite steht die Angst, von der Mutter verschlungen zu werden, auf der anderen die, sich von ihr zu lösen.

Später begann Herr B. mir gegenüber Zeichen von Neugierde zu zeigen. Nun traute er sich Fragen zu meiner Person zu stellen. Ich ließ mich in bestimmtem Maße darauf ein und trat somit als reale Person etwas mehr in Erscheinung. An anderen Stellen verweigerte ich mich. So auch als Herr B. mich einlud mir nach der Eröffnung sein neues Geschäft anzusehen, da ich hierdurch wieder als die »gute Mutter« eingesetzt werden sollte, die ihn für seine Leistung loben und ihn bestätigen sollte.

Herr B. bat nach Abschluss der Therapie um noch zwei weitere Termine. Das erste Treffen fand dann ca. ein halbes Jahr nach Beendigung der Therapie, das zweite nach weiteren eineinhalb Jahren statt. Er hatte den Bau eines

Hauses begonnen, auf Besuche in die Homosexuellenszene verzichtete er. Er hat männliche Freunde, jedoch bewusst keine intimen gefunden. Er kann seine Aufgaben im Geschäft erfüllen und den Umgang mit dort verwendeten Materialien kreativ nutzen. Mit seiner Ehefrau hat er eine recht fürsorgliche Beziehung aufgebaut. Mit ihr über Sexualität zu sprechen, sei zwar immer noch schwierig, jedoch sei die sexuelle Beziehung für beide zufrieden stellend. Homosexualität gestatte er sich nur noch in der Phantasie.

Was hat das jetzt mit Schneewittchen zu tun? Zunächst einmal meine ich mit dem Titel das Problem der unsicheren Geschlechtsidentität: Der Patient ist eben nicht nur der »Hampelmann« – so wie er selbst sich sieht – sondern auch ein »Schneewittchen« mit einer ungelösten Bindung an seine Mutter und mit einem (zwar nicht wie bei »Schneewittchen« abwesenden, jedoch) abweisenden und erniedrigenden Vater, der als Dritter zwar ersehnt wurde, aber nicht zur Verfügung stand, um den Patienten von der Mutter »wegzuholen«.

Außerdem kommt es zur Wandlung der ursprünglichen Mutter in die böse Stiefmutter. Der Patient hatte eine wahrscheinlich schon recht mütterliche Frau als Mutter. Zumindest gibt es keinerlei Anzeichen, dass sie ihn als Kind nicht begrüßt hätte, zumal alle Welt von ihr den »Kronsohn« erwartete. Daher definiert Herr B. sein Kerngeschlecht wohl auch als eindeutig »männlich«. Sein »unterstes End« hat sie allerdings nicht gemocht. Sie hatte ganz allgemein etwas gegen alles »unsaubere«, »schmutzige«. Hier ging es um das »So-Sein« des Jungen. Es war nicht das Zuwenig, sondern das Zuviel, wofür er sich in Zukunft zunächst einmal schämen sollte.

Die Mutter verbindet Ängste mit ihrem dominanten männlichen Partner, mit dem sie nicht allein in den Urlaub fahren möchte. Zum eigenen Schutz bindet sie den ungefährlicheren Sohn an sich. Dies ist verknüpft mit Phantasien, in denen der Patient es für wahrscheinlich hält, dass die Mutter lieber bei ihm zu Hause geblieben wäre, als mit ihrem Mann wegzufahren. Aber diese von der ödipalen Situation bestimmten Szenen überlagern die viel grundlegenderen.

Der Patient hatte eine Schwester, die nach ihm geboren wurde und kurz nach der Geburt starb. Dies ist für ihn nicht erinnerlich. Er weiß nur aus Erzählungen, dass die Mutter anschließend depressiv gewesen ist. Das heißt, dass dem Patienten Wesentliches verloren ging. Die Mutter stirbt einen letztlich traumatischen symbolischen Tod in ihrer Depression, wie André Green es bereits 1983 (frz. Original; dt.: Green 2004) beschrieben hat.

Untrennbar verbunden mit dem Tod der kleinen Schwester sind tief gehende Schuldgefühle, in denen es um Herrn B.s Überleben, sein ganzes Dasein geht. Er soll für die Mutter das Weibliche der verstorbenen Tochter retten und kann zunächst nur so überleben. Für den Patienten stand die Ablehnung seines Geschlechtsteils damit für die Ablehnung seiner Person im Ganzen und repräsentiert als solches ein sehr tiefes Scham- und Schuldgefühl. Das Weibliche in sich kann er nicht wirklich akzeptieren, da er sich als eigentlich männlich definiert (der ersehnte erstgeborene Sohn) und Weibliches außerdem vom Vater als schwächlich entwertet wird. So hat auch die Verwirrung des Patienten über seine Geschlechtsidentität in der Wirkung der Primärobjekte ihren Ursprung – auch wenn sie letztlich durch seine spezifische Form der Bewältigung ihre individuelle Ausgestaltung erhält. Vielleicht erschrickt die Mutter jedes Mal erneut, wenn sie ihren Sohn (mit seinem Penis) sieht, der sie an den traumatischen Verlust der kleinen Tochter erinnert. So wird der Junge in seiner männlichen Entwicklung teilweise, jedoch nicht vollständig gestört. Aufgrund eines derartigen Umstandes kann ein kleiner Junge nicht mit dem sonst ganz offensichtlichen Stolz und der Bewunderung der Umgebung eine phallisch-narzisstische Phase durchlaufen, wozu, wie ich vermute, der reale Vater als Dritter beigetragen hat, indem er seinen Sohn weiter entwertet und beschämt hat.

Die Mutter im Schneewittchen-Märchen wird zur bösen Stiefmutter – wie aber rettet ein kleiner Junge das Bild seiner idealisierten Mutter? Indem er alle »stiefmütterlichen Anteile« beim Vater wahrnimmt, der zwar sicher tatsächlich ein Aggressor ist, durch diese bösen mütterlichen Anteile jedoch beinahe dämonische Züge erhält. Ein Traum von einem Sarg im Keller, in dem die tote Mutter liegt, thematisiert seine eigene Unlebendigkeit – Schneewittchen im Glassarg symbolisiert die tote Mutter bzw. die tote Schwester in ihm. Er versucht von ihr loszukommen und sie gleichzeitig wieder zu finden. Andererseits versucht er an ihr, wie an allen anderen Mutterfiguren, Rache zu nehmen für die Verletzungen, die sie ihm zufügte.

Wir leben in einer Zeit, in der Sexualität sehr viel von der ursprünglichen Tabuisierung verloren hat. Durch eine verbreitete Aufklärung zählt Homosexualität schon lange nicht mehr zu den Perversionen. Und doch meine ich, dass das Abtauchen des Patienten in die Homosexuellenszene unverkennbar Züge einer Perversion in dem Sinne, wie Stoller (1998) sie beschreibt, in sich trägt. Der Patient sucht das Risiko, es geht ihm um die Verkennung der Realität, um erotisierten Hass und um Rache. Diese richtet sich nicht gegen den dann gefundenen Partner, sondern gegen die Ehefrau, die versagt, gegen den Vater, den er jederzeit durch seine Entdeckung strafen kann, vor allem aber gegen die Mutter bzw. deren internalisierte Imago. Indem er sich das von ihr so entwertete Männliche als Objekt sucht und das Weibliche entwertet – zumindest aber deutlich macht, dass er es nicht benötigt, womit er auch zeitweilig seinen Wert bestätigen und sich »großartig« fühlen kann – triumphiert er. Dieser Triumph dient als solcher aber auch der Selbstwertstabilisierung und der Abwehr von tief gehenden Ängsten vor Identitätsverlust. Allerdings gelingt die Bindung des ursprünglichen Traumas in der Perversion nicht ganz, zu sehr ist das »unterste End« auch mit Schmutz verknüpft, was wiederum mit ein Grund dafür sein mag, dass er überhaupt Leidensdruck entwickelt und in die Therapie findet.

Die Beziehung zu seiner Ehefrau ist seit dem Tod von Herrn B.s Mutter von verdrängter Bedürftigkeit, resultierendem Neid und verdrängter und verschobener Aggression geprägt. Die Beziehung zu seinem langjährigen homosexuellen Partner hingegen ist als Versuch zu sehen, eine liebevolle Objektbeziehung zu leben, auf die er sich aber auch nicht wirklich einlassen konnte. Wie wesentlich in der homosexuellen Bindung an seinen Freund die Sehnsucht nach einer positiven, akzeptierenden Beziehung eine Rolle gespielt hat, dürfte deutlich geworden sein. Herr. B. erhoffte sich von seinem Freund auch die versäumte Triangulierung – was eigentlich die Rolle seines Vaters hätte sein sollen und was dann letztlich Aufgabe der Therapie wurde.

Ich habe versucht zu zeigen, dass sich (emotionale) Traumatisierungen in der Persönlichkeitsstruktur des Patienten niederschlagen und entsprechende Vulnerabilitäten hinterlassen, welche die späteren Konflikte beeinflussen. Die Therapie ist zeitlich zwischen 1993 und 1998 anzusiedeln. Seither gab es rasante Weiter- und Neuentwicklungen der psychoanalytischen Theorie und Technik. Es mehren sich Versuche, die Theorienvielfalt im Bereich analytischer Schulen in Einklang zu bringen und weniger die differentiellen Aspekte zu betonen. Ebenso gibt es Versuche, Therapieverläufe aus der Sicht verschiedener Schulen zu beleuchten. So kann man einige Passagen dieses Therapieverlaufs besser triebtheoretisch, andere besser mithilfe der Objektbeziehungstheorie beschreiben. Entscheidender aber ist es, im Falle komplexer bzw. tief greifender Störungen zu erfassen in welcher psychischen Schicht sich der Patient zum jeweiligen Zeitpunkt der Stunde gerade befindet und kommuniziert. Im Falle von Herrn B. vorherrschend war der häufige Wechsel zwischen einer sehr bedürftigen und einer eher aggressiven Thematik. Das kann erfordern, deutliche emotionale Präsenz zu zeigen, sich zeitweise jedoch auch emotional zurückzuziehen. Am problematischsten erscheint es mir jedoch, sich an eine bestimmte Behandlungstechnik zu klammern.

Komplexer strukturierte Patienten können sehr von der Möglichkeit profitieren, ihre Pathologie in einer langfristigen hochfrequenten Therapie im Sinne einer Regression entfalten zu dürfen, um eine wirkliche Autonomieentwicklung zu erzielen. Ob bei dieser Vorgehensweise in angemessener Zeit etwas Konstruktives beim Patienten entsteht, ist nicht wirklich vorhersagbar. Neuere Entwicklungen und störungsspezifische Ansätze etablieren sich, in denen zunächst stabilisierend, strukturbildend und dann erst konfliktorientiert gearbeitet wird. Eine weitere Methode besteht darin, spezielle traumatherapeutische Techniken mit einzubeziehen, sollten sich zu Beginn oder im Verlauf der Therapie deutliche Hinweise auf (frühe) Traumata ergeben.

Wenn Leser nun bei der Autorin im Rückblick auf die beschriebene Therapie im Spiegel der Zeit Nachdenklichkeit und eine gewisse therapeutische Identitätsunsicherheit vermuten, ist das nicht ganz unrichtig. Nachdenklichkeit und Zweifel müssen jedoch erlaubt sein, da Fortschritt auch aus Unsicherheiten entsteht.

Literatur

Adam, Klaus-Uwe (2000): Therapeutisches Arbeiten mit Träumen. Berlin, Heidelberg, New York (Springer).
Adler, Alfred (1989): Traum und Traumdeutung. In: Praxis und Theorie der Individualpsychologie. Frankfurt a. M. (Fischer Taschenbuch Verlag).
Altmeyer, Martin (2003): Im Spiegel des Anderen. Gießen (Psychosozial-Verlag).
Altmeyer, Martin (2004): Narzissmus und Objekt. Göttingen (Vandenhoeck & Ruprecht).
Altmeyer, Martin (2004): Inklusion, Wissenschaftsorientierung, Intersubjektivität. Modernisierungstendenzen im psychoanalytischen Gegenwartsdiskurs. Gedanken anlässlich einer amerikanischen Tagungsreise. Psyche – Z Psychoanal, 58: 1111–1125.
Amman, Gabriele; Wipplinger, Rudolf (1998): Sexueller Missbrauch. Tübingen (dgvt-Verlag).
Cremerius, Johannes (1990): Vom Handwerk des Psychoanalytikers. Band 1 u. 2, Stuttgart-Bad Cannstatt (Frommann Holzboog).
Dahl, Gerhard (2001): Primärer Narzißmus und inneres Objekt. In: Psyche – Z Psychoanal, 55: 577–611.
De Masi, Franco (2003): The Sadomasochistic Perversion. The Entity and the Theories. London, New York (Karnac).
Dornes, Martin (1993): Der kompetente Säugling. Frankfurt a. M. (Fischer Taschenbuch Verlag).
Drewermann, Eugen (2001) Tiefenpsychologie und Exegese. Band I u. II. Düsseldorf (Patmos Verlag).

Eizirik, Claudio Laks (2003): Ist zwischen Objektivität, Subjektivität und Intersubjektivität noch Platz für analytische Neutralität? In: Psyche – Z Psychoanal, 57: 1086–1098.

Freud, Sigmund (1991): Die Traumdeutung. Frankfurt a.M. (Fischer Taschenbuch Verlag).

Freud, Sigmund (1961): Drei Abhandlungen zur Sexualtheorie. Frankfurt a.M. (Fischer Taschenbuch Verlag).

Freud, Sigmund (2000): Zwei Fallgeschichten. Frankfurt a.M. (Fischer Taschenbuchverlag).

Green, André (2003): Geheime Verrücktheit. Gießen (Psychosozial-Verlag).

Green, André (2004): Die Tote Mutter. Gießen (Psychosozial-Verlag).

Henseler, Heinz (1974): Narzißtische Krisen – zur Psychodynamik des Selbstmordes. Reinbek (Rowohlt).

Hirsch, Mathias (2002): Schuld und Schuldgefühl. Göttingen (Vandenhoeck & Ruprecht).

Kernberg, Otto F. (1978): Borderline-Störungen und pathologischer Narzissmus., Frankfurt a.M. (Suhrkamp).

Kernberg, Otto F. (1993): Psychodynamische Therapie bei Borderline-Patienten. Bern (Verlag Hans Huber).

Kohut, Heinz (1973): Narzissmus. Eine Theorie der psychoanalytischen Behandlung Narzisstischer Persönlichkeiten. Frankfurt a.M. (Suhrkamp).

Küchenhoff, Joachim (2004): Zur Einführung des Narzissmus – eine Relektüre. In: Psyche – Z Psychoanal, 58: 150–169.

Leikert, Sebastian; Ruff, Wilfried (2003): Wiederholung und Nachträglichkeit: Studie zu therapeutischen und posttherapeutischen Verarbeitungszyklen. In: Psyche – Z Psychoanal, 57: 289–312.

Leuzinger-Bohleber, Werner, Stuhr, Ulrich, Rüger, Bernhard, Beutel, Manfred E. (2001): Langzeitwirkungen von Psychoanalysen und Psychotherapien: Eine multiperspektivische, repräsentative Katamnesestudie. In: Psyche – Z Psychoanal, 55: 193–276.

Mertens, Wolfgang (1991): Einführung in die analytische Psychotherapie, Bd. 1, 2, 3, Stuttgart, Berlin, Köln (Kohlhammer).

Mertens, Wolfgang (1996): Entwicklung der Psychosexualität und der Geschlechtsidentität, Band 1 u. 2, Stuttgart (Kohlhammer).

Reerink, Gertrud (2003): Traumatisierte Patienten in der Katamnesestudie der DPV. Beobachtungen und Fragen zur Behandlungstechnik, In: Psyche – Z Psychoanal, 57: 121–139.

Riemann, Fritz (1988): Grundformen helfender Partnerschaft. Stuttgart (Pfeiffer).

Rohde-Dachser, Christa (1983): Das Borderline-Syndrom. Bern (Hans Huber).

Rudolf, Gerd et al. (2002): Die Struktur der Persönlichkeit. Stuttgart (Schattauer).

Rudolf, Gerd (2004): Strukturbezogene Psychotherapie. Stuttgart (Schattauer).

Sandell, Rolf et al. (2001): Unterschiedliche Langzeitergebnisse von Psychoanalysen und Psychotherapien. Aus der Forschung des Stockholmer Projekts. In: Psyche – Z Psychoanal, 55: 277–310.

Schmidt-Hellerau, Cordelia (2002): Das Ich, der Analytiker und die analytische Beziehung. Überlegungen zur gegenwärtigen amerikanischen Psychoanalyse. In: Psyche – Z Psychoanal, 56: 657–686.

Schmidt, Rainer (1991): Träume und Tagträume. Frankfurt a.M. (Fischer Taschenbuch Verlag).

Sigusch, Volkmar (Hg.) (1997): Sexuelle Störungen und ihre Behandlung. Thieme Verlag, Stuttgart.

Stoller, Robert J. (1998): Perversion. Gießen (Psychosozial-Verlag).

Thomä, Helmut & Kächele, Horst (1989): Lehrbuch der psychoanalytischen Therapie. Berlin (Springer).

Trimborn, Winfried (2003): Der Verrat am Selbst – Zur Gewalt narzisstischer Abwehr. In: Psyche – Z Psychoanal, 57: 1033–1056.

Wurmser, Léon (1998): Die Maske der Scham. Berlin, Heidelberg, New York (Springer).

Sozialpiraten und Parasiten oder Opfer früher Vernachlässigung und kumulativer Traumatisierung?

Erfahrungen mit und Reflektionen über Verstrickungen mit dissozialen Patienten

Bertram von der Stein, Walter Schurig

Einleitung

In der Behandlung von Patienten mit betrügerischen und selbstschädigenden Tendenzen stoßen traditionelle ethische, therapeutische aber auch bürokratische Haltungen an ihre Grenzen. Hierbei spielen dissoziale, autodestruktive und masochistische Tendenzen eine Rolle. Die Eigendynamik der Störung sowie Haltungen des therapeutischen und institutionellen Umfeldes diktieren das Geschehen. Tabus in Psychoanalyse, Psychotherapie, Ethik, Religion, Rechtsprechung und Bürokratie werden berührt.

In einer Fallgeschichte stellen wir einen Patienten vor, der zwischen ambulantem Einzeltherapeut, psychosomatischer Akutklinik, Rehabilitationsklinik, psychiatrischer Klinik, Betriebsarzt, Arbeitsamt, Sozialamt, Krankenkasse und MDK interaktionsreich sein persönliches Desaster inszeniert. Wir lernten Herrn Z. persönlich aus der Perspektive des ambulanten analytischen Einzeltherapeuten (von der Stein) und des ärztlichen Leiters einer psychosomatischen Akutklinik (Schurig) kennen. Im Folgenden werden neben theoretischen Aspekten und diesbezüglichen eigenen Gedanken Fragen zur Modifikation der Behandlungstechnik diskutiert.

Als Einstimmung ins Thema sollen einige Reaktionen von in diesem Fall beteiligten Personen in überzeichneter Form dargestellt werden.

Sozialbetreuerin an niedergelassenen Therapeuten: Der Patient berichtet mir sachlich und glaubhaft, dass Sie ihm erforderliche Arbeitsunfähigkeits-Bescheinigungen verweigern, die ihm zustehen. Sie sind aber doch verpflichtet, ihm die auch nachträglich wahrheitsgemäß auszustellen! Sie haben schließlich auch eine soziale Verantwortung!

Krankenkassensachbearbeiter an ambulanten Therapeuten: Sorgen Sie dafür, dass solchen Schmarotzern das Handwerk gelegt wird! Der sollte wegen Betrugs sitzen! Keinesfalls sollten Sie ihn rückwirkend krankschreiben! Ich hoffe, Sie sehen die kriminelle Energie!

Hausarzt an stationären Therapeuten: Ist eben ein Psychopath oder Betrüger. Dafür sind Sie zuständig. Mich hat er auch schon oft ausgetrickst. Passen Sie auf, dass sie nichts übersehen!

Stationärer Therapeut an ambulanten Therapeuten: Der Patient ist schwer krank und braucht dringend stationäre Hilfe! Die Suizidalität hätten Sie fast übersehen. In diesem Zustand ist so jemand doch im ambulanten Setting höchst problematisch, weil er nicht genügend Halt hat!

Ambulanter Therapeut an stationären Therapeuten: Der Patient agiert und bringt Sie zum Mitagieren. Er hat auch Sie und Ihre betont empathische Haltung ausgenutzt. Sie haben außerdem nicht einmal bemerkt, dass der Patient während Ihrer Therapie eine Beziehung zu einer Mitpatientin angefangen hat, die jetzt schwanger ist!

Kasuistik

Herr Z. klagte, er leide an Stimmungsschwankungen, von einer depressiven Grundstimmung ausgehend. Diese Zustände dauerten einige Stunden an, hemmten jegliche Aktivität und seien passager mit Suizidgedanken verbunden. Sein Selbstbild schwanke zwischen Genie und Totalversager. Er suche verzweifelt nach hilfreichen Menschen, bei chronischem Leeregefühl.

In der Kindheit und Jugend des ca. 35-jährigen Patienten gab es zahlreiche Brüche. Den leiblichen Vater kennt er nicht; es traten etliche Ersatzväter auf: Der erste Stiefvater, ein anfangs erfolgreicher Vertreter, mit dem die Mutter von seinem dritten bis zehnten Lebensjahr verheiratet war, habe ihm Sicherheit und Halt gegeben. Die Inhaftierung des geliebten Stiefvaters wegen Betrugs und die schnelle Trennung der Mutter beendeten für ihn abrupt die

Illusion einer sorglosen Kindheit im familieneigenen Zuhause. Er sei mit Schamgefühlen, Wut und der Frage, ob er dies alles schuld sei, alleine gelassen worden. Kurz nach der Scheidung heiratete die Mutter einen zwanzig Jahre älteren Mann – vom Patienten liebevoll »Väterchen« genannt – der ihn verwöhnte. Trotz schulischer Minderleistungen wurde vor der Verwandtschaft der Eindruck eines Musterschülers erweckt. Als der Patient 16 Jahre alt war, verstarb der Stiefvater; erneut musste er aus einem Haus ausziehen. Mit der Mutter und einer Tante lebte er dann in einer engen Wohnung und schlief in der Küche, in einer Art Verschlag. Mit 18 Jahren habe er mit Telefonsex ca. 20.000 DM Schulden gemacht. Zu dieser Zeit hatte er Suizidgedanken: er befürchtete, wie sein delinquenter Stiefvater zu werden. Eine Buchhändlerlehre scheiterte, wie der Patient betonte, am fälschlichen Diebstahlsvorwurf seiner Chefin. Eine Lehre als Autoschlosser hielt er durch. Die dritte Ehe der Mutter – sie heirate ihren Chef, einen selbständigen Graphiker – ermöglichte ihm, als er 19 Jahre alt wurde, als »Student aus besseren Kreisen« aufzutreten. Als Einzelgänger habe er Gruppen gemieden; Annäherungsversuche an Frauen seien gescheitert; nach Abweisungen habe er sich jeweils lange Zeit zurückgezogen. Mit 30 Jahren, nach kurzem Kennenlernen via Kontaktanzeige, ging er überstürzt eine konfliktreiche Ehe mit einer jungen Türkin ein. Er berichtet, die Ehefrau habe ihn bald gedemütigt, vernachlässigte die vierjährige Tochter und den Haushalt. Einmal habe er sie geschlagen. Schwiegervater und Schwager seien mafiöse Betrüger. Schließlich habe er sich getrennt; da die Frau ihm die Tochter vorenthalte, habe er Jugendamt und Gerichte bemüht. Dies alles habe seine Symptome ausgelöst und ihn zu einer ambulanten tiefenpsychologischen Behandlung bewogen.

Zu Beginn seiner Einzeltherapie wirkte Herr Z. zunächst motiviert und zuverlässig und klagte über seine Depression und seine widrigen Entwicklungsbedingungen. Der Therapeut kam sich vor wie ein Satellit und fühlte sich manipuliert. Das Bedürfnis nach einem nur guten Objekt unter Abspaltung negativer Übertragungsaspekte wurde in einer Idealisierungsphase deutlich: Negatives verleugnete Herr Z. beharrlich und verschob es auf Außenstehende. Dem Therapeuten trat ein kleiner vernachlässigter Junge, allerdings auch ein verwöhnter und fordernder pubertierender Jugendlicher entgegen. Nach 30 Stunden schien er zeitweise in der Lage zu sein, sein gespaltenes Erleben zu überwinden. Diese Illusion zerschlug sich, als er für acht Wochen durch rückwirkende Krankschreibung Krankengeld einfordern wollte. Er war monatelang nicht zur Arbeit erschienen, hatte keine Arbeits-

unfähigkeitsbescheinigung eingereicht und dies dem Therapeuten verschwiegen. Als der ihm die verlangte Bescheinigung nicht ausstellte, blieb
Herr Z. vielen Terminen fern. Schließlich wies ihn der Therapeut mit zwie-
spältigen Gefühlen wegen psychosomatischen Symptomen und Suizidalität
in die psychosomatische Akutklinik ein.

Während der stationären Behandlung verließ seine Frau mit der Tochter
fluchtartig die gemeinsame Wohnung und fand Unterkunft bei ihrer Familie.
Er vermutete sie der Türkei. Erneut verlangte er rückwirkend eine Arbeits-
unfähigkeitsbescheinigung. Dem Sozialdienst der Klinik gegenüber ver-
schwieg er Konflikte mit Klinikärzten und Therapeuten und suchte um
Unterstützung nach, Krankengeld zu bekommen. Die Sozialarbeiterin
verstand dies zunächst als ein Koordinationsproblem und setzte sich beim
ambulanten Therapeuten, beim ärztlichen Dienst der Klinik und bei der
Krankenkasse vermittelnd ein. Auch vertraten Teile des Klinikteams die
Auffassung, dem benachteiligten Patienten müsse Krankengeld nachgezahlt
werden, seine Tendenz zu Unkorrektheiten wurde zunächst nicht bemerkt.
Erst die Rücksprache mit dem ambulanten Therapeuten zeigte das Ausmaß
der Problematik. Der Auszug der Ehefrau kam zeitgleich mit einem unver-
meidbaren Therapeutenwechsel in der Klinik. Dies führte zu einer erneuten,
vom Klinikteam als ungünstig bewerteten Trennungserfahrung und zu einer
kollektiven schuldbewussten Gegenregulation, sodass in gewährender Haltung
die Aufenthaltsdauer großzügig verlängert wurde. In der Klinik begann
Herr Z. mit einer jungen Patientin – ihrerseits durch eine Missbrauchs-
Problematik belastet – eine Beziehung. Sexuelle Kontakte wurden von
beiden treuherzig verneint. Nach der Entlassung beider Patienten wurde bei
der jungen Frau allerdings eine Schwangerschaft festgestellt.

Seinen Wunsch nach einem erneuten Klinikaufenthalt begründete Herr Z.
mit Angstzuständen und häufigem Erbrechen, die ihn an sozialem Kontakt
und der Arbeitsaufnahme hinderten. Unerträgliche Machtkämpfe mit der
Noch-Ehefrau um die Tochter seien es, die ihn krank machten. Eine adjuvante
Medikation hatte er abgesetzt, und stattdessen zeitweise exzessiv Bier konsumiert. Es entstand der Eindruck einer zunehmenden Verwahrlosung mit
mangelnder Tagesstruktur bei gleichzeitiger Fixierung auf den Trennungs-
konflikt und ausgeprägtem Kontrollbedürfnis bezüglich des Kontakts zur
Tochter. Von der neuen Vaterschaft berichtete er zunächst nichts. Aus der
Befürchtung einer malignen Regression, speziell zur Verhinderung regressiver
Apathie, wurde bereits bei Wiederaufnahme in die Klinik, als Bestandteil des

Behandlungsvertrags, die Behandlungsdauer begrenzt und Tagesstrukturierung eingefordert. Dies unterlief der Patient, indem er in der Mitarbeit im stationären Therapiesetting gerade genug »leistete«, um seine Weiterbehandlung nicht zu gefährden und den Eindruck zu erwecken, er versuche sein Bestes. Gleichzeitig wurde offenbar, dass er sich in einer neuen Partnerschaft befand, von der weitere Personen, die er um Hilfe gebeten hatte, nichts wussten. Widerstands- und Übertragungsdeutungen in Bezug auf die konkrete Handlungs- und Bewältigungsebene erreichten ihn vermutlich nicht. Immerhin ging er mit der neuen Partnerschaft und der Arbeitsplatzmisere auch den Eltern gegenüber offener um, indem er sich schließlich auf Nachfrage über diese Sachverhalte mitteilte. Bei seiner Entlassung gab Herr Z. zwar an, er fühle sich stabilisiert, dennoch hinterließ er beim therapeutischen Team ein ungutes Gefühl mangelnder Authentizität und den unbestimmten Eindruck von Manipulation.

Eine Rehabilitationsbehandlung in einer psychosomatischen Klinik, die der Patient ohne Mitteilung gegenüber anderen über den Werksarzt angestoßen hatte, schloss nahtlos an, zeitigte jedoch keine Erfolge. Hier verhielt sich der Patient, nach dem von Bückers, Kriebel und Paar (2001) beschriebenen Muster sozialmedizinischer Problempatienten, die möglichen Erfolgen einer Rehabilitation gegensteuern bzw. keine aktive Mitarbeit zeigen, wenn ihre Wünsche nach Rente, Kranken- und Arbeitslosengeld keine Berücksichtigung finden. Zweimal scheiterte eine empfohlene stufenweise Wiedereingliederung. Betriebsarzt und ein Vertrauensmann des Betriebsrats nahmen besorgt Kontakt mit dem ambulanten Therapeuten auf. Die Krankenkasse versuchte hartnäckig zu intervenieren, um Sozialbetrug zu verhindern. Mittlerweile hatte der Patient die ambulante Therapie abgebrochen und warf dem Therapeuten Vertrauensbruch vor. Ein massiver Konflikt mit der neuen Partnerin trat erst nach der Entlassung zutage. Wie er es bereits zuvor seiner Ehefrau vorgeworfen hatte, beschuldigte der Patient seine neue Partnerin, ihm die gemeinsame Tochter zu entziehen. Der Konflikt eskalierte rasch so weit, dass auch diese Frau vor ihm flüchtete. Danach teilte der Patient bzw. die Mutter der Partnerin der Akutklinik und dem ambulanten Therapeuten per Fax mit, er wolle sterben. Die alarmierte Polizei brachte den Patienten, der sich die Pulsadern aufgeschnitten hatte, in die nächste psychiatrische Klinik. Nach der Akutbehandlung kam er dort auf die Psychotherapiestation, wo er sich zunächst kooperativ und introspektionsfähig darstellte. Als er wiederum mit einer jungen Mitpatientin eine sexuelle Beziehung aufnahm, wurde er disziplinarisch entlassen. Danach verliert sich die Spur des Patienten. Bisher hat der medizinische Dienst der Krankenkasse drei z.T. divergente Gutachten verfasst und die verschiedenen Behandler angefragt.

Theoretische Aspekte

Entwicklungspsychologische Aspekte

Traumatisierungen in der präödipalen Zeit und Parentifizierung (Abraham 1925; Aichhorn 1925; Ferenczi 1933; Khan 1963; Kernberg 1988; Bohleber 2000) behinderten die Autonomieentwicklung. So fehlten dem Patienten früh tragfähige und begrenzende Beziehungen. Bei einem permissiven Erziehungsstil empfand er seine Umgebung als unberechenbar: *»Meine Mutter ließ sich gerne belügen; Hauptsache sie war gut versorgt und die äußeren Verhältnisse sahen gut aus.«*

In der Loslösungs- und Individuationphase (nach Mahler) war der Patient oft sich selbst überlassen. Eine Integration guter und böser Teilobjektrepräsentanzen gelang nicht. Die daraus resultierende unintegriert gebliebene Spaltung des mütterlichen Objektes in gute und böse Teilobjekte schlug sich in widersprüchlichen Selbst- und Objektrepräsentanzen nieder. Kernberg (1988) sieht darin nicht nur einen Ich-Strukturdefekt, sondern auch einen Abwehrvorgang. Bei Aufgabe der Spaltung müsste sich der Patient mit schmerzlichen Gefühlen wie Ambivalenz, Trauer und Schuld auseinander setzen. Stattdessen ersetzte er ein verlorenes Objekt rasch durch ein neues.

In der Art seiner Beziehungsmodi ist er mit der Mutter identifiziert. So erscheinen Bezugspersonen oft ohne eigenständige Individualität und lediglich als Spender narzisstischer Gratifikationen. Wenn Objekte Eigenständigkeit gewinnen, kommt es zum Bruch.

Der jeweilige Kampf um ein Kind scheint darum zu gehen, dass der Patient es als sein ausschließlich eigenes Produkt im Sinne eines Selbstobjekts und als sein Eigentum mit absoluter Verfügungsgewalt reklamiert.

Ichpsychologische Aspekte

Ein schwaches, vom Lustprinzip beherrschtes Ich verbündet sich mit dem Es im Kampf gegen die Umwelt um Lustgewinn und schirmt dieses gegen Überich und Realitätsanforderungen ab (Moser 1970). Ferenczi (1933) berichtet von Persönlichkeiten, die nur aus Es und Überich bestehen, denen die Fähigkeit abgeht, sich auch in der Unlust zu behaupten. Die Ich-Funktionen sind korrumpiert und primitive Abwehrmechanismen wie Spaltung, projektive Identifikation, primitive Idealisierung und Entwertung herrschen vor. Innere Konflikte werden agierend externalisiert.

Selbstpsychologische Aspekte

Soziale Einschränkungen und Mangel an sozialen Kompetenzen bedingen Kränkungen, die dissoziale Patienten doppelt überfordern: Das hohe Ich-Ideal fordert, grandios zu sein, anderseits erwartet die Umwelt soziale Kompetenzen, über die sie nicht verfügen. Neben oralen und rachsüchtigen Impulsen stehen auch Allmachtsgefühle, sich grandios über die eigene soziale Realität hinwegzusetzen, wozu auch die Phantasie, nie erwischt zu werden, gehört. Herr Z. verfiel alternierend in verschiedene Modi, vernichtende Ohnmachtsgefühle abzuwehren: Der vom Größenselbst gespeiste Glauben, Personen und Institutionen zu manipulieren und austricksen zu können, konnte – passager durch reale Erfahrungen bestätigt – sein brüchiges Selbst stabilisieren.

In diesem Fall strebte der Patient interessanterweise in seinem realen Bemühen nicht nach einem Ideal von absoluter Macht, Reichtum oder Größe, sondern nach einer »idealen« mittelständischen Familienkonstellation, die offenbar dem als Kind erträumten Ideal einer »heilen Familie« entsprach.

Nach Kohut (1973) stabilisiert sich das brüchige Selbst durch Verschmelzung mit einem allmächtigen Objekt (idealisierte Elternimago) oder eine spiegelnde Bestätigung. Demnach könnten Patient und Therapeut sich gegenseitig in Größenphantasien bestätigen und in einer nur guten Dyade leben, während die übrige Welt abgespalten und als böses Teilobjekt wahrgenommen wird. Dies würde wahrscheinlich zu Stillstand in der Therapie und gefährlichen Eskalationen führen.

Im Fall von Herrn Z. wechselten sich Phantasien von einem grenzenlos liebenden und gebenden Therapeuten mit einer Spiegelübertragung ab. Als sich dieser in der Realität als begrenzt erwies, wechselte der Patient zu anderen idealisierten Objekten. Überhöhte Erwartungen führten schnell zu Enttäuschung und Objektwechsel, sodass ein Circulus vitiosus von Anklammerung und Enttäuschung als Neuauflage früherer Erfahrungen entstand. Partner-, Kind- und Therapeutensubstitution spiegelten dies wieder. Seine Tendenz zur Opferrolle ließ die enge Verbindung zwischen masochistischen und narzisstischen Impulsen deutlich in Erscheinung treten. Herrn Z.s masochistisch-narzisstische Inszenierungen verstanden wir jedoch nicht – wie Freud (1915) beschrieb – als autodestruktive Aktivitäten aus Schuldgefühlen, basierend auf ödipalen Verstrickungen, sondern als präödipale Fixierungen. Stolorow (1975) hält masochistische Aktivitäten für verfehlte Versuche, eine brüchige Selbstrepräsentanz zu stützen. Als alle Möglichkeiten versagten, blieb dem Patienten als letztes Mittel der masochistische Triumph im Suizidversuch.

Sozial gebundene pseudologische Schein- oder Partial-Realitäten

Im diesem besonderen Fallbeispiel wie im Allgemeinen stellen sich dissoziale Patienten in verschiedenen sozialen Zusammenhängen teilweise grundverschieden dar. Sie sagen ohne Gewissenskonflikt die Unwahrheit, wenn es der Aufrechterhaltung der Selbstdarstellung in einem gewünschten sozialen Zusammenhang dient. Im direkten Patientenkontakt ist dabei oft nicht unterscheidbar, ob die falsche Darstellung von realen, speziell sozialen Zusammenhängen bewusst oder unbewusst erfolgt. Meist ist sie nicht einmal erkennbar. Selbst ein sorgfältig ausgearbeiteter Therapie-Vertrag nach Kernberg (2001) bietet oft keinen Ausweg, weil die in verschiedenen sozialen Zusammenhängen unterschiedlichen Selbstwahrnehmungen und -darstellungen des Patienten nicht berichtet werden und sich eine eigene, auf den Therapeuten bezogene soziale (Schein-)Realität einstellt.

Dies führt in die Nähe von erkenntnistheoretischen Grundproblemen, die hier nur gestreift werden können, aber vielleicht zum Verständnis beitragen: Erleben und Handeln eines dissozialen Patienten ist nicht unabhängig vom sozialen Zusammenhang zu formulieren. Abhängig vom subjektiven Erleben entstehen pseudologische »sozial gebundene Partial-Realitäten«. Ob dies auch im so genannten normalpsychologischen Zusammenhang der Fall ist, sei zunächst dahingestellt; allerdings erscheint dort eine Verständigung über

allgemeingültige »objektive« oder auch »intersubjektive« Realität eher möglich – wenngleich sie durch soziale Zusammenhänge moduliert sein mag. Im
Umfeld von Dissozialität und den hier entstehenden, vorläufig als »sozial
gebundene Partial-Realitäten« definierten Phänomenen entstehen Probleme
in der Feststellung von Sachverhalten. Daher ist eine sorgfältige Berücksichtigung jedweder Inkonsistenzen notwendig, da auch scheinbar selbstverständlich bestehende Sachverhalte sich in verschiedenen sozialen Zusammenhängen ganz unterschiedlich darstellen können. »Auch mal fünf gerade
sein lassen«, das sonst eher übliche Zulassen von Unvereinbarkeiten einzelner
Aussagen mit der jeweiligen Partial-Realität, birgt die Gefahr, Hinweise auf
divergente, möglicherweise widersprüchliche Partial-Realitäten zu übersehen.
Die wichtigste Konsequenz hieraus ist, die Existenz solcher strikt getrennter
Partial-Realitäten zu berücksichtigen.

Abgesehen von diesem sehr vorläufig formulierten erkenntnistheoretischen
Abstecher liegt es nahe, für das Verständnis dissozialer Tendenzen einen
objektbeziehungstheoretischen Ansatz zu wählen. Im praktisch-therapeuti-
schen Zusammenhang verführen Erleben und Verhalten dieser Patienten
dazu, ihnen Glauben zu schenken. Es ist so, als ob ein bestimmter sozialer
Zusammenhang eine jeweils eigene Realität konstituiert – im Fallbeispiel: die
Realität »Musterschüler« im sozialen Zusammenhang der Verwandtschaft
bei gleichzeitigen schulischen Minderleistungen oder die Realität »Student
aus besseren Kreisen« im Freundes- und Bekanntenkreis oder der liebevolle
Partner und Vater, der aber fluchtartig verlassen wird. Es erscheint demnach
so, als ob je nach sozialem Zusammenhang die hier bestehenden Objektrepräsentanzen als eigene, jeweils eine eigene Partial-Realität konstituierende
Erlebensweisen zusammengefasst werden. Objektrepräsentanzen sind hier
wohl als Selbstobjektrepräsentanzen aufzufassen und konstituieren sich passend zu jeweils unterschiedlichen Partial-Selbstrepräsentanzen.

Diese zu einer Partial-Realität zusammengefassten Systeme von Selbstobjektrepräsentanzen dienen zur narzisstischen Bestätigung der möglichst ideal
gestalteten Partial-Selbstrepräsentanz. Partial-Selbstrepräsentanzen können
untereinander widersprüchlich sein und bestehen auch unverbunden nebeneinander. Dies ließe sich für andere Persönlichkeitsstörungen wohl in ähnlicher
Weise formulieren. Das spezifisch Dissoziale scheint in der systematischen,
manipulativen Ausnutzung der Partial-Realitäten für narzisstische Zwecke
und zum Vorteilsgewinn zu liegen. Die Ausprägung einer solch spezifischen
manipulativen Fähigkeit wird durch eine Besonderheit der individuellen

Entwicklung erklärlich: Der Betroffene lernt eindrücklich, dass sich Gruppen von Menschen durch eine Selbstdarstellung »als ob« beeinflussen und lenken lassen.

Bei Gefahr einer Kollision oder eines Konflikts zwischen diesen ›Partial-Realitäten‹ genannten Erlebensweisen untereinander oder mit der »objektiven« Realität werden sie mittels Spaltungsabwehr in Form von Verleugnung oder »Lüge« oder durch Impulsdurchbrüche als Folge schwerer narzisstischer Kränkung auseinander gehalten bzw. neutralisiert. Eine Abgrenzung zum Wahn könnte dahingehend vollzogen werden, dass hier, im Falle des Dissozialen, eine Brüchigkeit zutage tritt, somit auch noch eine psychische Bewegung entsteht, während im Wahn die Schein-Realität unbeirrbar aufrechterhalten wird.

Es erscheint somit zunächst unmöglich, sich mit solchen Patienten auf ein klassisches therapeutisches Bündnis im Sinne einer gemeinsam geteilten Realität zu verständigen.

Wege aus der Verstrickung

Im Folgenden sind einige Anhaltspunkte zusammengestellt, die helfen können, Zuspitzungen und eine negative therapeutische Reaktion zu verhindern.

Erste Schritte zur Klärung

Sofern sich Anzeichen für typische Diskrepanzen und Widersprüchlichkeiten in den Erzählungen des Patienten mehren, raten wir zum Abschluss eines Therapie-Vertrags nach Kernberg mit zweifelsfreiem Nachweis von Eckpunkten der sozialen Realität (Krankenversicherung, Sozialversicherung, Arbeitsplatz, Arbeitsunfähigkeitszeiten, Schulden). Hierfür kommt auch eine externe sozialdienstliche Anamnese bzw. Beratung in Frage.

Da sich dissoziale Tendenzen in der dyadischen Beziehung oft nur unzureichend abbilden, erscheint die modellhafte Entfaltung verschiedener sozialer Realitäten in verschiedenen Zusammenhängen als diagnostische und therapeutische Möglichkeit. Dies könnte in einem ersten Schritt beispielsweise durch die – auch periodische – Beiziehung weiterer, psychoanalytisch/psychodynamisch speziell geschulter Therapeuten und die sorgfältige Zusammenführung der gewonnenen Ergebnisse geschehen.

In stationärem Zusammenhang erscheint die Nutzung des so genannten multilateralen Übertragungsraums als mögliches diagnostisches und therapeutisches Instrument (Janssen 1987). Die späterhin sich anschließende Integrationsarbeit im psychoanalytisch/psychodynamischen Rahmen bleibt dennoch eine ernorm anspruchsvolle Aufgabe und wird ohne einen konkreten Realitätsbezug zum Scheitern verurteilt sein.

Rahmen verdeutlichen, Grenzen aufzeigen
Zuverlässigkeit und Nachhaltigkeit der Therapeuten, das Einhalten von zeitlichen Grenzen, die Grenzziehung gegen Gewalt und das Bewusstsein der eigenen Grenzen – z.b. nicht zu viele Patienten mit dissozialen Tendenzen zu behandeln – sind Grundvoraussetzungen. Ein Behandlungsvertrag kann helfen.

Überwindung der Spaltung
Dissoziale Patienten lassen heftige Gegenübertragungsgefühle entstehen und verleiten Professionelle verschiedener Berufsgruppen oft vorschnell zum polarisierten Handeln. Manchmal schafft die Fähigkeit dieser Patienten zum Realagieren im therapeutischen Raum unausweichliche Zwangslagen, in denen verschiedene Helfer in ein gegnerisches Verhältnis geraten.

Übertragung und Gegenübertragung
Es kann zu sado-masochistischen Übertragungs- und Gegenübertragungs-Konstellationen kommen. Aggressive Durchbrüche stehen im Kontext mit Insuffizienzgefühlen, wobei nicht nur narzisstische Wut, sondern auch Aggressivität als Deckabwehr gegen Depressivität und Insuffizienzgefühle zu verstehen ist. Der Patient formulierte einmal: »Besser Institutionen mit ihren Widersprüchen ad absurdum führen als Heulen!«

Angesichts der hohen Kränkbarkeit der Patienten ist es wichtig, eine negative Übertragung schnell mit Hinweis auf die Berechtigung dieser Gefühle anzusprechen. Hinter einer stark idealisierten Übertragung stehen oft abgewehrter Hass und Wut; deshalb ist die frühzeitige und konsequente Ansprache hilfreich. Eine zu weit zugelassene idealisierte Übertragung kann zum Aktionismus des Therapeuten führen, der damit in einen Strudel von Ansprüchen und Selbstinsuffizienzgefühlen gerät.

Auf erhöhte Kränkbarkeit achten
Bei Patienten mit einem labilen narzisstischen Gleichgewicht sollte man mit Deutungen vorsichtig sein. Kernberg empfiehlt, sich auf das Hier und Jetzt

zu beschränken, zunächst auf genetische Deutungen zu verzichten und diese erst bei einer positiven Übertragungsbeziehung anzuwenden. Die ausgesprochene oder mimisch und gestisch ausgedrückte Weigerung eines Patienten, eine Deutung anzunehmen, ist zu respektieren.

Arbeit an der Vernetzung
Fehlt die Fähigkeit zur therapeutischen Ich-Spaltung, ist die Übernahme von Hilfs-Ich-Funktionen durch Therapeuten (Heigl-Evers & Nitzschke 1995) besonders wichtig. Angebote der Patienten, mit anderen Helfern zu kooperieren, sollten nicht mit analytischem Dogmatismus abgeblockt werden. Die Schweigepflichtsentbindung von Anfang an schafft Sicherheit auf Seiten der Behandler. Dass die Einzeltherapie am wichtigsten sei, ist oft eine rationalisierende Größenvorstellung und übersieht die Wirksamkeit soziotherapeutischer Elemente. Die Verteilung auf verschiedene Spezialisten birgt indes die Gefahr, dass sich Patienten nach ihrer bisherigen Lebenserfahrung auf keine Person intensiver einlassen und versuchen, die Beteiligten gegeneinander auszuspielen. So kann es – wie unser Beispiel zeigt – den Patienten misslingen, durch eine mehrdimensionale Übertragung zur Integration ihrer verschiedenen Persönlichkeitsanteile zu gelangen. Die Vernetzung der professionell Beteiligten verhindert unkoordinierte quantitative Überbetreuung und schafft die Vorraussetzungen für eine qualitative Therapie.

Differenzierung der Abwehr
Die Persönlichkeit stärkende Abwehrformationen lässt man besser unangetastet und bearbeitet zunächst nur die regressive Spaltung. Verfügt ein Patient nur eingeschränkt über die Fähigkeit, auf sofortige Triebbefriedigung zu verzichten, wirken zu frühe Deutungen der unbewussten Triebimpulse nicht hilfreich.

Konsolidierungsphasen nicht als Widerstand deuten
Vermeintliche Stagnation kann als Widerstand fehlinterpretiert werden. Dahinter steht oft der Wunsch, den eben gemachten Fortschritt nicht zu gefährden. Daher müssen Signale des Patienten sensibel wahrgenommen werden. Man kann dem Patienten deutlich machen, ein unangenehmes Thema vorerst zurück zu stellen, um es zu einem späteren Zeitpunkt wieder aufzugreifen.

Realitätsbezug stärken
Magisch halluzinatorisches Denken zeugt von einem gestörten Realitätsbezug. Ferenczi (1913) sah in frühen Traumatisierungen Gründe für die Fixierung des Wirklichkeitssinns auf einer früheren Organisationsstufe oder einer Regression bei Belastung. Mit Konfrontation und Klarifikation ist der Realitätsbezug zu verbessern. Wahrnehmungen werden subjektiv – z. B. wunsch- oder angstbetont – eingefärbt. Pseudologische Schilderungen helfen Hilflosigkeit zu überspielen, und Kränkungen abzuwehren. Nach Henseler (1968) wird ein ambivalent erlebtes Ereignis im pseudologischen System so entstellt, dass es sowohl geleugnet als auch als lustvoll erlebt werden kann.

Überwindung des punktförmigen Erlebens
Aktuelle Konflikte überschwemmen oft die Therapiestunden, sodass die Gefahr besteht, den übergreifenden Kontext zu verlieren. Deshalb kann man mit Patienten vereinbaren, die Stunden in aktuelle Segmente und übergreifende Themen, aufzuteilen.

Arbeiten am Überich
Innerhalb des desintegrierten Überich arbeiten extrem gewährende und extrem strafende Areale unverbunden und gegeneinander. So liegt bei dem beschriebenen Patienten ein rigides Ehrlichkeitsideal vor und gleichzeitig ausbeuterische Tendenzen. Freud (1915), Aichhorn (1925), Parin (1961) und Rauchfleisch (1999) sehen ein rigides verfolgendes Überich im Licht der Identifikation mit dem Aggressor. Eine Projektion verfolgender Überich-Normen erfolgt auf äußere Autoritäten; Identifikation mit dem Aggressor kann vorliegen. Mittels projektiver Identifikation werden dem Therapeuten Aggressionen zugewiesen und können ihn in sadistische Überich-Positionen manövrieren. Auf diesem Weg entsteht dann ein äußerer Feind, der bekämpft werden kann. Die Projektion strafender Überich-Fragmente gewährleistet eine gewisse Selbstidentität. Deshalb kann provokatives Auftreten für die Patienten eine Überlebensstrategie darstellen. Je größer die Diskrepanz zwischen hypertrophiertem Ich-Ideal und realem Ich ist, desto fragiler das Selbstwertgefühl. Deshalb stellen Omnipotenz, Spaltung, Projektion und projektive Identifizierung charakteristische Abwehrformen dar. Hilfreich ist es, ein milderes und realistischeres Hilfs-Überich anzubieten. Den Patienten fehlen flexible, an der sozialen Realität orientierte Normvorstellungen und konstruktive hemmende Funktionen.

Schlussbemerkung

Die Antwort auf die Frage im Titel dieses Beitrags könnte lauten: Dissoziale Patienten sind Täter und Opfer zugleich. Die Gratwanderung zwischen Normenlosigkeit und sadistischen Überich-Forderungen, Verwöhnung und Härte, Empathie und Ablehnung setzt bei Therapeuten die Bereitschaft voraus, flexibel zu handeln und konzeptuell zu denken, um nicht via projektiver Identifikation zum Komplizen der Patienten oder zum Polizisten im Dienste der Kostenträger zu werden. Ein professioneller Zugang kann verloren gehen, indem Therapeuten sich durch Größendarstellungen und manipulatives Verhalten abgestoßen fühlen oder im Rahmen einer Spiegelübertragung narzisstisch verführt werden. Deshalb hilft es, auch ein Scheitern zu akzeptieren. Rauchfleisch (1999) rät psychoanalytisch arbeitenden Therapeuten die Herausforderung anzunehmen, mit der uns diese Patientengruppe konfrontiert, und traditionelle Konzepte kritisch zu hinterfragen. Das »Ringen um Empathie« (Rohde-Dachser 1986) wird – wie vielleicht auch beim vorgestellten Patienten – leicht missverstanden. Wichtig ist bei Grenzsetzungen nicht zu vergessen, das Agieren nicht nur als Zerstörung des therapeutischen Raums zu beklagen (Trimborn 1983), sondern auch – im Sinne Winnicotts – es als Übergangsphänomen zu verstehen und therapeutisch zu nutzen.

Literatur

Abraham, K. (1925): Psychoanalytische Studien zur Charakterbildung. In: Gesammelte Schriften Bd. 2, Frankfurt (Fischer), 1982, S. 103–145.

Aichhorn, A. (1925): Verwahrloste Jugend. Die Psychoanalyse in der Fürsorgeerziehung. Zehn Vorträge zur ersten Einführung. 3. erw. Aufl., Bern (Hans Huber Verlag), 1951.

Bohleber, W. (2000): Die Entwicklung der Traumatheorie in der Psychoanalyse. Psyche – Z Psychoanal, 54: 797–839.

Bückers, R.; Kriebel, R.; Paar, G. H. (2001): Der »geschickte« Patient in der psychosomatischen Rehabilitation – Leitlinien für die sozialmedizinische Beurteilung und Behandlung von fremdmotivierten Patienten. Rehabilitation, 40: 65–71.

Ferenczi, S. (1913): Entwicklung des Wirklichkeitssinns. In: Sandor Ferenczi: Schriften zur Psychoanalyse Bd. I, Frankfurt a.M. (Fischer), 1982, S. 148–163.

Ferenczi, S. (1933): Sprachverwirrung zwischen den Erwachsenen und dem Kind. In: Sandor Ferenczi: Schriften zur Psychoanalyse Bd. II, Frankfurt a.M. (Fischer), 1982, S. 303–313.

Freud, S. (1915): Die Verbrecher aus Schuldbewusstsein GW X, S. 389–391. Frankfurt a.M. (Fischer).

Henseler, H. (1968): Zur Psychodynamik der Pseudologie. Nervenarzt, 39: 106–114.

Heigl-Evers, A.; Nitzschke, B. (1995): Das analytische Prinzip »Deutung« und das interaktionelle Prinzip »Antwort«. In: Heigl-Evers, A.; Ott, J.: Die psychoanalytisch interaktionelle Methode. Theorie und Praxis. 2. Aufl., Göttingen (Vandenhoeck & Ruprecht).

Jansen, P. L. (1987): Psychoanalytische Therapie in der Klinik. Stuttgart (Klett-Cotta)

Khan, M. (1963): Das kumulative Trauma. In: Khan, M.: Selbsterfahrung in der Therapie. 3. Aufl. Eschborn bei Frankfurt a.M. (Klotz), 1997.

Kernberg, O. F. (1988): Schwere Persönlichkeitsstörungen. Theorie, Diagnose, Behandlungsstrategien. Stuttgart (Klett-Cotta).

Kernberg, O. F. (2001): Psychotherapie der Borderline-Persönlichkeit, Stuttgart (Schattauer).

Kohut, H. (1973): Narzissmus. Eine Theorie der psychoanalytischen Behandlung narzisstischer Persönlichkeitsstörungen. Frankfurt a.M. (Suhrkamp).

Moser, T. (1970): Jugendkriminalität und Gesellschaftsstruktur. Zu Verhältnis von soziologischen, psychologischen und psychoanalytischen Theorien des Verbrechens. Stuttgart (Klett-Cotta).

Parin, P. (1961): Die Abwehrmechanismen der Psychopathen. Psyche, 15: 322–329.

Rauchfleisch, U. (1999): Außenseiter der Gesellschaft. Psychodynamik und Möglichkeiten zur Psychotherapie Straffälliger. Göttingen (Vandenhoeck & Ruprecht).

Rohde-Dachser, C. (1986): Ringen um Empathie. Ein Interpretationsversuch masochistischer Inszenierungen. Forum Psychoanal, 2: 44–58.

Stolorow, R. J. (1975): Die narzisstische Funktion des Masochismus und (Sadismus). In: Grünert, H. (Hg.): Leiden am Selbst. Zum Phänomen des Masochismus., München (Kindler), 1981.

Trimborn, W. (1983): Die Zerstörung des therapeutischen Raumes. Psyche – Z Psychoanal, 37: 204–236

Die interpersonelle Welt von Patienten mit schweren Persönlichkeitsstörungen

Ulrich Streeck

Persönlichkeitsstörungen – Störungen des Sozialen

Die Beschreibungen von Persönlichkeitsstörungen in den heute gebräuchlichen diagnostischen Klassifikationssystemen ICD-10 und DSM-IV sind überwiegend Beschreibungen von *interpersonellen* Verhältnissen. So heißt es im DSM-IV – die Kriterien in der ICD-10 unterscheiden sich nicht nennenswert von denen im DSM-IV – beispielsweise bei der *paranoiden Persönlichkeitsstörung* (301.00), dass die Patienten »vermuten, dass andere Menschen sie ausbeuten, schädigen oder täuschen werden«, dass sie eingenommen sind »von ungerechtfertigten Zweifeln bzgl. der Loyalität oder Glaubwürdigkeit ihrer Freunde und Partner«, »in harmlose Bemerkungen oder Ereignisse abwertende und bedrohliche Bedeutungen« hineinlesen und dass »leichtere Vernachlässigung [...] schwere Feindseligkeiten« hervorruft. Patienten mit einer *schizoiden Persönlichkeitsstörung* (301.20) werden als »gleichgültig gegenüber Gelegenheiten, enge Beziehungen aufzubauen« geschildert, seien »oft sozial isoliert«, hätten »geringes Interesse an sexuellen Kontakten mit einer anderen Person«, »wenig Freude an sinnlichen, körperlichen oder zwischenmenschlichen Kontakten« und seien »sozial unbeholfen«. Von Patienten mit einer *Borderline-Persönlichkeitsstörung* (301.83) heißt es, sie seien »sehr empfindlich gegenüber Einflüssen aus ihrer Umgebung«, zeigten »Muster instabiler, aber intensiver Beziehungen» und wiesen »extreme Reaktivität gegenüber zwischenmenschlichen Belastungen« auf. Patienten mit einer *narzisstischen Persönlichkeitsstörung* (301.81) werden als Personen beschrieben, die »sich in übertriebenem Maße selbst wichtig« nehmen, »häufig prahlerisch und großspurig« erscheinen, »nach übermäßiger Bewunderung« verlangen und einen »Mangel an Sensibilität gegenüber ihren Wünschen und Bedürfnissen anderer Menschen« aufwiesen. Das alles sind Beschreibungen, die sich auf interpersonelle Situationen beziehen. Die Liste ließe sich durch alle Persönlichkeitsstörungen hindurch verlängern. Persönlichkeitsstörungen sind »kaum einmal Störungen einer isolierten Person [...], sondern in der Regel auch Störungen der zwischenmenschlichen Interaktion und Kommunikation« (Möller et al. 1996, S. 330).

Wenn es von einer Person heißt, sie sei »ziemlich gestört« oder eine »merkwürdige Person« oder verhalte sich »sonderbar«, dann richtet sich ein solches Urteil gewöhnlich auf die ganze Person, nicht auf umschriebene Eigenschaften oder Angewohnheiten, so wie man von einer Person sagen würde, dass sie merkwürdige Essgewohnheiten oder einen Tic hat. Gewöhnlich liegen dem Urteil Erfahrungen mit dem Verhalten der Person in Beziehung zu anderen zugrunde, interpersonelle Verhältnisse, ein Geschehen *zwischen* Personen: Grenzen werden überschritten, als Gegenüber fühlt man sich zu einem Verhalten veranlasst, das man nicht ganz freiwillig gewählt zu haben scheint, sieht sich bedrängt, belästigt, überwältigt, ausgebeutet. Immer geht es dabei um Verhalten in einem interpersonellen Kontext, um *Störungen von Beziehungen*, die zu *Störungen einer Persönlichkeit* verkürzt werden. Denn die Diagnose ›Persönlichkeitsstörung‹ meint nicht etwa das Verhalten von zwei oder mehreren Personen und nicht das Verhalten einer Person im Kontext des Verhaltens einer anderen Person, sondern benennt eine einzige Person als gestört, eben als »gestörte Persönlichkeit«. Das hat Fiedler (1995) veranlasst, von einer »Person-Perspektivierung eines interaktionellen Problems« zu sprechen.

Strukturelle und komplexe Störungen

Dass Persönlichkeitsstörungen nicht nur psychische, sondern immer auch »Störungen des Sozialen« sind, tritt besonders deutlich bei so genannten strukturellen Persönlichkeitsstörungen und – ausgeprägter noch – bei komplexen Störungen zutage. Strukturelle Störungen (Fürstenau 1977; Heigl-Evers er al. 1993; Rudolf 2004) sind in der Persönlichkeitsorganisation verankerte Entwicklungsstörungen, die meist auf vernachlässigende, ausbeuterische oder traumatisierende Bedingungen zurückzuführen sind, an die sich die Patienten schon in ihrer frühen lebensgeschichtlichen Entwicklung haben anpassen müssen und in deren Folge sie basale psychische Funktionen nicht oder nur in dysfunktionaler Weise haben entwickeln können. Die Patienten leiden meist an vielfältigen seelischen und psychosozialen Beeinträchtigungen wie Ängsten und Phobien, impulsivem Agieren, sozialer Isolation, Depressionen, schwerwiegenden Arbeitsstörungen bis hin zur Arbeitsunfähigkeit, diversen körperlichen und somatoformen Störungen, suizidalem Verhalten und chronischer Suizidalität, Zwängen, promiskuösem und antisozialem Agieren, chronischen Selbstverletzungen, hochgradig abhängigen Verhaltensweisen, instabilen Beziehungen, sexuellen Perversionen, Alkoholabhängigkeit und anderen süchtig-abhängigen Verhaltensmanifestationen, psychosenahen Störungen u. a. m. Strukturell verankerte Störungen der Persönlichkeitsorganisation finden sich insbesondere bei den Cluster-A- und Cluster-B-Persönlichkeitsstörungen (paranoide, schizoide, schizotypische, antisoziale, histrionische, narzisstische, vermeidend-selbstunsichere und Borderline-Persönlichkeitsstörung).

Ebenso wie der Begriff der strukturellen Störung kommt auch der Begriff ›komplexe Störung‹ in den diagnostischen Klassifikationssystemen nicht vor. Dennoch haben wir uns vor geraumer Zeit dazu entschlossen, den Begriff der komplexen Störung in unseren klinischen Sprachgebrauch aufzunehmen, weil die Pathologie vieler, insbesondere der schwer gestörten, stationär behandlungsbedürftigen Patienten mit strukturellen Störungen nur mit Hilfe mehrerer Persönlichkeitsstörungsdiagnosen erfasst werden kann. Hinzu kommt, dass viele dieser Patienten zusätzlich an anderen Beeinträchtigungen wie affektiven Störungen, Verhaltensstörungen, neurotischen oder somatoformen Störungen oder Folgen von Traumatisierungen leiden. Die Diagnose ›Borderline-Störung‹, die sich im Wesentlichen auf Phänomene wie Identitätsdiffusion und Spaltungsabwehr stützt, differenziert nicht innerhalb der großen Vielfalt von strukturellen Persönlichkeitsstörungen.

Auch komplexe Störungen gehen mit erheblichen Störungen der Selbstregulierung und der Beziehungs- bzw. Interaktionsregulierung einher und zeigen sich vor allem im Kontakt mit anderen. Vielfach verstärken die Lebensumstände der Patienten – wie Verluste, schwerwiegende Beziehungsstörungen, chronische Suizidalität, mehrfach abgebrochene Vorbehandlungen oder ökonomische Benachteiligungen – ihre Belastungen und erschweren die Behandlung. Diese Vielfalt von Beeinträchtigungen nur als »Komorbidität« zu bezeichnen, bringt nicht zum Ausdruck, dass die Störungen, an denen die Patienten leiden, nicht einfach nur nebeneinander her existieren, sondern dynamisch eng miteinander verwoben sind.[1]

Häufig ist die frühe Lebensgeschichte der Patienten von vernachlässigenden, traumatisierenden und missbräuchlichen Beziehungserfahrungen geprägt. Die Mutter bzw. Pflegeperson war nicht oder nur sehr eingeschränkt in der Lage, adäquat auf das Kind zu reagieren. In der Folge entwickelte sich die Repräsentanz des kindlichen Selbst nicht auf der Grundlage von dessen eigener primärer Affektivität, sondern wurde von der »Geste« der Pflegeperson bestimmt. Nicht der Affekt des Kindes lenkte die Reaktion der Mutter bzw. der Pflegeperson, sondern deren eigene Affektivität oder deren eigenes verzerrtes Verhalten. Das Selbst des Kindes entwickelte sich so auf der Grundlage von Repräsentationen der von »fremden Gesten« (Winnicott 1965) bestimmten Interaktionserfahrungen. Es realisierte sich nicht als »wahres«, von den kindlichen Primäraffekten gestütztes Selbst, sondern als ein »kolonisiertes Selbst«: Wie die Kolonialmacht das Volk unterdrückt, dessen Land sie besetzt hält, beherrscht das Objekt als Introjekt das konstitutionelle Selbst des Kindes. Zu einem autonomen Selbst reift dieses entweder gar nicht oder höchstens im Untergrund heran – abgespalten von der im Vordergrund stehenden psychischen Struktur (Streeck-Fischer 2006). Wird das kolonisierte Selbst auf die Umgebung projiziert, gleichen die Objekte, die Träger dieser Projektion sind, den bemächtigenden Objekten der Kindheit. Identifiziert sich der Patient mit dem kolonisierten Selbst, verhält er sich seiner Umgebung gegenüber wie die bemächtigenden und traumatisierenden Objekte seiner Kindheit sich ihm gegenüber verhalten haben.

Nicht ganz selten waren die Patienten schon als Kinder auffällig und wegen verschiedener Störungen, die heute am ehesten als Aufmerksamkeitsstörungen oder Störungen des Sozialverhaltens klassifiziert würden, in kinderärztlicher oder kinderpsychiatrischer – meist ausschließlich medikamentöser – Behandlung. Kaum jemals hatten die frühen Warnsignale in eine

---

1 Solche dynamischen Zusammenhänge werden – zum Nachteil des Patienten – manchmal bewusst außer Acht gelassen. So begegnet man manchmal Patienten, die wegen einer bestimmten umschriebenen Störung mit einer vermeintlich für diese Störung spezifischen Therapie behandelt wurden, im Anschluss an diese »störungsspezifische« Behandlung aber dekompensiert sind. Rückblickend stellt sich dann heraus, dass es vor Behandlungsbeginn versäumt wurde, den psychodynamischen Kontext zu durchleuchten, in den die Störung eingelassen war und in dem sie eine wichtige Funktion gehabt hat.

adäquate psychotherapeutische Behandlung geführt. Allenfalls wurden Versuche mit verhaltenskorrigierenden Maßnahmen unternommen, die meist nicht dazu angetan waren, dem Kind in seiner Not adäquat zur Seite zu stehen.

Psychische Störungen und gestörte Beziehungen

Aus psychotherapeutischer Sicht stehen gewöhnlich die psychischen Störungen im Vordergrund, die Art und Weise, wie der Patient sich selbst und seine Objekte, die relevanten Personen in seiner Umwelt und die Beziehungen zu ihnen *erlebt*. Die Frage, wie er sich im Kontakt mit anderen *verhält* und wie zwischenmenschliche Beziehungen gestaltet und abgewickelt werden, hat allenfalls zweitrangige Bedeutung. Diese Ungleichgewichtung von Erleben und interpersonellen Verhältnissen ist psychotherapeutischem Denken als Tendenz immanent und oftmals eine Implikation der Überzeugung, dass sich die Art und Weise, wie der Patient am sozialen Leben teilnimmt und wie seine Beziehungen aussehen, aus seinen unbewussten Konflikten und unbewusst gewordenen Beziehungserfahrungen, seinen verinnerlichten Objektbeziehungen und Anpassungs- und Abwehrmechanismen – also aus seinen psychischen Verhältnissen – erklärt. Dass die Beziehungen des Patienten zu seinen Mitmenschen so sind wie sie sind, wird darauf zurückgeführt, dass die Psyche des Patienten so ist wie sie ist. Demzufolge würde die interpersonelle Welt aus der innerseelischen Welt hervorgehen.

Wie Beziehungen erlebt werden, ist aber nicht nur auf frühere Erfahrungen und nicht nur auf in der Vergangenheit erworbene, immer wieder aktivierte gleiche Wahrnehmungs- und Gefühlsmuster zurückzuführen, sondern auch darauf, wie die Beziehungen aktuell gestaltet werden. Das wiederum gründet nicht alleine in früheren Beziehungserfahrungen, sondern in der gegenwärtigen Interaktion und damit immer auch in dem aktuellen Verhalten der jeweils anderen Person. Interaktion ist ein Prozess impliziten »Verhandelns«: Die beteiligten Personen zeigen sich mit ihrem Verhalten, wie ihr Verhältnis zueinander im Augenblick ist und zukünftig sein soll; im Zuge ihres aufeinander bezogenen Verhaltens gestalten sie ihr wechselseitiges Verhältnis. Wie sie ihre Beziehung schließlich erleben, hat deshalb nicht nur eine subjektive und intersubjektive Seite, sondern erklärt sich auch aus dem realen, sichtbaren und hörbaren Verhalten, mit dem die Interaktionspartner sich wechselseitig über den Stand ihrer Beziehung informieren und ihr Verhältnis fortlaufend gestalten.

Wären die Beeinträchtigungen des Patienten, die sich in seiner sozialen Lebenswelt zeigen, alleine auf seine psychischen Beeinträchtigungen zurückzuführen, könnte man sich in der Behandlung von Patienten mit schweren Persönlichkeitsstörungen darauf verlassen, dass sich die interpersonellen Verhältnisse der Patienten stabilisieren werden, wenn sich ihre psychische Situation bessert. Das ist jedoch nicht zwangsläufig so. Im Gegenteil verändern sich im Verlauf von psychotherapeutischen Behandlungen von Patienten mit gravierenden Persönlichkeitsstörungen die interpersonellen Störungen oftmals nur vergleichsweise wenig. Veränderungen des seelischen Erlebens, die durch eine Behandlung erreicht werden, ziehen nicht zwangsläufig Veränderungen des interpersonellen Verhaltens nach sich. Offenbar ist der Zusammenhang zwischen Erleben auf der einen und Interaktion auf der anderen Seite weniger eng als vielfach angenommen. Wie sich jemand im Zusammensein mit anderen verhält, kann tief in ihm verankert sein, seinem Körper gleichsam eingeschrieben, seiner Selbstreflexion aber weitgehend unzugänglich. Denn interaktives Verhalten ist immer auch körperliches Verhalten und wird unter Rückgriff auf das körperliche Gedächtnis aktualisiert und nicht nur mit Mitteln symbolischer Kommunikation abgewickelt. Vielmehr bringt sich interaktives Verhalten immer auch als »embodied action« oder »embodied communication« zur Geltung, als »verkörperte« oder »darstellende Kommunikation«, manchmal ohne im sprachlichen Ausdruck irgendwelche Spuren zu hinterlassen. Solches interaktive Wissen ist zu einem großen Teil Wissen des Körpers, das wir haben, ohne dass wir wissen, dass wir es haben. So dürfte zu erklären sein, dass man gelegentlich Patienten begegnet, die eine langjährige Behandlung gemacht und viel über sich erfahren haben, deren psychische Problematik sich durch die Behandlung auch stabilisiert hat, die aber trotz der langen Behandlung immer wieder in große Schwierigkeiten im Zusammensein mit anderen geraten oder Kontakte mit anderen nach wie vor weitgehend meiden müssen. Obwohl sich ihre innerseelischen Verhältnisse merklich verändert haben, ist ihr Verhalten im Kontakt mit anderen im Wesentlichen unverändert geblieben. Weil Verhalten im Zusammensein mit anderen zu einem großen Teil in körperlichem, nicht symbolisierungsfähigem Wissen gründet und nicht Teil des sprachlichen Ausdrucks, sondern Teil der darstellenden Kommunikation ist, muss in Behandlungen immer damit gerechnet werden, dass dieses Wissen nicht genügend erreicht wird, wenn man sich nur auf die sprachlichen Mitteilungen und damit auf das potentiell symbolisierungsfähige Beziehungswissen der Patienten stützt.

Eine konsistente Theorie des Verhältnisses von psychischer und interpersoneller Realität gibt es in der Psychotherapie bislang nicht; auch der Psychoanalyse fehlt eine Interaktionstheorie. Der klinische Blick auf Persönlichkeitsstörungen wird sich deshalb bis auf Weiteres in zwei Dimensionen bewegen müssen, in einer vertikalen intrapsychischen Dimension, in der die Psychodynamik erfasst wird, und in einer horizontalen interpersonellen Dimension, in der das aufeinander bezogene Verhalten der an der Situation beteiligten Personen im Vordergrund steht.

Die intrapsychische Dimension von Persönlichkeitsstörungen

Patienten mit strukturellen und komplexen Störungen
➤ verwenden reale äußere Objekte für Zwecke der Selbstregulierung (z. B. Externalisierung verfolgender innerer Objekte), des Selbstwertes und des Reizschutzes, für die Kontrolle von Impulsen und Affekten und für normative Orientierungen (Selbstobjekt-Beziehungen); das schließt Phänomene wie die psychische Verschmelzung mit Objekten, deren Eliminierung sowie deren Inbeschlagnahme ein;
➤ weisen eine verzerrte Selbstwahrnehmung auf, ein dysfunktionales Selbsterleben und einen Mangel an stabilem Selbstgefühl und Selbstwertgefühl mit Gefühlen von Leere, Wertlosigkeit oder Grandiosität;
➤ greifen vielfach auf selbstschädigende Mittel und Mechanismen zurück, die die Selbstregulierung unterstützen sollen, insbesondere wenn reale äußere Objekte für selbstregulative Zwecke nicht zur Verfügung stehen oder in dieser Funktion versagen, beispielsweise auf Alkohol, Drogen, übermäßiges Essen, selbstverletzendes Verhalten, zwanghaftes Spielen, sexuell promiskuöses Verhalten oder intensive Zufuhr anderer Reize;
➤ nehmen andere Personen verzerrt wahr und zeigen insbesondere in engen Beziehungen defensive Funktionsweisen, wiederkehrende Muster abhängiger und ausbeuterischer Beziehungen, Beeinträchtigungen der Fähigkeit, das Verhalten anderer Personen als psychisch motiviert zu verstehen (Mentalisierungsstörung) und interpersonelle Anpassungs-

und Abwehrformen wie Spaltung, Idealisierung, Entwertung, Projektion und projektive Identifizierung; diese Anpassungs- und Abwehrmechanismen prägen den Charakter der interpersonellen Beziehungen und gehen mit häufigen Beziehungsabbrüchen und daraus resultierender Suizidalität einher (Kernberg 1988);

➤ haben Probleme mit der Affektregulierung, der Wahrnehmung und dem Ausdruck von Affekten (mentalisierende Affektivität, Fonagy et al. 2004) und sind kaum in der Lage, negative Affekte zu tolerieren;

➤ stellen beeinträchtigende und traumatische Beziehungserfahrungen nicht narrativ dar, sondern im Verhalten in Gestalt von Inszenierungen und anderen nichtsprachlichen Modi in interpersonellen Beziehungen; der Inhalt sprachlicher Mitteilungen und die Darstellung per Verhalten in Beziehungen klaffen häufig auseinander;

➤ verwenden nichtsprachliches Verhalten im kommunikativen Austausch – einschließlich der therapeutischen Beziehung –, das ungeeignet ist, auf Reziprozität angelegte interpersonelle Beziehungen zu gestalten und zu regulieren (Streeck 2004);

➤ sind in ihrer Phantasietätigkeit, der Symbolisierungsfunktion, ihrem Denken und ihrer Erinnerungsfähigkeit beeinträchtigt.

Dass die Patienten andere Menschen nicht als eigenständige Personen in ihrem eigenen Recht erleben können, führen Fonagy und Kollegen (2004) – insbesondere für Borderline-Patienten – darauf zurück, dass sie einer partiellen Fixierung auf den kognitiven Modus psychischer Äquivalenz entsprechend davon ausgehen, dass die äußere Realität mit ihrer inneren Realität übereinstimmt und andere Menschen so funktionieren wie sie selbst. Sie sind nicht oder zumindest nur begrenzt in der Lage sich vorzustellen, dass es unterschiedliche psychische Realitäten gibt und andere Menschen sich aufgrund ihrer jeweils eigenen, von derjenigen der Patienten verschiedenen psychischen Realität verhalten. Das trägt dazu bei, dass ihr Bild von anderen Menschen unbestimmt und verschwommen bleibt. Aufgefordert andere, auch ihnen nahe stehende Menschen zu beschreiben, schildern sie diffuse Eigenschaften (»nett«, »mieser Typ«), manchmal holzschnittartig, mit einander polar entgegengesetzten Qualitäten, ohne in der Lage zu sein, daraus ein anschauliches Bild entstehen zu lassen. Manche Patienten beschränken sich auf sichtbare Merkmale, um eine andere Person zu schildern, als sei sie ihnen allenfalls von außen zugänglich, nicht jedoch als intentional handelndes

Wesen. Einzelheiten stehen für das Ganze, bestimmt davon, wieweit eigene Bedürfnisse und Bedürftigkeiten befriedigt werden oder nicht. Das prozedurale »Beziehungswissen« und die interpersonellen Handlungsschemata »passen« gleichsam zu ausbeuterischen und traumatisierenden Beziehungen, beeinträchtigen aber die Abstimmung in reziproken Beziehungen.

Die psychischen Funktionen bewegen sich in weiten Teilen auf dem Niveau von Bedürfnisbefriedigung. Dementsprechend ist die andere Person nur so lange wichtig, wie sie physisch anwesend ist und sich in Übereinstimmung mit eigenen Bedürfnissen verhält und so lange ihre Eigenschaften noch ausreichend verträglich mit eigenen Idealvorstellungen sind. Ist das nicht der Fall, verliert sie ihre psychische Relevanz und wird innerlich gleichsam ausgelöscht oder fallen gelassen. Die Patienten können die Wirkung des eigenen Verhaltens auf andere kaum realistisch antizipieren und ihr Verhalten entsprechend abstimmen. Gefühle, die zwischen der eigenen Person bzw. dem Selbst und der Repräsentanz des anderen vermitteln, sind oft wenig differenziert und können vor allem in Verbindung mit den Qualitäten der anderen, der Objekte und des Selbst, abrupt wechseln. Um sich vor dem Erleben von Verlust, konsekutiven Verlassenheitsgefühlen und Selbsthass zu schützen, werden als unvereinbar erlebte Seiten der eigenen und anderer Personen dissoziiert. Die andere Person ist gut oder böse, wird idealisiert oder unterliegt totaler Verachtung, und ähnlich werden unvereinbar erscheinende Seiten der eigenen Person gespalten. Das als unzuträglich erlebte Objekt wird externalisiert, um das Selbst zu schützen. Das trägt dazu bei, dass Beziehungen hochgradig instabil und von abrupter Zerstörung bedroht sind. Es gibt keine Objektkonstanz, keine Möglichkeit, mit wichtigen Menschen innerlich auch dann in Verbindung zu bleiben, wenn sie weit weg sind, sich als schwierig erweisen und die Beziehung aktuell einmal unbefriedigend ist. Nicht minder groß ist die Gefahr, dass Selbstentwertung und das Gefühl eigener Wertlosigkeit in Selbstverachtung, Selbsthass oder – gefährlicher noch – in Ekel vor sich selbst mit der Folge schwer steuerbarer Suizidalität münden.

Die interpersonelle Dimension
von Persönlichkeitsstörungen

Dass Persönlichkeitsstörungen sich in hohem Maße auch in der *interpersonellen* Dimension als »Störungen der zwischenmenschlichen Interaktion« zeigen, bringt für die Diagnostik besondere Probleme mit sich. Störungen der Interaktion können nicht anhand von bestimmten Zeichen, die nur auf eine der beteiligten Personen hinweisen, als gesund oder krank, normal oder gestört identifiziert werden. Interpersonelle Beziehungen und Interaktion sind keine Eigenschaften, die eine Person als solche hat, sondern werden dialogisch hervorgebracht. Das Verhalten, auf das sich das diagnostische Urteil bezieht, kann nicht nur ein Merkmal des einzelnen Patienten sein; vielmehr ist es in einem sozialen Kontext verankert und somit eine interaktive Produktion. Um die interpersonelle Dimension von Persönlichkeitsstörungen zu untersuchen, kann der Diagnostiker deshalb nicht auf das Verhalten des Patienten hinzeigen und es als vermeintlich pathologisch dingfest machen. Vielmehr muss er den Kontext des jeweiligen interaktiven Geschehens in die Diagnose einbeziehen. Nur dann wird er dem Umstand Rechnung tragen, dass das Verhalten des Patienten im Kontext des Verhaltens seiner Umwelt – in der therapeutischen Beziehung im Kontext seines eigenen Verhaltens – platziert ist wie umgekehrt das Verhalten der sozialen Umwelt des Patienten bzw. das Verhalten des Psychotherapeuten im Kontext des Verhaltens des Patienten verankert ist. In diesem Sinne meinte schon Balint:

> »Eine psychiatrische Untersuchung ist ihrem Wesen nach eine Untersuchung zwischenmenschlicher Beziehungen […] die Summe der Reaktionen des Patienten *in diesem Moment in dieser Umgebung* – und da keiner dieser spezifischen Umstände aus dem Interview ausgeschaltet werden kann, ist es in Wirklichkeit die *Wechselwirkung*, die untersucht wird« (Balint 1963, S. 209f.; Hervorh. v. mir, *U. St.*).

Deshalb muss sich die Diagnostik von Persönlichkeitsstörungen immer auch auf das aufeinander bezogene Verhalten der an der jeweiligen Situation beteiligten Personen richten, üblicherweise das des Patienten und das des Therapeuten, nicht nur auf das des Patienten alleine. Das jeweils individuelle Verhalten – beispielsweise nichtsprachliche Verhaltensweisen oder Gesten – lässt für sich genommen unter Umständen gar nichts erkennen; im Kontext des Verhaltens der anderen Person, das diesem nichtsprachlichen Verhalten oder der Geste vorangegangen ist, kann es sich aber als ein folgenreicher Zug erweisen, der seine Wirkmächtigkeit dem Kontext des vorangegangenen Verhaltens der anderen Person verdankt. Interaktion ist eine »moment-to-moment activity« (Stern 1998; Nahum 2002) und wird lokal abgewickelt, »turn-by-turn«. Um das interpersonelle Geschehen zu erfassen, bedarf es deshalb der Fokussierung auf das von Augenblick zu Augenblick abgewickelte Verhalten im Angesicht des Verhaltens des anderen. Dabei kann dieses Verhalten sprachliche und nichtsprachliche, körperliche und gestische Elemente umfassen sowie subtil und flüchtig sein.

Interaktion zu untersuchen verlangt den Blick auf sichtbares und hörbares Verhalten. Dem wird in der psychodynamischen Psychotherapie oft mit großer Zurückhaltung begegnet. Denn ›Interaktion‹ ist nicht nur kein psychodynamischer Begriff: er kommt in der Psychoanalyse nicht einmal vor. Darum galt die Beschäftigung mit interaktiven Phänomenen bis vor kurzem als ausgesprochen unanalytisch, es sei denn, Interaktion wurde als Widerstand verstanden. Auf den klinischen Gewinn, den der Blick von außen auf Interaktion haben kann, hat in anderem Zusammenhang Klüwer aufmerksam gemacht. In seiner viel zitierten Arbeit über *Agieren und Mitagieren* (1983) beschrieb er, wie Analytiker sich in der Behandlung oft anders verhalten als sie selbst glauben, das zu tun, und unter Umständen nicht erkennen, wie sie mit ihrem Verhalten die therapeutische Beziehung mitgestalten. Klüwer hat diese Beobachtung in Verbindung mit Fokalkonferenzen gemacht, bei der eine Gruppe von Analytikern das Geschehen in der Therapie von außen beobachtet und ihre Beobachtungen dem Analytiker zur Verfügung stellt, der die Therapie jeweils durchführt. Der behandelnde Analytiker hatte sich häufiger auf eine Weise verhalten, die für ihn selbst unbemerkt geblieben war. Der Patient hatte auf dieses Verhalten reagiert und sich in Antwort auf das Verhalten des Analytikers seinerseits auf eine bestimmte Weise verhalten, ohne dass dem Analytiker dieses Verhalten des Patienten als Antwort auf sein eigenes Verhalten aufgefallen wäre. So wurde der Dialog in diesem Moment handelnd abgewickelt, ohne dass die Beteiligten das selbst bemerkt hätten. Diese Beobachtung veranlasste Klüwer dazu, von einem Handlungsdialog zu sprechen.

Soziale Ängste und das Bedürfnis, gesehen zu werden

Die Bedeutung der sozialen Lebenswelt bei schweren und komplexen Persönlichkeitsstörungen zeigt sich auch darin, dass viele der Patienten an schwerwiegenden *sozialen Ängsten* leiden. Von sich aus sprechen die Patienten nur selten über ihr soziales Leben, und nur ausnahmsweise berichten sie ungefragt davon, wie schwer erträglich das Zusammensein mit anderen für sie ist oder wie isoliert sie leben. Hinzu kommt, dass Psychotherapeuten häufig nicht gezielt nach der sozialen Alltagswelt der Patienten fragen. Deshalb bleibt das soziale Leben der Patienten vielfach im Dunkeln.[2]

Damit einhergehend werden soziale Ängste – so sie überhaupt erkannt werden – in ihrer ganzen Tragweite und in ihrer weitreichenden klinischen Bedeutung häufig unterschätzt. Sozial isoliert zu sein, sich nicht gesehen zu fühlen und keine Anerkennung zu erfahren, erhöht aber das Risiko für seelische Folgeerkrankungen wie Depressionen, Suizidalität oder süchtig-abhängiges Verhalten erheblich, aber auch das Risiko für viele körperliche Erkrankungen. »Das Bedürfnis, beachtet zu werden« ist aber, so Todorov (1998), »nicht ein menschlicher Beweggrund unter anderen – es ist der Wahrheitsgrund aller anderen Bedürfnisse, [...] konstitutives menschliches Faktum [...] In diesem Sinn existiert der Mensch nicht vor der Gesellschaft [...] das Menschliche gründet im Zwischenmenschlichen«. Und »die Beziehung zu anderen geht dem einzelnen voraus [...] Die Menschen leben nicht aufgrund von Interessen, aus Tugend oder sonst irgendeinem starken Grund in Gesellschaft. Sie tun es, weil es für sie keine andere mögliche Daseinsform gibt«. Kaum etwas sonst ist von so grundlegender Bedeutung für unsere seelische und körperliche Gesundheit wie unsere Beziehungen zu anderen Menschen. Das betrifft alle Lebensphasen: Nicht nur erleiden Säuglinge, die nicht bemuttert werden, schwere Entwicklungsbeeinträchtigungen und drohen zu sterben (Spitz

---

2 In einer Studie am Krankenhaus Tiefenbrunn an 930 stationär behandlungsbedürftigen Patienten, die auf verschiedene Aspekte ihrer interpersonellen Beziehungen hin untersucht wurden, stellte sich heraus, dass 422 (!) Patienten (45%) erhebliche soziale Ängste in einem klinisch relevanten Ausmaß aufwiesen. Demgegenüber ließ sich nur von 29% aller Patienten sagen, dass bei ihnen ihrer Selbstbeurteilung zufolge soziale Ängste keine Rolle spielten. Nur bei etwa einem Drittel der sozial ängstlichen Patienten war die Diagnose »soziale Phobie« oder »ängstlich-vermeidende Persönlichkeitsstörung« gestellt worden. Somit ließ die Aufnahmediagnose nur bei einem geringen Teil der Patienten darauf schließen, dass sie erhebliche Schwierigkeiten im Zusammensein mit anderen haben. Bei fast zwei Drittel der Patienten mit sozialen Ängsten handelte es sich um komplexe Störungen (Dally et al. 2005).

1967), auch Erwachsene, die nicht in der sozialen Mitwelt verankert sind, haben ein höheres Risiko, psychisch und körperlich zu erkranken; ihre Lebenserwartung sinkt.

Schon in der ersten Hälfte des 20. Jahrhunderts wurde von Soziologen im Umfeld des symbolischen Interaktionismus, der mit Namen wie Mead, Cooley, Dewey, Thomas u. a. verbunden ist, die soziale Genese des Selbst betont. Für Mead (1968) war das Selbst das Ergebnis der Verinnerlichung von Erwartungen der signifikanten anderen und schon geraume Zeit vorher hatte Cooley (1902) vom »looking glass self« gesprochen, um auf die Bedeutung des Blickes der anderen für die Genese des Selbst hinzuweisen. Das Kind kann kein Selbst entwickeln – so stand für Cooley fest –, wenn andere dieses Selbst nicht spiegeln. Und noch der Umgang der Person mit sich selbst ist sozialen Ursprungs: Die Selbstregulierung reflektiert Interaktionserfahrungen; Interaktionsmuster setzen sich im Verlauf der Entwicklung in individuelle Stile der Selbstregulierung um. In diesem Sinne findet Sroufe (1990) in der Art und Weise der individuellen Affektregulierung frühe Interaktionsmuster wieder. Das Bedürfnis, mit anderen im Kontakt zu sein, ist ein primäres, kein abgeleitetes Bedürfnis, gleich elementar wie die Ich-Triebe. Wir sind auf andere Menschen hin ausgerichtet, von Geburt an soziale Wesen, nicht erst primärnarzisstisch abgeschottet, um im Zuge der frühen Entwicklung mühsam den Weg in die soziale Mitwelt zu finden, sondern von Anfang an auf Verbindung und Bindung und Intersubjektivität hin angelegt, primär soziale Wesen, die sich aus einer *sozialen* Matrix heraus zu Individuen entwickeln (Altmeyer 2005).

Konsequenzen für die Therapie

Lange Zeit gehörten Patienten mit schweren strukturellen Störungen der Persönlichkeit vor allem zur Klientel sozial-reglementierender Institutionen und galten als unbehandelbar. Heute wird in psychiatrischen Kliniken bei fast der Hälfte der Patienten eine Persönlichkeitsstörung diagnostiziert. In forensischen Abteilungen machen Patienten mit schweren Persönlichkeitsstörungen bzw. strukturellen Störungen einen großen Anteil aller dort untergebrachten Patienten aus. Bei bis zu 90% der Patienten, die wegen destruktiver und antisozialer Verhaltensweisen in der forensischen Psychiatrie behandelt werden, sind strukturelle Störungen zu diagnostizieren. Oft werden die Patienten nur symptomatisch mit Psychopharmaka behandelt oder sozialtherapeutisch betreut. Psychotherapeutische Methoden, die für die Behandlung von neurotischen Patienten entwickelt wurden, sind bei Patienten mit schweren Entwicklungs- bzw. Persönlichkeitsstörungen selten erfolgreich. Strukturelle Störungen sind nicht auf unbewusste Konflikte zurückzuführen. Die unbewussten Konflikte sind den strukturellen Beeinträchtigungen gleichsam überlagert und erhalten ihre »Färbung« durch die strukturell beeinträchtigten Selbst- und Objektrepräsentanzen sowie die korrespondierenden affektiven und kognitiven Beeinträchtigungen, wie sie für strukturelle Störungen charakteristisch sind. Die Objekte, die in die psychischen Konflikte einbezogen sind, und die Repräsentanzen des Selbst erscheinen, wenn sie sich in der Übertragung manifestieren, überdimensioniert, vergröbert und entgrenzt oder aber bis zur Karikatur einseitig, verkleinert und zu scheinbarer Bedeutungslosigkeit geschrumpft. Differenziertere Affekte fehlen ganz oder beschränken sich auf vergleichsweise diffuse, körpernah erlebte Qualitäten. Es gibt in der Therapie keinen Phantasieraum, keine zum eigenen Erleben distanzierende Position und keinen Zugang zu anderen Erlebenswelten.

Die basale strukturelle Störung wird mit einem auf Regression angelegten therapeutischen Vorgehen, mit dem unbewusstes Erleben bewusst gemacht werden soll, jedoch nicht genügend erreicht. Im Gegenteil drohen psychische Strukturen unter regressionsfördernden therapeutischen Bedingungen zusätzlich geschwächt und die bei den Patienten ohnehin beeinträchtigten seelischen Anpassungs- und Abwehrfunktionen weiter labilisiert zu werden. Rudolf (2004) hat kürzlich anhand eines von Feldman veröffentlichten kasuistischen Berichts zu zeigen versucht, dass ein solches therapeutisches Vorgehen erhebliche destabilisierende Folgen haben kann.

Viele Kliniker, die sich mit Fragen der psychotherapeutischen Behandelbarkeit von Patienten mit basalen Entwicklungsstörungen bzw. strukturellen Störungen beschäftigen, stimmen darin überein, dass die Therapie an den basalen psychischen Beeinträchtigungen vorbei zu gehen droht, wenn das Bemühen im Vordergrund steht, unbewusstes Erleben bewusst machen zu wollen und vertreten die Auffassung, dass Deutungen kein geeignetes Mittel sind, um Patienten mit strukturellen Persönlichkeitsstörungen zu behandeln (z.B. Fonagy et al. 2004). Schon Freud (1914, S. 129) hatte von den »Fällen« gesprochen, die sich im Unterschied zu einem »erfreulich glatten Ablauf von vornherein anders« verhalten etwa dergestalt, dass der Patient nicht von

Erfahrungen *erzählt*, sondern frühere Erfahrungen in seinem Verhalten *wiederholt*, sich nicht erinnert, sondern agiert: »Er [der Analysierte] reproduziert es nicht als Erinnerung, sondern als Tat [...] Der Analysierte *erzählt* nicht, er erinnere sich, dass er trotzig und ungläubig gegen die Autorität der Eltern gewesen sei, sondern er *benimmt sich* in solcher Weise gegen den Arzt« (ebd., S. 129f.). Nicht das Wort ist hier Medium der Darstellung, sondern das Benehmen des Patienten. Für die Analyse geeignete Patienten werden – mit ihrem »Benehmen« konfrontiert – meist in der Lage sein, dessen versteckte Bedeutung selbstreflexiv zumindest in Erwägung zu ziehen. Demgegenüber ist das Verhalten von Patienten mit strukturellen und komplexen Persönlichkeitsstörungen der selbstreflexiven Distanzierung selten zugänglich. Anders als die Patienten, von denen Freud gesprochen hatte, können sie keine dezentrierte Position (Piaget & Inhelder 1980) zu ihrem Verhalten und zu den Erfahrungen beziehen, die sie im Zusammensein mit anderen gemacht haben. Weil sie nicht sprachlich-symbolisch, sondern prozedural in einer Sprache des Handelns repräsentiert und gleichsam dem Körper eingeschrieben sind, können sie nicht zum Gegenstand symbolvermittelter, selbstreflexiver Betrachtung gemacht und nicht in Worten ausgedrückt werden.

Manchmal sind die traumatischen Beziehungserfahrungen gänzlich abgespalten und tauchen in der therapeutischen Situation gar nicht auf, lassen sich weder über die sprachlichen Äußerungen des Patienten vermittelt rekonstruieren noch werden sie auf dem Wege der interaktiven Gestaltung der therapeutischen Beziehung in Szene gesetzt. Dann kann es sein, dass es so aussieht, als würde sich der Patient in zwei Welten bewegen: Wie er über sich und seine Alltagswelt in der Therapie berichtet und wie er sich in seiner sozialen Alltagswelt verhält und in Beziehung zu anderen tritt scheint wenig miteinander zu tun zu haben. Die inhaltliche Bedeutung dessen, was der Patient mit Worten äußert, wenn er über sich selbst spricht – Einfälle mitteilt, Erinnerungen, gegenwärtige Gedanken und Gefühle – scheint sich weit weg von den Schwierigkeiten zu bewegen, die seine Probleme im Umgang mit anderen bedingen, die ursächlich der Störung der Persönlichkeit zugerechnet werden. Unter solchen Umständen lässt sich weder anhand der Mitteilungen des Patienten noch anhand seines Benehmens in der Übertragung verstehen »worum es geht«. Wenn der Analytiker sich vorwiegend auf die Mitteilungen und Einfälle des Patienten und auf seine Gegenübertragung stützt, um die innere Welt des Patienten zu erfassen, kann es sein, dass er die abgespaltenen Teile der Erfahrungswelt des Patienten nicht erfasst. Sie hinterlassen keine erkennbaren Spuren in der sprachlich kommunizierten Erfahrungswelt und setzen sich auch nicht unbedingt zwischen den Zeilen der sprachlich verfassten Mitteilungen und Einfälle des Patienten durch. Weil die Worte, die die Patienten verwenden, nicht primär Erfahrung mitteilen, sondern etwas tun sollen, ist die referentielle Funktion ihrer Sprache von nachrangiger Bedeutung: Worte sind »Aktionen, um auf den Analytiker einzuwirken«, so Ulrich Moser (2001, S. 113) und den anderen zu be-handeln. Stattdessen teilen sich die Patienten in ihrem nichtsprachlichen Verhalten mit und vollziehen mit den Worten, die sie verwenden, Handlungen. Der Versuch, in der Behandlung in einen sprachlich vermittelten therapeutischen Dialog zu kommen, in dem das Erzählen im Vordergrund steht und die Erfahrungen der Patienten und die therapeutische Beziehung zum Gegenstand gemeinsamen Nachdenkens werden, gelingt nicht, verfehlt die Patienten oder führt mehr oder weniger unbemerkt in einen Pseudo-Dialog. Interaktion wird nicht im Hintergrund geregelt, sondern steht – anstelle des Erzählens – im Vordergrund. Während in einem gelingenden psychoanalytischen Prozess eine »psychoanalytische Mikrowelt« entsteht, »die Sprache der Formulierung innerer und interaktiver Prozesse (dient), die kommunikativ dargestellt werden« und die »direkte Beziehung« von Analysand und Analytiker zugleich im Hintergrund reguliert wird, ist diese psychoanalytische Mikrowelt bei Patienten mit »frühen Störungen« eine »Fata Morgana« (Moser 2001, S. 106). Die Differenz von psychoanalytischer Welt und direkter Beziehung, von Übertragung und realer therapeutischer Beziehung, von Wirklichkeitsraum und Möglichkeitsraum (Winnicott 1965) kann von den Patienten nicht mitvollzogen werden.

Auf diesem Hintergrund wird sich der Psychotherapeut – soweit es überhaupt gelingt, in einen länger dauernden therapeutischen Kontakt zu kommen – anders als in der klassischen Psychoanalyse verhalten und in anderer Weise an der therapeutischen Beziehung teilnehmen müssen als dort. Die Behandlung sollte auf Progression, nicht auf Regression hin angelegt sein (Fürstenau 1977). Dazu gehört, dass der Psychotherapeut sich dem Patienten als Gegenüber anbietet statt weitgehend unerkennbar zu bleiben. Angesichts der ausgeprägten Mentalisierungsstörungen sollte der Psychotherapeut auf Deutungen weitgehend verzichten und stattdessen unter Nutzung seiner Gegenübertragung eigenes Erleben und eigene Handlungsbereitschaften in ihrem interaktiven Kontext selektiv zur Sprache bringen und dadurch für den Patienten erkennbar machen. Das beinhaltet, dass sich der Therapeut in der Beziehung zu seinen Patienten ausdrücklich als anderes Subjekt in seiner eigenen Realität zu erkennen gibt und sich so dem Patienten als reales Gegenüber anbietet. Statt die Rolle eines neutralen Experten in Anspruch zu nehmen, der auf die psychische Realität seines Patienten hinweist, wie diese vermeintlich beschaffen ist, ist seine Rolle hier eher mit der eines kompetenten Teilnehmers an einem interaktiven Geschehen vergleichbar, das von beiden Beteiligten gestaltet wird. Der Orientierung auf Progression gemäß sollte der Therapeut schließlich die Differenz von Selbst und anderem betonen und sich damit immer auch wegbewegen von der Tendenz des Patienten, ihn als Selbstobjekt zu verwenden – in Richtung auf Differenzierung, nicht auf Regression.

Vergleicht man die klassische psychoanalytische Therapie mit einem vom Analytiker kommentierten Selbstgespräch, so hat demgegenüber die Therapie von Patienten mit schweren Persönlichkeitsstörungen mehr Ähnlichkeit mit einem Dialog von zwei gleichberechtigten Erwachsenen.

Literatur

Altmeyer, Martin (Hg.) (2005): Innen, Außen, Zwischen. Paradoxien des Selbst bei Donald Winnicott. Forum Psychoanal, 21: 43–57.

Balint, Michael; Balint, Enid. (Hg.) (1963): Psychotherapeutische Techniken in der Medizin. Stuttgart (Klett-Cotta).

Cooley, Charles Horton (Hg.) (1902): Human nature and the social order. New York (Charles Schribner's Sons).

Dally, Andreas; Falck, Ole; Ferrari, Thomas; Leichsenring, Falk; Rabung, Sven; Streeck, Ulrich (2005): Soziale Ängste in einer klinischen Population. PPmP – Psychotherapie – Psychosomatik – Medizinische Psychologie 3/4: 169–176.

Fiedler, Peter (Hg.) (1995): Persönlichkeitsstörungen. Weinheim (Psychologie Verlags Union).

Fonagy, Peter; Gergely, György; Jurist, Elliot L. (Hg.) (2004): Affektregulierung, Mentalisierung und die Entwicklung des Selbst. Stuttgart (Klett-Cotta).

Freud, Siegfried (1914): Erinnern, Wiederholen und Durcharbeiten. GW X, S. 126–136.

Fürstenau, Peter (1977): Die beiden Dimensionen des psychoanalytischen Umgangs mit strukturell ich-gestörten Patienten. Psyche, 31: 197–207.

Heigl-Evers, Anneliese; Heigl, Franz; Ott, Jürgen (Hg.) (1993): Lehrbuch der Psychotherapie. Stuttgart, Jena (G. Fischer).

Kernberg, Otto F. (Hg.) (1988): Schwere Persönlichkeitsstörungen. Theorie, Diagnose, Behandlungsstrategien. Stuttgart (Klett-Cotta).

Klüwer, Rolf (1983): Agieren und Mitagieren. Psyche, 37: 828–840.

Mead, George Herbert (Hg.) (1968): Geist, Identität und Gesellschaft (1934). Frankfurt a.M. (Suhrkamp).

Möller, Hans-Jürgen; Laux, Gerd; Deister, Arno; Braunscharm, Hellmuth; Horn, Rolf (Hg.) (1996): Psychiatrie. Stuttgart (Hippokrates).

Moser, Ulrich (2001): »What is a Bongaloo, Daddy?« Übertragung, Gegenübertragung, therapeutische Situation. Allgemein und am Beispiel ›früher Störungen‹. Psyche LV: 97–136.

Nahum, Jeremy P. (2002): Explicating the implicit: the local level and the microprocess of change in the analytic situation. Int J Psychanal., 83: 1051–1062.

Piaget, Jean; Inhelder, Bärbel (Hg.) (1980): Die Psychologie des Kindes. Frankfurt a.M. (Fischer).

Rudolf, Gerd (Hg.) (2004): Strukturbezogene Psychotherapie. Leitfaden zur psychodynamischen Therapie struktureller Störungen. Stuttgart (Schattauer).

Spitz, René A. (Hg.) (1967): Vom Säugling zum Kleinkind. Naturgeschichte der Mutter-Kind-Beziehungen im ersten Lebensjahr. Stuttgart (Klett-Cotta).

Sroufe, L. Alan (1990): An organizational perspective on the self. The Self in Transition: Infancy to Childhood. Cicchetti, Daute; Beeghly, Marjorie (Hg.). Chicago, University of Chicago Press: 281–307.

Stern, Daniel N.; Sander, Louis W.; Nahum, Jeremy P.; Harrison, Alexandra M.; Lyons-Ruth, Karlen; Morgan, Alec C.; Bruschweiler-Stern, Nadia; Tronick, Edward Z. (1998): Non-Interpretive Mechanisms in Psychoanalytic Therapy. The ›Something More‹ than Interpretation. Int. J. Psycho-Anal., 79: 903–921.

Streeck-Fischer, Annette (Hg.) (2006): Trauma und Entwicklung. Folgen früher Traumatisierung in der Adoleszenz. Stuttgart (Schattauer).

Streeck, Ulrich (Hg.) (2004): Auf den ersten Blick. Psychotherapeutische Beziehungen unter dem Mikroskop. Stuttgart (Klett-Cotta).

Todorov, Tzvetan (Hg.) (1998): Abenteuer des Zusammenlebens. Versuch einer allgemeinen Anthropologie. Frankfurt a.M. (Fischer).

Winnicott, Donald W. (Hg.) (1965): Reifungsprozesse und fördernde Umwelt. Frankfurt a.M. (Fischer).

Und was jetzt?

Therapiemöglichkeiten nach der Analyse

Michael Pavlovic

Während Freud die Möglichkeiten, Menschen mit schweren Persönlichkeitsstörungen psychoanalytisch zu behandeln, noch sehr pessimistisch beurteilte, gibt es inzwischen einen reichen Erfahrungsschatz in Bezug auf die Behandlung dieser Personengruppe im analytischen Setting. Die Vorstellung, dass persönlichkeitsgestörte Patienten nicht im Rahmen einer Übertragungsbeziehung analysiert werden können, wurde abgelöst von sehr differenzierten Beschreibungen des komplexen Übertragungs-Gegenübertragungsgeschehens, das sich während der Analyse entwickelt. Liest man die Fallberichte, behandlungstechnischen Überlegungen, theoretischen Konzeptualisierungen, so fällt auf, dass Patienten, wie sie z. B. Steiner (1993) in seinem Buch über die Borderline-Position beschreibt, oft über einen sehr langen Zeitraum in Analyse sind und sein müssen, wenn die beschriebenen Veränderungen in der Persönlichkeitsstruktur erzielt werden sollen. Die hochfrequente Analyse dieser Patienten hat uns enorme Erkenntnisse über ihre innere Welt beschert, hat unsere Behandlungstechnik beeinflusst und den Analysanden auch vorher nicht für erreichbar gehaltene Entwicklungsmöglichkeiten eröffnet. Sie ist aber auch ein langwieriges Verfahren, das sowohl dem Patienten als auch dem Analytiker viel abverlangt. Die Behandlungen sprengen nicht nur den Rahmen der kassenärztlichen Versorgung, sondern auch oft den der finanziellen, zeitlichen und auf die sonstige Lebensplanung bezogenen Rahmen der Klientel.

Settingfragen sind immer auch Fragen nach Übereinkünften, Konventionen, Moden in einer Gruppe oder Gemeinschaft von Therapeuten. Auch heute gibt es eine lebendige Kontroverse darüber, ob Patienten mit schweren Persönlichkeitsstörungen auf der Couch und hochfrequent behandelt werden sollten. Aber auch bei einer niedrigeren Behandlungsfrequenz stößt man bei einer ganzen Reihe von Patienten früher oder später an die Grenzen des Rahmens, den die kassentherapeutische Versorgung absteckt. Wie viele Stunden ein Patient genehmigt bekommt; ob er bereit und in der Lage ist, seine Therapie selbst zu finanzieren; wie das Setting verändert werden muss, um dies zu ermöglichen; ob vielleicht in zwei Jahren ein erneuter Therapieantrag gestellt werden kann und wie die Zeit bis dahin überbrückt wird – diese Fragen beschäftigen Psychoanalytiker in der Behandlungsplanung, in kasuistischen Seminaren und in Diskussionen mit Kollegen. Ich bin sicher, dass vielen diese Themen bekannt vorkommen und jeder hat seine individuellen Umgangsweisen damit gefunden. Nach meiner Erfahrung ist es bei einem großen Teil meiner Patienten unmöglich, innerhalb des durch die Psychotherapierichtlinien gesetzten Rahmens eine Analyse mit einem befriedigenden Ergebnis zum Abschluss zu bringen. Insbesondere Patienten mit schweren Persönlichkeitsstörungen benötigen für psychische Veränderungen viel Zeit; häufige negative therapeutische Reaktionen komplizieren die Analysen. Oft stehe ich schon vor Beginn einer Analyse vor dem Problem, ob ich überhaupt einen Analyseplatz anbieten soll, wenn die Finanzierung nach dem Auslaufen der Kassenleistung nicht klar ist. Wäre es nicht sogar unethisch, überhaupt ein Behandlungsangebot zu machen und damit die Gefahr einer Retraumatisierung durch Beendigung zu einem ungünstigen Zeitpunkt in Kauf zu nehmen?

Gruppenanalyse – Einzelanalyse

Im Folgenden möchte ich mich mit den Gedanken und Konzepten von Earl Hopper beschäftigen, die er, jahrzehntelange Arbeit zusammenfassend, in seinem 2003 erschienen Buch *Traumatic Experience in the Unconscious Life of Groups* veröffentlicht hat. Hopper ist Psychoanalytiker, Mitglied der British Society und gehört zur Group of Independent Psychoanalysts, deren Chairman er jahrelang war. Als Gruppenanalytiker des Londoner Instituts steht er in der Tradition von Foulkes und Bion. Er gehört aber auch zu den Analytikern, die in ihrem Denken stark von den Sozialwissenschaften beeinflusst sind. Hopper versucht in seinen Arbeiten diese verschiedenen Ansätze zu integrieren, was auch zu fruchtbaren behandlungspraktischen Ideen führt. So beschreibt Hopper in seinem Buch den Settingwechsel von hochfrequenter Analyse zur Gruppenanalyse explizit als eine Möglichkeit zur Behandlung von Menschen mit schweren Persönlichkeitsstörungen. Bevor ich auf dieses Konzept eingehe, möchte ich kurz den theoretischen Bezugrahmen darstellen, aus dem heraus der Autor diese Behandlungsstrategie entwickelt hat.

Bereits in den 60er Jahren begann Hopper sich mit dem Thema ›Kohäsion in Gruppen und Sozialsystemen‹ zu beschäftigen. Für ihn ist die innere Welt eines Menschen nicht nur bevölkert von inneren Objekten, sondern von ganzen inneren Sozialsystemen. Früh gestörte Patienten mit beschädigten, fragmentierten inneren Objekten und mit der Schwierigkeit, zwischen Ich und Nicht-Ich zu unterscheiden, formen ein inneres Sozialsystem, das bevölkert ist mit diesen Objekten und das unter der Konfusion durch die nicht gut gelungene Trennung von innen und außen leidet. Es ist beschädigt und dysfunktional und führt durch Externalisierung zu entsprechend problematischen Beziehungen in der äußeren Welt. Hopper geht aus von Bions gruppenanalytischen Schriften, die er bereits als eine psychoanalytische Kohäsionstheorie ansieht.

Bions Konzept der Grundannahmen

Bion (1961) beschreibt, wie in einer Gruppe neben der bewussten *Arbeitsgruppe* eine unbewusste *Grundannahmeaktivität* existiert, die auf regressive Weise die Gruppe und ihr Gleichgewicht erhalten soll und drei unterschiedliche Formen annehmen kann:
1. Die *Abhängigkeitsgruppe (Basic assumption of Dependency*, BaD), in der sich die Mitglieder hilflos und abhängig von einem Führer fühlen, dessen Aufgabe es ist, Sicherheit und Schutz bereit zu stellen.
2. Die *Kampf-Flucht-Gruppe (Basic assumption of Fight-Flight*, BaF), die sich benimmt, als gäbe es einen Feind, vor dem die Gruppe fliehen oder gegen den sie kämpfen müsste.
3. Die *Paarbildungsgruppe (Basic assumption of Pairing*, BaP), die aus ihrer Mitte ein Paar erschafft und von diesem Paar erhofft, dass aus seinem »Verkehr« der Messias entsteht, der die Gruppe retten wird.

All diese Grundannahmen dienen als Container für psychotische Ängste.
 Nach dieser Beschreibung Bions wurde immer wieder versucht, weitere Grundannahmen zu finden und so Bions Verstehensmodell zu erweitern. So beschrieb Turquet (1985) die *Grundannahme des Einsseins (Basic assumption of Oneness*, BaO) und Lawrence, Bain und Gould (1996) die *Grundannahme der Vereinzelung (Basic assumption of Meness*, BaM). Beim *Einsein* vereinen sich die Mitglieder einer Gruppe, in der sie sich gleich und unter-

schiedslos fühlen können. Es gibt keine Differenzen in Rolle, Glauben, Kenntnissen oder Fertigkeiten; es ist ein Zustand ozeanischer Gefühle des Aufgehoben-Seins und eine mächtige Abwehr gegen die Angst, ausgelöscht zu werden. Die *Vereinzelung* hingegen wehrt sich gegen die Angst, in einer Gruppe seine Individualität zu verlieren, indem sich das Individuum hinter einer undurchdringlichen Barriere verschanzt, die es zusammenhält und vor Vernichtungsängsten durch Auflösung schützen soll.

Hoppers vierte Grundannahme

In Weiterentwicklung dieser Beschreibungen von Bion, Turquet und Lawrence, Bain und Gould postuliert Hopper (2003) eine vierte Grundannahme, die nach seiner Ansicht eigentlich die erste, weil primitivste ist: die *Grundannahme des Zerfalls* (*Basic assumption of Incohesion*, BaI). Gemeint sind hier die Auflösung des Zusammenhalts, der Zerfall der Bindungen und Beziehungen zwischen den Gruppenmitgliedern oder der Zerfall der Grenzen zwischen ihnen. Diese Grundannahme kann in zwei Manifestationsformen auftreten: *Anhäufung* und *Vermassung* (*Aggregation* und *Massification*). Hopper versucht in seinem Buch eine komplexe Theorie sozialer Bindungen und Bindungsauflösungen zu entwickeln, die in Gruppen und gruppenartigen sozialen Systemen auftreten. Die Grundannahmeaktivitäten in Gruppen sind Versuche, den Zusammenhalt der Gruppe angesichts ihrer Bedrohung durch primitive Ängste zu bewahren. Die von ihm beschriebene Aktivität richtet sich gegen die Angst vor Auflösung und Vernichtung, entweder durch den Verlust des Selbst in der Gruppe oder durch den Verlust des Zusammenhalts der Gruppe. Diese Vernichtungsangst, die prinzipiell in allen Gruppen auftreten kann, ist für Hopper eng verknüpft mit Gruppenteilnehmern, die Hopper der Kategorie »schwierige Patienten« zuordnet. Aus der Beschreibung seiner Patienten wird deutlich, dass es sich um Menschen mit Persönlichkeitsstörungen handelt. Bei der Abwehr der Vernichtungsangst kommt der *Einkapselung (encapsulation)* eine zentrale Bedeutung zu. Diese bringt der Autor in Zusammenhang mit Tustins (1981) Beschreibung von Zuständen autistischer Verkapselung und Zuständen autistischer Verwirrtheit.

Den Manifestationsformen der Grundannahme des Zerfalls entsprechend treten als Reaktion auf die Vernichtungsangst zwei Persönlichkeitstypen auf, die von unterschiedlichen Autoren mit jeweils anderen Begriffspaaren beschrieben werden. Untereinander weisen diese Beschreibungen viele Gemeinsamkeiten auf: Kohut und Wolf (1978) sprechen von kontaktvermeidenden und verschmelzungshungrigen Menschen; Bleger (1966) unterscheidet Menschen mit der Typ-I-Persönlichkeitsstörung, die ihr Selbst durch Rückzug von den Objekten schützen, während Menschen mit der Typ-II-Persönlichkeitsstörung dies durch halluzinatorische Verschmelzung tun; Balint (1959) entwickelt den die Menschen meidenden und die »freundlichen Weiten« liebenden Philobaten und den sich an seinen Objekten festklammernden Oknophilen; Rosenfelds (1971) dünnhäutige und dickhäutige Narzissten lassen sich ebenso mit diesen Einteilungen vergleichen wie Kernbergs (1975) Borderline- und narzisstische Störungen oder Steiners (1993) Patienten, die auf der Ebene der Borderline-Position funktionieren; auch lassen sich Verbindungen zu Meltzers (1992) Claustrum-Patienten aufzeigen.

Diese verschiedenen, sich teilweise ergänzenden, teilweise überlappenden Beschreibungen machen deutlich, wie schwer es nicht nur Leidtragende mit Persönlichkeitsstörungen haben, sondern auch, wie schwer wir es als psychoanalytisch Behandelnde mit ihnen haben. Sie stellen eine erhebliche theoretische und behandlungspraktische Herausforderung dar und die aufgeführten Konzepte sind Versuche, aus den Erfahrungen, die man in der Arbeit mit ihnen macht, zu lernen. Dabei führen die unterschiedlichen theoretischen Ansätze auch zu unterschiedlichen Vorstellungen über die Entstehung von Persönlichkeitsstörungen. Für Hopper sind diese Störungen eng verknüpft mit Verlassenheits- und Trennungserfahrungen, die für manche Menschen so intensiv bedrohlich sind, dass sie Vernichtungsangst auslösen, oder mit Erfahrungen, die im engeren Sinne als traumatisierend zu bezeichnen sind. Die Reaktion darauf besteht darin, das Trauma und die Vernichtungsangst entweder abzuspalten und zu projizieren oder zu isolieren und einzukapseln.

Die Grundannahme des Zerfalls ist insbesondere in Gruppen zu finden, die unter ihren Mitgliedern eine größere Zahl von persönlichkeitsgestörten Patienten haben. Der Zerfall wird sich entweder – in der Folge von Spaltung und Fragmentierung – als *Anhäufung* oder – durch Verschmelzung und Konfusion – als *Vermassung* manifestieren. In einer *Anhäufung* finden Menschen zusammen mit einem Minimum an Bezogenheit und Engagement. Sie sind vereinzelt, fühlen sich einsam und unsicher. Dies resultiert aus der Isolierung und Einkapselung der nicht integrierbaren Erfahrungen. In einer *Masse* hingegen haben Menschen keine Individualität, stattdessen geht es um

Homogenität. Die Negation von Unterschieden ist das primäre Ziel und dies zu erreichen wird als kollektive Leistung angesehen. Den Weg zu diesem Zustand ebnen Spaltung, Projektion und projektive Identifizierung.

Der Wechsel zwischen Anhäufung und Vermassung kann sehr schnell vonstatten gehen und das Charakteristische dabei ist, dass es zu keiner Entwicklung kommt. Der Verschmelzungswunsch ermöglicht scheinbar eine große Offenheit und Nähe, die dann die Angst vor dem Verlust der eigenen Grenzen und damit der Identität auf den Plan ruft. Es folgt ein sich seiner selbst vergewissernder Rückzug in die Isolation, mit dem Aufrichten undurchdringlicher Grenzen, was wiederum die Verlassenheitsangst stimuliert. In diesem Teufelskreis entsteht keine Beziehungserfahrung, aus der gelernt werden kann.

Funktioniert eine Gruppe auf der Ebene einer der drei Grundannahmen Bions, bedeutet dies, dass sie regrediert und ihre Arbeitsfähigkeit gefährdet ist. Das Auftreten der Grundannahme Zerfall verweist auf einen Zweifel am Überleben der Gruppe an sich. Im Zustand der Anhäufung hat die Spaltung ein größeres Ausmaß als bei der Grundannahme Kampf Flucht und die Vermassung geht in ihrem regressiven Gleichmachen weiter als bei der Grundannahme Abhängigkeit. Die individuelle Identität wird durch eine Massenidentität ersetzt. Dies ist das Kernstück jeder fundamentalistischen Bewegung.

Hoppers therapeutische Praxis

Hopper beschreibt seine Arbeit mit persönlichkeitsgestörten Patienten so, dass er bereits in der Vorbereitung für eine Analyse die Möglichkeit einer späteren Fortsetzung der Therapie in einer von ihm geleiteten, zweimal pro Woche arbeitenden analytischen Gruppe anspricht. Er geht aus von der Erfahrung, dass eine große Zahl von Patienten aus finanziellen Gründen oder aus anderen Gründen ihrer Lebensplanung nicht in der Lage ist, sich eine Analyse so lange zu ermöglichen, wie es für sie wünschenswert oder gar notwendig wäre. Nach einem Zeitraum von mindestens zwei Jahren möglichst hochfrequenter Analyse, tritt der Patient dann in eine seiner Therapiegruppen ein, wobei für eine Übergangszeit von sechs Monaten bis zu eineinhalb Jahren parallel zu den Gruppensitzungen noch Einzelsitzungen stattfinden, bis der Patient in der Lage ist, die Arbeit ohne diese zusätzliche Unterstützung fortzusetzen. In der Gruppe bleibt der Patient dann durchschnittlich weitere fünf bis sechs Jahre, teilweise auch länger. Während für ihn anfänglich noch die Übertragung auf den Analytiker im Zentrum steht, kommt bald die Übertragung auf andere Gruppenmitglieder, Gruppenteile und auf die Gruppe als Ganzes hinzu.

Hopper geht ausführlich auf die Gründe ein, warum er die Fortsetzung der Therapie in der Gruppe für sinnvoll ansieht. Er versteht sie nicht ausschließlich als ein Ausweichen, weil die Analyse nicht mehr finanzierbar ist.

➤ So stellt die Gruppe Containment zur Verfügung, eine haltende Umgebung, die unterstützend ist und neue Erfahrungen ermöglicht.

➤ Sie hilft die Grenze zwischen Ich und Nicht-Ich zu erleben, zu erproben und zu festigen und fördert so den Individuationsprozess.

➤ Die Gruppe erlaubt das gefahrlose Spiel mit unterschiedlichen Rollen und Identitäten.

➤ Gleichzeitig ermöglicht sie das Geben und Erhalten von Rückmeldungen unterschiedlicher, teilweise auch gegensätzlicher Art. Dabei können persönliche und soziale Grenzen ausgetestet und Unterschiede zwischen sozialer und innerer Wirklichkeit erfahrbar gemacht werden.

➤ Es findet eine Spiegelung unterschiedlicher Facetten statt, die durch die Gruppenöffentlichkeit gemildert wird. Dadurch schützt die Gruppe auch vor zu harten Konfrontationen. Diese entstehen zwar manchmal, zum Beispiel wenn die Abwehr in der Gruppe einen Sündenbock kreiert. Aber auch dieser Prozess kann nutzbar gemacht werden, wenn es gelingt, die Gruppenmitglieder mit ihren Projektionen auf den Sündenbock zu konfrontieren und so einen Reintrojektionsprozess einzuleiten.

➤ Die Gruppe ermöglicht Erfahrungen von Intimität zwischen den Mitgliedern. Diese wird im schützenden Kontext der Gruppe häufig weniger bedrohlich erlebt. Insbesondere Patienten mit einer unsicheren Geschlechtsidentität können so Erfahrungen mit den gefürchteten gegenoder gleichgeschlechtlichen Interaktionspartnern machen.

➤ In der Gruppe können Erfahrungen von Hilfreich-Sein und Altruismus gemacht werden, ebenso wie die Erfahrung von Hilfe-Bekommen. Dies ermöglicht Wiedergutmachung, Vergebung, Dankbarkeit und Reue.

➤ Auch für die Auseinandersetzung mit Wut, Hass und Neid wird ein Rahmen geboten. Er dient zum einen dazu, sich mit diesen Gefühlen als gehalten zu erleben, aber auch dazu, sie in anderen zu erleben und zu sehen, dass damit umgegangen werden kann.

> Wichtig für den Umgang mit Schamgefühlen ist die Erfahrung nicht nur mit einem Therapeuten, sondern auch mit »Gleichen« in den Gruppensitzungen.

Diese Aufzählung soll nicht suggerieren, dass diese Themen ausschließlich in einer Therapiegruppe behandelt werden können. Schließlich handelt es sich bei der Liste ja um die Beschreibung psychoanalytischer Konzepte, die ebenso in der Einzelanalyse eine zentrale Rolle spielen. In der Gruppe jedoch werden sie noch durch eine soziale Komponente ergänzt.

Wichtig ist aber nicht nur, was Patienten durch die Gruppe gewinnen können, sondern auch, was wir als therapeutisches Personal gewinnen, wenn wir Menschen mit Persönlichkeitsstörungen in der Gruppe behandeln. Diese werden ja nicht nur als schwierig empfunden, weil die Behandlungen oft lange dauern, sondern auch weil Agieren oder negative therapeutische Reaktionen häufig auftreten und weil diese Patienten uns gerade in Bezug auf den Umgang mit unserer Gegenübertragung vor große Probleme stellen. Diese wird durch die Gruppe beeinflusst und häufig, insbesondere im Falle von negativen Gegenübertragungsreaktionen, gemildert. So sieht der Analytiker zum Beispiel in einer sehr ärgerlichen oder abwertenden Reaktion der Gruppe ein Spiegelbild seiner eigenen inneren Reaktion. Die Reaktion der Gruppe ermöglicht ihm, innere Distanz zum eigenen Ärger, zum eigenen Wunsch, harsch zu konfrontieren oder abzuwerten, herzustellen und so die eigene Intervention zu modifizieren. Umgekehrt kann ein Patient Schutz vor einer Intervention des Therapeuten in der Gruppe finden, dem dadurch ein Überdenken der eigenen Reaktion möglich wird. Oder die Gruppe kann durch die Identifikation mit unterschiedlichen Aspekten des Materials einen sonst übersehenen konstruktiveren Anteil im überwiegend destruktiven Agieren zur Sprache bringen und so ermöglichen, dass der Therapeut diesen positiv konnotierend aufgreifen kann.

Personifizierung

Ausgehend von dem Konzept der Grundannahmen beschreibt Hopper, wie persönlichkeitsgestörte Patienten zu zentralen Personen der jeweiligen Grundannahme-Gruppe werden, weil sie diese Grundannahme aufgrund ihrer Biografie und Persönlichkeitsstruktur gleichsam personifizieren. Mit diesen Personifizierungen, der unbewussten Übernahme zentraler Rollen im Grundannahmeprozess, arbeiten zu können sieht er als besondere Chance der Gruppenanalyse. Hopper postuliert, dass in den frühen Beziehungen, also in der Familiengruppe dieser Patienten, die Grundannahme des Zerfalls eine prägende Rolle spielte und dass daher insbesondere in Situationen, in denen die Kohäsion der Gruppe verloren geht und Anhäufungen und Vermassungen das Bild bestimmen, persönlichkeitsgestörte Patienten in eine zentrale Rolle in diesen Prozessen »gesaugt« werden und die entsprechende Grundannahme personifizieren werden. An ihnen wird sich dann der Rückzug und die Kontaktvermeidung oder die Verschmelzungssucht besonders gut beobachten lassen. In der Arbeit und im exemplarischen durcharbeiten mit dem Patienten, lässt sich das Verstehen für die ablaufenden Prozesse in der Gesamtgruppe fördern. Während Verschmelzung und Einssein schon früher als typisch für Gruppen mit Borderline-Patienten beschrieben wurden, fügt Hopper die entsprechende Gegenbewegung, die Auflösung des Gruppenzusammenhalts und den Zerfall in Anhäufung und Vereinzelung hinzu.

Anhäufung bringt dabei die Gefahr von Therapieabbrüchen. Die mangelnde Kohäsion macht es schwer, Durststrecken durchzustehen. Gelingt aber die Bearbeitung und lässt sich eine Arbeitsgruppenatmosphäre wieder herstellen, so wird damit meist auch für die Mitglieder die Reintegration abgespaltener, unintegrierter Selbstanteile möglich, was eine echte Entwicklungschance darstellt. Problematischer sind Zustände von Vermassung, in denen durch die Leugnung von Unterschieden und spaltenden Kräften eine Pseudokohäsion hergestellt wird. Hier ist die Destruktivität oft schwer auszumachen, häufig manisch überlagert und es besteht eine große Verführung auch für den Therapeuten, diese Pseudoeinigkeit nicht in Frage zu stellen und so eigene Gefühle von Hilflosigkeit und Versagen abzuwehren. Im Zustand der Vermassung tut die Gruppe so, als sei sie eine.

Eigene Erfahrungen

80% meiner Gruppenpatienten haben bereits eine oder mehrere ambulante und/oder stationäre Psychotherapien hinter sich. Etwa ein Drittel hat vor der Gruppe bereits eine Analyse gemacht. Ich habe auch zunehmend Anfragen von Patienten, die sich in der Abschlussphase einer Einzeltherapie befinden und die zur Fortsetzung der Therapie einen Gruppenplatz suchen, dies häufig auch initiiert oder unterstützt vom jeweiligen Therapeuten. Nicht immer sind es finanzielle Erwägungen, die einer Fortsetzung der laufenden Therapie im Wege stehen, manchmal wird der Wechsel auch aus einem Gefühl der Stagnation heraus angestrebt.

Ich möchte im Folgenden ein Beispiel für meine Arbeit aus einer meiner Gruppen geben. Diese arbeitet mit zwei Sitzungen pro Woche seit vielen Jahren als Slow Open Group. Anhand von zwei Patienten und einer Patientin lassen sich die hier beschriebenen Phänomene gut illustrieren. Allen ist gemeinsam, dass sie vor dem Eintritt in die Gruppe lange in Analyse waren, dass es sich um Patienten mit einer Persönlichkeitsstörung handelt und dass sie übereinstimmend von Mutter-Kind-Erfahrungen in ihrer Entwicklung berichten, die gekennzeichnet waren von Kälte, Mangel an empathischer Zuwendung, Strenge mit körperlichen Züchtigungen und schwachen Vätern, die weder die Mutter unterstützend noch ein Gegengewicht bildend in Erscheinung traten.

Bei *Herrn C.* dominiert kontaktvermeidendes Verhalten mit Rückzügen in eine bizarre innere Welt, in der er sich vor der Welt sicher und geschützt fühlt, während er diesen Rückzugsraum gleichzeitig oft als Gefängnis erlebt. Exzessiver Sport dient der Ausbildung eines Körperpanzers und nährt die Phantasie von undurchdringlicher Unverwundbarkeit.

Frau D. ist eine Patientin, bei der in Krisen eher der Verschmelzungswunsch dominiert. Die Trennung zwischen Ich und Nicht-Ich gelingt oft nur schwer oder gar nicht bis hin zu paranoid-psychotischen Entwicklungen, die sich erstmals manifestierten, als die Patientin in ihrer ersten Analyse war. Der große Verschmelzungswunsch kann dazu führen, dass sie kontaktvermeidende Mitpatienten massiv angreift, weil diese für sie die Neigung zu Anhäufungen personifizieren. Sie kann dabei zum Führer einer Vermassungsgruppe werden, die einen kontaktvermeidenden Patienten zum Sündenbock für alles schmerzhaft Trennende macht. Dieses Phänomen beschreibt Hopper als eine häufig auftretende Konfiguration.

Herr E. schließlich befindet sich gerade in einer familiären Trennungssituation, die er als bedrohlich erlebt und deren Folgen für ihn so unerträglich sind, dass er zu einer bagatellisierenden Abwehr greifen muss. Während er damit den Kontakt zu seiner inneren Welt, aber auch einen bedeutungsvollen Kontakt mit den anderen Gruppenmitgliedern vermeidet, versucht er mit unterschiedlichem Erfolg die Gruppe in eine gemeinsame mal oberflächliche, mal intellektualisierende Abwehrhaltung zu führen.

Eine Sitzung, über die ich gerafft berichten möchte, war die dritte nach einer viereinhalbwöchigen Urlaubsunterbrechung und die erste Sitzung, in der die Gruppe wieder vollständig beisammen saß. Dem Urlaub vorausgegangen war eine Krise von Frau D., die psychotisch dekompensierte und notfallmäßig stationär aufgenommen werden musste. Am Ende der letzten Sitzung in der Vorwoche hatte Herr C. der Gruppe eröffnet, dass er am nächsten Tag Geburtstag habe und dass er sich verpflichtet fühle, seine Freunde wieder einzuladen, dass er dies aber gar nicht wolle und dass er sich überlege, den Geburtstag einfach so verstreichen zu lassen. Als er vor einigen Jahren begonnen habe seinen Geburtstag zu feiern, habe er dies als Fortschritt in Bezug auf seine Kontaktscheu gesehen, inzwischen sei aber alles nur noch ein ihn belastendes hohles Ritual.

Zu Beginn der Sitzung wurde Herr C. gefragt, wie er denn nun seinen Geburtstag verbracht habe. Herr C. begann lächelnd, dass er am liebsten vermieden hätte, hiervon zu erzählen, beschrieb dann aber doch, wie er zunächst mit Sport und Einkäufen in der Stadt dafür gesorgt habe, dass er für niemanden erreichbar gewesen ist. Als ihm schließlich nichts mehr eingefallen sei, wie er seine Heimkehr weiter hinauszögern könnte, sei er nach Hause gegangen. Dort sei seine Stimmung sehr schnell umgeschlagen und er habe geradezu fieberhaft auf einen Anruf gewartet. Bereits nach zehn Minuten habe er eine intensive Enttäuschung darüber gespürt, dass sich offenbar niemand für ihn interessiere. Ein anderer Patient beschrieb ähnliche Erfahrungen, wie er schnell enttäuscht und vorwurfsvoll sei, wenn er das Gefühl habe, andere schenkten ihm keine Beachtung oder seine Eltern nähmen an seinem Leben keinen Anteil. Gleichzeitig wurde durch Rückfragen deutlich, wie er durch Rückzug und Unfreundlichkeit gerade diese Anteilnahme verhinderte oder, wenn es sie gab, sie sofort innerlich entwertete und eine desinteressiert-distanzierte Haltung einnahm.

Es entstand eine Atmosphäre, in der jeder mit sich beschäftigt zu sein schien und in der das Aufeinander-bezogen-Sein immer mehr abnahm. Gingen die Teilnehmer überhaupt aufeinander ein, dann am ehesten mit Bemerkungen, in denen nach Fehlern in der Wahrnehmung oder dem Verhalten der anderen gesucht wurde. Es herrschte eine beziehungslose, untergründig vorwurfsvolle Stimmung.

An dieser Stelle schaltete sich Frau D. ein und griff das Bild der enttäuschenden Eltern auf. Sie beklagte sich, weder Schwester noch Mutter hätten sie in der Klinik besucht und sie habe nur ein falsches Mitleid bekommen,

244 · Michael Pavlovic

statt Fürsorge, Interesse und echtem Mitgefühl. Herr E. sprach eher theoretisch über das Thema Enttäuschungen und dann ziemlich entwertend über seine Eltern. Dies wurde von der Gruppe unwillig aufgenommen und ich hatte den Eindruck, dass er kurz davor stand, für seine dozierenden Bemerkungen zum Sündenbock gemacht zu werden.

Ich versuchte, eine Verbindung mit der Enttäuschung herzustellen, die die Gruppe durch meine Vernachlässigung in der viereinhalbwöchigen Unterbrechung erfahren hatte. Ebenso wie sie mein Desinteresse gespürt hätten, seien sie jetzt an mir und meinen Gedanken aber auch an einander und an sich selbst desinteressiert. Gerade Frau D., die ja erst heute wieder in die Gruppe gekommen sei, empfände meine zeitweilige Abwesendheit wohl besonders intensiv und dass ich sie im Stich gelassen hätte, da sie zum Beginn meines Urlaubs noch in der Klinik gewesen sei (sie hatte allerdings fast die ganze Zeit an den Sitzungen der Gruppe teilgenommen). Zudem müsse sie mein »kümmern« vor den Sommerferien sehr zwiespältig erlebt haben, ähnlich wie das falsche Mitleid ihrer Mutter. Ich hatte selbst die Einweisung in die Klinik vorgenommen und ihr dabei keinen Entscheidungsspielraum gelassen.

Frau D. sprach daraufhin sowohl über ihre »sehr gemischten Gefühle« in Bezug auf die Klinik und die Einweisung durch mich, die sie mir in den ersten Wochen in der Klinik sehr übel genommen habe. Sie deutete an, dass sie anfänglich überlegt habe, die Therapie abzubrechen. Sie sprach aber auch darüber, wie sie die Gruppe in den Ferien vermisst habe. Andere Patienten begannen sich über die Zeit ohne Therapie auszutauschen und über ihre Erfahrungen während der Sommerunterbrechung zu berichten. Mir fiel auf, dass eine Patientin, die bis dahin über ihre Mutter nur enttäuscht und voll von Vorwürfen geredet hatte, eine Begegnung berichtete, in der sie sich der Mutter, die um den kranken Vater besorgt gewesen sei, sehr nahe fühlte und Verständnis für sie empfinden konnte. Die Atmosphäre wechselte, was Herrn E. ermöglichte voll Verzweiflung, Trauer und Wut über die neuesten Entwicklungen seiner familiären Situation zu sprechen. Die Gruppe konnte zuhören, zusammen mit ihm die Spannung einer nahezu hoffnungslosen Situation aushalten, ohne sich durch die Suche nach Schuldigen oder durch den Rückgriff auf Allgemeinplätze vor diesen Gefühlen schützen zu müssen.

Ich verstehe das Material so, dass die Gruppe sich in der Sitzung zunächst überwiegend unter dem Einfluss der Grundannahme Zerfall befand. Dies war bedingt durch die enttäuschten Abhängigkeitsgefühle in Folge der

Urlaubsunterbrechung, die in einer für die Gruppe schwierigen Zeit erfolgte, und durch die je individuelle Bewältigung dieser Erfahrung, die entsprechendes biografisches Material aktivierte. Der Zustand der Anhäufung wurde am Beginn der Sitzung durch Herrn C. und Frau D. personifiziert, wobei die Enttäuschung über elterliche Objekte im Zentrum stand. Dadurch, dass dies angesprochen wurde und dass ich dies mit der Enttäuschung an mir verband, konnte die Gruppe wieder zu einem gemeinsamen Nachdenken kommen. Das wiederum ermöglichte es Herrn E., weiteres Material einzubringen, das nun aber von der Gruppe als Container gehalten werden konnte.

Diskussion

Sicher gibt es auch ernstzunehmende Einwände gegen einen Settingwechsel im Rahmen einer analytischen Psychotherapie. Da gerade diese Patienten große Probleme mit dem Thema ›Getrenntheit‹ haben, könnte der Wechsel zum Beispiel dazu benutzt werden, die Getrenntheit auf Dauer zu vermeiden, statt dieses Thema in der Analyse durchzuarbeiten. Der Patient könnte während des Agierens gemeinsam mit dem Analytiker die Bedeutung der Zeit aus dem Auge verlieren. Dem gegenüber ist es aber auch eine Tatsache, dass für eine nicht geringe Zahl persönlichkeitsgestörter Patienten eine Fortsetzung der Analyse bis zu dem Punkt, an dem die Trennungsthematik durchgearbeitet und ein guter Umgang mit dem Abschied möglich ist, nicht machbar sein wird. Auch wird es immer wieder Menschen geben, die diese Entwicklungsschritte selbst in einer langen und gut durchgeführten Analyse nicht machen können. Hier bedarf es einer guten Einschätzung des Prozesses, bei der Diskussionen mit Kollegen eine hilfreiche Orientierung bieten können. Nicht jede Form von Sackgasse soll ja mit einem Settingwechsel beantwortet werden. Schließlich darf auch nicht vergessen werden, dass das Arbeitsinstrument ›Gruppe‹ auch noch einige Wirkfaktoren bereithält, die sich von denen der Einzelanalyse unterscheiden.

Schlussfolgerungen

Die Beschäftigung mit den Gedanken und Konzepten von Earl Hopper hat mir auf verschiedene Weisen weitergeholfen. Bions Theorie der Grundannahmen in Gruppen und sozialen Systemen als eine Kohäsionstheorie zu sehen erscheint mir hilfreich für die Arbeit mit diesen Konzepten. Die Erweiterung um die Grundannahme des Zerfalls von Verbindungen, wie Hopper sie mit seinen beiden sich ergänzenden Ausprägungsformen von Anhäufung und Vermassung vorstellt, ist für mich schlüssig.

Hoppers Therapiestrategie des Wechsels von der Einzel- zur Gruppenanalyse als Behandlungskonzept für persönlichkeitsgestörte Patienten erlebe ich als sehr anregend. Auch wenn ein Wechsel der Therapieform an sich nichts Neues ist, ergeben sich für mich aus Hoppers Gedanken eine Reihe von Möglichkeiten:

➤ Patienten in Analyse zu nehmen, bei denen ich früher wegen der Unmöglichkeit der Finanzierung über die Kassenleistung hinaus skeptisch gewesen wäre

➤ die mögliche Fortsetzung der Therapie in der Gruppe bereits vor Beginn der Analyse zum Thema zu machen

➤ eine (teilweise) Entlastung von dem zeitlichen Druck, der in stagnierenden Behandlungen zu einem großen Gegenübertragungsproblem werden kann

Durch die Kombination von Einzel- und Gruppensitzungen auch über einen längeren Zeitraum hinweg, wie Hopper sie für die Übergangszeit beschreibt, kann Patienten der Wechsel oder auch der direkte Einstieg in die Gruppe ermöglicht werden, bei denen sonst die Gefahr eines frühen Abbruchs bestehen würde. Diese Kombination kann auch helfen, Patienten in der Gruppe zu halten, wenn ein Abbruch der Therapie droht. Diese Gefahr kann entstehen, wenn der Patient im Rahmen der Therapie an die Grenzen seiner Fähigkeiten gelangt, aus der Erfahrung der Therapie zu lernen und der Prozess dadurch für ihn zunehmend bedrohlich wird, weil er die Störung seines psychischen Gleichgewichts nicht erträgt. Es kann sich aber auch um einen Prozess in der Gruppe handeln, in dem ein einzelnes Mitglied im Sinne einer Personifizierung der Grundannahme des Zerfalls in die Gefahr gerät, den Abbruch der Therapie stellvertretend für die Abbruch- und Zerfallstendenzen in der Gruppe zu agieren.

Das Konzept der Personifikation und die Arbeit mit dem Patienten, der die aktive Grundannahme gerade verkörpert, beinhaltet für mich eine wichtige Idee, wie mit dem Einzelnen in der Gruppe an seinem Thema und zugleich am Thema der Gruppe gearbeitet werden kann.

Literatur

Balint, M. (1959): Thrills and Regression. London. The Hogarth Press. Dt: 1994: Angstlust und Regression. 4. Aufl. Stuttgart (Klett-Cotta).
Britton, R. (1996): Vortrag DPG-Kongress Stuttgart.
Bion, W. R. (1961): Experience in Groups and Other Papers. London (Tavistock Publications).
Bleger, J. (1966): Psychoanalysis of the Psychoanalytic Frame. Int. J. Psychoanal. 48: 511–519.
Hopper, E. (2003): Traumatic Experience in the Unconscious Life of Groups. London (International Library of Group Analysis).
Kernberg, O. (1975): Borderline Conditions and Pathological Narcissism. New York (Jason Aronson). Dt.: 1996: Borderline-Störungen und pathologischer Narzißmus. 9. Aufl. Frankfurt a. M. (Suhrkamp).
Kohut, H.; Wolf, E. (1978): The Disorders of the Self and their Treatment. Int. J. Psychoanal. 59: 414–425.
Lawrence, W. G.; Bain, A.; Gould, L. J. (1996): The fifth basic assumption. Free Associations 6: 28–55.
Meltzer, D. (1992): The claustrum. Oxford (Clunie Press). Dt.: 2005: Das Claustrum. Eine Untersuchung klaustrophobischer Erscheinungen. Tübingen (Kimmerle).
Pavlovic, M. (2005): Machtstrukturen in psychoanalytischen Institutionen und die Ohnmacht psychoanalytischen Denkens. In: Springer, A.; Gerlach, A.; Schlösser, A.-M.: Macht und Ohnmacht. Gießen (Psychosozial-Verlag).
Rosenfeld, H. (1971): A Clinical Approach to the Psychoanalytic Theory of the Life and Death Instincts: An Investigation into the Aggressive Aspects of Narcissism. Int. J. Psychoanal. 52: 169–178.
Steiner, J. (1993): Psychic Retreats. Pathological organisations in psychotic, neurotic and borderline patients. London (Routledge). Dt.: 1999: Orte des seelischen Rückzugs: pathologische Organisationen bei psychotischen, neurotischen und Borderline-Patienten. Stuttgart (Klett-Cotta).
Turquet, P. (1985): Leadership: The Individual and the group. In: A. Colman, M. Geller (Hg.): Group Realtions Reader 2. Washington DC, A.K. Rice Institute. S. 71–88.
Tustin, F. (1981): Autistic States in Children. London (Routledge) Dt.: 1989: Autistische Zustände bei Kindern. Stuttgart (Klett-Cotta).

»Traurigkeit, wie Tinte im Wasser, sie überrollt mich wie eine wortlose Welle«

Entwicklungsschritte zur Mentalisierungsfähigkeit im Behandlungsprozess von Borderline-Störungen

Gabriele Poettgen-Havekost

Einführung

»Traurigkeit wie Tinte im Wasser, sie überrollt mich wie eine wortlose Welle.« Diese Worte stammen von einer 28-jährigen Borderline-Patientin, aus einer Analysestunde, in der sie in einen leicht dissoziativen Zustand geraten war. Sie fühlte sich an die wortlosen seelischen Zustände erinnert, die bereits zuvor Auslöser dafür gewesen waren, sich tiefe Schnittverletzungen am linken Arm zuzufügen. Im Folgenden soll anhand von einigen Interaktionssequenzen ein Teil des Behandlungsprozesses skizziert werden, der uns gemeinsam aus dieser Wortlosigkeit bzw. aus der selbstschädigenden Körperinszenierung als unbewusster Ausdrucksform der seelischen Not hinausführte. Damit gehe ich auf eine spezifische Herausforderung ein, der Analytiker sich in der Behandlung solcher Patienten gegenüber sehen, die dazu tendieren, zentrale Konflikte und Defizite auf einer Handlungsebene auszudrücken. Dies steht im Zusammenhang mit der Schwierigkeit dieser Menschen, ihre innere Realität in ihren wesentlichen pathologischen Ausformungen zu begreifen und auf einer sprachlich-symbolischen Ebene mitzuteilen.

Der Schwerpunkt in der Darstellung liegt auf behandlungstechnischen Überlegungen zum Umgang mit Patienten, die ich in Anlehnung an Kernberg (2000), Bohleber (2003), Fonagy & Target (2001; 2002), Fonagy (2004), Fonagy et al. (2004) und Rohde-Dachser (2004) als Borderline-Patienten bezeichne und die durch multiple und kumulative Traumatisierungen innerhalb des familiären Beziehungssystems geschädigt sind (Hirsch 2004).

Zunächst werde ich kurz auf die Arbeiten der Londoner Forschungsgruppe (Fonagy & Target 2001; 2002; Fonagy 2004; Fonagy et al. 2004) eingehen, deren Ausführungen zur Entwicklung der Affektregulierung und Mentalisierungsfähigkeit für mich wichtige Erklärungsansätze zum Verständnis der spezifischen Mitteilungsebene von Borderline-Patienten beinhalten. Danach möchte ich anhand eines Behandlungsbeispiels demonstrieren, wie sich aus einer körperlich unbewusst inszenierenden, traumatischen Beziehungsgeschichte ein mentalisierter Zugang entwickeln kann. Als dritten Punkt stelle ich meine behandlungstechnischen Schlussfolgerungen zur Diskussion.

Die Entwicklung der Mentalisierungsfähigkeit und traumatisierende Beziehungserfahrungen

Fonagy und Kollegen (2004) stellen das desorganisierte Bindungssystem dieser Patienten mit seinen spezifischen interaktiven Komponenten in den Mittelpunkt ihrer Betrachtungen. Es wird in seiner Relevanz für die Entwicklung der Affektregulierung und Mentalisierung untersucht. Mit *Mentalisierung* ist die psychische Möglichkeit gemeint, sich selbst und andere als Personen mit geistig-seelischen Zuständen erleben zu können und »die eigene mentale Verfassung in einen ursächlichen Zusammenhang mit der mentalen Verfassung anderer Personen zu bringen« (Fonagy & Target 2002, S. 840). Es handelt sich um die Fähigkeit zum Selbsterleben, zu seiner Reflexion und um die Fähigkeit zur Einfühlung in andere im Hinblick auf Verursachung und Vorhersagbarkeit ihres Verhaltens sowie ein Erleben von Interdependenz. Zum Aufbau einer mentalisierten psychischen Realität muss das Kind immer wieder Gelegenheit finden, seine augenblicklichen mentalen Zustände wahrzunehmen und sie im Denken und Fühlen des Objektes repräsentiert zu sehen, »um sie zu reintrojizieren und als Repräsentanz seines eigenen Denkens benutzen« zu können (Fonagy et al. 2004, S. 271).

Die Zuschreibung mentaler Zustände ist zunächst ganz eng an körperliche Ausdrucksformen und Möglichkeiten des Kindes gebunden. Aus der so genannten »primary awareness«, einem körperlich artikulierten vagen Empfinden innerer Zustände, entsteht über die Wahrnehmung der Reaktion der Pflegepersonen eine zunehmende Bewusstheit für diese. »[...] in bezug auf die Wahrnehmung des eigenen Körpers oder eigener Bewegungen muss der Säugling lernen, die damit verbundenen Empfindungen als Zeichen für eigene mentale Zustände zu lesen.« (Dornes 2004, S. 298) Das mentale Selbsterleben entwickelt sich also aus dem körperlichen Ausdruck und Empfinden. Nach Damasio (2003) beruht auch später das neuronale Selbst auf sensorischen und motorischen Assoziationsarealen. Von sekundärer Bedeutung ist die Funktion der Sprache, wenngleich diese eine differenziertere Subjektivität ermöglicht, indem sie verbale Erzählungen aus nonverbalen entwickelt.

Ich wende mich nun den gravierenden Störungen innerhalb der Austausch- und Regulierungsprozesse in der Kindheit von Borderline-Patienten zu. Normalerweise reagieren Eltern in einem spielerisch markierenden, einem so genannten Als-ob-Modus auf die Äußerungen des Babys. Das bedeutet, dass auf die affektive Befindlichkeit in einer modifizierten Form, übertrieben oder abgeschwächt, »verdaut« geantwortet wird und dass dieser Kommentar vom Baby referentiell entkoppelt als Antwort auf die eigene Befindlichkeit erkannt wird und internalisiert werden kann. Das Erhalten einer angemessenen Antwort geht mit einem Gefühl von Wirkmächtigkeit einher. Eltern von Borderline-Patienten reagieren dagegen nicht »markiert« und in einem Als-ob-Modus auf die Befindlichkeit ihres Kindes. Sie lassen sich sozusagen von seiner affektiven Verfassung anstecken und erleben sich als überwältigt. Die Not des Babys wird zu ihrer eigenen. So kann der Ausdruck nicht von der Bezugsperson entkoppelt werden, sondern wird als »tatsächliches Gefühl der Elternfigur erlebt« (Fonagy & Target 2002, S. 855). Der Affekt wird der Betreuungsperson zugeschrieben und nicht dem eigenen Selbst.

Das Kind erlebt »seine eigene Gefühlsreaktion als noch gefährlicher und destruktiver [...], weil sie auch noch ansteckend zu sein scheint« (ebd.). Dies bringt ein Defizit in der Selbstwahrnehmung und der Selbstkontrolle von Affekten mit sich, es kommt nicht zu einer »regulativen Abmilderung«, sondern zu einer »Eskalation der negativen Verfassung [...] und damit zu einer Traumatisierung statt zu einem Containment« (Fonagy & Target 2002, S. 856).

Als weiteres Charakteristikum in Bezug auf die Bindungserfahrungen dieser Patientengruppe wird die inkongruente Spiegelung beschrieben. Im Sinne einer erheblichen projektiven Verzerrung werden die mentalen Verfassungen der Bezugspersonen zu Antworten auf die Befindlichkeit des Kindes. Diese Antworten werden im Sinne eines Falschen Selbst internalisiert und wirken als Fremdkörper in der psychischen Struktur. Sie führen zu einer Verkümmerung des eigenen Selbst, was sich symptomatisch in Form von unerträglichen Leerefühlen zeigen kann und/oder dem Versuch, über verschiedene Formen der Selbstschädigung sich von diesem fremden Teil im Selbst zu trennen. Da diese Patienten zudem oft mit extrem widersprüchlichen Reaktionen der primären Bezugspersonen konfrontiert waren, wird für sie die Antizipation der intentionalen psychischen Zustände des anderen zu einer unlösbaren Aufgabe, was zu einem basalen Gefühl von Unsicherheit und Hilflosigkeit in Beziehungen beiträgt und mit einer Vermeidung emotionaler Nähe einhergeht.

Diese beschriebenen Bindungs- und Beziehungsqualitäten legen für mich nahe, dass sich bei den Patienten Ausdrucksformen für ihre seelische Not finden lassen, die zunächst jenseits des sprachlich Fassbaren liegen und damit jenseits einer mentalen Bedeutungszuweisung. Da sich die Mentalisierungsfähigkeit in einem interaktiven Prozess aus der Bedeutungsspiegelung und -zuschreibung von zunächst körperlich sich ausdrückenden, affektiv besetzten, intentionalen Zuständen entwickelt, liegt hier auch eine mögliche Bruchstelle. Die traumatisierenden Beziehungserfahrungen bleiben in einem körperlichen Geschehen gebunden, in autodestruktiven Handlungen oder psychosomatischen Symptomen. Küchenhoff (1996; 1999; 2000a; 2000b) spricht vom »Körper [...] als Ort der Beziehungsinszenierung«. Hier kommen »Beziehungsformen« zum Ausdruck, »die den äußeren Objekten nicht mehr zugetraut werden können« (Küchenhoff 2000b, S. 29). Nach meinen Erfahrungen werden in den sich inszenierenden körperlichen, nicht mentalisierten Handlungen ursprünglich missverstandene intentionale Mitteilungen gerettet. Aber auch die traumatische Beantwortung sowie der dringenden Wunsch nach einer anderen neuen Erfahrung sind darin enthalten, ohne dass die Patienten dazu einen bewussten Zugang hätten. Somit geht es um eine psychotherapeutische Arbeit, in der wir mit dem Patienten von der ›Verkörperlichung‹ zur ›Versprachlichung‹ finden müssen. Fonagy beschreibt das Kernstück der Therapie als Arbeit an der »mentalisierten Affektivität«, d.h. an der »Fähigkeit, mit der Bedeutung der eigenen Emotionen in Kontakt zu kommen und eine kongruente Verbindung zwischen den primären und sekundären Affektrepräsentationen« (Fonagy et al. 2004, S. 21f.) herzustellen. Dies bedeutet, dass wir in der Verständigung mit den Patienten an die geschilderte Ebene der Mitteilung anknüpfen müssen, an die Handlung, an das körperlich symbolisierte Geschehen, aus dem sich erst allmählich eine sprachliche Symbolisierung entwickeln kann.

Fallbeispiel

In dem folgenden Fallbeispiel der bereits eingangs erwähnten Patientin beschreibe ich einige dieser Schritte exemplarisch anhand von Episoden in der Behandlung. Die Patientin suchte mich auf, weil sie sich seit ca. eineinhalb Jahren tiefe Schnittverletzungen am linken Unterarm zufügte, die sich für mich, als sie mir diese zum ersten Mal zeigte, zu einem merkwürdigen Muster gruppierten.

Die Entwicklung der Patientin ist geprägt durch eine transgenerationale Weitergabe von Traumatisierungen, die in Anlehnung an Faimberg (1987) als »tyrannisches Eindringen einer Geschichte« in das Selbst der Patienten zu verstehen ist. In beiden elterlichen Herkunftsfamilien der Patientin, die aus der ehemaligen DDR stammen, gibt es eine Fülle von Traumatisierungen durch Krieg, politische Verfolgung, Foltererfahrungen, Überwachung und Verhöre durch den Stasi sowie mehrere, lebensgefährliche Fluchtversuche. Nach der Flucht der Familie wird die Patientin im Westen geboren. Ihre ersten Lebensjahre sind bestimmt durch die panische Angst ihrer Mutter vor Racheakten des Regimes. Sie befürchtet u. a., dass ihre Kinder entführt werden könnten. Mit unnachgiebiger Härte und Strenge verfolgt sie die Ausbildung ihrer Kinder, vor allem auch die der Patientin, der bei den Anforderungen der Mutter kaum Raum und Zeit für das Kindsein bleibt. Vor dem Hintergrund der vorangegangenen Ausführungen kann man sich vorstellen, wie schwer es den selbst traumatisierten Eltern fiel, sich auf die affektive Befindlichkeit meiner Patientin einzustellen und wie die über mehrere Generationen erlittenen Traumatisierungen die Familie umgaben. Meine Patientin schilderte öfters ein basales, immer wieder auftretendes Lebensgefühl, dass sie sich wie abgeschnitten von der Welt fühle, wie durch eine todesähnliche kalte Aura umgeben.

Ich werde nun auf die körperlichen Ausdrucksformen der Patientin eingehen, die für mich zentrale Beziehungsinszenierungen enthalten. Mit den geschilderten Stunden versuche ich den Behandlungsprozess zu skizzieren.

Die Patientin betritt den Raum, äußerlich recht groß und an eine androgyn mythische Figur erinnernd, in ihrem Gang fast etwas starr, automatisiert, gepanzert wirkend. Indem sie so schon an der Tür mit ausgestrecktem Arm auf mich zuschreitet, schaut sie mich mit ihren dunklen Augen bannend, zugleich wie auf einer Bühne strahlend an, um dann meine Hand wie in einen Schraubstock zu legen. Die Annäherung wirkt grenzüberschreitend, zwingend, gleichzeitig kontrolliert, erinnert an einen feurigen Liebhaber, der sich noch in der Gewalt hat. Dieser machtvoll eindringende Auftritt löst in mir in der körperlichen Gegenübertragung unmittelbar ein unangenehmes, aversives Gefühl aus, einen Impuls, mich entziehen zu wollen, was sich mit der Phantasie verbindet, in ein Bühnenstück gepresst zu werden, in das ich nicht hineingehöre.

In dieser Begegnung manifestiert sich für mich interpersonell erstmalig das zentrale Beziehungsmuster zwischen einem intrusiven traumatischen Täter-Eltern-Introjekt und einem Kind-Opfer-Introjekt. In dem Ausdruck der Patientin, der ihr zunächst nicht bewusst zugänglich oder mental repräsentiert ist, verkörpern sich Aspekte der »Täterseite«: Macht und Manipulation, Eindringen im umfassenden Sinne, im Gewand eines strahlend, fast soldatisch, heldenhaft wirkenden Gehabes. In meiner Reaktion verkörpert sich die Flucht, das Ausweichen-Wollen vor diesen Aspekten, die aversive Bewegung gegen das eindringende Falsche Selbst.

Ich spreche die Patientin bei der Begrüßung auf ihren außergewöhnlich festen Händedruck an; sie ist erstaunt. Die Form der Kontaktaufnahme scheint wie automatisiert abzulaufen, ohne dass sie sich im körperlichen und seelischen Empfinden niederschlagen würde. – Es handelt sich um ein implizites Beziehungswissen nach Stern (2002) und der Boston Change Process Study Group (2004). In der Therapiestunde fällt ihr dann dazu ein, dass sie früher immer »ein Bursche« sein wollte. Da sie in der folgenden Zeit auch manchmal den linken (verletzten) Arm auf den Rücken legt, wie ein Page, entsteht langsam ein szenisches Verstehen davon, der Bursche oder Page, im Folgenden auch der »Ritter« der Mutter zu sein. In dieser Figur verkörpert sich die Loyalität zur Mutter, der Selbstanteil, der sich anpasst um den Preis der Aufgabe einer eigenständigen Weiterentwicklung zur Frau. Durch meine zunächst basale Beschreibung des Körperausdrucks der Patientin und unter Einbeziehung meiner körperlichen Antwort in der Szene wird ein Prozess der Wahrnehmung und der gemeinsamen Suche nach einer mentalen Bedeutung angeregt.

Ganz im Gegensatz zu ihrem mächtigen Auftritt steht das von der Patientin geschilderte Gefühl zwischen den Sitzungen: Sie befürchtet, die Erinnerung an meine Stimme und den durch unsere Sitzungen vermittelten Halt zu verlieren. Die Sehnsucht nach einer guten, haltenden Mutter wird deutlich und auch die Brüchigkeit und Fassadenhaftigkeit der zunächst gezeigten Stärke, die sich im Verlauf der Therapie in dem Körperbild des Eisenkorsetts symbolisieren lässt.

Die Interaktion zwischen dem sehnsüchtigen, aber traumatisierten Kind und dem introjizierten Täter-Introjekt scheint mir zwischen den Stunden dramatisch in der Inszenierung des Selbstverletzens zum Ausdruck zu kommen. Basale Wünsche nach Kontakt, Halt, Begriffenwerden und die Abwehrbewegung gegen diese – im Sinne eines Versuchs der Loslösung von dem traumatischen Introjekt – manifestieren sich in dieser Handlung. Die Patientin schneidet sich in den Arm, der sehnsuchtsvoll nach der guten Mutter greifen will. Der schneidende Arm repräsentiert die »böse« Mutter, die in aller Härte gegen das sehnsüchtige Kind vorgeht. Der schneidende Arm repräsentiert aber auch zugleich das »böse« Kind, was die Mutter für ihre emotionale Vernachlässigung und ihre Härte strafen will. Mit dieser Körperinszenierung verbindet sich ein illusionäres Gefühl von Unabhängigkeit vom Objekt und Allmacht. Dieses innere Drama ist zunächst nicht in der Übertragungsbeziehung zu erleben und zu bearbeiten. Erst als die Patientin in einer Stunde spontan äußert, dass sie mir »ein Stück Arm dalassen« wolle, und sie mir einige Stunden später den verletzten Arm zeigt, kann die Beschäftigung mit dem Drama über das konkrete Darbieten des betroffenen Körperteils beginnen.

Ihre Mitteilung löst in mir ein tiefes Erschrecken aus, weil sie sich nicht wie eine Metapher anfühlt und in ihrer Qualität so nahe an der Realität lokalisiert scheint. Ich sehe konkret körperlich das Bild eines abgeschnittenen Arms und der Spielraum für eine Handhabung dieses Wunsches in der Phantasie scheint zunächst minimal. Fonagy (2004) spricht in diesem Zusammenhang vom Modus der Äquivalenz, was bedeutet, dass das körperliche Handeln für eine innere Realität steht, die sich jedoch nicht durch Vorstellungen und Gefühle artikulieren kann. Die Patientin wünscht sich von mir, ich solle ihren Arm »mit Liebe bedecken«. Die Vorstellung von Liebe ist an eine konkrete körperliche Verstümmelung gebunden, die wie ein archaisches Opfer wirkt. Das Greifen nach der Mutter und der Wunsch, von ihr »begriffen« zu werden ist von einem tiefen Hass, der mit der erlebten Unerfüllbarkeit dieser Sehnsüchte einhergeht, durchdrungen. Sie opfert ihren Arm, um ihr Selbst zu retten. Die Annäherung an das ersehnte Objekt ist mit der existentiellen Angst verbunden, sich selbst zu verlieren.

Die Patientin schildert, wie die körperliche Annäherung und Berührung durch andere Menschen sie regelrecht »erstarren« lässt. Hinter der Erstarrung gibt es den Impuls, »in die hinterste Ecke zu verschwinden«. Ihrem Wunsch, dieses Thema mit mir handelnd in Szene zu setzen, stimme ich zu.[1] In dieser Stunde bleibt sie in einiger Entfernung vor mir stehen. Sie markiert damit einen Punkt in unserer körperlichen Begegnung, der sich regelmäßig im Rahmen unserer Wiederannäherung innerhalb der Begrüßung zum Stundenanfang findet. Im Gegenüberstehen spürt sie zunächst einen Impuls zurückzuweichen. »Das Frontale ist schwierig, es ist eine Spannung in mir.« Ich selbst spüre einen Druck im oberen Bereich des Brustkorbes, Herzklopfen. Dann spricht die Patientin davon, dass sie ein Engegefühl in der Brust spüre. Zu dem erlebten Körpergefühl stellt sich ein Bild ein: »Es ist wie ein Kampf, der kaum auszuhalten ist: Wer greift zuerst an?« Sie sagt: »Ich könnte jetzt auf die Knie gehen, dann ist es besser und Sie sind größer.« Die Patientin geht in die Knie, sie wirkt, als bitte sie vor einem Altar um Vergebung, dann verlässt sie diese Position wieder. Während die Patientin sich damit beschäftigt, wie sie körperlich eine erträgliche Position zu mir finden kann, spüre ich einen starken, mächtigen Sog nach unten, der mich buchstäblich fast in die Knie zwingt, eine für mich auch überraschende Reaktion. Diese starke körperliche Gegenübertragungsreaktion verstehe ich als Ausdruck für ein sich dialogisch in Szene setzendes grundlegendes »schema-of-being-with« (Stern 1996) der Patientin, das im Zusammensein nur die Unterwerfung oder Dominanz, nicht aber die Gleichwertigkeit im Sehen und der Anerkennung des anderen (Benjamin) kennt. Das zunächst im Körpererleben Erfahrene lässt sich gemeinsam als diffuses »Konglomerat an Gefühlen in der Brust«, als ein Spektrum zwischen Liebe und Hass verstehen. Die Patientin bemerkt in der nächsten Stunde, dass ihr keine andere Körperhaltung eingefallen sei, mit der sie mir habe nahe sein können, dabei sehne sie sich so danach. In ihren weiteren Einfällen wird schnell deutlich, wie sehr sie durch die Angst vor Grenzverletzungen bestimmt ist. So verstehe ich den Sog, der mich nach unter zog, jetzt auch als sich szenisch ausdrückenden Wunsch, sich fallen zu lassen, der jedoch auch von unendlich viel Angst begleitet ist.

Als die Patientin in einer Stunde in einen leicht dissoziativen Zustand gerät, nehmen wir dies zum Anlass, uns mit dieser Verfassung, in der sie sonst oft zu selbstverletzendem Verhalten neigt, zu beschäftigen. Aus dem

---

1 Erklärend muss ich an dieser Stelle erwähnen, dass ich in meiner Settingvereinbarung zu Beginn von Therapien mit den Patienten ausdrücklich bespreche, dass szenisch handelndes Darstellen, auch unter Zuhilfenahme meiner Beteiligung, möglich ist.

diffusen dissoziativen Erleben, in dem ihr Kontakt zu sich selbst und auch zu mir »abgeschnitten« ist, formen sich zunächst Bilder. Sie sagt: »Da ist zunächst die Traurigkeit, wie Tinte im Wasser, sie breitet sich aus und überrollt mich wie eine Welle, wortlos, sprachlos. Es gibt keine Worte hier. Dann kommt die Selbstverletzung, wenn ich diesen Zustand nicht mehr aushalte, und dann kommt das Bild, ich im Eis gefroren, in einem Eispalast.« Ich frage sie: »Gibt es einen Körperausdruck für das wort- und sprachlose Überrollt-Werden? « – »Ja«, antwortet die Patientin, » ich liege auf meiner Couch, mit dem Bauch nach unten zusammengekrümmt, in der Ecke, auf großen Schaumstoffkissen.« Ich frage sie, ob sie diese Haltung hier einmal einnehmen wolle, damit wir besser verstehen könnten, welche Bedeutung die wortlose Welle habe. Sie geht zur Couch und legt sich mit dem Rücken zu mir, zusammengekrümmt, wobei sie einen Arm schützend um den Kopf legt. Ich sitze auf meinem Sessel, der sich etwas entfernt davon am Fenster befindet. Die Patientin liegt so eine Weile und sagt dann: »Es ist nicht gut, Sie nicht anzuschauen, ich möchte Sie anschauen.« Ich ermutige sie, dem Impuls zu folgen. Sie schaut mich an unter der Decke, die sie über sich gelegt hat. Nach einer weiteren Pause sagt sie leise: »Das habe ich mir so oft gewünscht, so oft, so oft, das jemand an meinem Bett sitzt, so oft.« Sie streckt den Arm aus (den verletzten): »Ich würde gerne sagen ... komm her.« – »Sie möchten gerne, dass ich mich zu Ihnen setze?«, frage ich sie. »Ja.« Ich stehe von meinem Sessel auf und setze mich neben die Patientin seitlich auf den Rand der Couch, ihr zugewandt; die Bewegung zu ihr hin ist stimmig für mich. Sie hat sich so mit der Decke bedeckt, dass die Fransen über ihr Gesicht fallen. Ich denke an eine Babydecke, wohl auch weil ihr Gesicht in diesem Moment wie das eines ganz kleinen Kindes wirkt. Nach einer Weile greift die Patientin nach meiner Hand. Mit meiner anderen Hand halte ich ihren Arm. Sie wird traurig und beginnt ein wenig zu weinen. Ich schaue auf ihren Arm und sage: »Es ist der verletzte Arm.« – »Und Sie haben keine Angst davor?«, fragt sie zögerlich, »Und Sie verachten ihn nicht?« – »Nein«, antworte ich. Es ist eine ruhige und selbstverständliche Begegnung und Berührung, die aufsteigende Traurigkeit kommt und zieht sich wieder zurück und erfasst mich auch ein wenig, aber eher leise und nicht wie eine wortlose Welle. Am Ende der Stunde, als wir die Szene miteinander aufgelöst haben und die Patientin mir wieder gegenübersitzt, sagt sie: »Es ist alles ganz warm, als hätte ich einen Verband um den Arm. Es ist jetzt schwer, Sie zu verlassen.« Ich mache mir ein wenig Sorgen, wie sie sich aus dieser neuen Begegnung zwischen uns trennen kann und gebe ihr mit auf den Weg: »Sie haben jetzt einen Verband.« Und sie erwidert: »Ja, den brauche ich auch immer wieder ein bisschen.«

In dieser Stunde ist es der Patientin gelungen, aus einem dissoziativen Erleben, sonst Ausgangspunkt für selbstverletzendes Verhalten, in einer anderen Form herauszufinden. Für den Gefühlszustand einer diffusen Traurigkeit, der sonst wie eine »wortlose Welle« über sie hereinbricht, findet sie zunächst die Metapher: »wie Tinte im Wasser, die sich ausbreitet«. Das innerlich Entgrenzte und – ohne Containment – haltlose des affektiven Zustandes der Patientin kommt in diesem Bild zum Ausdruck. Der körperliche Ausdruck dieses Zustandes erinnert an einen Menschen, isoliert und ohne Hilfe, der sich vor Angst oder Schmerzen zusammenkrümmt, vielleicht Schläge bekommt oder erwartet. In ihm zeigt sich das von anderen Abgewandte, die Verzweifelung und Ohnmacht. Man könnte auch sagen, dass sich zunächst szenisch das intrapsychische Fehlen eines haltenden und antwortenden Objektes zeigt. Die Patientin, die aus diesem unerträglichen Zustand sonst nur durch das Schneiden wieder herausfindet, kann sich in der therapeutischen Situation der Analytikerin aktiv zuwenden. Dies zeigt, dass ihr in dieser Situation andere Möglichkeiten zur Verfügung stehen, als in traumatisierenden früheren; sie wendet sich innerlich von der harten, unempathischen, strafenden Mutter ab und einer neuen Mutterqualität zu. Die Szene wandelt sich damit zu einer entwicklungsmäßig frühen, haltenden und auf den Schmerz des Kindes antwortenden Mutter-Kind-Interaktion. Die Patientin traut sich, ihren basalen Wunsch nach dieser Mutter zu äußern, die an ihrem Bett sitzen und ihren verletzten Arm halten möge. Dies bedeutet die Anerkennung der Abhängigkeit von einem guten, tragenden Objekt. Der verletzte Arm als Symbol für den Hass und das Abschneiden von diesen Objektqualitäten ist dabei auf einer konkret körperlichen Ebene integriert, was zu dem von der Patientin geäußerten heilenden Körperbild führt. Diese Stunde mobilisiert in der Patientin viel Sehnsucht, »Beglückung und Irritation«, aber auch eine »abgrundtiefe Angst« davor, mich nicht erreichen zu können. Das Wiederfinden eines guten Objektes bringt zunächst die unendliche Gefahr mit sich, dieses wieder zu verlieren. Die Patientin bemerkt, dass sie an gelingende Nähe schon gar nicht mehr gedacht hatte, dass es »ganz ausgeschaltet aus dem Leben« gewesen sei, »so *einfach* berührt zu werden ohne Angst und Ekel«.

Die manchmal einer Gradwanderung ähnelnden Reise geht weiter zwischen Hoffnung und Abgrund. Viele Stunden später bestätigt mich die Patientin in dem, was ich mit ihr zusammen in dieser Stunde inszenierte, indem sie mir sagt, dass sie diese konkrete Erfahrung über viele kritische Momente hinweggetragen habe. Ich war mir manchmal nicht sicher, ob die lebensverneinende Seite gerade nach solchen Stunden nicht vehement zurückschlagen würde. Als die Patientin mir einmal in einer Sitzung ihren inneren Zustand der Verzweifelung beschreibt, sehe ich auf einmal das Muster auf ihrem Arm wie die Strichmännchen-Zeichnung eines Kleinkindes. Sie sagt: »Es ist so, als hänge ich mit beiden Armen in einer Felsspalte.« Dabei streckt sie zur Demonstration beide Arme auseinanderstrebend über den Kopf aus. »Mit dem einen Arm an der bösen und dem anderen an der guten Seite, es zerreist mich und ich kann nicht mehr, ich will loslassen. Ich möchte dann sagen, ob mich nicht jemand halten kann an den Armen.« Ihre Haltung erinnert mich an ein Kleinkind, was eine erwachsene Person braucht, um laufen zu lernen. Sie schildert mir dies, nachdem sie mir zuvor von Vögeln erzählt hat, die ihre Jungen aus dem Nest schmeißen würden und sie, wenn sie noch nicht fliegen könnten, immer wieder kurz vor dem Boden auffangen würden. »Sie haben mich heute kurz vor dem Boden aufgefangen.«

Viele Stunden später entwickelt sie ein weiteres Bild zu den Schnitten an ihrem Arm. Die zusammengeknoteten Fäden beim Nähen ihrer Schnitte sehen für sie aus wie kleine Menschen, die untergehen. Die zwei Enden der Fäden sind wie Arme, der Knoten wie ein Kopf, wobei sie denke, das dieser das endgültige Untergehen durch das drohende Auseinanderreißen der beiden Hautseiten, die zwei Seiten in ihr verkörperten, verhindere. Die Patientin ist hier in der Lage, aus ihrer Handlung und der damit verbundenen medizinischen Versorgung eine Phantasie zu entwickeln und sie einem mentalen Zustand zuzuordnen.

Diese Entwicklung zeigt, wie die Patientin vermittels eines Mentalisierungs- und Symbolisierungsprozesses, der eng an eine dialogische körperliche Erfahrungen gekoppelt ist, die Bedeutung ihres bisherigen selbstverletzenden Verhaltens findet. Auf diese Weise gelingt es ihr, ihren seelischen Zustand, der bisher nicht zu ertragen war, zu verbalisieren und im Kontakt andere Möglichkeiten zu finden, diesen zu ertragen bzw. zu verändern.

Die Entwicklung im Behandlungsprozess – Von der körperlichen Symbolisierung zur Mentalisierung

Abschließend möchte ich meine Überlegungen zur Entwicklung des Behandlungsprozesses bei traumatisierten Patienten als Bewegung darstellen, die von der Körpersymbolisierung zur Mentalisierung führt. In Anlehnung an die Ausführungen von Fonagy u. a. (2004) werden mentale Zustände im Modus der psychischen Äquivalenz auf einer körperlichen Ebene repräsentiert.

Der Behandlungsprozess lässt sich charakterisieren als Abfolge von wichtigen Schritten, die mit der Patientin gegangen werden, um diesen Ausdruck als Seelischen erleben und begreifen zu können. Aus der Handlung der Patientin, die nicht mental repräsentiert ist, lässt sich auf Seiten der Analytikerin über einen identifikatorischen Prozess, der im wesentlichen auch über die eigene Körperwahrnehmung und die szenisch handelnde Beteiligung läuft, auf den möglichen affektiven Zustand der Patientin schließen. Die »Nachahmung des Verhaltens bildet die Brücke, über die der innere psychische Zustand eines anderen zu mir ›gelangt‹ und zu dem psychischen Zustand wird, den ich selbst erlebe« (Meltzoff & Gopnik, zit. nach Fonagy et al. 2004, S. 158).[2] Durch die aus diesem Prozess resultierenden Kommentare der Analytikerin wird bei der Patientin die eigene Körperwahrnehmung, die Wahrnehmung der inneren Befindlichkeit und allmählich auch der interaktionellen Realität angeregt. Sie stellen eine sekundäre Repräsentationsmöglichkeit der körperlichen Ausdrucksformen dar.

Als zweiter Schritt im Umgang mit den Körperinszenierungen dieser Patienten wird beschrieben, wie diese szenisch im affektregulierenden Sinn aufgegriffen werden und als ein Als-ob-Spiel, als markierte Externalisierung innerer Zustände, aufgenommen und handelnd weiter ausgestaltet werden. Damit können Wünsche und Ängste sowie Abwehraspekte »folgenlos« ausgelebt und modifiziert werden, was das Gefühl der Kontrolle und Bewältigung verstärkt. Der Umgang mit der schmerzhaften Erinnerung an das traumatische Ereignis wird auf diese Weise erleichtert und die Qualität der inneren Repräsentation kann sich verändern. Das Spiel in der Therapie

---

2 Vgl. dazu M. Dornes zur »Simulationstheorie« in: Rohde-Dachser & Wellendorf 2004, S. 301, sowie die Diskussion um die Funktion der Spiegelneuronen, die diese Vorgänge auf einer neurophysiologischen Ebene erhellen, dazu J. H. Bauer 2005.

ermöglicht »eine korrigierende emotionale ›Umschrift‹ der negativen Affekt-
erinnerung [...], indem diese im markierten ›Als-Ob‹-Modus mit einem
modifizierten emotionalen Inhalt noch einmal erlebt werden« (Fonagy et al.
2004, S. 303). Diese gemeinsame Arbeit ermöglicht es dem Patienten auch
leichter mit auslösenden Situationen umzugehen, die zu dem beschriebenen
destruktiven Agieren führen können. Diese sind ja gerade durch Verwirrung
und Desorganisation, durch Dissoziation im Sinne eines nicht ausreichend
repräsentierten mentalen Erlebens gekennzeichnet und lassen sich als Men-
talisierungslücken verstehen. In der Behandlungstechnik zeigt sich somit ein
grundlegender qualitativer Unterschied zu einem ausschließlich deutenden
und vom Setting her festgelegten Vorgehen. Diese Arbeit kann zu einer
Nachreifung des Reflektierenden Modus führen, wie Fonagy und Target ihn
nennen, und damit zu einer Bewegung aus einer traumatischen Erstarrung
werden.

Literatur

Anzieu, Didier (1991): Das Haut-Ich. Frankfurt a. M. (Suhrkamp).
Benjamin, Jessica (1994): Die Fesseln der Liebe. Psychoanalyse, Feminismus und das Problem
    der Macht. Frankfurt a. M. (Fischer).
Bohleber, Werner (2003): Das Trauma und seine Bedeutung für das Verhältnis von innerer und
    äußerer Realität in der Psychoanalyse. In: Leuzinger-Bohleber, M.; Zwiebel, R. (Hg.):
    Trauma, Beziehung und soziale Realität. Tübingen (edition diskord), S. 11–32.
Boston Change Process Study Group (CPSG) (2004): Das Implizite erklären. Die lokale Ebene
    und der Mikroprozeß der Veränderung in der analytischen Situation. In: Psyche, 58. Jg.,
    Sept./Okt 2004, 935–952.
Damasio, Antonio R. (2003): Der Spinoza Effekt. Wie Gefühle unser Lebene bestimmen.
    München (List).
Dornes, Martin (2004a): Mentalisierung, psychische Realität und die Genese des Handlungs-
    und Affektverständnisses. In: Rohde-Dachser, Ch. & Wellendorf, F. (Hg.): Die Inszenie-
    rung des Unmöglichen. Stuttgart (Klett-Cotta), S. 297–338.
Dornes, Martin (2004b): Über Mentalisierung, Affektregulierung und die Entwicklung des
    Selbst Forum der Psychoanalyse 2/2004, S. 175–199.
Faimberg, Haydée (1987): Die Ineinanderrückung (Telescoping) der Generationen. Jahrbuch
    Psychoanal., 20, S. 114–142.
Fonagy, Peter; Target, Mary (2001): Mit der Realität spielen. Zur Doppelgesichtigkeit psy-
    chischer Realität von Borderline-Patienten. Psyche 55, Sept./Okt., S. 961–995.
Fonagy, Peter; Target, Mary (2002): Neubewertung der Entwicklung der Affektregulation vor
    dem Hintergrund von Winnicotts Konzept des ›falschen Selbst‹. Psyche Sonderheft 56.
    Jg., Sept./Okt., S. 839–862.

Fonagy, Peter (2004): Das Versagen der Mentalisierung und die Arbeit des Negativen. In: Rohde-Dachser Ch.; Wellendorf, F. (Hg.): Inszenierung des Unmöglichen, Stuttgart (Klett-Cotta), S. 163–186.

Fonagy, Peter; Gergely, György; Jurist, Elliot L.; Target, Mary (2004): Affektregulierung, Mentalisierung und die Entwicklung des Selbst. Stuttgart (Klett-Cotta).

Freud, Sigmund (1893): Über den psychischen Mechanismus hysterischer Phänomene. In: Hysterie und Angst, Studienausgabe Bd. VI, Frankfurt a.M. 1971 (Fischer).

Gergely, György (2002): Ein neuer Zugang zu Margret Mahler: normaler Autismus, Symbiose, Spaltung und libidinöse Objektkonstanz aus der Perspektive der kognitiven Entwicklungstheorie. Psyche, Sonderheft, 56.Jg., Sept./Okt., S. 809–838.

Heisterkamp, Günter (1993): Heilsame Berührungen. Praxis leibfundierter analytischer Psychotherapie. (Leben lernen, 89), Stuttgart (Pfeiffer bei Klett-Cotta).

Heisterkamp, Günter (2002): Basales Verstehen. Handlungsdialoge in Psychotherapie und Psychoanalyse. (Leben lernen, 154), Stuttgart (Pfeiffer bei Klett-Cotta).

Hirsch, Mathias (2002): Der eigene Körper als Symbol? Gießen (Psychosozial-Verlag).

Hirsch, Mathias. (2004): Psychoanalytische Traumatologie – das Trauma in der Familie. Psychoanalytische Theorie und Therapie schwerer Persönlichkeitsstörungen. Stuttgart u.a. (Schattauer).

Kernberg, Otto (Hg.) (2000): Handbuch der Borderline-Störungen. Stuttgart u.a. (Schattauer).

Küchenhoff, Joachim (1997): Körper, Sprache, Krankheit. In: Rodewig 1996, 42–67.

Küchenhoff, Joachim (Hg.) (1999): Selbstzerstörung und Selbstfürsorge. Gießen (Psychosozial-Verlag).

Küchenhoff, Joachim (2000a): Der Körper als Ort der Beziehungsinszenierung. In: Streeck, U. (Hg.): Erinnern, Agieren und Inszenieren. Vandenhoeck & Ruprecht. Göttingen, S. 143–160.

Küchenhoff, Joachim (2000b): Körpersymptome als Beziehungsinszenierung. In: Psychoanalyse, Texte zur Sozialforschung, 4. Jg., Heft 6 (August).

Poettgen-Havekost, Gabriele (2004): Die Bedeutung von Körperinszenierungen in der analytischen Psychotherapie – Überlegungen zur Modifikation des Settings. In: Psychoanalyse & Körper, Nr. 5, 3. Jg., Heft II.

Psyche Sonderheft (2000): Trauma, Gewalt und kollektives Gedächtnis, 54. Jg., Sept./Okt.

Rodewig, Klaus (Hg.) (1996): Der kranke Körper in der Psychotherapie, Göttingen u.a. (Vandenhoek & Ruprecht).

Rohde-Dachser, Christa & Wellendorf, Franz (Hg.) (2004): Inszenierungen des Unmöglichen. Theorie und Therapie schwerer Persönlichkeitsstörungen. Stuttgart (Klett-Cotta).

Roth, Gerhard (2003): Aus der Sicht des Gehirns. Frankfurt a.M. (Suhrkamp).

Schlösser, Anne-Marie & Höhfeld, Kurt (Hg.) (1998): Trauma und Konflikt. Gießen (Psychosozial-Verlag).

Stern, Daniel (1996): Die Lebenserfahrung des Säuglings. Stuttgart (Klett-Cotta).

Stern, Daniel et al. (The Process of Change Study Group, Boston) (2002): Nicht deutende Mechanismen in der psychoanalytischen Therapie. Das »Etwas-Mehr« als Deutung. In: Psyche, 56. Jg., Sept./Okt 2002, S. 974–1006.

Zwischen Tiefenregression und (selbst-)mörderischer Destruktivität

Zur notwendigen Spannbreite des therapeutischen Rahmens bei der modifiziert-analytischen Behandlung von Borderline-Patienten

Thomas Reinert

Im Jahre 1905 schrieb Sigmund Freud: »Die psychoanalytische Therapie ist an dauernd existenzunfähigen Kranken und für solche geschaffen worden, und ihr Triumph ist es, daß sie eine befriedigende Anzahl von solchen dauernd existenzfähig macht. Gegen diesen Erfolg erscheint dann aller Aufwand geringfügig« (Freud 1905, S. 20). Nach Erwähnung einiger damals diskutierter Kontraindikationen gegen die Analyse-Anwendung fährt er wenig später in derselben Arbeit fort: »Ich halte es für durchaus nicht ausgeschlossen, dass man bei geeigneter Abänderung des Verfahrens sich über diese Gegenindikation hinaussetzen und so eine Psychotherapie der Psychosen in Angriff nehmen könne« (ebd., S. 21). Liest man diese optimistische und auch mutige Einschätzung des frühen Freud, so kann es schon nachdenklich machen, wenn heute, genau 100 Jahre später, festzustellen ist, dass sich die Psychoanalyse ausgerechnet mit diffizilen Krankheitsbildern ausgesprochen schwer tut. Gerade Borderline-Patienten haben regelmäßig große Probleme einen Therapieplatz zu bekommen, wenn sie sich in psychoanalytische Behandlung begeben wollen. Frau K., eine solche Patientin, über die ich an anderem Ort (Reinert 2001, S. 85) berichtet habe, ist kein Einzelfall: Sie wurde im Verlauf eines mit ihr geführten Erstgespräches immer nervöser und unruhiger und räumte schließlich ein, dies sei ihr zehntes Erstgespräch; und sie rechnete offensichtlich fest damit, auch von mir abgelehnt zu werden, wenn sie meine Fragen wahrheitsgemäß beantwortete. Die große Zurückhaltung, solche Patienten in Therapie zu nehmen, hat natürlich zu tun mit dem deutschen Kassenrecht: Ich selbst habe noch nie erlebt oder davon gelesen, dass bis zur 300. Sitzung in einer Therapie wirkliche strukturelle Veränderungen bei solchen Patienten hätten erzielt werden können. Darüber hinaus ist aber auch die grundsätzliche Eignung der Psychoanalyse für die Behandlung von Borderline-

Patienten sehr umstritten: So weist z. B. Christa Rohde-Dachser (1987, S. 280), sicher nicht zu Unrecht, auf die Gefahr hin, im Rahmen analytischer Therapien könne es bei »schwerer ich-gestörte[n] Patienten«, z. b. bei den »meisten sogenannten Borderline-Patienten« zu einem »unerwünschten regressiven Sog« kommen, der in Übertragungspsychosen oder schweres destruktives Ausagieren münden könne.

Darüber hinaus scheinen nicht wenige Kollegen Schwierigkeiten damit zu haben, speziell mit diesen Patienten einen wirklichen und ihnen angemessenen therapeutischen Kontakt herzustellen, wie folgendes Beispiel zeigt: Laura, eine bei Therapiebeginn 28-jährige Frau, litt an einer sehr komplexen Borderline-Krankheit. Zu ihrer Symptomatik zählten u. a. eine schwere Kontaktstörung mit völliger Vereinsamung, eine erhebliche latente Suizidalität, Essstörungs-Tendenzen, schwere autodestruktive Verhaltensweisen mit Schneiden in den Genitalbereich und Selbstabzapfungen größerer Mengen ihres Blutes bis an den Rand des Kollapses sowie die Neigung, sich mit diesem Blut dann von Kopf bis Fuß einzureiben. Sie begegnete mir während der Probesitzungen zunächst sehr zurückhaltend und skeptisch, zeigte sich dann aber erleichtert über den Verlauf dieser Sitzungen und berichtete mir, sie habe schon einmal bei einem Analytiker Probstunden absolviert, sei aber dann von sich aus nach deren fünfter nicht mehr hingegangen und begründete das wie folgt: »Der war völlig bekloppt! Der hat mich da fünf Stunden auf der Couch liegen lassen und sich dahinter gesetzt und kein Wort gesagt!«.

Der Hauptgrund, Borderline-Patienten nicht in Therapie zu nehmen, dürfte aber darin zu sehen sein, dass diese Therapien obligatorisch anstrengend, belastend und über weite Strecken hinweg ausgesprochen unangenehm sind. Die Phänomenologie bei schwerer kranken Borderline-Patienten kann auch abschrecken: Da gibt es in der Regel eine ungeheure Massivität und Plastizität der Phänomenologie; da ist unter Umständen ein permanentes Agieren zu handhaben; Selbst- und Fremd-Aggression sind Dauerthemen; immer wieder wird versucht das Setting zu sprengen. Belastet wird die Therapie oft durch eine mehr oder weniger akute Suizidalität; und es kommt natürlich dauerhaft zu spezifischen Übertragungsformen mit traumatisierendem Charakter (vgl. Holderegger 1993), die zuweilen sehr schwer zu ertragen sind.

In den vergangenen Jahren habe ich in verschiedenen Arbeiten (u. a. Reinert 2001; 2003; 2004) eine Sichtweise der Borderline-Krankheit vorgestellt, die im wesentlichen auf individualpsychologisch-analytischen Erkenntnissen beruht und in ganz vorwiegend intentionaler Perspektive meines Erachtens in der Lage ist, recht ausnahmslos alle im Rahmen der Borderline-Pathologie zu erlebenden Phänomene und Dynamiken als in sich psychologisch verstehbar zu machen. Ich möchte es fast provozierend sagen: Für mich ist die Borderline-Störung das am besten verstehbare schwerere psychopathologische Krankheitsbild. Ich werde im Folgenden dieses Erklärungsmodell kurz rekapitulieren, um dann in meinen weiteren Ausführungen darauf aufbauen zu können.

Danach entsteht die Borderline-Krankheit nicht etwa ausschließlich als Folge schwerer Traumata wie Missbrauch und Gewalt, sondern in einer spezifischen Familien- oder Umgebungs-Atmosphäre, die gekennzeichnet ist durch Unerwünschtheit des Kindes, entweder durchaus leiblich-existentiell oder aber zumindest als »Individuum im eigenen Recht« (Ammon, in Anlehnung an Searles 1998, S. 70f.). Das heißt, das Kind wächst auf in dem Gefühl, für die Umgebung, insbesondere die Familie, keinerlei Wert zu besitzen, wenn nicht gar einen Un-Wert darzustellen. Und es spürt: wenn es nicht so ist (und es kann in solchen Familien gar nicht sein) wie es erwartet wird, dann ist (ausgesprochen oder aber in der Atmosphäre spürbar) der Wunsch vorhanden, das Kind möge gar nicht erst geboren worden sein, verschwinden oder solle im Grunde am besten entfernt, also quasi noch nachträglich abgetrieben werden. Das Kind kommt obligatorisch in Todesangst, der es nur auf zwei Wegen prinzipiell entkommen kann:

➤ entweder durch Flucht, Separation, Rückzug, für die es natürlich den Preis einer bedrückenden Isolierung und Einsamkeit bezahlt, oder

➤ durch Entwicklung einer »doppelten Wirklichkeit« (Wurmser) mit einem »falschen Selbst« unter Unterdrückung des »wahren Selbst« (Winnicott) oder durch das Phänomen, das Arlène Wolberg (1973) die Entwicklung von »Identifikationsphantasien« nennt.

Die Betrachtungsweisen von Wurmser, Winnicott und Wolberg beschreiben ungefähr den gleichen Mechanismus: Der Patient muss, um mit seiner überbordenden Todesangst fertig zu werden, die Umgebung jederzeit kontrollieren, was natürlich beinhaltet, dass er permanent unter einer großen Anstrengung lebt, aus der er entkommen möchte, was ihm wiederum nur dann vorstellbar ist, wenn er dafür den Tod in Kauf nimmt. Dies ist Haupt-Quelle einer latent immer vorhandenen Suizidalität, die aber in der Regel bei näherem Hinschauen gar keinem wirklichen Todeswunsch entspricht, sondern eher einer tiefen Sehnsucht nach Ruhe – ohne eben permanent kontrollieren und wachsam sein zu müssen und dabei, trotz Aufgabe der Kontrolle, nicht in Gefahr zu geraten. Kontrolle bedeutet natürlich automatisch Unterdrückung von Lebendigkeit. Leben braucht Freiheit und Entfaltungs-Spielraum. Natürlich spürt jeder Mensch seine mehr oder weniger große Vitalität, seine expansiven, lust-orientierten Impulse; auch diese erlebt der Borderline-Mensch als gefährlich. Sie entziehen sich der Kontrolle, werden für andere als Bedürfnis erkennbar und geben in der privaten Logik des Borderline-Menschen dem anderen, dem Objekt, die Möglichkeit, ihn zu unterdrücken, zu erpressen, zu missbrauchen, ja letztlich: zu vernichten. Aus dieser Angst heraus lernt der Borderline-Mensch nicht nur von Anfang an die Bedürfnisse, die Persönlichkeit, die typischen Verhaltensweisen des Objektes perfekt zu erspüren (das sind die Wolberg'schen »Identifikationsphantasien«) und dabei durch Antizipation eben dessen, was das Objekt will, dieses indirekt zu steuern. Er lernt genauso diese Kontrolle auch nach innen hin auszuüben, gegenüber den eigenen Gefühlen und dem eigenen Körper, der dabei wie ein Fremd-Körper behandelt wird: Der Borderline-Mensch verschafft sich eine Autarkie in der Regulation seiner Gefühle: Er entwickelt zu diesem Zwecke eine große Palette von mir so genannter »autoregulativer Mechanismen« (Reinert 2004), die eben genau der Palette der Symptomatologie entspricht, die uns im Alltag bei diesem Patienten begegnet: Das reicht von autodestruktiven Verhaltensweisen diversester Art, Suchtmittelgebrauch, Zwangs-Ritualen bis zu Essstörungs-Verhaltensweisen usw.; die Mechanismen sind gar nicht abschließend auflistbar. Wenn man so will, dann ist all das, was uns als mehr oder weniger schwere Pathologie entgegentritt, eigentlich eine privatlogische kreative Schöpfung des Patienten, der sich so ermöglicht hat, in dieser von ihm subjektiv als mörderisch empfundenen Umgebung zu überleben. Die Angst vor Tod, Zerstörung und Auslöschung durchdringt von frühester Kindheit an, wahrscheinlich sogar seit vorgeburtlicher Zeit, die Seele des Borderliners, so wie ein Stück Brot vom Öl durchtränkt wird, in das es hineingelegt wurde. Es geht folglich thematisch in der Therapie eines solchen Patienten nicht um das klassische analytische Thema der Bewusstmachung unbewusster (v.a. Trieb-)Konflikte bei letztlich mehr oder weniger intakt vorhandenem »Ich/Selbst-System«, letztlich also um die Aufhebung der neurotischen »Blockierungen originärer Lebens- oder Selbstbewegungen« (Heisterkamp 1990, S. 86) mittels Bearbeitung in der Übertragung, sondern es geht hier um dieses »Ich/Selbst-System« selbst! Es geht um existentielle Themen. Diesen Themen sind wir als Menschen grundsätzlich und permanent ausgesetzt und können uns ihnen im Rahmen der Dialektik unseres Daseins überhaupt nicht entziehen. Ernest Becker (1973/1976, S. 9) nennt die »Furcht vor dem Tode ein universelles Phänomen« und schreibt: »Der Gedanke an den Tod, die Furcht vor ihm, verfolgt das Tier Mensch wie nichts sonst; er ist eine der Triebfedern menschlichen Handelns, eines Handelns, das hauptsächlich ausgerichtet ist, dem Schicksal des Todes zu entgehen und es zu besiegen, indem wir leugnen, dass es unser aller endgültiges Schicksal ist.« Dieses ubiquitäre Phänomen der Verleugnung macht deutlich, wie schwer es dem Menschen als solchem fällt, die »Spannung zwischen der Bewußtheit von der Unausweichlichkeit des Todes und dem Wunsch, weiter zu existieren«, also den »existentiellen Kernkonflikt« (Yalom 1989/2000, S. 19) auszuhalten. Haben wir aber normalerweise im Rahmen unserer Entwicklung und Reifung mit Hilfe der uns erziehenden Objekte in der Kindheit genügend tragende »Signifikanten« (Rodulfo 1996) – also haltende Fiktionen, Überzeugungen und »innere Sicherheiten« – entwickelt, um mit dieser Angst einigermaßen fertig zu werden, so ist eben dies beim von vornherein verunsicherten, subjektiv lebensbedrohten Borderline-Menschen nicht geschehen und er ist der »existentiellen Schlüsseldynamik« (Yalom 1989/2000, S. 19) permanent schutzlos ausgeliefert. Das ist auf Dauer kaum aushaltbar und macht die verzweifelte Situation des Borderline-Menschen deutlich, der durch seine grundlegenden Ängste und Verunsicherungen in seiner Persönlichkeitsbildung als von Anfang an schwer beeinträchtigt angesehen werden muss.

Nach Adler erfolgt die Entwicklung der Persönlichkeit nicht triebgesteuert und damit vorwiegend binnendynamisch, sondern vollkommen in »sozialer Bezogenheit«:

> »Der Charakter kann nicht angeboren sein, weil er eine soziale Bezogenheit, einen abstrakten Ausdruck für eine konkrete Bezogenheit bedeutet. Die ›Möglichkeit‹ von Charakterzügen muß schon im Embryo liegen, aber was aus diesen Möglichkeiten wird, entscheidet sich in den ersten vier, fünf Jahren, weil hier die soziale Bezogenheit schon vier, fünf Jahre trainiert ist, unter nahezu gleichbleibenden Verhältnissen.« (Adler 1932f/1982b, S. 217)

Für Adler sollte das Kind »seinen Eintritt in die Welt wie eine freundliche Einladung empfinden.« (Adler 1937i/1994a, S. 57).

»Ein Kind, das sich nicht freundlich eingeladen fühlt, lebt wie in einem feindlichen Land. Es benimmt sich aufmüpfig, frech und arrogant und wird oft für
ungesellig gehalten, passt sich in Wirklichkeit jedoch einer ihm feindlich erscheinenden Umgebung an. Ein solches Kind kann auch scheu und verschlossen sein,
Angst haben, beobachtet zu werden oder sich zu fürchten, etwas zu unternehmen.« (ebd., S. 58f.)

Adler bezeichnete die Persönlichkeitsbildung bekanntlich als die Ausformung
eines »Lebensstils«, die im fünften Lebensjahr im wesentlichen abgeschlossen
sei: »Soweit wir feststellen konnten, hat das Kind nach drei, vier, fünf Jahren
einen solch fest gefügten Lebensstil, dass es sich ohne Verständnis der Irrtümer,
die darin verborgen sind, nicht mehr ändert« (Adler 1931m/1982b, S. 179).
In erstaunlicher Übereinstimmung, nur heute natürlich sehr viel präziser
und auch reproduzierbar nachzuweisen, werden diese recht allgemein wirkenden Adler'schen Einschätzungen heute von der Hirnforschung und der
Säuglingsbeobachtung bestätigt. So schreibt der Hirnforscher Gerhard Roth
(2001, S. 10):

»Das Ich ist in seinen vielfältigen Ausprägungen also ein ontogenetisch spätes
Produkt des Gehirns. Als autobiographisches, sprachlich vermitteltes und refle-
xives Ich bildet es sich nicht vor dem Ende des 3. Lebensjahres aus. Im Gegensatz hierzu beginnt das limbische System seine Arbeit bereits im Mutterleib und
setzt sie verstärkt in den ersten Wochen, Monaten und Jahren unseres Lebens
fort – in einer Lebensphase also, in der die für uns wichtigsten Dinge passieren.
Es bewertet alles, was Körper und Gehirn tun, entsprechend der Regeln des
impliziten (unbewußten) assoziativen Lernens nach ›gut/lustvoll/erfolgreich‹
und damit zu wiederholen bzw. ›schlecht/schmerzhaft/erfolglos‹ und damit zu
vermeiden, und legt diese Bewertungen im emotionalen Erfahrungsgedächtnis
ab. In dieser Weise formt sich das, was man Charakter oder Persönlichkeit
nennt, sehr früh und weitestgehend unbewußt und wird zunehmend resistent
gegen spätere Erfahrungen […] Das bewußte Ich sieht sich ab dem 4. Lebensjahr in diese ›limbische‹ Persönlichkeit sozusagen hineingestellt und von ihr
getragen.«

Und er ergänzt an anderer Stelle (ebd., S. 13):

»Wir müssen gleichzeitig davon ausgehen, dass es während der Individual-
entwicklung bei limbischen Lern- und Gedächtnisbildungsprozessen ›sensible‹
Phasen gibt, wie sie aus der Verhaltensbiologie bei Prägungsprozessen bekannt
sind. Hierbei werden Netzwerkstrukturen und -funktionen so verändert, dass

sie gegen spätere Veränderungen relativ resistent sind. Solche ›sensiblen‹ Phasen scheinen während der Gehirnentwicklung im Mutterleib, kurz nach der Geburt und in den ersten Lebensjahren stattzufinden. Dies würde bedeuten, dass Veränderungen außerhalb dieser sensiblen Phasen mit zunehmendem Alter immer schwerer vonstatten gehen. Dies würde insbesondere für limbische Netzwerke gelten, die aufgrund traumatischer Ereignisse, d. h. aufgrund starker affektiver und emotionaler Belastungen in ihren Strukturen festgelegt wurden. Entsprechend hoch müßte die emotionale Aktivierung [...] sein, um diese Prägungen wieder aufzuheben, damit sich an unserer Persönlichkeit überhaupt noch etwas ändert.«

Durch die Säuglingsbeobachtung wissen wir, wie sensibel das Beziehungsgeflecht zwischen Kind und Umgebung, insbesondere der Mutter, in der ersten Lebenszeit ist. Vieles deutet darauf hin, dass es gar nicht unbedingt dramatischer Ereignisse und wirklicher destruktiver Handlungen der Umgebung bedarf, um dabei Pathologie entstehen zu lassen: Martin Dornes schreibt dazu:

»Spiegel [...] vertritt ebenfalls die Auffassung, dass kontinuierliche Erfahrungsmuster eher als spezifische Erfahrungen die Vorläufer und Ursachen von Pathologie sind. Deshalb können Rekonstruktionen des möglichen Ursprungs von Pathologien schwierig sein, weil ein solcher Ursprung oft gar nicht existiert, jedenfalls nicht als dis(kon?)kretes Ereignis, das in bestimmten Phasen oder Zeitabschnitten lokalisierbar wäre. Die Muster sind nur noch als Familienatmosphäre, Familienklima oder affektiver Stil des Umganges rekonstruierbar – und erinnerbar. Ihr gradueller, kumulativer Effekt kann den Entwicklungsprozeß einschneidender beeinflussen als gelegentliche dramatische Vorfälle.« (Dornes 1993, S. 74)

Und an anderer Stelle betont er die Wichtigkeit von »Spielräumen« zwischen Mutter und Kind für eine gedeihliche Entwicklung:

»In solchen Spielräumen, aber auch in anderen interaktiven Situationen niederer Spannung wird über das Selbst und die Welt der Objekte viel gelernt. Möglicherweise werden diese Prozesse, weil sie undramatisch sind, später nicht mehr mit der gleichen Deutlichkeit erinnert, wie die hohen Spannungszustände. Ihre Auswirkung und Bedeutung für die Entstehung von psychischen Strukturen, kognitiven Stilen, Charaktereigentümlichkeiten und Charakterpathologien ist deshalb nicht genügend beachtet worden. Die Säuglingsforscher plädieren für eine Würdigung der Bedeutung von Interaktion und Aktivität in niederen Spannungszuständen und für die Ausarbeitung ihres Beitrages zur normalen und pathologischen Strukturbildung.« (Dornes 2000, S. 27)

Hochbedeutsam erscheinen mir auch die Erkenntnisse der Säuglingsforschung zu den nonverbalen Interaktionen:

>»Säuglinge können weder sprechen noch die sprachlichen Äußerungen ihrer Eltern verstehen. Die vokale Begleitmusik der Sprache wie Melodie, Tempo, Rhythmus [...] und die Körpersprache der Bewegungen, Gesten und Gesichtsausdrücke haben jedoch auf den Säugling eine Wirkung. Über solche ›Kanäle‹ werden Affekte kommuniziert und induziert – bei Eltern und bei Säuglingen.« (Dornes 1997, S. 67f.)

Ganz viel deutet darauf hin, dass bei Borderline-Menschen genau in diesen frühen Entwicklungsphasen enorme Kommunikationsdefizite existiert haben, sodass sich infolgedessen ganze Bereiche der Ich-Struktur nur rudimentär haben ausbilden können. Dieser Kommunikationsmangel berührt z. B. auch die Affekt-Regulation: Das Kind, das in

»einer guten Mutter-Kind-Beziehung ist, [erlebt,] daß intensive Affekte von der Mutter moduliert werden. Diese beseitigt sie zwar nicht gänzlich, wohl aber ihre übermäßige Dauer. Auf diese Weise erwirbt das Kind Toleranz für Affektspannungen, denn es hat erfahren und gelernt, daß bald Abhilfe geschaffen wird.« (Dornes 1997, S. 39)

Wenn ganz oft (so auch bei Kernberg) die Aggression als der wichtigste Affekt des Borderliners angesehen und, gar als Trieb, wesentlich für die Entstehung der gesamten Pathologie verantwortlich gemacht wird, so halte ich dies für einen Irrtum. Zwar treten Borderline-Menschen ganz häufig vorrangig und z. T. überbordend aggressiv in Erscheinung, so ganz oft auch über weite Strecken zu Beginn einer Therapie, doch ist nach meiner Beobachtung regelmäßig festzustellen, dass sich diese Aggression im Laufe langzeitiger Behandlungen »auf Normalmaß« reduziert, letztlich dann für die weitere Entwicklung des Patienten erstens keine dominante Rolle mehr spielt und zweitens als konstruktive Aggression für die zunehmend sichere Aufrechterhaltung der Ich-Grenzen genutzt werden kann. So erwächst im Rahmen der Therapie eine Struktur, die in sich eine ausreichend feste und abgegrenzte Identität des Patienten ermöglicht, die ihn einen großen Teil seiner vitalen Angst verlieren lässt und deshalb die ursprünglich kompensatorisch entwickelte destruktive Aggression zu einem guten Teil überflüssig macht. Dies wird von Martin Dornes ähnlich gesehen:

>»Wäre Aggression wirklich ein Trieb, d.h. eine Energie, die auf eine innersomatische Reizquelle rückführbar ist (welche?), so wäre sie nicht ständig abrufbar, sondern würde zumindest nach ihrer ›Abfuhr‹ für eine Zeitlang Ruhe geben. Genau das aber ist nicht der Fall, wenn durch Phantasien von Benachteiligung, Kränkung oder Zurücksetzung eine ständige Aggressivität oder aggressive Reaktionsbereitschaft geschaffen wird. Nicht der – angebliche – Triebcharakter der Aggression macht sie so gefährlich, sondern dass eine biologisch adaptive Affektdisposition – nämlich die, auf einen unangenehmen Reiz aversiv zu reagieren – mit destruktiven Phantasien verknüpft werden kann.« (Dornes 1997, S. 63)

In der Therapie ist es durchaus nicht außergewöhnlich, dass zunächst die Arbeit mit schwerer kranken Borderline-Patienten thematisch durch die Aggression bestimmt wird. Ich möchte dies mit zunächst zwei Fallvignetten deutlich machen, die beide nicht aus der analytischen und ambulant durchgeführten Therapie stammen. Dabei geht es mir um die Darstellung der Dynamik, die ein Borderline-Patient konstelliert und um praktikable Umgangsweisen damit, die die sukzessive Anbahnung einer dann auch für tiefenpsychologische Arbeit tragfähigen therapeutischen Beziehung ermöglichen können.

Folgendes Fallbeispiel stammt von Otto, sicher einem der »schwierigsten« Patienten, die ich je behandelt und über den ich bereits mehrfach berichtet habe (z.B. Reinert 2004, S. 162–166). Er wies drei schwere Krankheiten auf: Eine eindeutige Borderline-Persönlichkeitsstörung auf recht niedrigem Funktionsniveau, eine Polytoxikomanie unter Einschluss des Morphintyps sowie eine extreme Dystonie, die seinen Oberkörper im 90-Grad-Winkel so nach rechts verkrümmte, dass der Patient zeitweise im Raum nicht alleine frei gehfähig war. Er war also auch extrem körperlich behindert, was ihn aber nicht daran hinderte, über enorme Kräfte zu verfügen, die ihn auch gefürchtet sein ließen in der Klinik, in der er über Jahre hinweg untergebracht war. Es war außergewöhnlich schwierig, mit diesem Patienten überhaupt in einen tragfähigen Kontakt zu kommen. Während der mehrjährigen Behandlungszeit wies der Patient immer auch Krisen auf, in denen er unter der Wirkung von eingeschmuggelten Drogen oder Alkohol in bedrohliche Aggressionszustände geriet, in denen er mehrfach innerhalb kürzester Zeit weite Teile der Krankhausstation, auf der er behandelt wurde, in einen Trümmerhaufen verwandelte – mit Zerstörung von Mobiliar, Fenstern, Geschirr und anderen Einrichtungsgegenständen. Meist waren diese Erregungszustände nur unter großem Aufwand und dem Einsatz vieler Pflegekräfte zu beenden. Zu einem derartigen Zustand kam es erneut, nachdem wir bereits ca. zwei Jahre miteinander gearbeitet hatten. Ich wurde am Abend in die Klinik gerufen, nachdem der Patient sich einmal mehr intoxikiert hatte und in hocherregtem Zustand begann, Gegenstände um sich zu werfen, dabei wüste Drohungen herausschreiend und jeden davor warnte, sich ihm zu nähern. Und wenn man ihn erneut fixieren werde, werde er sich umbringen. Als ich auf der Station eintraf, wurde ich von ihm in seine Beschimpfungen und Drohungen einbezogen; er warnte mich davor, näher zu kommen. Ich ging trotzdem, beruhigend auf ihn einsprechend, langsam auf ihn zu. Er war deutlich alkoholisiert, wirklich hocherregt, hob auch, als ich in seiner Reichweite war, seine linke Hand mit geballter Faust und brüllte mich an: »Ich hasse Sie!« Das wiederholte er immer wieder, schlug jedoch nicht. So standen wir uns ca. 10 Minuten gegenüber. Plötzlich begann er zu weinen, ließ seine Faust sinken, brüllte genauso laut, wie er vorher gebrüllt hatte, dass er mich hasse: »Ich liebe Sie!«, um kurz darauf die Faust wieder zu erheben, Anstalten zu machen zuzuschlagen und die Faust dann wieder sinken zu lassen. So wiederholte sich dieses Wechselspiel innerhalb von Minuten etliche Male. Sicher, er war intoxikiert und das bestimmte seine Affektlage wesentlich mit: Trotzdem kam hier auch zum Ausdruck, dass er dabei war, nach unserer etwa zweijährigen bis dahin mühsamen »Zusammenarbeit«, auf eine sicher noch sehr archaische und grobe Art und Weise, aber immerhin doch, Hass und Liebe in ein und derselben Person unterzubringen. Dies war für den Patienten ein Urerlebnis und führte zu einer deutlichen Intensivierung unserer Beziehung und zu einer Zunahme des Vertrauens des Patienten zu mir als Therapeut. Die Situation stammt also weder aus einer unmittelbaren psychotherapeutischen Situation noch hat sie in irgendeiner Weise Modellcharakter für den Umgang mit derart komplizierten Situationen. Aber: Diese Situation ergab sich und ließ sich nutzen! Sie wurde vom Patienten unbewusst inszeniert und vom Therapeuten spontan aufgegriffen.

Die zweite Vignette zeigt denselben Patienten schon in etwas fortgeschrittener Entwicklung: Wir waren mittlerweile dazu übergegangen, regelmäßig miteinander zu arbeiten, es konnten durchaus so zu nennende therapeutische Sitzungen durchgeführt werden, die in einem Therapieraum stattfanden, der lediglich mit Matratzen, Kissen und Decken ausgestattet war. Ich habe über diese Situation bereits berichtet und zitiere: »An einem Tag befand sich Otto zu Beginn der Stunde in einer erheblich angespannten Verfassung, bemerkte das auch selbst. Als wir den Therapieraum betraten, hielt ich ihn an der Tür zurück: Ob er eine Idee habe, was er jetzt hier im Raum am liebsten machen würde. Otto überlegte einen Moment lang, äußerte dann, er würde am liebsten alles durcheinander schmeißen. Ich ermutigte ihn, dann solle er das doch ruhig 'mal tun. Kaum hatte ich das ausgesprochen, stürzte sich Otto mit einem Schrei in den Raum hinein, griff in einem unglaublichen Tempo nacheinander neun schwere Matratzen jeweils mit einer Hand und schleuderte sie ohne jede Pause eine nach der anderen hoch durch die Luft, wobei er schrille Schreie ausstieß. In weniger als 10 Sekunden war der gesamte Therapieraum in ein Matratzenchaos verwandelt; ohne Pause sprang Otto mitten in diesen Haufen hinein und schlug mit Fäusten und Oberkörper und wild brüllend auf die Matratzen ein. Die Wucht seiner Kraftentfaltung war ungeheuerlich und machte mir auch Angst. Als Otto wenig später erschöpft und schwer atmend da lag, schüttelte er verwundert den Kopf: ›Wissen Sie was? Das ist ganz komisch: Das waren eben alles Menschen und keine Matratzen mehr.‹ Ich bemerkte: ›Die 10. Matratze haben Sie als einzige liegen lassen.‹ ›Stimmt‹, antwortete er, ›das waren dann wohl Sie!‹ Auch diese Stunde stellte einen weiteren Wendepunkt der Therapie dar. In einer der nächsten Sitzungen spürte Otto den Geschehnissen noch einmal hinterher und erklärte dann sehr nachdenklich: ›Sie hatten Recht: Ich stecke voller Wut. Und so lange die Wut da ist, haben die ganzen anderen Gefühle keinen Platz!‹« (Reinert 1995, S. 72)

Anhand dieses Beispiels lassen sich mehrere Feststellungen treffen:
➤ Fehlt in der ersten geschilderten Fallvignette noch jede Symbolisierungs-Fähigkeit und richtet sich die Aggression in primärprozesshafter Art gegen das konkrete Objekt in durchaus bedrohlicher Weise, so ist in der zweiten Vignette eine zwar noch sehr simple, aber doch als solche klar erkennbare Symbolisierung festzustellen. Der Patient war weitergekommen und die Arbeit mit ihm konnte in der Folge systematisiert werden.
➤ Die zweite Szene zeigt noch einmal sehr plastisch die ungeheure Wucht der Aggression, die weiterhin durchaus als »mörderisch« bezeichnet werden kann, sich nach wie vor auf menschliche Objekte bezieht und

deren Intensität wahrscheinlich dem lebenslang empfundenen Ausmaß an Todesangst des Patienten bei Annäherung und Verschmelzung entspricht (Ammon 1973, S. 51; Reinert 1995, S. 80), durch die Symbolisierung jedoch »therapeutisch handhabbar« geworden ist.

➤ Der letzte Satz des Patienten in der geschilderten Szene macht deutlich, dass sich hinter den archaischen Entäußerungen der Aggression, die das Bild des Patienten vordergründig noch beherrscht, bereits eine sehr viel differenziertere Gefühlswahrnehmung und daraus folgend ein sehr viel tiefer gehendes Zusammenhangsverständnis des Patienten für die eigene Person abzeichnen.

Die beiden folgenden Fallvignetten stammen ebenfalls aus zwei verschiedenen Phasen in der jetzt allerdings modifiziert-analytischen und ambulanten Therapie ein und derselben Patientin. Zunächst geht es wieder um das Thema Aggression, das sich hier in einer etwas anderen Version als bei Otto, nichtsdestoweniger aber in gleicher mörderischer Massivität präsentiert:

Laura, die Patientin, die eingangs bereits einmal erwähnt wurde, hatte eine Sitzung bei mir am 13.09.2001. Zwei Tage vorher war in den USA das Attentat auf das World Trade Center passiert. Sie fragte mich in dieser Sitzung, ob ich das Attentat auch »cool« fände. Ich: Der Ausdruck »cool« sei für mich unangemessen, was sie denn damit meine. Sie platzte los und schwärmte im Ton einer aggressiv getönten Begeisterung vor sich hin: »Das ist total cool! So ein Attentat! Dem Land USA die Kontrolle entreißen und sie an sich reißen und dann mit einer solchen Präzision so ein großes Haus platt machen! Das ist cool! Da sind nur 5.000 umgekommen und ich wünschte, da wären 50.000 umgekommen! Ganz Amerika soll da umkommen! Das soll alles kaputt sein!« Ich wartete eine kleine Weile und fragte dann, ob sie am liebsten auch so eine Terroristin sein wolle. Sie: Ja, wolle sie gerne sein! Nach einer kleinen Pause: »Ich möchte Sie mit dem Kopf vor die Wand schlagen!« Ich nahm das so hin. Nach einer Weile sagte sie, sie wolle Nähe haben (sie meinte damit eine körperliche Berührung). Ich antwortete ihr: Davon sähe und erlebte ich nichts; sie sei voller Hass, wolle mich mit dem Kopf vor die Wand schlagen, freue sich am Terror in den USA und spreche dabei von Nähe? Sie: Ja! Sie wolle beides haben! Ich bemerkte, das sei für mich jetzt überhaupt nicht passend. Ich grenzte mich also ab. Laura sprang auf und verließ die Stunde, brach die Sitzung also voller Wut ab.

Die folgende Szene hat einen gänzlich anderen Charakter. Sie stammt aus einer späteren Therapiephase der Patientin, in der die Aggression längst nicht mehr vorrangiges Thema war und Laura begonnen hatte sich sehr intensiv und differenziert mit ihren Gefühlen auseinanderzusetzen und sich auf die Therapie weitestgehend einzulassen: Zwischen den beiden Situationen liegt etwa ein Jahr.

Laura kam nach ca. 380 Therapiestunden in die erste Sitzung nach einem etwa einwöchigen Urlaub meinerseits in einer eher schlechten Verfassung; es stellte sich sehr schnell bei ihr ein körperliches Frieren ein, obwohl, ausweislich des im Raum befindlichen Thermometers, eine Temperatur von etwa 23 Grad herrschte. Sie erzählte auch, sie fühle nichts. Das habe sich ca. einen Tag nach unserer letzten Sitzung, also vor etwas über einer Woche eingestellt und sei so geblieben: Sie sei nicht in ihrem Körper. Der funktioniere, aber sie fühle nichts. Ich interpretierte, sie sei also wieder getrennt in Körper und »sonstiges Sein«. Sie nickte. – Also: Es bestand eine ganz klare Dissoziation. – Sie erklärte mir: Das sei dann immer mit Frieren verbunden; und sie habe zu Hause die Heizung auf volle Leistung gestellt, der Raum wäre sicher für andere Menschen unerträglich heiß, sie friere trotzdem. Sie hatte auch ganz kalte Hände, wie ich bei der Begrüßung bereits bemerkt hatte. Die Patientin war es mittlerweile gewohnt, sich im Raum zu bewegen, ohne dass dies von mir in irgendeiner Weise bewertet wurde. Sie versuchte selbst, im Raum und auch bezogen auf die Distanz zu mir, eine Position zu finden, in der sie sich wohlfühlen und vielleicht die Dissoziation aufheben könnte. Ich ließ sie machen. Ich beobachtete und wartete, ob sich szenisch etwas darstellen würde, was mir helfen könnte die ganze Situation zu verstehen. Die Patientin war mittlerweile in einer Therapiephase angekommen, in der mir der gegebene Zustand keine größeren Sorgen machte. Sie war mit mir in Kontakt – dies ganz im Gegensatz zum Anfang der Therapie; da hätte sie sicher die gegebene Situation selbst als Ausweis eines »Nichts-nützens« der Therapie bewertet und sich von mir zurückgezogen. Jetzt war sie sich schon fast sicher, dass sie in irgendeiner Weise aus diesem Zustand hinausfinden würde, fühlte sich mir gegenüber auch nicht mehr wie früher in irgendeiner Weise schuldig oder verpflichtet, hatte in der Situation die erforderliche Ruhe, um selbst in sich hineinzuspüren. Sie kam aber zu keinen Ergebnissen, wirkte – ohne zu klagen – relativ unglücklich. Sie fragte mich, ob sie ihre Lage noch einmal ändern könne. Sicher könne sie das. Sie legte sich hin und rollte sich, einem spontanen Gefühl folgend, wie ein Embryo mit tief auf die Brust gesenktem Kopf und hoch an den Bauch gezogenen Beinen ein wie ein ungeborenes Kind. Sie bat mich zu ihr zu kommen; ich folgte dem, legte mich in ihrer Nähe auf den Matratzenstapel. Sie robbte näher und legte sich unter Beibehaltung der Embryonal-Haltung so, dass sie mit dem Kopf fest gegen meine Bauchdecke drückte. So verharrte sie eine ganze Weile; ich ließ das Ganze so geschehen, beobachtete natürlich genau, was in und mit der Patientin vorging. Nach einer Weile fragte ich sie vorsichtig, wie sie sich fühle. Sie beschrieb ganz konkret, der Nacken tue ihr weh. Ich folgte einer spontanen Assoziation und schilderte ihr, das könne ich mir, so wie sie da liege, von außen betrachtet auch gut vorstellen: Sie erwecke in mir die Phantasie eines kleinen Babys, das sich vor der Geburt ganz in sich zusammenziehe, um möglichst wenig Platz einzunehmen. Wenn ich mir die dazu passende gegenläufige Bewegung vorstellen würde, dann wäre das eigentlich das »Sich-strecken«, also eine Bewegung, sich mit Kraft gegen etwas zu wenden, sich auszudehnen. Sie griff das sofort und sehr lebendig auf: Ja, sie habe auch das Gefühl, durch eine zähe, breiige Masse, fast wie Kaugummi, hindurch zu müssen und eigentlich nicht hindurch zu wollen. Sie brauchte einen Moment, setzte dann fort, das sei das Gefühl von vorher gewesen. Jetzt, wo ich das gesagt hätte, könne sie das Bild auch präzisieren: Es sei so, wie durch einen Kanal, durch eine Enge, durch eine mühsame Situation des allseitigen Druckes hindurch zu müssen, um dann frei zu sein. Aber das mache ihr Angst. Sie merke in den Tagen seit der letzten Stunde, dass sie Angst habe, frei zu leben. Sie wolle am liebsten eingebunden sein, sich spüren durch den Druck außen 'rum, die Freiheit mache ihr fürchterliche Angst. Ich: Es komme mir so vor, wenn ich das von ihr Gesagte aufgriffe und mit der Körperlage in Verbindung brächte, als spüre sie zunehmend einen Drang, einen Druck, frei zu werden, sich zu befreien und als rolle sie sich noch einmal im Uterus besonders klein zusammen, damit es noch eine Weile halte und sie nicht aktiv werden müsse. Sie wurde noch lebendiger: Ja, das würde ganz gut passen zu ihrem Gefühl: Als wenn sie noch ein bisschen Pause haben wolle, bevor sie wirklich aktiv werde im Leben. Sie habe Angst davor, groß zu werden, wirklich handeln zu müssen: Ich: Geboren zu werden! Eigenverantwortlich zu sein, einen eigenständigen Entwicklungsprozess zu beginnen. Sie nickte: Das sei tatsächlich ein Problem für sie. Das mache ihr eine Riesenangst. Und jetzt merke sie auch, was in den Tagen seit der letzten Stunde passiert sei: Die Kälte, der Rückzug, der Ausstieg aus sich selbst, das sei ein Schutz gegen die Angst.

Diese Situation ist ein schönes Beispiel dafür, dass die Patientin, ihrem Körperempfinden folgend, ohne es zu merken, in ihrem körperlichen Aus-

druck ein Korrektiv herstellt zu ihrem vorherigen, unangenehmen, diffus-
indifferenten Gefühl. Der Körper wird unbewusst in eine Lage gebracht, die
letztendlich wegweisend interpretierbar ist. Es ergibt sich in der Stunde also
ein Zusammenspiel zwischen mir als dem Therapeuten und dem unbewussten
leiblichen Ausdruck der Patientin. Ich greife ihn auf, deute ihn, und das findet
eine klar emotionale Resonanz bei der Patientin, die dadurch ein Stück
Erklärung und Kontakt zu ihrer Abwehr bekommt, merkt, dass sie sich dissoziiert hat, um an das Angstgefühl nicht herankommen zu müssen. Für
derartige Situationen ist in etwas anderem Zusammenhang das Wort »Totstellreflex« (z.B. Rohde-Dachser 1979/1985, S. 157) verwendet worden;
andere Autoren (z.B. Freyberger) sprechen hier von »freezing«, ein Ausdruck, der in der geschilderten Situation auch noch wortwörtlich stimmen
würde. Es bestätigt sich einmal mehr die alte adlerianische These, die von
Günter Heisterkamp und Marion Zanke (1984, S. 487) noch einmal deutlich
hervorgehoben worden ist: »Wenn es also nicht immer wieder vom Therapeuten manipuliert wird, können wir beim Patienten davon ausgehen, dass
er gar nicht anders kann, als seine lebensstiltypische Wirklichkeit auch in der
Therapiesituation in Szene zu setzen.«

Was hier beschrieben wurde ist gleichzeitig zu bezeichnen als eine »Intra-
uterin-Regression«; zuweilen wird auch der Ausdruck »fötale Regression«
verwendet, z.B. von Marthe Burger-Piaget (1974). Sie schreibt über dieses
Phänomen:

> »Man wird sich nach dem Grund dieser Regressionen fragen. Man kann vermu-
> ten, dass diese Kranken sich gegen eine sehr starke Angst verteidigen, jene, die
> die Isolierung begleitet, die Gefahr des Zerfalls, der fehlenden Grenzen, der
> Ungeborgenheit, und sie suchen die Einheit des fötalen Zustandes als Mittel,
> eine Form wiederzufinden, eine Bindung, eine Hülle, die ihnen einen untragba-
> ren Zustand ersparen. Sie verteidigen sich durch eine so tiefe Regression, um
> keine Todesangst mehr zu erleiden, die mit dem Zerfall verbunden ist. Sie
> machen sich ungeboren, aus Angst zu sterben« (Burger-Piaget 1974, S. 39).

Alle vier Fallvignetten machen deutlich, dass bei derart schwerstgestörten
Patienten eine Behandlung im traditionellen Setting wohl kaum gelingen
könnte. Sie müssen, um es »platt und einfach« zu sagen, »dort abgeholt werden,
wo sie sich befinden«; das heißt, sie müssen immer wieder die Möglichkeit
haben, selbst den Ausdruck zu finden und in Szene zu setzen, der ihrem
jeweils aktuellen Gefühl entspricht. Nach Adler (1933b/1973a, S. 57) ist

alles, was ein Patient an »Worte[n], Gedanken, Gefühle[n] und Handlungen« hervorbringt »Ausdrucksbewegung« und als solche interpretierbar. Eine Chance hat die Behandlung dann, wenn der Therapeut dem Patienten die Führung in der Therapie überlässt und ihn dabei einfühlend begleitet:

> »Wenn der Patient immer wieder erfährt, dass er Bedeutung, Richtung und Verlauf der Therapie selbst bestimmt, macht er vermutlich zum ersten Mal die Erfahrung, völlig ernst genommen zu werden, ein vollwertiges Subjekt zu sein, das auf andere in befriedigender Form einwirken kann. Entsprechend muß der Therapeut in der Lage sein, sich von den Angeboten des Patienten bestimmen zu lassen. Wieweit er sich darauf einlassen und zum Objekt machen lassen muss, bestimmt sich aus der Dialektik zwischen Akzeptierung und Verweigerung.« (Heisterkamp 1983, S. 102f.)

Patient und Therapeut bilden so eine gemeinsam gestaltete Wirkungseinheit:

> »Alle therapeutischen Bemühungen gründen in einer ontischen Selbstbehandlung des Seelischen. Ich nehme an, dass die Selbstheilungskräfte des Seelischen diese operativen therapeutischen Bedingungen, wenn die Situation es eben hergibt, in einem Akt von kreativer Selbstbehandlung selbst schaffen. Die selbstschöpferischen Suchbewegungen nutzen, wie mit einer geheimen Intelligenz, die sich bietenden Anregungen. Die Aufgabe des Analytikers wäre in diesen Fällen, die therapeutischen Szenen entwicklungsgemäß bzw. strukturell zu verstehen und sein Handeln und Mithandeln [...] realiter so zu gestalten, dass es für den Patienten entwicklungsförderlich ist. Die regressionsanaloge Behandlung findet zu den Bedingungen der Störung und zu den Ressourcen eines Neubeginns zurück.« (Heisterkamp 2005, S. 124)

Meines Erachtens kann die Psychoanalyse anhand der Auseinandersetzung mit derart schwierigen Krankheitsbildern wie der Borderline-Störung selbst wachsen und sich ausformen zu einer umfassenden Entwicklungs-, Erfahrungs- und Behandlungswissenschaft. Ganz in diesem Sinne schreibt Ricardo Rodulfo 1996 (S. 48):

> »Die Psychoanalyse vor allem als Spender eines Orts zu begreifen und nicht als eine Deutungsmaschine, macht ihre historische Neuausrichtung aus. Diese Auffassung ist nur dann umsetzbar, wenn sie zu einem wohlbestimmten Ort wird, der mit Bedacht gestaltet worden ist. Anderenfalls nützt sie nichts oder schadet gar, wie das im Falle der sogenannten, ›wilden Deutungen‹ passiert.«

Ich möchte schließen mit einigen Sätzen von Sigmund Freud aus derselben Arbeit aus dem Jahre 1905 (S. 19f.), aus der auch das Eröffnungszitat stammte:

»Ich finde es auch ganz berechtigt, dass man bequemere Heilmethoden in Anwendung bringt, solange man eben die Aussicht hat, mit diesen letzteren etwas zu erreichen. Auf diesen Punkt kommt es allein an; erzielt man mit dem mühevolleren und langwierigeren Verfahren erheblich mehr als mit dem kurzen und leichten, so ist das erstere trotz alledem gerechtfertigt.«

Literatur

Adler, A. (1929b/1973b): Kindheitserinnerungen und Kinderträume. In: Adler, A.: Individualpsychologie in der Schule. Frankfurt a.M. (Fischer), S. 65–73.

Adler, A. (1929d/1978b): Körperbewegungen und Einstellungen. In: Adler, A.: Lebenskenntnis. Frankfurt a.M. (Fischer), S. 75–85.

Adler, A. (1931m/1982b): Symptomwahl beim Kinde. In: Adler, A.: Psychotherapie und Erziehung. Ausgewählte Aufsätze. Bd. II: 1930–1932. Frankfurt a.M. (Fischer), S. 173–191.

Adler, A. (1932f/1982b): Rauschgift. In: Adler, A.: Psychotherapie und Erziehung – ausgewählte Aufsätze. Bd. II: 1930–1932. Frankfurt a.M. (Fischer), S. 210–235.

Adler, A. (1933b/1973a): Der Sinn des Lebens. Frankfurt a.M. (Fischer).

Adler, A. (1937i/1994a): Lebensprobleme – Vorträge und Aufsätze. Frankfurt a.M. (Fischer).

Ammon, G. (1973): Gruppendynamik der Aggression – Beiträge zur psychoanalytischen Theorie. München (Kindler).

Ammon, G. (1973/1998): Dynamische Psychiatrie. Eschborn (Klotz).

Becker, E. (1973/1976): Die Überwindung der Todesfurcht – Dynamik des Todes. Olten (Walter), Gütersloh (Bertelsmann).

Burger-Piaget, M. (1974): Klinische Beobachtungen über fötale Regressionen. In: Graber, G.H. (Hg.): Pränatale Psychologie. Die Erforschung vorgeburtlicher Wahrnehmungen und Empfindungen. München (Kindler).

Dornes, M. (1993): Der kompetente Säugling – Die präverbale Entwicklung des Menschen. Frankfurt a.M. (Fischer).

Dornes, M. (1997): Die frühe Kindheit – Entwicklungspsychologie der ersten Lebensjahre. Frankfurt a.M. (Fischer).

Dornes, M. (2000): Die emotionale Welt des Kindes. Frankfurt a.M. (Fischer).

Freud, S. (1905): Über Psychotherapie. GW Bd.V. Frankfurt a.M. (Fischer), S. 13–26.

Heisterkamp, G. (1983): Psychotherapie als Beziehungsanalyse. Z. f. Individualpsychol. 8: 86–105.

Heisterkamp, G. (1990): Konturen einer tiefenpsychologischen Analyse originärer Lebensbewegungen. Z. f. Individualpsychol. 15: 83–95.

Heisterkamp, G. (2005): Unmittelbare Wirkungszusammenhänge in der Psychotherapie. In: Geißler, P. (Hg.): Nonverbale Interaktion in der Psychotherapie. Forschung und Relevanz im therapeutischen Prozeß. Gießen (Psychosozial), S. 117–139.

Heisterkamp, G.; Zanke, M. (1984): Zum Formenwandel des Lebensstils. Zeitschrift für personenzentrierte Psychologie und Psychotherapie, S. 483–496.

Holderegger, H. (1993): Der Umgang mit dem Trauma. Stuttgart (Klett-Cotta).

Reinert, T. (1995): Das Problem der Gewalt in der Therapie von Ich-Struktur-Gestörten, insbesondere Borderline-Patienten. In: Lehmkuhl, U. (Hg.): Beiträge zur Individualpsychologie 21, Gewalt in der Gesellschaft. München, Basel (Reinhardt), S. 69–86.

Reinert, T. (2001): »… es durchwegs angezeigt ist, sich der Führung des Patienten zu überlassen« (Adler 1930). Geht das denn bei Borderline-Patienten? In: Lehmkuhl, U. (Hg.): Beiträge zur Individualpsychologie 26, Abschied und Neubeginn, Kontinuität und Wandel in der Individualpsychologie. München, Basel (Reinhardt), S. 83–98.

Reinert, T. (2003): Und sie bewegen sich doch! Modifiziert-analytische Langzeittherapie bei Patienten/innen mit schweren Borderline-Störungen. In: Gerlach, A., Schlösser, A. M., Springer, A.: Psychoanalyse mit und ohne Couch – Haltung und Methode. Gießen (Psychosozial), S. 208–220.

Reinert, T. (2004): Therapie an der Grenze: Die Borderline-Persönlichkeit – Modifiziert-analytische Langzeitbehandlungen. Stuttgart (Pfeiffer bei Klett-Cotta).

Reinert, T. (2005): Therapiefaktor Zeit. In: Lehmkuhl, U. (Hg.): Die Bedeutung der Zeit – Zeiterleben und Zeiterfahrung aus Sicht der Individualpsychologie. Göttingen (Vandenhoeck & Ruprecht), S. 45–63.

Rodulfo, R. (1996): Kinder – gibt es die? Die lange Geburt des Subjekts. Freiburg (Kore). (Neuausgabe: 2004. Gießen: Psychosozial-Verlag.).

Rohde-Dachser, C. (1979/1995): Das Borderline-Syndrom. 5. überarbeitete und ergänzte Auflage. Bern (Huber).

Rohde-Dachser, C. (1987): Zeitbegriff und Zeitbegrenzung in der Psychotherapie. Prax. Psychother. Psychosom. 32: 277–286.

Roth, G. (2001): Wie das Gehirn die Seele macht. Manuskript eines Vortrages bei den 51. Lindauer Psychotherapiewochen am 22.04.2001, S. 1–15.

Wolberg, A. R. (1973): The Borderline Patient. New York (Intercontinental Medical Book Corporation).

Yalom, I. D. (1989/2000): Existentielle Psychotherapie. Köln (Ed. Humanist. Psychologie).

Anpassung tut Not

Über die Chancen der Modifikation der
Behandlungstechnik in den Anwendungsformen der
psychoanalytischen Methode bei strukturellen
Störungen – Ein Erfahrungsbericht aus der Praxis

Birgitta Rüth-Behr

»Sehr geehrte Frau Rüth-Behr! Ich bin 29 Jahre alt und gerade nach Hamburg gezogen. Ich habe sechs Jahre lang eine Psychoanalyse gemacht, die ich nicht abschließen konnte. Jetzt suche ich hier eine Psychoanalytikerin oder einen Psychoanalytiker, der die Analyse mit mir – soweit das möglich ist – fortsetzt. Momentan sind noch zirka 50 Reststunden aus meiner Analyse da. Mein Analytiker hat sich mit Diagnosen sehr zurückgehalten, so bleibt mir nur, Ihnen zu schreiben, dass ich glaube, nach Missbrauch durch beide Elternteile eine posttraumatische Belastungsstörung zu haben. Ich leide unter anderem unter starken Dissoziationen, Ekelgefühlen und Überreizung, außerdem unter Mord- und Selbstmordgedanken, depressiven Verstimmungen, vielfachen Ängsten, einigen Zwangssymptomen und einem Grundmisstrauen. Daraus ergeben sich teils schwere psychische Krisen. Darüber hinaus zeigen sich in Schüben psychosomatische Beschwerden.«

Wie am Ende ihres Briefes angekündigt ruft mich die Patientin einige Tage später an. Auf meine Nachfrage hin ergänzt sie ihre Mitteilungen: Ihre bisherige Behandlung sei in wechselnder Frequenz, mal ein-, später auch zwei- und eine Weile dreistündig, durchgeführt worden, aber immer im Liegen. Sie spricht wertschätzend über ihre analytische Erfahrung, der Wechsel des Ortes sei beruflich bedingt gewesen. Ich sage ihr, sechs Jahre seien eine lange Zeit, aufgrund ihres Briefes höre es sich für mich so an, als ob sie in der Behandlung keine nachhaltige Besserung ihres Leidens erfahren habe. Sie schildert mir daraufhin erneut die Symptome einer posttraumatischen Belastungsstörung, die sich im Laufe der Behandlung nur wenig verändert hätten, doch habe sie in dieser Therapie etwas anderes erreicht: Sie habe erstmals die Erfahrung gemacht, jemandem vertrauen zu können.

Macht es Sinn, dieser Patientin zu diesem Zeitpunkt erneut eine analytische Behandlung anzubieten in der Hoffnung, durch eine längere Behandlung doch noch eine Milderung ihrer Symptome erreichen zu können? Würde eine konsequentere Vorgehensweise, z. B. in Gestalt eines durchgehend hochfrequenten Arbeitens, mehr bewirken? Sind weitere Modifikationen der Behandlungstechnik notwendig? Oder sollte man aus der Erfahrung einer sechsjährigen analytischen Behandlung ohne wesentliche Veränderung der Symptomatik die Schlussfolgerung ziehen, dass eine analytische Psychotherapie kontraindiziert ist und die PTSD eine traumazentrierte Psychotherapie erforderlich macht, die Notwendigkeit, die Persönlichkeitsstörung zu behandeln, dagegen zurücktritt?

Wie auch immer man diese Fragen für sich beantwortet, in jedem Fall wird man vor der Schwierigkeit stehen, wie eine weitere Behandlung der offensichtlich schwer kranken Patientin zu finanzieren ist, da sie eine private Bezahlung nicht leisten konnte.

Ich gehe davon aus, dass die meisten Psychoanalytiker wie ich in ihrer täglichen Praxis immer wieder mit ähnlichen Fragestellungen konfrontiert werden. Ich habe dieses Beispiel nicht deshalb angeführt, weil ich eine abschließende Antwort auf all die genannten Fragen bieten könnte, sondern weil es die Zwiespältigkeit, die sich im Titel meines Vortrages ausdrückt, anschaulich umreißt: Tut Anpassung Not? Das heißt, erfordert die Patientenversorgung von uns Anpassungsleistungen, um dem Leiden der Kranken und dem Behandlungsauftrag der Versichertengemeinschaft, insofern wir an deren Versorgung teilnehmen wollen, gerecht zu werden? Erzeugt eine Anpassungsbereitschaft andererseits beim Psychoanalytiker eine Not, wenn er nicht dem analytischen Ideal folgen kann, das der in seiner Ausbildung erworbenen Identität entspricht, wenn er von der Standardtechnik weitgehend abweicht? Beschädigt dies seine Identität und lässt ihn die Orientierung verlieren?

Im Kreis niedergelassener Kollegen war in den letzten Jahren immer wieder zu hören, dass unsere Patienten immer kränker zu werden scheinen. Auch Rudolf (2004) führt in seinem Buch über die psychodynamische Behandlung der strukturellen Störungen an, dass die veränderten Entwicklungsbedingungen der letzten Jahrzehnte zu einer Ausweitung struktureller Störungen geführt haben könnten. Allerdings greift aus meiner Sicht die Koppelung dieses Phänomens an die veränderten Rollenmuster, insbesondere die Auflösung der patriarchalischen Struktur der Familie und die stärkere Orientierung der Frau an außerfamiliären Kontexten, zu kurz. Gerade wenn ich mit Rudolf und anderen Autoren davon ausgehe, dass für die Entwicklung der Persönlichkeitsstörungen neben extremen Belastungen durch Traumatisierungen wie sexueller Missbrauch, Gewalt und schwere Vernachlässigung eine Empathiestörung bei den primären Objekten mitverantwortlich zu machen ist, müssen wir die Ursachen auch in tieferen Zusammenhängen suchen. Die anhaltenden Persönlichkeitsveränderungen durch die traumatisierenden Erlebnisse von Krieg und Flucht ebenso wie die erworbene Sprachlosigkeit der Kriegskindergeneration seien hier nur exemplarisch als relevante pathogene Entwicklungsbedingungen der Nachkriegszeit angeführt.

Ein weiterer Grund für die Veränderung des Spektrums der Störungen, mit denen Patienten in unsere Praxen kommen, wird darin zu finden sein, dass aufgrund der verbesserten Versorgungsstrukturen heute Patienten einen Weg in die Psychotherapie finden, die vor einigen Jahrzehnten als nicht therapierbar galten. Eine Veränderung in der diagnostischen Grundhaltung mag ebenso hinzukommen wie die Tatsache, dass viele Psychoanalytiker jahrelang aus Sorge vor Stigmatisierung ihrer Patienten Zurückhaltung geübt haben in der Vergabe der Diagnose ›Persönlichkeitsstörung‹. Viele revidieren diese Haltung zunehmend aus der vermutlich nicht unbegründeten Angst heraus, unsere diagnostische Haltung könnte sonst dazu führen, dass uns eines Tages die Kompetenz für die Behandlung dieser Störungen abgesprochen wird.

Auch Dammann (2006) verweist auf die Diskussion darüber, ob schwere strukturelle Störungen insgesamt zunehmen, und zitiert Beland:

»Borderline-Erkrankungen sind nach unser aller Urteil die Leit-Neurosen unserer gesellschaftlichen Gegenwart, wie es die Hysterien am Ende des 19. Jahrhunderts waren.« (Beland 2002, S. 21)

In einer Übersichtsarbeit von Wöller und Tress (2005, S. 110–127) wird nachgewiesen, dass Persönlichkeitsstörungen unterschiedlichen Schweregrades tatsächlich häufig sind und sich oft zunächst hinter vielfältigen symptomatischen Klagen kaschieren. Sie führen unter Berufung auf die Leitlinien der AWMF (Arbeitsgemeinschaft der Wissenschaftlichen Medizinischen Fachgesellschaften; Tress et al. 2002) weiter aus, welche für den Behandlungsverlauf wesentlichen Modifikationen der Behandlungstechnik die unterschiedlichen Persönlichkeitsstörungen verlangen. Aus psychoanalytischer Sicht ist die Beschreibung der Behandlungsmodifikationen sicherlich in vielen Teilen unbefriedigend und lässt substantielle Fragen offen, doch ist eine ernsthafte

Beschäftigung mit der Frage, ob die Behandlung von Persönlichkeitsstörungen Modifikationen erfordert und, falls ja, welche Modifikationen das sind, unumgänglich. Vielmehr dürfte sich die Diskussion darauf zentrieren, welche Modifikationen für welche Patienten unter welchen Bedingungen angemessen sind. Dammann beschreibt die starken Divergenzen, die unter den Psychoanalytikern in dieser Frage herrschen:

>»Man könnte daher sagen, dass sich in der psychoanalytischen Behandlung von schwerer gestörten Patienten in den letzten Jahrzehnten eine Art Schisma bildete. In eine Gruppe nämlich, die zentrale Elemente der Psychoanalyse gerade für schwerer gestörte Patienten empfahl und weiter beschrieb, und in eine Gruppe von Psychoanalytikern, die für Patienten mit Borderline-Störungen oder erheblichen narzisstischen Störungen vorwiegend modifizierte Settings empfahl und entwickelte.« (Dammann 2006)

Jedenfalls hat die Beschäftigung mit Persönlichkeitsstörungen auf Seiten der Psychoanalytiker in den letzten Jahrzehnten bereits zu einer umfangreichen Auseinandersetzung mit modifizierten Behandlungsstrategien geführt und das Indikationsspektrum deutlich erweitert. Eine Literaturübersicht würde den hier gegebenen Rahmen sprengen. Aber Kohuts Entwicklung des Konzeptes der Selbstobjektübertragung gehört ebenso in diesen Kontext wie die Arbeiten von Kernberg über schwere Persönlichkeitsstörungen (Kernberg 1988), die schließlich in die Entwicklung des manualisierten Konzeptes der Transference Focused Psychotheray (TFP) (Clarkin 2001) mündete. Auf die Arbeit von Rudolf (2004) wurde bereits verwiesen.

Ermann (2005, S. 3) schreibt in seinem Aufsatz *Explizite und implizite psychoanalytische Behandlungspraxis*:

>»Mit der Ausweitung des psychoanalytischen Behandlungsspektrums auf präödipale Störungen und Verbreitung der Objektbeziehungstheorie bahnte sich allerdings die Erkenntnis an, dass angemessene Deutungen und ein entwicklungsfördernder Umgang mit der Übertragung zwei therapeutische Ansätze sind, die nicht voneinander zu trennen sind.«

Und etwas später:

>»Bei der Behandlung von Entwicklungsstörungen steht hingegen die Arbeit an den prozeduralen Beziehungserfahrungen im Zentrum mit dem Ziel, implizites

in explizites Wissen umzuwandeln. Dazu sind empathische Interventionen erforderlich, die den emotionalen und vegetativen Zustand der Patienten möglichst treffend beschreiben. Sie dienen mehr der Affekt- und Beziehungsregulation als der Einsichtsvermittlung.« (ebd., S. 4)

Ich wage die These, dass viele Psychoanalytiker der unterschiedlichsten theoretischen Ausrichtung in ihrer tagtäglichen Praxis ständig Modifikationen ihrer Behandlungstechnik vornehmen, sei es hinsichtlich der Frequenz und des Settings, der Interventionstechnik, der Frage der strikten Handhabung der Neutralität und vielem mehr. Ich denke allerdings auch, dass sie dies immer noch zu wenig in den Diskurs an ihren Instituten oder in ihren Fachgesellschaften einbringen.

Die Entwicklung der tiefenpsychologisch fundierten Psychotherapie – in den Psychotherapierichtlinien definiert als ein aus der Methode der Psychoanalyse abgeleitetes Verfahren mit inzwischen bevorzugter Anwendung in der Versorgung – gehört beispielsweise auch in diesen Kontext. Die analytische Gemeinschaft hat sich schwer getan mit dieser Thematik, obwohl vermutlich kaum jemand heute an der Durchführung niederfrequenter Therapien vorbeikommt. »Bedauerlicherweise haben wir unsere Gemeinschaft nicht energisch genug ermutigt, sich mit dem Thema Psychotherapien intensiver auseinander zu setzen«, schreibt der scheidende Präsident im Nachrichtenmagazin der IPV (Widlöcher 2005, S. 8). Erst in jüngster Zeit ist innerhalb psychoanalytischer Fachgesellschaften eine breitere Diskussion um Konzeptualisierungen der tiefenpsychologisch fundierten Psychotherapie aus analytischer Sicht in Gang gekommen.

Dabei kann die tiefenpsychologische Psychotherapie exemplarisch als Modifikation der Behandlungstechnik hinsichtlich der Grundpfeiler Setting, Frequenz und Interventionstechnik verstanden werden, wobei der Frage der Handhabung der Übertragung und insbesondere der Frage der Übertragungsdeutung ein zentraler Stellenwert zukommt. Im Allgemeinen wird nicht angestrebt, möglichst umfassend *in* der Übertragung zu arbeiten, sondern *mit* ihr, so dass die Übertragungsdeutung sicher nicht im Zentrum steht – auch wenn ihr, wie ich an anderer Stelle ausgeführt habe (Rüth-Behr 2003), meiner Ansicht nach in Gestalt der frühzeitigen Deutung negativer Übertragungsentwicklungen eine gewichtige Rolle für die Begrenzung der Regression zukommt. Dies gilt nach meinem heutigen Kenntnisstand vor allem immer dann, wenn es sich um einen konflikt- und nicht vorwiegend strukturbezogenen Behandlungsfokus handelt.

Aber auch im Rahmen psychoanalytischer Psychotherapien werden vergleichbare Modifikationen vorgenommen. Die so genannte ›Standardsituation‹ einer Behandlung mit hoher Frequenz und Couch-Setting sowie einem möglichst umfassenden Arbeiten in der Übertragung ist eben in der Praxis nicht der Standard dessen, was praktiziert wird. Die Statistik der im Rahmen der kassenärztlichen Versorgung beantragten analytischen Psychotherapien lässt die Frage aufkommen, ob die zweistündige Behandlung sich zu der von Psychoanalytikern am häufigsten angewandten Behandlungsform entwickelt. Es könnte ein spannendes Thema der Versorgungsforschung sein, zu erkunden, ob dies mit konzeptionellen Vorstellungen der Behandler zusammen hängt oder ob diese sich vielfach der Macht des Faktischen beugen, indem sie mit ihren Patienten Kompromisse schließen, die sich an Realitätsanforderungen oder den Wünschen der Patienten orientieren.

»Wenn Sie mich zwingen, mich dahin zu legen, dann laufe ich Ihnen schreiend davon!« – so die Aussage einer Patientin in einem der Erstgespräche vor ihrer Behandlung zu Beginn der 90er Jahre mit Blick auf meine Couch. Diese Patientin wurde von der Kindertherapeutin ihres Sohnes zu mir geschickt, der die rigide Zwanghaftigkeit und extreme Gefühlskontrolle dieser Frau aufgefallen waren und die das Gefühl entwickelte, die Therapie des Sohnes könnte an der Störung der Mutter scheitern. Die Patientin hatte die Therapieempfehlung der Kollegin als Schuldzuweisung verstanden. Selbst als therapiebedürftig eingestuft zu werden nährte ihre Neigung zu Selbsthass. Erst viele Monate später habe ich erfahren, dass sich ihre Tendenzen zu Selbstverletzungen, häufig kaschiert als häusliche Unfälle, seitdem deutlich verstärkt hatten. Die Patientin war sehr gequält und in großer Not. Sie konnte sich anfangs nur auf ein einstündiges, später zweistündiges und erst im weiteren Verlauf dreistündiges Setting einlassen. Den Widerstand, der sich an der Frage der Frequenz wie auch an der oben zitierten Fluchttendenz vor der Couch festmachte, habe ich von Anfang an als Ausdruck einer Angst verstanden, die die Patientin zu überwältigen drohte. Dies ließ sich auch mit ihr besprechen; sie stimmte entsprechenden Deutungen ihrer Angst vor Abhängigkeit und Kontrollverlust zu – nur war damit keine Reduktion des Angstniveaus zu erreichen, die es ihr ermöglicht hätte, von Anfang an einer Behandlungsvereinbarung für eine drei- oder mehrstündigen Analyse im Liegen zuzustimmen. Ich erklärte mich daher bereit, in einem modifizierten Setting zu arbeiten.

Im zweiten Jahr ihrer Behandlung begann die Patientin es sich zum Ziel zu setzen, den »Sprung auf die Couch« zu schaffen. Ich habe ihrem Drängen nachgegeben – und es bitter bereut. Die Patientin erlebte, sobald sie auf der Couch lag, schwere dissoziative Zustände. Leichenblass und gequält war sie nicht mehr zu erreichen. Retrospektiv verstehe ich diese Entwicklung als eine Art Handlungsdialog. Die Patientin konnte mir das, was sie auch sonst erlebte und wofür sie keine Worte hatte – ihr Symptom, dissoziative Zustände zu erleben –, nur auf diese Weise nahe bringen. Heute würde ich bei ihrer Persönlichkeitsstörung und ihren Symptomen sowie ihrer Vorgeschichte (sie wuchs mit einem vermutlich schizophrenen Vater und einer persönlichkeitsgestörten Mutter auf) sehr viel aktiver diagnostisch der Frage nach Anzeichen für eine Traumafolgestörung nachgehen.

Weitere Modifikationen meiner Behandlungstechnik wären die Folge gewesen. Ich hätte zunächst weniger mein Augenmerk auf die – zweifelsfrei vorhandenen – intrapsychischen Konflikte gerichtet. Eine realistische Einschätzung der Schwere der Symptomatik, die allerdings durch die schambedingt besonders rigide Abwehr der Patientin erschwert gewesen wäre, hätte mich dazu bewogen, im interaktionellen Raum an einer Stabilisierung auf der Symptomebene zu arbeiten. Hinsichtlich der Strukturproblematik wäre insbesondere auf die Entwicklung der Fähigkeit zu Affekttoleranz und Selbststeuerung zu fokussieren gewesen. Mehr intuitiv als basierend auf dem Wissen, über das wir heute verfügen, habe ich aber schon damals ihr gegenüber mehr als bei anderen Patienten eine Position eingenommen, die man als die eines aktiven, antwortenden Gegenübers beschreiben kann.

Herr T. hat von 1990 bis 1996 eine dreistündige psychoanalytische Behandlung gehabt. Nach dem Auslaufen der Kassenleistung hat er 300 Stunden selbst gezahlt. Seine sexuelle Funktionsstörung hatte sich danach deutlich gebessert und er konnte eine Bindung eingehen. Zu seinem 1998 geborenen Sohn empfindet er eine starke Zuneigung. Seine Ehe ist jetzt in eine Krise geraten, der Patient reagiert depressiv und mit psychosomatischen Beschwerden. Er berichtete, er könne die Spannungen nicht loswerden. Zu seinem früheren Analytiker wolle er nicht zurück. Damals sei es mehr um seine Gesamtverfassung gegangen, er habe sich entwickeln wollen. Die Entscheidung zu einer so langfristigen analytischen Behandlung habe nicht seinen primären Vorstellungen entsprochen, sondern sei zustande gekommen als ein Kompromiss zwischen seinem Leidensdruck und dem Wunsch des Analytikers, in diesem Setting mit ihm zu arbeiten. Auch habe er das Gefühl, jetzt ein Gegenüber zu brauchen, das ihn mehr konfrontiere, aber auch Ant-

288 · Birgitta Rüth-Behr

worten gebe und sich stärker an der aktuellen Not orientiere als an einer Klärung seiner Kindheitskonflikte.

Es ist eine Grundsatzentscheidung mit weit reichenden Folgen, ob ein Analytiker bereit ist und es mit seiner analytischen Identität für vereinbar hält, Modifikationen der Behandlungstechnik auch im Hinblick auf die gegenwärtigen Therapieziele eines Patienten vorzunehmen. Definiert er sich als Psychoanalytiker in niedergelassener Praxis so, dass er die Patienten danach auswählt, ob sie für das von ihm bevorzugte Verfahren (beispielsweise psychoanalytische Psychotherapie mit einem höher frequenten Setting und der Fokussierung auf die Arbeit in der Übertragung) geeignet erscheinen, wird er selektive Indikationen stellen. Er kann dann nur die Patienten in Behandlung nehmen, die diese Zielsetzung mit ihm teilen und sowohl bereit als auch in der Lage sind, die dafür notwendigen zeitlichen und finanziellen Rahmenbedingungen zu schaffen. Patienten, bei denen er eine psychoanalytische Behandlung für nicht indiziert hält oder die sich aus äußeren oder inneren Gründen ein solches Setting nicht, nicht wieder oder noch nicht vorstellen können, wird er konsequenterweise fortschicken.

Ich mache auch heute immer wieder die Erfahrung, dass Patienten bei mir wegen eines freien Therapieplatzes nachfragen, nachdem sie bei einem psychoanalytischen Kollegen mehrere Vorgespräche hatten. Es war ihnen dann eine psychoanalytische Behandlung mit drei oder mehr Stunden im Liegen vorgeschlagen worden. Als sie dies ablehnten, wurden sie mit der Begründung fortgeschickt, man habe für eine andere Art der Behandlung keine Kapazität. Andere Patienten berichten, der voruntersuchende Kollege habe gesagt, sie seien »noch nicht so weit«, um eine Psychoanalyse beginnen zu können. Ein anderes Behandlungsangebot werde aber nicht vorgehalten. Es folgte dann der Rat, sich an mich zu wenden, denn ich »mache so etwas.«

Die Entwertung, die sich über Mitteilungen dieser Art vermittelt, ist möglicherweise von den betreffenden Kollegen nicht so direkt geäußert oder auch nicht bewusst gewollt worden – sie beruht aber wohl auch nicht einzig auf der Kränkung, die das Fortgeschickt-Werden für die Patienten bedeutet hat.

»Wer nicht ständig mindestens drei oder mehr hochfrequente analytische Behandlungen durchführt, hat aufgehört, ein Psychoanalytiker zu sein!« Sätze wie diesen habe ich während meiner Ausbildung zur Psychoanalytikerin, die in die Zeit der Debatte um die Finanzierbarkeit von vier- oder mehrstündigen Behandlungen im Rahmen des Beauftragungsverfahrens fiel, mehr als einmal gehört.

Um Missverständnissen vorzubeugen, möchte ich betonen, dass ich die Möglichkeit, Patienten hochfrequent zu behandeln, für einen wichtigen Teil der Patientenversorgung halte und ich plädiere für eine taktisch kluge, aber entschlossene berufspolitische Vorgehensweise, um für die Patienten und uns diese Möglichkeit der Behandlung innerhalb der Kassenfinanzierung sicherzustellen. Ich halte es auch für legitim, wenn Analytiker sich dafür entscheiden, nur Patienten in Behandlung zu nehmen, die sie hochfrequent behandeln können – sofern sie eine solche Haltung einschließlich der damit verbundenen analytikerzentrierten Indikationsstellung als ihre individuelle Entscheidung im Sinne einer Spezialisierung vertreten und sie nicht zum Standard dessen erklären, was Psychoanalyse innerhalb der Versorgung leisten kann und soll.

Psychoanalyse leistet für die Versorgung mehr, indem sich ihr Indikationsspektrum wesentlich breiter darstellt. Wir befinden uns hier in einem lebendigen, kreativen Entwicklungsprozess.

Nimmt die Bereitschaft, Modifikationen der klassischen psychoanalytischen Behandlungstechnik vorzunehmen, tatsächlich in negativer Weise Einfluss auf die Identität des Analytikers und beschädigt diese nachhaltig? Oder beschädigt die generelle Forderung nach der Einhaltung der Standardtechnik, die verbunden ist mit einer prinzipiell selektiven Haltung der Analytiker in der Indikationsfrage, den Ruf und den Einfluss der Psychoanalyse und isoliert sie? Da sich Identität auch aus der Zuschreibung anderer an uns bildet, sei die Frage erlaubt, ob die postulierte Beschädigung nicht gerade durch die offene oder latente Entwertung von Anpassungsbereitschaften gefördert wird. Ich vermute hier eine wesentliche Wurzel für die oben beschriebene Tendenz, dass viele Psychoanalytiker selbstverständlich diese Anpassungen vollziehen, dies aber wenig offen oder gar öffentlich kommunizieren, allenfalls im Rahmen persönlich enger kollegialer Kontakte oder ihrer Intervisionsgruppen.

Wir haben ganz offensichtlich noch immer unsere liebe Not mit der Notwendigkeit, dass Gold der Analyse mit dem Kupfer anderer Techniken zu legieren, wie Freud (1919) es bereits formulierte. Wir vergrößern diese Not, wenn wir das Ringen um eine Anpassung unserer Behandlungstechnik an die Erfordernisse der Krankenbehandlung tabuisieren. Ein offener, unterschiedliche Positionen respektierender Diskurs könnte noch viel mehr von dem kreativen Potential freisetzen, das in unseren Behandlungserfahrungen als Psychoanalytiker liegt.

Die schweren Persönlichkeitsstörungen bzw. – um die Problematik diagnostisch weiter zu fassen – die Patienten, deren unbewusste Konflikte mit einer erheblichen Strukturproblematik verwoben sind, stellen eine Herausforderung an die Psychoanalytiker dar. Wir müssen bestehende Konzepte weiter entwickeln und nach Modifikationen suchen, die uns eine angemessene Behandlung der Störungen erlauben ohne die Essentials psychoanalytischer Grundhaltung preiszugeben. Dies ist eine Notwendigkeit, der wir uns stellen, mit der wir allerdings immer wieder auch unsere Not haben werden.

Jede Abweichung von den Prinzipien psychoanalytischen Handelns will geprüft sein, ob sie tatsächlich im Sinne der angemessenen Behandlung des Kranken notwendig ist oder ob sie auf einer Vermeidung beruht, dem Agieren eines Gegenübertragungsproblems. Supportive Techniken können einer Flucht aus der Bearbeitung einer in der Übertragungsbeziehung virulent gewordenen Aggressionsproblematik, einer negativen Übertragung, dienen; daraus folgt, dass sich ein Therapeut seiner psychoanalytischen Haltung folgend in allen modifizierten Behandlungen selbstverständlich ständig selbstreflexiv beobachtet und seine Vorgehensweise auf seine Gegenübertragung hin kontrolliert (s. Kernberg). Die Arbeit wird dadurch keinesfalls leichter.

Heftige Gegenübertragungsgefühle kennzeichnen ja gerade die Begegnung mit Patienten mit strukturellen Störungen, wobei diese Gegenübertragungsgefühle über den Analytiker oft in einer im Zusammenhang mit dem bisherigen Verlauf der Behandlung unvermuteten Weise hereinbrechen und häufig genug schwer zu kontrollieren sind.

Frau M. suchte mich wegen eines Konfliktes in ihrer Beziehung zu ihrer Lebenspartnerin auf. Ihre differenziert anmutende Art, über die Konflikte zu sprechen, ihr in den verschiedensten Gruppen erworbenes Vokabular und ihre Fähigkeit, sich mir zunächst sehr offen und motiviert zu zeigen, ließ mich – wie sich im weiteren Verlauf herausstellen sollte – viel zu schnell das Augenmerk auf die Konflikt- und Abwehrproblematik richten. Natürlich war es nicht falsch, die depressive Reaktion als eine Wendung der Enttäuschungswut und narzisstischen Kränkung gegen das Selbst zu verstehen und von einer Angst vor dem Verlust des guten inneren Objektes auszugehen. Die Patientin war im Stande diese Deutungen aufzunehmen – aber sie bewirkten keine Veränderung, im Gegenteil. Die Patientin somatisierte, ging immer mehr in einen sozialen Rückzug und fühlte sich zunehmend außer Stande, sich den Konflikten am Arbeitsplatz zu stellen. Ich geriet von Stunde zu Stunde mehr in einen Sog negativer Gegenübertragungsgefühle. In den ersten Momenten der Begegnung mit der Patientin stellten sich heftige Wut und Ablehnung ein, die ich zeitweise schwer unter Kontrolle bringen konnte. In der nächsten Situation fühlte ich mich überwältigt von Mitgefühl angesichts ihrer Not und ihrer inneren Einsamkeit. In diesem Fall hatte ich mich diagnostisch zu schnell mit einer szenisch sich darstellenden Konflikt-thematik arrangiert. Die heftige Gegenübertragung – wie auch Rudolf sie als typisches Merkmal struktureller Störungen beschreibt – konfrontierte mich mit diesem Mangel und erforderte eine erneute Bestandsaufnahme der psy-chischen und psychosozialen Situation der Patientin mit der Folge, dass ich das Behandlungskonzept erheblich anpassen musste.

Vor dem Hintergrund dieser und ähnlicher Erfahrungen denke ich, dass Psychoanalytiker gut daran tun, ihre Beziehungsdiagnostik zu ergänzen und systematisch ein Augenmerk zu richten auf die sich abzeichnenden Struktur-defizite, die gerade bei intellektuell gewandten Patienten anfangs kaschiert sein können. Ich halte es auch für dringend erforderlich, diese Fähigkeiten in Differentialdiagnostik und Differentialindikation in der analytischen Aus-bildung stärker zu berücksichtigen. Schwierige Behandlungsverläufe mit unbefriedigendem Ergebnis für Patienten und Analytiker lassen sich sicher auch dadurch nicht vermeiden. Sie können aber im Einzelfall einen wichtigen Schutz von Patienten und Analytikern vor Beschädigungen durch frustrane Entwicklungen darstellen.

Frau K. war schon in den 80er Jahren bei mir in tiefenpsychologisch fun-dierter Psychotherapie. Sie kam mit depressiven Verstimmungen in einer Scheidungssituation, tief enttäuscht von ihrem Partner, der sie verlassen hatte, während sie nach einem schweren Autounfall lange Zeit in einer Klinik zubringen musste. Unter der Behandlung stabilisierte sie sich zunächst gut. Es wurde dann aber immer deutlicher, dass Frau M. mit einem negativ besetzten Mutterintrojekt kämpfte. Sie hasste sie dafür, unehelich geboren und damit von Anfang an eine Außenseiterin gewesen zu sein. Aus der vieles kompensierenden Beziehung zu den Großeltern wurde sie mit vier Jahren abrupt herausgerissen, als die Mutter heiratete. Ihrem kurz darauf geborenen Bruder war sie zeitlebens ambivalent verbunden, fühlte sich verantwortlich und gleichzeitig voller Neid. Als die tiefenpsychologische Behandlung sich nach anfänglicher Besserung nicht zu einem befriedigenden Ende bringen ließ, riet ich der Patientin angesichts der Vielschichtigkeit ihrer Probleme zu einer analytischen Behandlung und vermittelte sie an einen Kollegen (da ich damals selbst noch nicht analytisch behandeln konnte). Sie war insgesamt zirka drei Jahre in einer dreistündigen Behandlung und beendete diese schließlich sehr enttäuscht. Ich erfuhr davon, als sich die Patientin etwas mehr als ein Jahr nach Abschluss dieses Prozesses wieder bei mir meldete und ich erschrocken war über ihren Verfall. Sie berichtete, sie habe das intensive Bemühen ihres Analytikers um sie durchaus gespürt, aber sie habe sich auf der Couch liegend völlig alleingelassen gefühlt, zurückgeworfen auf die Situation innerer Isolation, wie sie sie in ihrer Kindheit erlebte. Eine Auflösung dessen habe sich nicht entwickelt.

Im Rückblick denke ich, dass diese Patientin nicht in der Lage war, die im Rahmen der Behandlungen wiederbelebten Affekte, insbesondere ihre heftige narzisstische Kränkungswut, innerlich zu regulieren. Sie wurde überschwemmt von ihren Affekten, fühlte sich erneut hilflos ausgeliefert und intensivierte so auch von Behandlung zu Behandlung ihr Enttäuschungsstereotyp. Ich habe damals durchaus die Defizite ihrer Ich-Funktionen gesehen, aber dennoch konfliktzentriert gearbeitet in der Hoffnung, dass sich aus der zuverlässigen Übertragungsbeziehung und der deutenden Funktion eine Möglichkeit zur Verinnerlichung und damit Nachreifung der Ich-Funktionen ergeben würde.

Es ist ja keineswegs so, als ob die Konzeptualisierung einer strukturbezogenen Psychotherapie, wie Rudolf (2004) sie vorgenommen hat, für Praktiker der Psychotherapie, die mit einer nicht ausgewählten Klientel in Berührung kommen, etwas völlig Neues darstellte. Die Frage der Beurteilung der Ich-Funktionen, die den heutigen Vorstellungen von strukturellen Fähigkeiten in vieler Hinsicht entsprechen, gehört seit langem zum analytischen Handwerkszeug. Allerdings wurde die Frage, inwieweit daraus die Notwendigkeit einer Anpassung der Behandlungstechnik folgt, noch zu wenig systematisch konzeptualisiert. Diese Lücke zu schließen und unsere Diskussion über Interventionsstrategien anzuregen ist meiner Ansicht nach der bahnbrechende Verdienst dieses Buches.

Patientinnen wie Frau K. benötigen meiner Erfahrung nach tatsächlich eine stärkere Fokussierung auf die strukturellen Funktionen. Ihre guten intellektuellen Fähigkeiten täuschen allzu leicht darüber hinweg, dass sie unseren Deutungen geistig-intellektuell folgen, diese sogar abspeichern und aktiv repetieren können, jedoch keinen Nutzen daraus ziehen, weil ihnen dazu die emotionalen Möglichkeiten fehlen. Ihre strukturellen Defizite und Vulnerabilitäten aufgrund früher Deprivation, traumatischer Trennungserlebnisse oder anderer Entwicklungstraumatisierungen haben die Ausbildung von reiferen inneren Strukturen behindert, die sie für die Internalisierung von Deutungen benötigen. Die Patienten spüren dies. Der unbeirrt deutende Analytiker kann so in die Situation eines Verfolgers geraten, weil der Patient die wiederholte Deutung als einen narzisstisch unerträglichen Verweis auf seine Unfähigkeit und damit als eine Wiederholung früherer narzisstischer Kränkungen erlebt. Das erhoffte psychische Wachstum bleibt aus.

Möglicherweise war es meine frühe berufliche Sozialisation in der Kinder- und Jugendpsychiatrie, die mich nie hat daran zweifeln lassen, dass die tatsächlichen Entwicklungsbedingungen einen prägenden Einfluss auf die Entwicklung der Persönlichkeitsstruktur haben. Insofern konnte die Rezeption der Ergebnisse der Kleinkind- und insbesondere der Bindungsforschung für mich nie einen Konflikt darstellen. Ich sehe die Aufgabe des Psychoanalytikers – in welchem Setting auch immer er arbeitet – gerade darin, einen inneren Spielraum zu schaffen und zu erhalten. Dieser dient dazu, bei der Bewältigung der Entwicklungsaufgaben bzw. bei Konfliktlösungen zwischen den Gesichtspunkten der Realerfahrung, deren innerer Verarbeitung und dem Verständnis der innerpsychischen neurotischen Einschränkungen oszillieren zu können ohne den einen Gesichtspunkt zur Abwehr des anderen einsetzen zu müssen.

Eine Patientin Anfang 30 kam wegen depressiver Verstimmungen mit starkem Grübelzwang und morgendlicher Antriebslosigkeit sowie allgemeiner Lustlosigkeit in die Behandlung. Nach zwei gescheiterten Studienversuchen hatte sie mit Hilfe einer Krisenintervention schließlich eine Ausbildung abschließen können. Sie kam nach Hamburg, da sich hier die Chance bot, ihren Beruf auszuüben, konnte die mit dem Umzug verbundene Trennungsaufgabe aber nicht bewältigen. Ihre zuvor noch kompensierte Neigung sich sozial zu isolieren geriet außer Kontrolle. Nur unter großen Mühen konnte sie überhaupt die Wohnung verlassen, weil sie unter starken Kontrollzwängen litt. Sie hatte noch nie eine sexuelle Beziehung gehabt und glaubte, wegen ihres Übergewichtes niemals für jemanden attraktiv sein zu können. Sie hatte Fressattacken, allerdings ohne sich anschließend zu erbrechen.

Auch diese Patienten war zu Anfang überzeugt, maximal zwei Stunden in der Woche kommen zu können. Die Blickkontrolle im Gegenübersitzen erschien ihr unverzichtbar. Ich war von Anfang an überzeugt, auf ein analytisches Setting nicht verzichten zu können. Das teilte ich ihr auch mit, ging aber zunächst auf ihre Vorstellungen ein. Ihre Selbstanklagen waren schwer zu ertragen, ich spürte oft einen fast körperlichen Schmerz, immer häufiger dann eine Ungeduld und Aggression in dem Sinne, dass ich sie hätte schütteln mögen, um ihrem Treiben Einhalt zu gebieten. Diese Gegenübertragung war im Gegenüber besonders schwer zu handhaben, denn natürlich hielt die Patientin mich ständig unter Kontrolle.

Sie ließ mich jede Stunde warten. Was hätte näher gelegen, als ihr dies als aggressiven Impuls in der Übertragung zu deuten. Ich habe im ganzen ersten Jahr der Behandlung auf eine Deutung der Aggression verzichtet. Meine Vorstellung war, dass sie dies sofort in ihr System der Selbstanklage eingebaut hätte. Ich wäre genau zu der Verfolgerin geworden, die sie unter dem Einfluss ihres sadistischen Über-Ichs aus mir zu machen versuchen musste. Stattdessen fokussierte ich auf ihre Unfähigkeit zur Selbstfürsorge und Selbstregulation. Ihre Fressattacken deutete ich entsprechend als einen scheiternden Versuch der Selbsttröstung. Nach einem halben Jahr wünschte sie eine dritte Stunde und hatte inzwischen genügend Vertrauen gefasst, sich auf die Couch zu legen. Sie bezeichnet diesen Moment heute als einen Wendepunkt in ihrer Behandlung. Die negative Übertragung nicht explizit zu deuten, sondern quasi zu überleben, erschien mir die für einen entwicklungsfördernden Umgang mit dieser Patientin angemessene Behandlungstechnik. Das Deuten und Durcharbeiten der Aggressionsproblematik kam sehr viel später, als die Patientin mich durch einen mich selbst überraschenden positiven Verlauf bereits bestätigt hatte.

Es darf abschließend nicht unerwähnt bleiben, dass man mit neuen Entwicklungen und Modifikationen der Behandlungstechnik immer auch seine liebe Not haben muss. Konzeptualisierungen neigen dazu, einen Absolutheitsanspruch zu entwickeln, und können uns natürlich auch verführen der oft mühsamen Arbeit mit Übertragungsprozessen zu entkommen. Diese Gefahr zu sehen und mithilfe unseres analytisch geschulten Denkens und Fühlens zu kontrollieren, dürfte aber ohne Schaden für unsere analytische Identität möglich sein, wenn wir innerlich frei und in der Gemeinschaft nicht unter den Einfluss von Entwertung und Ausgrenzung geraten. Modifikationen erfordern eine grundsätzliche Haltung, in der wir auf eine Selbstidealisierung verzichten können, weil wir von den Möglichkeiten der Vielfalt unserer analytischen Instrumente überzeugt sind. Machen wir in diesem Sinne aus der Not eine Tugend!

Literatur

Beland, H. (2002): Das Gespenst »ist wieder da«. Die Subjekte der Gesellschaft im Jenseits des Garnrollenspiels. DPV-Informationen, 33: 17–23.

Clarkin, J. F.; Yeomans, F.; Kernberg, O. (2001): Psychotherapie der Borderline-Persönlichkeit. Stuttgart/New York (Schattauer).

Dammann, G. (2006): Manualgeleitete Borderline-Therapie. Möglichkeiten und Grenzen aus psychoanalytischer Sicht. Zeitschrift für Psychoanalytische Theorie und Praxis, 20 (im Druck).

Ermann, M. (2005): Explizite und implizite psychoanalytische Behandlungspraxis. Forum Psychoanalyse, 21: 3–13.

Freud, S. (1919): Wege der Psychoanalytischen Therapie. GW XII, S. 183–194.

Kernberg, O. (1988): Schwere Persönlichkeitsstörungen. Theorie, Diagnose, Behandlungsstrategien. Stuttgart (Klett-Cotta).

Rudolf, G. (2004): Strukturbezogene Psychotherapie. 1. Aufl., Stuttgart/New York (Schattauer).

Tress, W.; Wöller, W.; Hartkamp, N.; Langenbach, M. (2002): Persönlichkeitsstörungen. Leitlinie und Quellentext. Stuttgart/New York (Schattauer).

Widlöcher, D. (2005): Internationale Psychoanalyse, Jg. 14, Heft 1, S. 7f.

Wöller, W.; Tress, W. (2005): Die psychotherapeutische Behandlung von Persönlichkeitsstörungen. Zeitschrift für Psychosomatische Medizin und Psychotherapie, 51, 2/2005, S. 110–127.

Grenzlanderkundungen

Ansätze zu erweiterten Möglichkeitsräumen bei Persönlichkeitsstörungen

Rudolf Jaspers

Patienten mit schweren Persönlichkeitsstörungen fordern uns heraus, neue und unbekannte Wege in der Behandlung zu gehen und Grenzlanderkundungen vorzunehmen mit aller Behutsamkeit, aller Offenheit und allen Sicherungen, die uns zur Verfügung stehen. In der Beziehungsarbeit mit diesen Patienten zeigen sich Störungstiefen und Intensitäten, die eine besondere Haltung und Flexibilität vom Analytiker verlangen. Wir werden mit auffälligen Verhaltensmustern konfrontiert, die uns bisweilen mehr Leiden bereiten als dem Patienten, besonders dann, wenn seine Abwehr ichsynton ist. Er erlebt dann seine Not als von außen induziert und nicht als vom eigenen Inneren her kommend. Wir – der andere, das Gegenüber, der Analytiker – empfinden aber dieses Leid oft als unerträgliche Spannungsladung, als Verlust der eigenen Kompetenz, verspüren Anwandlungen von Hilflosigkeit, Ohnmacht und Verzagtheit. Persönlichkeitsstörungen beeinflussen den Behandlungsverlauf enorm, da die Selbst- und Beziehungsregulation misslingt. Die unangepassten Formen der Beziehungsgestaltung beeinflussen die therapeutische Situation. Die eingeschränkte Symbolisierungsfähigkeit führt zum Agieren und zu Inszenierungen der Bedürfnisse und der Bedürftigkeit.

Meine Gedanken und Überlegungen zeugen vom Blickwinkel eines niedergelassenen Psychoanalytikers mit den Beschränkungen und Freiheiten, die damit verbunden sind. Sie beziehen sich auf den Praxisalltag und auf das eigene verstandene und unverstandene Erleben in der Behandlung von Persönlichkeitsstörungen. Die klinische Perspektive mit ihrer spezifischen Innen- und Außenstruktur führt möglicherweise zu anderen Schlussfolgerungen.

Es kommt eine 30-jährige sehr attraktive Frau in meine Praxis auf Empfehlung ihres Plastischen Chirurgen. Mein erstauntes Gesicht nimmt sie wahr und erläutert, sie wisse sehr wohl, dass sie eine Schönheit sei, edel geformt, alle würden ihr das bestätigen. Sie habe auch als Modell gearbeitet, aber sie erkenne sich nicht.»Ich schaue in den Spiegel und sehe nicht die, die ich bin, sondern ein anderes Wesen. Ich erschrecke, weil ich mir verloren gehe.« Auch ich erschrecke über das Fremdheitsgefühl, spüre aber auch die tiefe Sehnsucht der Patientin, dass man sie erkenne, dass sie sich erkenne. Sie hat sich von der Außenwelt abgeschottet, hasst die Menschen ihrer Umgebung, hasst sich und ihren Körper. Sie fühlt sich von ihren Primärobjekten bedroht und manipuliert. Die Mutter nimmt sie mit in ihre ärztliche Praxis für Haut- und Geschlechtskrankheiten und zeigt ihr an lebenden Personen die Auswirkungen sexueller Ausschweifung. Der Genitalbereich wird zu einer infizierten, wunden, stinkenden Kloake. Der Vater als kalt rechnender Ingenieur will sie ganz für sich, umgarnt sie mit entwertenden Botschaften. Sie soll ihr Leben nach seinen Vorstellungen gestalten. Die Elternimagines fordern Unterwerfung und Beschneidung erahnter Eigenimpulse. Das Erlebnis erzwungener Selbstauslieferung führt zu einer Unterdrückung des Eigenen und zu einem verborgenen Hass, der Vernichtungsphantasien stimuliert, die ein verborgenes Schattendasein führen, immer auf der Lauer nach Beute. Ich spüre diesen lauernden Schatten zunächst als eine diffuse Innenbeunruhigung.

Die unverarbeiteten narzisstischen Kränkungen der frühen Objekte können den kindlichen Selbstschöpfungsphantasien keinen Raum zubilligen. Das Aussehen, die Kleidung, die Kontakte werden vorgeschrieben. Abweichungen sind mit Strafe, Missachtung, Liebesentzug, Drohung und Gewalt belegt. Allein die Flucht zu den Großeltern verschafft Ruhe und Sicherheit.

Die Patientin entwickelt sich zu einer Marionette, die sich ihren Erzeugern unterwirft. Unterwerfung wird zum Lebensentwurf. Als Vorführdame macht sie sich zum Objekt von Modeschöpfern, folgt willig den Anweisungen anderer Menschen, wird zur Gespielin, eine willfährige Puppe. Sie verliert sich selbst mehr und mehr, reagiert mit Panik und massiven Selbstverlustängsten als ihr Beschützer und Beherrscher ihrer überdrüssig wird. Sie entwickelt heftigste Symptome – Angst, Unruhe, Schlaflosigkeit und paranoide Ideen.

Patienten mit Persönlichkeitsstörungen sind im Bereich ihrer Selbstwertregulation, ihrer Selbststeuerung und ihrer Affektsteuerung eingeschränkt, sie erscheinen aber sensibilisiert für Kränkungen und Verletzbarkeiten. Die Fähigkeit einer lebendigen Beziehungsgestaltung ist häufig reduziert und führt in Folge zu starken Belastungen oder gar zu Zerstörungsaktivitäten, auch in einer vorwiegend Halt gebenden Beziehungsstruktur. Der ichsyntone

Charakter der Störung erschwert oder verhindert die Wahrnehmung der eigenen Anteile am Leidensgeschehen und deren Reflektion. Deshalb ist die Kommunikation zwischen Patient und Therapeut auf unbewusster Ebene von einer anderen Beschaffenheit: affektiver, agierender, abgewehrter, verwickelter. Frühe Mangelerfahrungen haben sich in das Unbewusste eingegraben und führen dort ein Eigenleben. Die psychotischen und abgespaltenen Persönlichkeits- und Triebanteile korrespondieren mit den abgespaltenen und abgewehrten Anteilen des Analytikers. Sie fordern von ihm ein Maß an Offenheit, Auseinandersetzung und Integrationsfähigkeit, das ihn bis an den Rand der psychischen Erschöpfung führen kann.

In den ersten Behandlungsstunden erleben wir beide lange Schweigephasen. Sie gleitet in einen Zustand von präverbaler Intentionalität. Sie weiß zwar kognitiv, dass ich anwesend bin und spürt auch eine diffuse Verbindung, wird aber von der intentionalen Atmosphäre umschlossen. Sie entwickelt keine Gedanken, keine Assoziationen, keine Phantasie. Ich erlebe uns beide in einer grauschattigen Welt, alles verschwimmt, wie ein graues Rauschen, nur unterbrochen durch Atemstöße. Manchmal brechen dann eruptiv Erinnerungen durch, die ich wie in den Wind gesprochen erlebe. Sie sind noch nicht an mich gerichtet. Bruchstücke ihrer Leidensgeschichte, die sich langsam konturiert, werden hörbar: In ihrer größten inneren Zerfallsnot, als sie sich im Spiegel nicht mehr erkannte, kreierte sie eine Selbsttherapie: Sie entwarf einen Selbstschöpfungsmythos; sie erschuf und formte sich selbst. In ihrer Phantasie entstand ein Körper, ein Modell ihrer selbst. Auf Papier fertigte sie einen Schnittmusterbogen von sich; dabei griff sie auf ein Kinderbild zurück, auf dem sie drei Jahre alt ist. Sie zeigt es mir später.

Schließlich begab sie sich in die Hände von Plastischen Chirurgen. Diese sollten den Selbstschöpfungsakt vornehmen. Der Selbsterschaffungswahn der Patientin füllte zwar den Geldbeutel, aber erfreute die Plastischen Chirurgen nicht. Sie waren überfordert, verstanden nicht den psychischen Beweggrund und litten unter der Kritik der Patientin, die mit dem Ergebnis nie zufrieden war. Sie hatte das Gefühl, dass die Plastischen Schöpfungsgehilfen immer zu Schöpfern mutierten. Sie schufen Veränderungen nach einem Schönheitsideal, das nicht dem Wunsch der Patientin entsprach. Zuletzt schickten die Chirurgen sie zum Psychoanalytiker.

Sie erscheint mit einer Warnung auf den gestylten Lippen: Ich solle ja nicht versuchen, ihr diese Operationen auszureden, denn diese seien das Einzige, was sie am Leben hielte. Auf der Verhaltensebene scheint sie unter autoaggressivem Verhalten zu leiden. Sie lässt an sich herumschneiden, scheint ihren destruktiven Impulsen ausgeliefert zu sein, verletzt sich selbst, um sich zu spüren und sich zu vergewissern, dass sie noch lebt. Vielleicht zieht sie auch einen Lustgewinn aus den Schmerzen, ist masochistisch organisiert.

Könnte es aber nicht auch eine Kontaktsuche, eine Kontaktsehnsucht, ein Beziehungswunsch sein? Suchen die Menschen nach Lust, um eine Triebspannung abzuführen oder tritt Lustbefriedigung nicht viel mehr im Rahmen der Objektsuche auf, »weil Lust ein starkes Medium darstellt, um Verbindungen mit anderen Menschen einzugehen und aufrechtzuerhalten« (Mitchell 2003, S. 162)? Sucht der Mensch nicht beides – Lust und Objekt? Mitchell weiter: »Wenn die Suche nach Lustbefriedigung versperrt ist, suchen die Menschen nach Schmerz, weil Schmerz oft den direktesten Alternativzugang zu anderen bietet« (ebd.).

Im weiteren Verlauf der Behandlung treffe ich auf eine stille Wut, erlebe die Patientin gefangen in ihren hasserfüllten Gedanken, amorph im Fühlen. Sie fühlt sich zertreten, zerstört, zerstückelt; das alles wirft sie mir vor die Füße. Und sie lässt sich weiter operieren. Kommt zur Stunde direkt von einer OP. Tamponaden in den Nasenlöchern, Nahtstellen im Gesicht, Blutergüsse, aufgequollene Lippen. – Wie kann ich sie erreichen? Wie halten, wie abbringen von dieser Autoaggression? Bei mir wechseln Rettungsphantasien und Hoffnungen mit Aufgabewünschen, Bestrafungsimpulsen und Hassgefühlen auf den eigenen Körper. Immerhin will sie am Ende der Stunde nicht fort. Sie will bleiben, sich ganz klein machen. Sie hat Angst, ich könnte sie vergessen. Sie verwickelt mich, ich muss sie mit sanfter Gewalt hinausschicken. Ich werde deutungswütig, schlage ihr meine Deutungen und Agierverbote um die noch heilen Ohren. Irgendwann gebe ich meinen Widerstand auf, versuche mich dem Gefühl der Patientin zu öffnen.

Aus dem agierten Stundenschluss wird für mehrere Stunden ein szenisches Verabschiedungsritual. Sie scheint es zu genießen. Plötzlich gibt sie es auf, erst in der Rückschau wird besprechbar wie sehr sie sich nach einer Körpergrenze gesehnt hat. Und plötzlich sehe ich wie sie ihren deformierten, malträtierten, entkörperten Leib auf die Couch legt, zerteilt und zerfallen, ein Zerrbild ihrer Körper- und Seelenganzheit, ein Seelenkörper, der mit dem Tod ringt, dem seelischen und dem körperlichen, der mühsam zusammengehalten wird von quälenden Symptomen, von Schmerzen und peinigender Not, in ein Schmerznetz eingezwängt wie eine zweite würgende Haut. Ich erfahre das alles seelenleibhaftig in der Gegenübertragung. Zwar habe ich den bequemen Therapeutensessel im Rücken, der sich aber plötzlich verhärtet und erstarrt wie mein eigener Körper. Ich finde in mir kein noch so fein gefaltetes oder geblähtes Wort, der tosende Schmerz ergreift mich. Und dann entsteht eine Stille, in der sich die Seelenbilder der Patientin und meine Phantasien zu einer psychodynamischen Struktur verbinden, die Verstehen und vielleicht Heilung ermöglicht. Loewald schreibt:

>»Wenn der Analytiker nicht erfasst, dass er auf dem jetzt maßgebenden Niveau des psychischen Funktionierens des Patienten in dieses undifferenzierte Kraftfeld hineingezogen wird, kann er die Übertragungsbedeutung der Kommunikation des Patienten nicht angemessen deuten. Um das tun zu können, muss er in Kontakt mit jener psychischen Ebene im eigenen Inneren kommen – einer Ebene, auf der auch für ihn die Distanz und Getrenntheit zwischen seiner Person und dem Patienten reduziert oder aufgehoben ist. Die Ich-Grenzen, das heißt die ganze komplexe individuierende Organisation der Selbst-Objekt-Differenzierung, neigen zur Auflösung.« (zit. n. Mitchell 2003, S. 91)

Die destruktive Gewalt meiner Patientin, die in mir Gefühle von Angst, Überwältigung, Penetration, Strukturverlust hervorruft, lässt mich ausweichen vor den eigenen seelischen Innenräumen. Ich habe in mir Taburäume geschaffen, um der Näheangst zu entkommen, die Versagung fordert, wo Seelenansteckung angezeigt ist. Die Patientin bleibt in sich gefangen und ich in mir. Unsere Kontaktebene ist gestört. Immer wieder ergreift mich Mitgefühl, wenn ich die verzweifelten Bemühungen der Patientin in ihrem Kampf um Integration wahrnehme.

Ich spüre noch etwas anderes, ihre Unerbittlichkeit, ihre Sehnsuchtsstärke und ihre entgrenzte Verlassenheit, die mich erschüttern. Bei den Operationen geht es ihr nicht um Retuschierung oder Korrektur einer hässlichen Nase, eines hängenden Lides oder sonst eine ästhetische Korrektur; es geht um den Akt der Selbstschöpfung, der Selbstwerdung. Sie will erwachen und sich selbst erkennen und von anderen als die erkannt werden, die sie ist. Mit dieser Selbstschöpfungsphantasie als Inszenierung am eigenen Körper versucht sie, sich vor der drohenden Desintegration und der Gewalt ihrer narzisstischen Kränkung, d. h. vor dem Zusammenbruch ihrer Ich-Funktionen zu schützen. Hohe Unkosten und Erdulden von Schmerz sind unbedeutend für das Ziel. Sie spart jeden Pfennig, um ihre Sehnsucht zu realisieren, sich selbst nach ihrem eigenen inneren Bild zu erschaffen, Selbstschöpferin zu sein. Nur damit kann sie sich über die Demütigungen und über die massiven Bemächtigungsversuche ihrer Primärobjekte erheben. Diese hatten die Beziehungssehnsucht und die Bezogenheitswünsche zurückgewiesen. Ihre Objektsuche war zurückgewiesen worden; sie war auf der Beziehungsebene verloren gegangen. Die Sehnsucht nach objektbezogener Verbundenheit jedoch ist in den OP-Inszenierungen bestehen geblieben.

Ich kann meinen starken Gegenübertragungsimpulsen – sie zu retten, sie zurechtzuweisen, sie zurückzuhalten, sie zu bestrafen – nur schwer standhalten. Es ist für mich äußerst schwierig, ihre Operationsaktivitäten nicht nur zu dulden, sondern zu verdauen, ebenso ihre Klagen über das Misslingen der Operationen, ihre Enttäuschungen, wenn eine Operation nicht nach ihren Wünschen abläuft, ihre kurzen Hoffnungen und Euphorien anzunehmen, wenn eine Operation gelungen scheint, sie sich ein wenig ähnlicher fühlt, bis der kurze Stolz auf eine gelungene Kinnlinie wieder verfällt. Ich muss der Versuchung standhalten, ihr diese Operationen auszureden, muss konsequent ihren Weg der Selbstschöpfung und das darin enthaltene Beziehungsangebot begleiten und ihr Wege eröffnen, die es ihr erlauben, ihre Selbstschöpfungs- und Selbstverwirklichungsbedürfnisse zu symbolisieren. Ich muss mit ihr die schmerzlichen Niederlagen nach den Operationen teilen. Ich muss für sie die Hoffnung aufrechterhalten, ihr Plan könne gelingen, auch wenn sie wieder und wieder erleben muss, dass der Operateur nicht ihrem Schöpfungswillen folgt, sondern seine eigene Schöpfungsphantasie in sie hineinschneidet. – Das *Müssen* fällt mir auf. Muss ich wirklich aushalten?

Aber wenn ich die Qual nicht mehr in mir halten kann und sie konfrontiere mit ihrer OP-Sucht, zieht sie sich zurück. Stunden werden abgesagt. Sie macht sich unerreichbar, zieht sich in den hintersten Winkel ihrer Wohnung zurück, schläft in der Besenkammer.

Ich frage mich immer wieder, ob ich die Patientin verpasse, weil ich auf ihre psychische Ebene nicht angemessen eingehe, aus einer Angst vor Verschmelzung und Grenzauflösung. »[...] der Analytiker trifft seinen Patienten im ungeteilten Raum des Primärprozesses, oder: Patient und Analytiker begegnen sich in einem ungeteilten Raum, um sich allmählich gegenseitig zu finden und voneinander zu differenzieren« (Mitchell 2003, S. 91).

Mitchell geht in seinem Buch über Bindung und Beziehung von einem radikalen Beziehungsmodell aus. Ein eigenes Bewusstsein setzt immer das Bewusstsein anderer voraus. Er hinterfragt das individualistische Monadenmodell. Entwickelt sich die menschliche Psyche unabhängig oder unterliegen wir einem Missverständnis, weil » wir einer basalen wechselseitigen Durchdringung unserer seelischen Zustände, welche die Einzelseele erst ermöglicht, keine Aufmerksamkeit widmen« (ebd., S. 26)?

Bei meiner Patientin sind alle Formen der transformierten und symbolisierten Selbstverwirklichung und alle Formen der seelischen Bezogenheit im Beruf, in der Partnerschaft und im Kunststudium gescheitert. Als letzte Bastion ihrer Selbstverwirklichungsidee und ihres Kontaktbedürfnisses bleibt der Körper. Die Patientin zwingt mich, ihren Körper mit ihren eigenen Augen zu sehen, will totale Bestätigung ihrer Sichtweise. Jedes meiner Angebote einer Symbolisierung oder Deutung scheitert. Ich werde dann zum negativen Übertragungsobjekt, wolle ihre Selbstschöpfung verhindern, werde beschimpft, moralisch und fachlich abqualifiziert. Die Patientin zieht sich gekränkt in sich selbst zurück, gerät in schwere Krisen, verkriecht sich in ihrer Wohnung, lässt sich verleugnen.

Ich fühle mich benutzt und begehre innerlich auf, entwickle aggressive Phantasien, die sich sowohl auf den Körper der Patientin als auch auf den eigenen richten. Ich beginne meinen Körper zu hassen und muss kämpfen, um immer wieder die symbolische Ebene der Selbstexistenz zu erreichen. Ich erarbeite mir dadurch aber eine Vorstellung davon, auf welche Weise die Patientin an ihren Körper gefesselt ist: Er ist zum letzten Zufluchtsort vor Desintegration und psychischem Zerfall geworden. Sie hat auf ihren Körper als letztem Rettungsanker vor dem Selbstverlust zurückgegriffen. Sie hat ihre Sprache verloren, ihre Fähigkeit zur Symbolisierung. Ihr Überleben ist an eine Selbstschöpfungsphantasie gebunden; dieser beraubt, würde sie zerbrechen und müsste als letzte Rettung den Tod als Selbstausdruck inszenieren.

Wie kann ich den Prozess der Desintegration aufhalten? Wie kann ich dem Hass standhalten? Wie kann es mir gelingen, mich nicht davon anstecken und zerstören zu lassen? Was bedeutet der Hass meiner Patientin für mich? Handelt es sich um einen reinen Destruktionstrieb? Oder nicht doch auch um eine Befreiungssehnsucht?[1] Könnte hinter der Dynamik des Hasses nicht auch eine Sehnsucht nach Erkenntnis, nach Freiheit, nach Unbeschwertheit, nach Unschuld und nach neuen sozialen Bezügen stehen? In vielen Supervisionen habe ich die Erfahrung gemacht, dass die Hassgefühle

---

1 Diese Befreiungssehnsucht findet sich besonders deutlich in den Texten von Thomas Bernhard, der aufgrund seiner schweren körperlichen Schädigung, seiner Luft- und Atemnot, eine Hassbeziehung zu seinem Körper entwickelte. Dem Dichter gelingt es jedoch, die Energie des Hasses in den Dienst seines Ichs zu stellen.

des Patienten und des Behandlers kaum thematisiert werden, stattdessen besteht immer eine gewisse Beschämung, wenn man als Supervisor die Hassdynamik in der Beziehungsstruktur aufdeckt und analysiert.

Patienten mit schweren Persönlichkeitsstörungen neigen zum Agieren ihrer unbewussten Konflikthaftigkeit in der szenischen Gestaltung. Die Verbalisierung wird erschwert durch die Spaltungsabwehr oder in Folge von Traumatisierungen auf präverbaler Ebene. Die erhöhte Bedürftigkeit – meist verleugnet – wird über das Setting ausagiert. So verweigern Patienten die Couch, wollen mal sitzen, dann wieder liegen, akzeptieren die Vakanzregelung bzw. das Ausfallhonorar ebenso wenig wie den Urlaubsplan, monieren die Einrichtung der Praxis oder das Outfit des Therapeuten und verwickeln ihn rasch in eine verwirrende Beziehungsdimension, in der Grenzen verschwimmen und Sogtiefen und Strudel entstehen, die unbedingt eigene Haltepunkte erfordern.

Die Einbeziehung von szenischen Darstellungen, Inszenierungen und Enactments hat sich im Rahmen der modernen Behandlungstechnik durchgesetzt. Die Aufarbeitung dieser Inszenierungen fördert unbewusstes Material zutage. Man erlebt gemeinsam eine innere oder äußere Szene, die allerdings nicht immer im Hier und Jetzt verstanden werden kann. Bisweilen wird sie eine Zeit lang ritualisiert wiederholt und erst im Nachhinein besprechbar – wie bei meiner Patientin, die über mehrere Monate immer beim Hinausgehen aus der Praxis das Flurlicht löschte.

Eine zentrale Frage, die sich mir bei der Behandlung von Patienten mit Persönlichkeitsstörungen aufdrängt, ist, ob mein postklassischer psychoanalytischer Ansatz für das Verstehen und Behandeln ausreicht oder ob ich ein verändertes und differenzierteres Behandlungsmanual benötige.

Nach Dammann (2005) lassen sich grundsätzlich Behandlungsansätze ausmachen, die mehr den unterstützenden Aspekt, ein aktives Holding favorisieren oder mit modifizierten Settings arbeiten, etwa nur im Sitzen, mit niederer Frequenz, mit stark strukturierten Rahmenbedingungen, mit mehr Aktivität des Therapeuten, mit Eingriffen und Konfrontation, wenn der Patient selbstzerstörerisches Verhalten zeigt, einer Verhinderung von Acting outs, einer Fokussierung auf das Hier und Jetzt. Er fragt, ob es spezifische Manuale und therapeutische Techniken braucht oder ob es nicht immer um »›die mythische Trias‹, die für alle Neurosen [gilt] – die Absolutsetzung (eines Wertes oder Ideals), die Spaltung (oder Polarisierung) und die Zwanghaftigkeit« gehe (ebd., S. 17).

Natürlich trage ich dem Umstand Rechnung, dass meine Patientin in einem regressiven Zustand verhaftet ist und ihr die therapeutische Ichspaltung kaum gelingt. Ich existiere noch nicht als ein Gegenüber. Ich werde entwertet und doch klammert sie sich an mich mit einer zähen Klebrigkeit. Sie führt mich in Grenzbereiche, die das Erlernte in Theorie und Behandlungstechnik in Frage stellen. Aber darf ich mich diesen Gefühlen so ausliefern, mich so mitreißen lassen, mich so verwickelt fühlen, so ohnmächtig und hilflos oder auch verzweifelt; darf ich mich ergreifen lassen von Hoffnungslosigkeiten, mich von Affekten schütteln, von körperlichen Symptomen quälen lassen? Standhalten habe ich gelernt, Deuten habe ich gelernt, Einfühlung auch, aber wie gehe ich mit den eigenen Agierimpulsen um: Darf ich mitagieren? Zwar weiß man heute, dass der Analytiker gar nicht anders kann als mitzuagieren, er ist keine getrennte Wesenheit, wenn man die unbewusste Kommunikation ernst nimmt. Dammann weist zu Recht auf die Scham und die Schuld vor dem Agieren hin: »Dennoch überwiegt weiter eine Sichtweise in der Psychoanalyse, die das Handeln im Allgemeinen als problematisch ansieht und es dementsprechend zu einer Scham beim Analytiker führt, wenn er handeln muß« (ebd., S. 27). Er schlägt vor, über »das Verzahnen von Agieren und Reflektieren (auf Seiten von Patient und Therapeut), zunehmend zu einer Behandlungsposition zu gelangen, bei der beide Protagonisten reflektieren können« (ebd.).

> »Je strukturell gestörter ein Patient ist, um so mehr braucht er (etwa zur Mentalisierungsbildung) ein echtes, lebendiges Gegenüber. Eine rein »interpretative«, abstinente Haltung schafft dies vermutlich nicht. Andrerseits besteht die Gefahr, dass man, wenn man als nur offenes, lebendiges Gegenüber, in einer Art »Realbeziehung« – etwa Elemente der Selbstoffenheit anwendend – in Erscheinung tritt, immer in Gefahr gerät, den (Phantasie-)Raum des Patienten mit zu viel Eigenem ›vollzustellen‹.« (Dammann 2005, S. 42)

Es ist also »eine Balance zwischen starkem persönlichen Engagement und sich zurücknehmender reflektierter Distanz zu leisten« (ebd.).

Die neuen Konzepte zur Verwendung der Gegenübertragung helfen dabei. Die behandlungstechnische Weiterentwicklung der Gegenübertragung, zusammengefasst von Plenker (2005), stellen den Beziehungsaspekt und die dialogische Dimension in den Mittelpunkt der Behandlung und sind nicht mehr dem Ideal der einzig wahren Deutung verhaftet. In der analytischen Beziehungsarbeit geht es damit um ein gemeinsames Ringen und um ein Verstehen unverstehbarer, aber erlebter Affekte.

Wie kann ich den Entwicklungsprozess in der Arbeit mit meiner Patientin verstehen? Ich gehe davon aus, dass ich mich mit meiner Patientin anfänglich in einer präsymbolischen, relationalen Matrix verbunden habe. Diese ist entscheidend bestimmt von der präsymbolischen Matrix, die sich aus den Interaktionen der Patientin mit ihren Bezugspersonen zusammensetzt und meiner eigenen früh erfahrenen Matrix. Starke emotionale Erlebnisse überschreiten die kognitive Grenze zwischen dem Selbst und dem anderen. Der Versuch, das Empfinden meines Selbstes als ein abgegrenztes Einzelnes aufrechtzuerhalten, führte zu einer künstlichen Distanz, über die hinweg Verstehen nur schwer möglich war.

>Intensive Gefühlserfahrungen mit anderen im frühesten Lebensalter und, auf einer unbewussten Ebene, auch im späteren Leben gehen womöglich mit einer Verwischung der Grenzen zwischen Selbst und anderen einher, sodass sich unmöglich genau unterscheiden lässt, wer eigentlich wer ist.« (Mitchell 2003, S. 165)

Ich war mit der Patientin verbunden auf einer von starken Empfindungen geprägten Ebene, die aber sprachlich noch nicht symbolisiert werden konnte. Nach der Lockerung meiner Abwehr gab es zwischen uns Erregungen und affektive Empfänglichkeiten, die sich nicht genau ihr oder mir zuordnen ließen und in unser beider Erleben eingeflossen sind. Wir befanden uns in einem Muster gegenseitiger Beeinflussung. Neben einer affektiven Durchlässigkeit kann eine fundamentale Grenzenlosigkeit erlebt werden. Intensive Gefühle wie Angst, sexuelle Erregung, Wut, Depression, Euphorie erzeugen beim anderen oft korrespondierende Gefühle; es kommt zu einer Affektansteckung.

In der Selbst-Objekt-Affekt-Konfiguration konnten wir differenzieren, wer wem gegenüber handelt. War sie das böse Mädchen und ich die böse Mutter oder sie die unzufriedene Patientin und ich der gekränkte Therapeut? Langsam wuchs ein Verständnis für diese wechselnden Interaktionsstrukturen und wir konnten sie als solche benennen und erleben. In Folge konnte sie ihre OP-Aktivitäten aufgeben und begann zu malen. Ich durfte die Bilder zwar nicht sehen, sie beschrieb sie mir aber. Langsam wuchs in mir ein Verständnis für die Einzigartigkeit der Patientin und für ihre Beziehungssehnsucht. Sie erlebte eine erste Verliebtheit, die aber unglücklich endete, da sich ihr Vater eifersüchtig in Szene setzte und Pflegebedürftigkeit anmahnte. Von mir forderte sie immer noch Verschmelzungsblicke und es fiel ihr schwer, mich in meiner Andersartigkeit anzuerkennen. Ich wurde dann zum negativen feindlichen Objekt. Doch je mehr ich sie für ihre Einzigartigkeit wertschätzen konnte – auch für das, was mir zuwider war – desto freier wurde ich in der Behauptung meiner Andersartigkeit und bisweilen forcierte ich sogar konträre Meinungen. Es gab dann eine Phase spielerischer Kontroversen, mit Übernahme verschiedener Rollen und Positionen. Bis zum Ende der Behandlung, die durch die Kassenregelung vorgegeben und begrenzt war, blieb diese Position fragil für sie und bedurfte immer wieder der Klärung.

Ihre Sehnsucht danach, als menschliches Subjekt anerkannt zu werden, war ihr am Ende der Behandlung sicherlich bewusst, aber ein Verhalten, das der Notwendigkeit Rechnung trägt, auch den anderen in seinem Wunsch anzuerkennen, blieb fragil.

Heute wird der analytischen Beziehung, der persönlichen Beziehung zwischen den beiden Teilnehmern einer Analyse, eine fundamentale Bedeutung für Veränderungsprozesse zugestanden. Die Analyse wird damit zu einer wahrhaft intersubjektiven und authentischen Begegnung. Mitchell (2003, S. 110) schreibt:

>»Früher neigte man in der psychoanalytischen Entwicklungspsychologie dazu, Trennung und Autonomie als Entwicklungsziele zu formulieren. Galt die Mutter (und in Analogie der Analytiker) bisher als reines Objekt kindliche Bedürfnisse (z.B. bei der ›bedürfnisbefriedigenden‹ Mutter der klassischen Triebtheorie oder bei Winnicotts ›haltender Umwelt‹), haben Benjamin und Chodorow zeigen können, dass es für die seelische Gesundheit eines Kindes (eines Patienten in der Analyse) viel wichtiger ist, ein Gefühl von Subjektivität und eigener Handlungsfähigkeit zu entwickeln, und zwar in einem Kontext von Bezogenheit, der es erlaubt, von einer Mutter (oder einem Analytiker) anerkannt zu werden und sich mit einer Mutter (oder einem Analytiker) zu identifizieren, die (oder der) selber ein Subjekt aus eigenem Recht ist.«

Daher formuliert Streeck (2000, S. 48):

>»Psychotherapeutische Behandlungen vollziehen sich nie nur in der Dimension der gesprochenen Sprache und sind nie nur sprachliche Mitteilungen und Deutungen dieser Mitteilungen. Der Patient behandelt sein Gegenüber, und der Psychotherapeut behandelt seinerseits den Patienten, nicht nur mit Hilfe von Deutungen, sondern mit allem, was er tut und wie er das tut.«

Der Körperhass schützte meine Patientin vor Selbstverlust. Ihr Körperhass war Ausdruck eines tiefen Selbstfindungswunsches, der einherging mit Phantasien und Vorstellungen über sich selbst und einer selbst erschafften Identität, einem Selbstschöpfungsmythos. Die körperliche Selbstidentität bildet die Basis für die nachfolgenden Symbolisierungen. Den Leib als Eigenes zu begreifen ist Voraussetzung für die seelische Individuation und dazu gehört der Hass als Struktur und Energie gebendes Element.

Ich komme zu dem Ergebnis, dass die Intersubjektivität in der Therapie keine besonderen Manuale erfordert, sondern eine Differenzierung zwischen Expressivität und Zurückhaltung in der analytischen Beziehung. Sie erfordert ein Überdenken und eine Neudefinition von Begriffen wie Agieren, Inszenierung, Abstinenz, therapeutischer Raum, therapeutisches Setting sowie einen anderen Umgang mit Fragen und Nähewünschen unserer Patienten und ein erweitertes Diskussionsforum. All das möge sich in der Ausbildung unserer Kandidaten wieder finden. Patienten mit Persönlichkeitsstörungen, die sich unangepasst zeigen, fordern uns heraus neue Behandlungsbereiche zu erschließen und damit Grenzlanderkundungen vorzunehmen, die mutige Schritte verlangen.

Literatur

Dammann, G. (2005): Manualgeleitete Borderline-Therapie. Möglichkeiten und Grenzen aus psychoanalytischer Sicht. Z. für psychoanalytische Theorie und Praxis, XX, I: 5–58.

Heisterkamp, G. (2004): Enactments: Basale Formen des Verstehens. In: Psychoanalyse und Körper, 5, Heft 2: 103–130.

Ietswart, W. L. (1995): Szene und Symbol als treibende Kräfte. Die unbewußte Phantasie in der Übertragung. Psyche-Z. für Psychoanal., 49: 141–158.

Krutzenbichler, H. S.; Essers, H. (2002): Muss denn Liebe Sünde sein? Gießen (Psychosozial-Verlag).

Mitchell, S. A. (2003): Bindung und Beziehung. Auf dem Weg zu einer relationalen Psychoanalyse. Gießen (Psychosozial-Verlag).

Mitchell, S. A. (2004): Kann denn Liebe ewig sein? Psychoanalytische Erkundungen über Liebe, Begehren und Beständigkeit. Gießen (Psychosozial-Verlag).

O'Shaughnessy, E. (2003): Wie Patienten in Denken und Fühlen des Analytikers eindringen. Jahrbuch der Psychoanalyse, 46: 9–28.

Plenker, F. P. (2005): Zum Konzept der Gegenübertragung – Kleinianische Weiterentwicklungen. Psyche-Z. für Psychoanal., 59: 685–717.

Treurniet, N. (1995): Was ist Psychoanalyse heute? Psyche-Z. für Psychoanal., 49: 111–140.

Treurniet, N. (1996): Über eine Ethik der psychoanalytischen Technik. Psyche – Z Psychanal, 50: 1–31.

Streeck, U. (Hg.) (2000): Erinnern, Agieren und Inszenieren. Göttingen (Vandenhoeck & Ruprecht).

Walter, R. (2003): Hass im Körper. In: Geißler, Peter (Hg.): Körperbilder. Gießen (Psychosozial-Verlag).

Wöller, W.; Tress, W. (2005): Die psychotherapeutische Behandlung von Persönlichkeitsstörungen. Z. Psychosomatische Medizin und Psychotherapie, 51: 110–127.

Die Lüge in der Psychotherapie – Störung oder Faszination?

Albrecht Schottky

Die psychoanalytische Behandlung verlangt Offenheit und Ehrlichkeit von beiden Seiten. Von unseren Patienten erwarten wir Therapeuten, dass sie motiviert sind, bereit, etwas zu verändern – gewöhnlich unter Leidensdruck – und dass sie offen sind. Für Therapeuten gehört Ehrlichkeit zu den ethischen Voraussetzungen, ähnlich wichtig wie Abstinenz; Offenheit freilich nur in fachgerechter Einschränkung; er hat zu überlegen, was er jeweils eröffnet und was er lieber für sich behält. Schwer vorstellbar ist eine psychoanalytische Behandlung, in der der Patient oder der Therapeut lügen – oder gar beide. Die Lüge als verderbliches Gift – das entspricht einem ethischen Standard unserer Gesellschaft. Man mag einem hohen Politiker einen Fehltritt verzeihen – aber nicht, dass er den Ausschuss belogen hat. Der Teufel gilt als Vater der Lüge. Die Psychoanalyse hat es sich seit ihren Anfängen zur Aufgabe gemacht, die Lebenslüge des Einzelnen, die Lebenslügen der bürgerlichen Gesellschaft aufzudecken – und damit zur Wahrheit und zur Freiheit zu führen. Die Wahrheit ist die große Gegenmacht. Sie hat göttlichen Rang. Ich zitiere aus dem Evangelium: »Ich bin der Weg, die Wahrheit und das Leben« (Joh 14,6) oder: »Die Wahrheit wird euch frei machen« (Joh 8,32). Eine klare Unterscheidung – »die Macht des Guten und des Bösen«. Ziel meiner Darlegungen ist, diese anscheinend oder scheinbar so klaren Verhältnisse näher zu beleuchten. Ich tue das nicht nur um der Wahrheitsfindung willen, sondern weil es uns Psychotherapeuten entscheidend helfen kann, unsere Arbeitsweise und unsere Patienten besser zu verstehen.

Die Lüge ist die hässliche, schändliche Gegenspielerin der strahlenden, erhabenen Wahrheit. Was ist Wahrheit? Diese Frage ist ein zentrales Thema der Philosophie, Theologie und Jurisprudenz – Wissenschaften, in denen die Hermeneutik, als Kunst der wahrheitsgetreuen Auslegung, eine große Rolle spielt. Begriff und Bedeutungsfeld der »Wahrheit« sind jeweils unterschiedlich. Ganz allgemein betrachtet ist Wahrheitssuche Antrieb und Voraussetzung der Forschung. Mit der Frage nach der Wahrheit beschäftigt sich auch die Psychologie. Die Frage ist zudem Gegenstand linguistischer, semantischer und historischer Betrachtungen. Es gibt erhebliche soziokulturelle Unterschiede, was jeweils als Lüge oder Wahrheit verstanden wird. Für den Alltag – und gerade für den therapeutischen Alltag – erweist sich die Trennung eines Reiches der Wahrheit von einem Reich der Lüge als Beispiel für eine kollektive Spaltung. Es soll unsere Aufgabe sein, diese Spaltung zu überwinden.

Nähern wir uns also der Lüge wohlwollend und mit dem Bemühen um Verständnis, mit möglichst wenig Vorurteilen! Erforschen wir Hintergründe und Zusammenhänge, richten unseren Blick auf Ressourcen – kurzum, nehmen wir sie an, wie ein Psychotherapeut einen problematischen Patienten. Dem Philosophen Voltaire wird der Ausspruch zugeschrieben: »Ich hoffe, nach meinem Tode in die Hölle zu kommen – dort trifft man auf jeden Fall die interessantere Gesellschaft.« Voltaire war Philosoph, er war Erwachsener, wohlhabend, hatte Umgang mit den Mächtigen. In einer Zeit ausgeprägter Klassenunterschiede – im Frankreich vor der Revolution – gehörte er zur herrschenden Klasse. Dagegen setze ich nun folgende Szene: Eine wütende Mutter fährt ihr Kind an: »Hast du das kaputtgemacht? Lüg' nicht! Du hast mich angelogen! Jetzt bekommst du eine Extrastrafe, weil du gelogen hast!«

Das Verbot der Lüge wird oft vor dem Hintergrund der Zehn Gebote verstanden, zumal Kindern gegenüber. Aber dies Gebot – nach alttestamentlicher Zählung das neunte, nach neuer Zählung das achte – verbietet gar nicht das Lügen, sondern nur das falsche Zeugnis vor Gericht. Den alttestamentlichen Berichten liegt es völlig fern, die Lüge zu verurteilen. Ohne erkennbare moralische Wertung werden die Lügen des Erzvaters Abraham berichtet (Gen 11; 20). Der Erzvater Jakob erweist sich als besonders erfolgreich im Täuschen und Betrügen – er gewinnt damit gegen seinen Schwiegervater, der es auch nicht mit der Wahrheit hält. Er betrügt seinen Bruder um das Erstgeburtsrecht und den väterlichen Segen; raffiniert betrügt er auch seinen Vater, die Mutter unterstützt ihn dabei (Gen 27). Die Lektüre des Alten Testaments zeigt viele weitere Beispiele.

Wenden wir uns der Antike zu, diesem wichtigen Wurzelboden der europäischen Kultur. Die herrschende Götterwelt findet sich wunderbar dargestellt in Homers großartigen Epen; diese gehörten zum Allgemeinwissen eines jeden gebildeten Griechen oder Römer. Natürlich finden wir hier auch Wertvorstellungen und ethische Prinzipien. Lügen und Betrügen gilt in der Antike als Kunst und ist keineswegs als strafbar. Es gibt Ausnahmen: strafbar ist es, wenn sich Lug und Trug gegen die herrschenden Götter richten. Bei näherer Betrachtung sieht man jedoch, dass hier der Ungehorsam, der Aufruhr bestraft wird – nicht etwa die Lüge. Wer den Mächtigeren betrügt, wird bestraft. Der Götterkönig Zeus hingegen übt bei seinen Liebesabenteuern ganz selbstverständlich die Kunst der Täuschung und des Betruges. Es gibt nur eine, die ihm das übel nimmt: die eifersüchtige Hera, seine Ehefrau. Hermes ist zugleich der Gott der Kaufleute und Diebe. Schon als Kleinkind stiehlt er Poseidon seinen Dreizack, Ares sein Schwert und Apollon Pfeil und Bogen. Hephaistos vermisst seine Schmiedezange und erhält von Apollon den Rat, sie in den Windeln des kleinen Hermes zu suchen – wie Lukian (1967) das so entzückend schildert. Odysseus, der Held eines ganzen Epos, wird gelobt als der listenreiche, als der erfindungsreiche. Auch hier möchte ich die private Lektüre empfehlen – beispielsweise die der berühmten Polyphem-Geschichte. Ausdrücklich auf Odysseus bezieht sich der Dichter Elias Canetti (Nobelpreis 1981) in seinem autobiographischen Werk *Die Fackel im Ohr* (Erstausgabe 1980) in dem Kapitel »Die Erfindung von Frauen«. Als er nach Wien gezogen ist, führt er von dort aus einen regen Briefwechsel mit seiner eifersüchtigen Mutter. Sie möchte natürlich wissen, ob er eine Freundin hat. Um ihr die Qualen der Eifersucht zu ersparen und seine tatsächliche Freundin vor ihrem Hass zu schützen, erfindet er zwei andere Frauen, zu denen er angeblich ein lockeres, distanziertes Verhältnis hat. Alfred Adler sagt zu dem Thema treffend: zwei Frauen sind weniger als eine. Ich zitiere Canetti (2001, S. 541):

> »Nach einiger Erfahrung kam ich auf die glücklichste Lösung: es mussten zwei sehr verschiedene Frauen sein, zwischen denen ich schwankte, von denen die eine nicht in Wien lebte und die andere auch nicht zu nahe, so daß das Studium nicht unter dieser Beanspruchung litt, aber auch so, daß keine den Sieg über die andere erringen konnte [...] Ich machte mir kein Gewissen daraus, diese Geschichten zu erfinden, ich empfand sie nicht als Lügen im ordinären Sinn des Wortes, Odysseus, der mein Vorbild immer geblieben war, half mir über das Peinliche der Situation hinweg.«

Als sprachlichen Querverweis erwähne ich, dass auf Lateinisch *fingere* sowohl ›bilden‹, ›gestalten‹, ›erfinden‹ heißt – als auch ›erdichten‹, ›heucheln‹, ›betrügerisch verstellen‹; und dass *mentiri* ›lügen‹ und ›täuschen‹ bedeutet – zugleich aber ›erdichten‹, ›frei erfinden‹. Auf der Grundlage einer vergleichenden Betrachtung der zitierten Quellen stellt sich die Frage: Sind wir heute nun so viel ehrlicher und sittenstrenger als die Menschen der Antike und als die biblischen Erzväter? Oder – das ist die andere Möglichkeit –

leben wir in einem Zeitalter der Heuchelei? – Es wird uns weiterführen, wenn wir nachdenken über Macht und Wahrheit, Macht und Lüge.

Macht und Wahrheit, Macht und Lüge

Wir sind schon weitergekommen in der Überwindung der kollektiven Spaltung zwischen dem Reich der Wahrheit und dem Reich der Lüge. Was hat die Macht damit zu tun? Im Reich des real existierenden Sozialismus gab es eine Parteizeitung mit dem Namen *Prawda*. Diese Zeitung gab verbindlich die Linie der Partei wieder. Aus ihr war zu entnehmen, wen es zu loben und zu ehren galt, wer in Ungnade gefallen war, wer gepriesen und wer beschimpft werden sollte. *Prawda* bedeutet ›Wahrheit‹; zum Bedeutungsfeld gehört auch ›Gerechtigkeit‹. Aus unserer kritischen westlichen Sicht stellt sich das Anliegen der *Prawda* so dar, dass hier die sozialistischen Machthaber diktatorisch festlegten, was zu schreiben, zu sagen und zu denken war. Wir sehen darin ein Prinzip der Unterdrückung. Wie froh konnten und können wir hingegen sein, im freien Westen zu leben – mit der verfassungsmäßigen Garantie der Pressefreiheit, der Redefreiheit und vieler anderer Freiheiten! Froh können wir sein, dass wir nicht mehr den verbindlichen Dogmen einer mächtigen Kirche unterworfen sind, die uns mit der Inquisition bedroht! Doch auch im Westeuropa des 21. Jahrhunderts wird Macht ausgespielt – nur subtiler. Es ist sehr erfreulich, dass Abweichler nicht mehr verbrannt, erschossen oder für 20 Jahre nach Sibirien geschickt werden. Aber wer von der herrschenden Linie abweicht, wird politisch denunziert, wird nicht mehr als Kandidat aufgestellt, bekommt keine Arbeitsstelle oder kein Bankkonto. Vorauseilender Gehorsam und Opportunismus legen fest, welche Forschungsthemen beispielsweise erwünscht sind und welche nicht. Die Hüter der Wahrheit sind ständig der Versuchung ausgesetzt, im eigenen Interesse festzusetzen, was denn Wahrheit sein soll.

Zeitliche und räumliche Entfernungen machen es leichter, solche Zusammenhänge zu überschauen. Die Geistlichkeit im Mittelalter hatte die Aufgabe, das Evangelium der Wahrheit zu verkünden. Reich wurde sie durch Schenkungen. Inzwischen ist erwiesen, dass ein großer Teil dieser Schenkungsurkunden gefälscht war. Intrige war ein besonderes Talent der Priester – im europäischen Bereich ebenso wie im fernen Osten. Die Kunst, über Seelen zu herrschen, kann sehr unterschiedlich angewandt werden. In mancher

Hinsicht haben wir als Tiefenpsychologen, als Psychotherapeuten die Priester älterer Zeit beerbt. Können wir uns erlauben, die Machtstrukturen unserer Zeit kritisch und ehrlich zu durchleuchten? Die Frage ist nicht ernst gemeint. Natürlich werden wir weiter mitschwimmen und mitmachen in der Überzeugung, dass wir im besten aller politischen Systeme leben. Aber wenn man es mit Patienten zu tun hat, die aus diesem System herausfallen, dann kann es hilfreich sein, sich an meine kritischen Darlegungen zu erinnern.

Höhere Bildung und vor allem vornehme gesellschaftliche Lebensart scheinen das Lügen zu begünstigen – jedenfalls das, was der einfache Mann darunter versteht. Bei Johann Nestroy heißt es sinngemäß: Er ist ein vornehmer Mann, er sagt immer das Gegenteil von dem, was er meint. Das sagt ein guter Freund zu einem einfachen Mädchen, das in Gefahr ist, auf die Liebeserklärungen eines vornehmen jungen Mannes hereinzufallen. Der reiche Schatz sprichwörtlicher Redensarten birgt zahlreiche Belege für meine These, hier nur ein paar Beispiele: Die Lüge bedarf gelehrter Leute, die Wahrheit bedarf einfältiger Leute. Oder: er lügt wie das Amtsblatt; er lügt wie ein Missionar; er lügt wie ein Bürgermeister – heute würden wir sagen: er lügt wie ein Politiker.

Die kreative Lüge schafft eine neue Wirklichkeit

Die Lüge hat ein Bedeutungsfeld. Dazu gehören Halbwahrheiten, Unterdrückung der Wahrheit, Täuschung, Entstellung, Verdächtigung. Es gehört dazu auch die Sage und die Legende, die für echt ausgegeben wird. Die Entwicklung einer Gruppenidentität fordert eifrige Arbeit am gemeinsamen Mythos. Ein europäisches Nachbarvolk beabsichtigt gesetzlich festzulegen, dass die Kolonialverbrechen – die der eigenen Nation wohlgemerkt – aus den Schulbüchern verschwinden und dort nur die großen kulturellen Leistungen in den Kolonien vorgestellt werden. So kann man Gruppenidentität und den Stolz auf die große Nation fördern.

Der Ruhm viel besuchter Wallfahrtsstätten leitet sich häufig von historisch fragwürdigen Ereignissen ab. Im Fall von Santiago de Compostela wird beispielsweise berichtet, dass die Leiche des Heiligen auf einem führerlosen Schiff von der Ostküste durch das Mittelmeer, durch die Meerenge von Gibraltar bis zum Nordwestufer Spaniens trieb. Dort wurde sie gefunden und die Kirche errichtet, zu der noch heute Wallfahrer aus vielen Ländern ziehen. Aber aus der Wallfahrtstradition entsteht eine neue Wirklichkeit. So wie in der Anekdote von dem Wiener, der spaßeshalber aufgeregt herumerzählt, dass das Hoftheater brennt. Als er sieht, wie die Leute in Massen in Richtung des Theaters strömen, schließt er sich an mit den Worten: »Jetzt möchte ich doch einmal sehen, ob es wirklich brennt!«

Was für Gruppenstolz und Gruppenidentität gilt, trifft auch auf den Einzelnen zu. Ein lebenskräftiges Selbstbild und Selbstgefühl verträgt nur in Maßen eine Ausdifferenzierung im Sinne von einerseits/andererseits. Besonders Persönlichkeiten mit starkem Machtstreben (und häufig auch starker Ausstrahlung) überlassen ihre Geschichte nicht dem Zufall – sie lassen manches weg, betonen anderes und gestalten bzw. erfinden manches. Und wenn sie zu ehrlich sind zu lügen, dann lösen sie das Problem, indem sie selbst an ihre Geschichte glauben. Da passt das Sprichwort: Nur wer sich selbst belügt, ist ein guter Lügner. Wer das Produkt X verkaufen will, sollte selbst überzeugt sein, dass es allen Konkurrenzprodukten überlegen ist – jedenfalls für die Dauer des Verkaufsgespräches.

Die fiktionale Kreativität

Die sorgfältige Darlegung von Tatsachen hat nur selten etwas Mitreißendes – selbst wenn es sich um bemerkenswerte Vorgänge handelt. Das liegt gleichermaßen am Stoff wie am Darsteller: Wer sich um die präzise Erfassung von Daten bemüht, ist von seiner Persönlichkeit her gewöhnlich kein fesselnder Erzähler und vermag in der Regel nicht das auszustrahlen, worauf es ankommt: Hier ist etwas ganz Besonderes geschehen, etwas Unerhörtes! Soll die Geschichte mitreißend und schwungvoll sein, so braucht sie Bearbeitung und Emotion. Dabei tritt die Präzision der Wiedergabe des Faktischen ein wenig – oder auch stark – zurück. Großartige Erzählertalente findet man unter Hochstaplern. Ich erinnere an den Hochstapler Felix Krull, den Thomas Mann (1954) mit überzeugender innerer Anteilnahme beschrieben hat. Der echte Hochstapler erfasst zudem die innere Situation seines Publikums. Er greift auf, was sie erwarten, hoffen, fürchten – was auf sie einwirkt. Und er kann frei gestalten, ganz im hier und jetzt – ohne sich der Vergangenheit oder der Zukunft verpflichtet zu fühlen.

Ihre klinische Verwandte findet die Garnspinnerei in der Pseudologia phantastica, dem Syndrom des phantastischen Lügens. Sagen, Legenden, Geschichten – sie alle brauchen talentierte Erzählerinnen und Erzähler, und die Menschen brauchen Geschichten. Eine Psychoanalyse kann den Stoff zu einer wunderbaren Geschichte liefern. Die Leistung, eine solche Geschichte zu verfassen, kann man erst richtig aus dem Vergleich mit einer exakten Mitschrift würdigen. Die Mitschrift (Transskript) ist korrekt, präzise, historisch und »wissenschaftlich« – aber zugleich mühsam und trocken zu lesen. Bruno Bettelheim war ein sehr erfolgreicher und beliebter Autor, Pädagoge und Therapeut. Zu seinen verbreiteten und geschätzten Werken gehört das Buch *Kinder brauchen Märchen* (1980). Das Werk ist nicht zu trennen von dem eindrucksvollen Lebenslauf dieses Emigranten. Anfang der 1950er Jahre war er einer der erfolgreichsten Dozenten an der Universität von Chicago; er wusste seine Hörerinnen und Hörer zu verzaubern. Eindrucksvoll war auch die Einrichtung für Kinder, die er schuf, die Orthogenic school. Spät, sehr spät, erwies sich, dass nicht nur Kinder Märchen brauchen, sondern dass Bruno Bettelheim selbst aus seiner Lebensgeschichte ein Märchen geformt hatte. Weder war er Psychologe, wie er in Amerika vorgab, noch war er Schüler Sigmund Freuds. Dies wie vieles andere waren Erfindungen einer wirkungsvollen Selbstinszenierung. Während der acht Jahre seines angeblichen Psychologiestudiums hatte er die Holzhandlung betrieben, die die Familie ernährte, und ab und zu psychologische Vorlesungen gehört. Der Autor Richard Pollak veröffentlichte das Ergebnis seiner sorgfältigen Forschung unter dem Titel *The creation of Dr. B.* (1997). Nicht nur war die Biographie Bettelheims weitgehend erfunden, auch die Darstellung der therapeutisch-pädagogischen Methoden entsprach leider keineswegs der Realität. Sollen wir Dr. B. böse sein, sollen wir ihn postum verachten? Oder sollen wir bewundern, was er aus schwierigen Verhältnissen, aus dürftigen und fragwürdigen Fakten gezaubert hat? – Es kommt hier gar nicht darauf an, sich zu entscheiden.

1995 erschien ein Buch von Mikkel Borch-Jacobsen auf Französisch (dt.: 1997): *Anna O. zum Gedächtnis – Eine hundertjährige Irreführung.* Es bezieht sich auf die berühmte Falldarstellung der Anna O. von Sigmund Freud, die viele als Grundlage der Psychoanalyse betrachten. Borch-Jacobsen ist der Geschichte akribisch und mit detektivischem Forschungseifer nachgegangen. Was er herausfand war erstaunlich. Historisch betrachtet stimmen an Freuds Fassung weder die Fakten noch die Zeitangaben. Angenommen, dass Borch-Jacobsen mit seiner Darstellung Recht hat, dann ergibt sich, dass der Anteil bemerkenswerter Kreativität und schriftstellerischer Leistung bei Sigmund Freuds berühmtem Fallbericht sehr viel größer ist als zuvor angenommen. Sigmund Freud gehört zweifellos zu den starken Persönlichkeiten, die nicht nur der Wirklichkeit ihren Stempel aufdrückten, sondern die Wirklichkeit auch mitreißend zu gestalten wussten. Er hatte nicht nur eine hervorragende schriftstellerische Begabung, sondern geradezu dichterische Fähigkeiten; und für sein Werk kann Hölderlins Wort gelten: »Was bleibet aber, stiften die Dichter.«

Folgerungen – Bewertung und Umgang mit der Lüge

Von großer, vielleicht entscheidender Bedeutung für die Möglichkeit und den Erfolg einer Psychotherapie sind der sozialpsychologische Hintergrund und die Beziehung. Eines hängt mit dem anderen zusammen. Tiefenpsychologische therapeutische Arbeit basiert in der Regel auf einer Vertrauensbasis und einem gemeinsamen Streben nach Wahrheit. Kant behauptet, die Lüge sei »die größte Verletzung der Pflicht des Menschen gegen sich selbst« (zit. n. Baruzzi 1996). Als Philosoph fühlte er sich dem Streben nach Wahrheit verpflichtet und er lebte in einer für heutige Begriffe geregelten, geordneten und sicheren Welt. Das Streben nach zuverlässigen, exakten Aussagen ist keinesfalls allgemein verbreitet oder selbstverständlich, und es wäre unrealistisch, dies bei unseren Patienten unreflektiert vorauszusetzen.

Paul Watzlawik gab einem seiner Bücher den Titel: *Wie wirklich ist die Wirklichkeit?* (2004). Unsere »Wirklichkeiten« decken sich umso mehr, je näher wir uns stehen nach Herkunft, gesellschaftlicher Gruppe, Beruf, Bildung und Generation. Es lohnt sich zudem nachzudenken, was Offenheit erschweren und blockieren kann. Dazu gehören moralische Beurteilung, Forderungen, Druck – und alles, was nachteilige Konsequenzen einer offenen Äußerung befürchten lässt. In einem Eisenbahnabteil kann man bisweilen mehr Offenheit finden als zwischen den Nachbarn eines Wohnviertels.

Der bereits erwähnte Immanuel Kant ist einer der großen Autoren, die sich mit dem Problem der Lüge, der Wahrheit und des Erkennens befasst haben. Weitere Hinweise gibt Arno Baruzzi in *Philosophie der Lüge* (1996). Interessante Erörterungen finden sich darüber hinaus in den Schriften des Kirchenvaters Augustinus sowie bei Arthur Schopenhauer und Friedrich Nietzsche. In seinem Text *Über Wahrheit und Lüge im außermoralischen Sinn* begründet Nietzsche die anthropologische Sichtweise, dass Lügen und

Täuschen nun einmal zum Menschengeschlecht gehöre. Sehr nahe steht ihm Heinrich Heine (1954) mit seinen Versen:

> Gott gab uns nur einen Mund
> Weil zwei Mäuler ungesund.
> Mit dem einen Maule schon
> Schwätzt zuviel der Erdensohn.
> Hat er jetzt das Maul voll Brei,
> muss er schweigen unterdessen.
> Hätte er der Mäuler zwei,
> löge er sogar beim Fressen.

Drei Gruppen und ihre psychotherapeutischen Besonderheiten

Zum Thema möchte ich drei Gruppen beschreiben, die allerdings nicht im Sinne einer Typologie zu verstehen sind. Zur ersten Gruppe gehören die starken Persönlichkeiten, die im Einklang mit der gesellschaftlichen Lüge stehen. Sie sind zugleich deren Gefangene und deren Beherrscher. Sie gestalten die Wirklichkeit im Sinne ihrer Ziele und der Erhöhung des eigenen Selbstwertgefühls. Sie strahlen aus und wirken überzeugend in ihrem Kreis – mag es ein großer oder ein kleiner Kreis sein. Wer ihnen Zustimmung und Anerkennung versagt, gerät in Spannung bis zur offenen Gegnerschaft. Das macht es für den Psychotherapeuten schwierig, wenn er das Thema der Verdrängung, Verzerrung, Entstellung der Wirklichkeit angehen möchte. Das therapeutische Bündnis ist erleichtert, wenn der Therapeut in die »gesellschaftliche Lüge« einstimmen kann und die nötige Bewunderung entwickelt. Bei diesem Bündnis sind freilich der therapeutischen Arbeit Grenzen gesetzt. Hinter der eindrucksvollen Selbstdarstellung des Patienten kann eine hohe Empfindlichkeit stehen, eine Angst vor Bedrohung – die aufgebauten Kulissen können zusammenbrechen. An dieser Stelle sei darauf hingewiesen, dass ich die Enthüllung der »Wahrheit« nicht als therapeutisches Ziel betrachte. Das therapeutische Ziel ist vielmehr nach Motivation und Leidensdruck mit dem Patienten implizit oder explizit zu vereinbaren.

Die zweite Gruppe sind die Hochstapler, die dem Leben Farbe, Glanz, Bedeutung und Spannung verleihen. Sie sind jedoch nur dem Augenblick verpflichtet, gelöst von den »Fesseln der Wirklichkeit«. Thomas Mann, der sich selbst gern einen Zauberer nennen ließ, begeisterte sich für die Leitfigur des Hermes:

> »Er ist das heitere, schöne Götterkind mit den Zügen des Eros. Zugleich ist er der schelmische Gott der Diebe, der lügnerischen Rede und der hochstaplerischen Manipulationen. Auch er hat keine fest umrissene Identität, sondern versteht es, mit listiger Verwandlungskunst seine Umwelt zu blenden.«

Er lässt Felix Krull sagen: »Wo bliebe das Leben und jegliche Freude, ohne die ja kein Leben ist, wenn der Schein nichts mehr gälte und die Sinnenweide der Oberfläche?« (Mann 1954, S. 411). Dem Hochstapler als reinem Typ geht es nicht um den materiellen Gewinn, sondern um die großartige Rolle im Spiel des Augenblicks. Eine therapeutische Beziehung lässt sich hier nur entwickeln, wenn der Behandelnde Sinn hat für dieses faszinierende Spiel – und es zugleich durchschaut ohne zu moralisieren. Es sei freilich darauf hingewiesen, dass viele Hochstapler, jenseits der idealisierenden Überhöhung, sich schamlos auf Kosten ihrer Opfer bereichern und eine tiefe Spur von Enttäuschung und Elend hinterlassen.

Bevor ich zur dritten Gruppe übergehe, möchte ich Danilo Kiš zitieren: »Vor der großen Wahrheit der Revolution ist es fast belanglos, ob der Verurteilte wirklich der Spion ist, als der er hingerichtet werden soll«. Die hier gemeinte Revolution ist der real existierende Sozialismus. Auch wir im Westen haben eine große Wahrheit: Freiheit – Demokratie – Rechtsstaat. Vor solchen Werten kommt es manchen anscheinend fast belanglos vor, ob »die bärtigen, schmutzigen Islamisten«, die man in Speziallager sperrt, schuldig sind oder nicht. Wir verstehen sie ohnehin nicht.

Die dritte Gruppe möchte ich pathetisch bezeichnen als »Treibgut der Zeit«. Solche Menschen finden wir als Asylbewerber oder Wirtschaftsflüchtlinge. Sozial Gescheiterte gehören dazu, Menschen, die zwischen Heimen und Pflegefamilien hin und her geworfen wurden, Menschen mit Gefängnisprägung. Ist es hier unser gesellschaftliches Vorurteil, wenn wir ihnen die Neigung zum Lügen zuschreiben, wie man es früher bei den so genannten »Zigeunern« tat? Oder sollen wir ihnen zubilligen, dass sie freizügig ihre Identität und ihre Geschichte gestalten, um sich ein Plätzchen zum Überleben zu sichern – wie sich der Schiffbrüchige an den rettenden Balken klammert? Ich möchte aus beruflicher Erfahrung sagen, dass hier eine helfende Beziehung möglich ist, gerade wenn wir die präsentierte »Geschichte« mit gesunder Skepsis und mit Nachsicht betrachten.

Wer die Wahrheit sucht und liebt, wird nur weiterkommen, wenn er auch die vielfältigen Facetten der Enttäuschung und der Selbsttäuschung erfasst. Wer meint, die Wahrheit zu besitzen, ist damit schon Opfer eines grundlegenden Irrtums.

Literatur

Augustinus, Aurelius (1989): Bekenntnisse. Stuttgart (Reclam Verlag).

Baruzzi, Arno (1996): Philosophie der Lüge. 1. Auflage, Darmstadt (Wissenschaftliche Buchgesellschaft).

Bettelheim, Bruno (1980): Kinder brauchen Märchen. München (Deutscher Taschenbuchverlag).

Borch-Jacobson, Mikkel (1997): Anna O. zum Gedächtnis. München (Wilhelm Fink Verlag).

Canetti, Elias (2001): Das autobiographische Werk. Frankfurt a. M. (Zweitausendeins).

Heine, Heinrich (1954): H. Heines Werke. »Das Bergland-Buch«. Salzburg.

Homer (2000): Ilias und Odyssee. München (Deutscher Taschenbuchverlag).

Lukian (1967): Gespräche der Götter und Meergötter Stuttgart (Reclam).

Mann, Thomas (1954): Bekenntnisse des Hochstaplers Felix Krull. Frankfurt a. M. (Fischer Verlag).

Nietzsche, Friedrich (1980): Über Wahrheit und Lüge im außermoralischen Sinne. Werke in sechs Bänden. München, Wien (Carl Hanser Verlag).

Pollak, Richard (1997): The creation of Dr. B. New York (Touchstone).

Schopenhauer, Arthur (1973): Werke. Darmstadt (Wissenschaftliche Buchgesellschaft).

Watzlawik, Paul (2004): Wie wirklich ist die Wirklichkeit? 2. Auflage, München, Zürich (Piper).

Blind und sehend in einer Person

Dissoziative Störungen der Persönlichkeit

Bruno Waldvogel

Definition und Diagnostik

Dissoziationen der Persönlichkeit sind zwar ein eher seltenes Störungsbild, scheinen aber doch erheblich häufiger zu sein, als sie erkannt werden (Gast & Rodewald 2004). In der älteren Literatur und auch noch in der ICD-10 wurden sie als multiple Persönlichkeit(sstörung) beschrieben, in der neueren Fachliteratur und auch im DSM-IV hat sich inzwischen jedoch der definitorisch treffendere Terminus ›dissoziative Identitätsstörung‹ durchgesetzt.

Im DSM-IV ist die Diagnose einer dissoziativen Identitätsstörung durch folgende Kriterien operationalisiert:

A. Die Anwesenheit von zwei oder mehr unterscheidbaren Identitäten oder Persönlichkeitszuständen (jeweils mit einem eigenen, relativ überdauernden Muster der Wahrnehmung von, der Beziehung zur und dem Denken über die Umgebung und das Selbst).

B. Mindestens zwei dieser Identitäten oder Persönlichkeitszustände übernehmen wiederholt die Kontrolle über das Verhalten der Person.

C. Eine Unfähigkeit, sich an wichtige persönliche Informationen zu erinnern, die zu umfassend ist, um durch gewöhnliche Vergesslichkeit erklärt zu werden.

D. Die Störung geht nicht auf die direkte körperliche Wirkung einer Substanz (z.B. bei Alkoholintoxikation) oder eines medizinischen Krankheitsfaktors zurück (z.B. komplex-partielle Anfälle).

Das klinische Erscheinungsbild umfasst regelhaft die folgenden Symptome (Damman & Overkamp 2004; Gast et al. 2001):

A. Amnesien

B. Entfremdungserleben

C. Stimmenhören (meist im Kopf)

D. Manifestationen von Identitätswechseln wie z. B.

> ➤ Finden von Sachen, an deren Erwerb man sich nicht erinnern kann
> ➤ fortlaufende innere verbale oder schriftliche Dialoge
> ➤ spontane Altersregression
> ➤ deutlich unterschiedliche Handschriften
> ➤ »Switch« zwischen zwei durch amnestische Barrieren voneinander abgegrenzte Teilpersönlichkeiten

Zur Psychogenese

Die Darstellung von Fällen mit dissoziativer Persönlichkeitsstörung wirkt zunächst meist kurios und spektakulär. Die simultane Existenz verschiedenster Identitäten löst Faszination, aber auch Beunruhigung aus, weil sie die uns so selbstverständlich erscheinende Einheitlichkeit, aber auch Begrenztheit unserer Personalität fundamental in Frage stellt. Diese Faszination am Ausgefallenen verschwindet jedoch schnell, wenn man sich der Persönlichkeitsstörung von einer ihrer leider keineswegs seltenen Ursachen aus nähert: Spätestens seit der Verbreitung kinderpornografischen Materials über das Internet ist unübersehbar, dass es organisierte Misshandlungen von Kindern – u. a. zum Zweck der Produktion solchen Materials – gibt. Wer das Ausmaß der organisierten sexuellen Gewalt an Kindern auch in Deutschland nicht glauben kann oder gerne Genaueres darüber erfahren möchte, dem sei das Buch der beiden polizeilichen Ermittler Adolf Gallwitz und Manfred Paulus über die Kinder-Sex-Mafia in Deutschland empfohlen (1998).

Naheliegenderweise gibt es keine Längsschnittbeobachtungen darüber, wie die davon betroffenen Kinder ihr Leidensschicksal, an dem ihre eigenen Eltern meist mitgewirkt haben, psychisch verarbeiten und überleben können. Es scheint jedoch eine gewisse Spezifität dahingehend feststellbar zu sein, dass retrospektive Schilderungen solcher Erlebnisse überwiegend von Patienten mit schweren dissoziativen Persönlichkeitsstörungen erfolgen. Auch wenn manchmal solche Erinnerungen eher Symptom als Ursache sind, so gibt es doch zahlreiche Fälle, in denen die Schilderungen objektivierbar waren. Insofern darf als plausibel gelten, dass dissoziativen Identitätsstörungen schwererer systematischer sexueller Missbrauch in der Regel unter Mitwirkung der eigenen Eltern zugrunde liegen kann. In einer ersten metaphorischen Annäherung an die Genese erscheint es eingängig, dass eine kindliche Seele, die über viele Jahre hinweg einem solchen Martyrium ausgesetzt ist, zersplittert. Eine genauere psychodynamische Betrachtung lässt in dieser seelischen Zersplitterung sowohl ein passives Desintegrationsgeschehen als auch ein mehr oder weniger aktives Anpassungs- und Bewältigungsgeschehen erkennen. Gemeinsam mit einer meiner schwer dissoziativen Patientinnen habe ich versucht, diese Dynamik in einer Grafik auf überschaubare Weise darzustellen (Abb. 1). Wie jeder Versuch einer grafischen Darstellung psychischen Geschehens enthält auch diese Grafik unvermeidbare Reduktionen und Vereinfachungen, die ich zu entschuldigen bitte. Für eine erste Annäherung an die Psychogenese dissoziativer Identitätsstörungen scheint sie mir jedoch hilfreich.

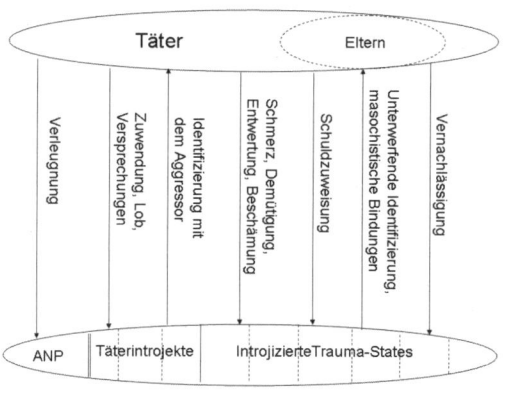

Abb. 1: Psychogenese dissoziativer Identitätsstörungen

Die untere Ellipse möge die kindliche Psyche darstellen, auf die ein Kreis von Tätern (obere Ellipse) einwirkt, von denen die eigenen Eltern eine mehr oder weniger große Teilmenge sind. Die Einwirkungen auf die kindliche Psyche umfassen die Zufügung von Schmerz, Demütigung, Entwertung und Beschämung, Schuldzuweisungen (»Das willst du doch selbst, du dreckige kleine Hure«, »Wir müssen dich bestrafen, weil du so böse bist«, »Du hast nichts anderes verdient«), grobe Vernachlässigung, aber auch Zuwendung, Lob und Versprechungen (z. B. für kooperatives Verhalten in der Hierarchie der Gruppe aufzusteigen) und schließlich Verleugnung des Geschehenen

(»Das bildest du dir nur ein«, »Das hast Du nur geträumt«, »Du spinnst«). Diese sehr widersprüchlichen Botschaften können von der kindlichen Psyche nicht integriert werden: In Identifizierung mit den unterschiedlichen Botschaften bilden sich verschiedene Partial-Selbstrepräsentanzen heraus. Zuwendung, Lob und Belohnungsversprechungen durch die Täter sind besonders geeignet, in den betroffenen Kindern eine Einstellung innerer Komplizenschaft hervorzurufen, die sich strukturell zu täteridentifizierten und täterloyalen Anteilen (verkürzt: »Täterintrojekte«) entwickeln kann. Von diesen können in Identifizierung mit den Aggressoren sehr grausame Selbstverletzungen ausgehen, die sich oft gegen die als schwächlich und hilflos verabscheuten Persönlichkeitszustände und -anteile richten, die das traumatische Erleben von Schmerz, Panik oder Gelähmtheit und die Entwertungen und Schuldzuweisungen repräsentieren (»introjizierte Trauma-States«). Hierauf beruhen unterwerfende Identifizierungen der Kinder mit ihren Peinigern, die in tiefe masochistische Bindungen an diese münden können. Aufgrund von masochistischen und täterloyalen Bindungen an die Täter können reale Reinszenierungen der erlebten Traumata entstehen, indem immer wieder aktiv Kontakt zu den Tätern oder auch zu geeigneten Nachfolgern hergestellt wird. Dies kann anderen Anteilen der Betroffenen und insbesondere auch behandelnden Therapeuten lange verborgen bleiben und sich nur in plötzlichen Rückfällen und Verschlimmerungen der Symptomatik anzeigen. Obwohl ich beispielsweise um diese Möglichkeit wusste, erfuhr ich in einem Fall erst im dritten Behandlungsjahr von einem mir bis dahin unbekannten Persönlichkeitsanteil, dass dieser die Patientin auch noch während der bei mir aufgenommenen Behandlung immer wieder in Situationen brachte, in der sie misshandelt und vergewaltigt wurde.

Aus der Verleugnung allen traumatisierenden Geschehens und der Identifizierung mit dieser bildet sich ein entsprechend von Verleugnung geprägter Persönlichkeitszustand bzw. -anteil heraus, den ich hier gemäß einer von Nijenhuis, van der Hart und Steele (2004) eingeführten Terminologie abgekürzt als ANP (für »anscheinend normaler Persönlichkeitsanteil«) bezeichne. Dieser Persönlichkeitsanteil ist in der Regel gegenüber den anderen Persönlichkeitszuständen und -anteilen weitgehend »unwissend« und hinsichtlich der mit diesen Persönlichkeitsanteilen assoziierten Erinnerungen amnestisch.

Keinen Platz gefunden hat in der Grafik die Dissoziation gegenüber der Umwelt und dem eigenen Körper. Die unvorstellbaren Grausamkeiten, die viele der Betroffenen als Kinder und Jugendliche erlebt haben, lassen sie in unserer Welt und in ihrem Körper nie mehr wirklich heimisch werden. Wie bereits erwähnt gibt es auch viele Fälle, in denen Erinnerungen an solche Geschehnisse Symptom und nicht Ursache sind. Durch den gegenwärtigen Trauma-Boom begünstigt bietet sich nicht selten eine obsessiv vermutete Trauma-Ätiologie als einfache Erklärung für ein komplexes strukturelles Störungsgeschehen an (z.B. Scharfetter 2000; Mayr 2005). Ein angenommenes Identitätskonzept, eine multiple Persönlichkeit zu sein, vermag hierbei durchaus einigen Krankheitsgewinn zu bieten. Meiner Erfahrung nach liegt eine solche imitierte oder auch suggerierte dissoziative Identitätsstörung meist dann vor, wenn Patienten offensiv beanspruchen, multipel zu sein und die Anerkennung dieses Labels nachdrücklich einfordern (Draijer & Boon 1999).

Demgegenüber sind Patienten, die wirklich an einer dissoziativen Identitätsstörung leiden, hinsichtlich ihrer Symptomatik ausgesprochen ängstlich und schamhaft. Sie empfinden diese als äußerst unheimlich und versuchen sie so gut und so lange es eben geht zu verleugnen. Unübersehbare Auswirkungen werden von ihnen zunächst lange verschwiegen, da sie fürchten für verrückt erklärt und sozial ausgeschlossen zu werden. Eine bei mir in Behandlung befindliche Patientin hat in ihrer vorangegangenen analytischen Psychotherapie volle 300 Behandlungsstunden lang ihrem Psychoanalytiker verschwiegen, dass sie nahezu täglich unter gravierenden Erinnerungslücken litt, in ihren Schränken immer wieder Kinderspielsachen vorfand, deren Herkunft sie sich nicht erklären konnte, und häufig Stimmen in ihrem Kopf hörte. Durch diese Erfahrungen habe ich gelernt, bei allen meinen Patienten darauf zu achten, wie gut sie sich zum Beispiel an die vorangegangenen Stunden bei mir erinnern können. Nicht jedes diesbezügliche Vergessen ist ein Verdrängen und nicht immer ist die Deutung des darin vermuteten Übertragungswiderstandes zielführend. Solche Erinnerungsstörungen können auch ein Hinweis auf ein schwerwiegenderes dissoziatives Geschehen sein.

Theorien der Dissoziation

Dissoziative Vorgänge sind in der Psychoanalyse lange nicht als solche wahrgenommen worden, was historisch der Konkurrenz zwischen Freud und Janet geschuldet ist (Hoffman & Eckhardt-Henn 2004; Hoffmann, Eckhardt-Henn & Scheidt 2004). Auch Ferenczis luzide Analysen dissoziativer Prozesse (1931; 1933; 1985) fanden lange nicht die verdiente Beachtung (Hirsch 2004). Noch bis heute wird Dissoziation häufig entweder der Verdrängung oder der Spaltung subsumiert. Tatsächlich wird dies den unter dem Dissoziationsbegriff gefassten psychischen Vorgängen aber nur unvollständig gerecht.

Aus einer evolutionären Perspektive lässt sich Dissoziation als ein biologisch verwurzelter Bewältigungsmechanismus bei bedrohlichen Überforderungssituationen beschreiben. Es finden sich Analogien in der Tierwelt, wie zum Beispiel im Totstellreflex. Kleinkinder mit unsicher-vermeidendem oder desorganisiertem Bindungsmuster zeigen in der *Fremde-Situation* nach der Rückkehr der Mutter eine scheinbar unberührte Fortsetzung ihres monotonen Autostimulations-Verhaltens, stehen dabei aber innerlich, wie die physiologischen Messungen zeigen, unter höchster Erregung. Die Linie lässt sich weiterziehen zu den bekannten dissoziativen Reaktionsformen im Augenblick akuter Bedrohung, wie z. B. Unempfindsamkeit gegenüber Schmerzen und Ängsten, Depersonalisations- und Derealisationserleben. Es leuchtet unmittelbar ein, dass die Ausblendung von Schmerz und Angst in einer Situation akuter Gefahr durchaus sehr funktional sein kann. Ebenso mag eine innere Entfremdung oder gar eine Out-of-body-Wahrnehmung einen quälenden Zustand, dem man ohne Chance auf Flucht oder Gegenwehr ausgeliefert ist, psychisch aushaltbarer machen. Was kurzfristig dem physisch-psychischen Überleben dienen kann, kann sich dann jedoch mittel- und längerfristig als dysfunktional erweisen. Denn solche peritraumatischen Dissoziationen beeinträchtigen die symbolische Integration des Erlebten und können damit eine strukturelle Dissoziation bahnen. Gelingt es nicht, ein traumatisches Erleben symbolisch zu integrieren, hinterlässt dies zunächst zwei voneinander getrennte mentale Grundzustände: in dem einen mentalen Zustand sind Erinnerungen an das traumatische Erlebnis präsymbolisch, d.h. sensomotorisch und affektiv überwiegend im impliziten Gedächtnis repräsentiert; in dem anderen mentalen Grundzustand besteht kein direkter Zugang zu traumatischen Erinnerungen. Auch wenn ein semantisches bzw. faktisches Wissen über das Geschehen besteht, kann dies wenig mit eigenen Gefühlen oder gar der eigenen Person in Verbindung gebracht werden.

Die niederländischen Dissoziationsforscher van der Hart und Nijenhuis bezeichnen den ersten mentalen Zustand als »emotionalen Persönlichkeitsanteil«, den zweiten mentalen Zustand als »anscheinend normalen Persönlichkeitsanteil« (Abb. 2) (Nijenhuis, van der Hart & Steele 2004; Steele, van der Hart & Nijenhuis 2004). Diese strukturelle Dissoziation erfolgt nach ihrer Ansicht nicht zufällig, sondern entlang evolutionär gebahnter psychobiologischer Überlebenssysteme, wie sie von Panksepp (1998) in seiner evolutionsbiologischen Emotionstheorie beschrieben werden. Die primäre Dissoziation zwischen einem emotionalen Persönlichkeitsanteil und einem anscheinend normalen Persönlichkeitsanteil ist kennzeichnend für die einfache posttraumatische Belastungsstörung. Dauert die Traumatisierung an und wird als zunehmend überwältigend erlebt, kann es zu einer weiteren Dissoziation zunächst der verschiedenen Subsysteme des emotionalen Persönlichkeitsanteils kommen (Abb. 3). Diese sekundäre strukturelle Dissoziation liegt bei den komplexen posttraumatischen dissoziativen Störungen vor, die häufig auch als Borderline-Persönlichkeitsstörung imponieren. Schließlich kann es auch zu einer Fragmentierung des anscheinend normalen Persönlichkeitsanteils kommen, wenn unvermeidliche Aspekte des täglichen Lebens eine assoziative Verbindung zu traumatischen Erinnerungen erhalten haben und die schützende Erinnerungsschranke zwischen dem System EP und dem System ANP zu brechen droht. Eine solche tertiäre strukturelle Dissoziation liegt bei Patienten mit dissoziativer Identitätsstörung vor.

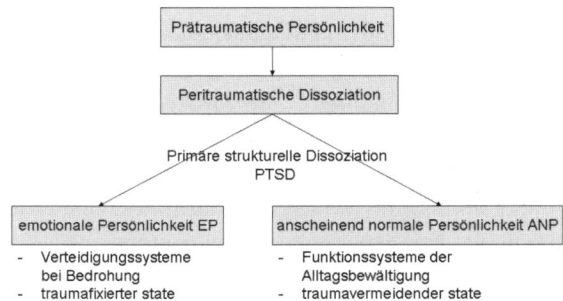

Abb. 2: Primäre strukturelle Dissoziation (Nijenhuis, van der Hart & Steele 2004)

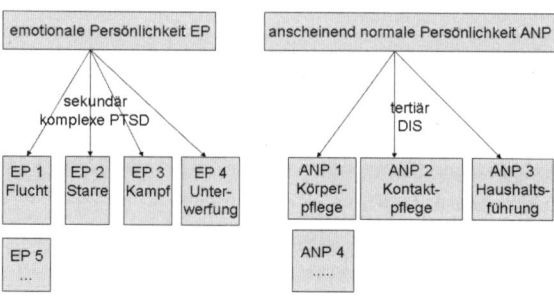

Abb. 3: Sekundäre und tertiäre strukturelle Dissoziation (Nijenhuis, van der Hart & Steele 2004)

Für eine Konzeptualisierung struktureller Dissoziation aus überwiegend psychoanalytischer Perspektive steht schon seit mehreren Jahrzehnten Richard Kluft, der einer der erfahrensten Erforscher und Behandler dissoziativer Identitätsstörungen überhaupt ist. In einem Themenheft des *Psycho-analytic Inquiry* zur Behandlung dissoziativer Identitätsstörungen stellte er ein Resümee seiner Forschungen und Erfahrungen vor (Kluft 2000). Er bezeichnet die durch strukturelle Dissoziation erzeugten Persönlichkeitsanteile als personalisierte Bewältigungsstrategien. Vertikales Splitting kann seiner Meinung nach für das Verständnis der strukturellen Dissoziation eine hilfreiche Analogie sein, erklärt aber nicht das volle Spektrum der dissoziativen Spaltung. Mit Bezug auf Christopher Bollas charakterisiert er das Phänomen der wechselseitigen Unzugänglichkeit verschiedener Persönlichkeitsanteile vielmehr als »elsewhere thought known«, als anderswo Bewusstes. Bei der Genese eines dissoziierten Persönlichkeitsanteils wirken seiner Ansicht nach mehrere psychische Problemlösestrategien zusammen: Die Disidentifizierung mit dem unerträglichen Erleben, die Abweisung einer empathischen Verbundenheit mit dem eigenen »State of mind« während des unerträglichen Erlebnisses und die Formierung einer Grenze, die die benannte Unverbundenheit mit dem Erlebten aufrechterhält. Anschließend wird dieser Anpassungsvorgang verstärkt und gefestigt durch eine phantasierte Personifizierung, die auf der Grundlage verinnerlichter Beziehungserfahrungen erfolgt.

Kluft (2000) expliziert dieses Bewältigungsgeschehen eingängig an einem von ihm konstruierten Beispiel eines jungen Mädchens, das er Leslie nennt und das von ihrem Onkel Ben, den sie ursprünglich sehr liebte, über viele

Jahre sexuell misshandelt wurde. Leslie konstruiert die folgenden personalisierten Bewältigungsstrategien:

1. »Das ist nicht passiert« – was zu einer Leslie, die davon weiß und zu einer Leslie, die nicht davon weiß, führen kann.
2. »Ich muss das verdient haben« – was zu einer Bösen Leslie führt, deren Verhalten das Trauma als verdiente Bestrafung zu erklären erlaubt.
3. »Ich muss das gewollt haben« – was zur Ausbildung einer Lisa führt, die sich die stattgefundenen sexuellen Misshandlungen gewünscht hat.
4. »Ich kann kontrollieren, was passiert, wenn ich verantwortlich bin« – was zur Ausbildung einer Marlene führt, der eine Haltung aggressiver Sexualität zugeschrieben wird.
5. »Ich wäre sicher, wenn ich ein Junge wäre« – was zur Ausbildung einer männlichen Leslie führt.
6. »Ich wünschte, ich wäre ein großer Mann, der das hätte verhindern können« – was zur Ausbildung von Big Les führt, basierend auf einigen Selbsterfahrungen von Wirksamkeit und Kontrolle.
7. »Ich wünschte, ich wäre derjenige, der einen anderen verletzen kann, und nicht derjenige, der verletzt wird« – was zu einem inneren Onkel Ben oder einer verhüllten Identifizierung mit dem Aggressor führt.
8. »Ich wünschte, ich würde nichts fühlen oder keinen Schmerz empfinden« – was zu Lissy führt, die alles erleidet, aber nichts spürt.
9. »Ich wünschte, jemand könnte an meine Stelle treten, wenn schlimme Dinge passieren« – was zur Ausbildung »der Kinder« führt, in denen verschiedene traumatische Erlebnisse eingekapselt sind, von denen Leslie nichts weiß.
10. »Ich wünschte, jemand könnte mich trösten« – was zur Ausbildung von Angel führt, in deren Gesellschaft sich Leslie imaginiert, während ihr Körper misshandelt wird und »die Kinder« die damit verbundenen unerträglichen Empfindungen erleben.

Behandlung dissoziativer Identitätsstörungen

Die psychotherapeutische Behandlung von Patienten mit dissoziativer Identitätsstörung ist in der Regel langwierig und von vielen Krisen und häufigen Rückschlägen gekennzeichnet. Rückschläge ergeben sich oft auch aus Fortschritten der Behandlung selbst, denn eine Reduktion der die Patienten beeinträchtigenden innerpsychischen dissoziativen Barrieren konfrontiert diese häufig auch mit traumatischen Erinnerungen, die zuvor durch die dissoziativen Barrieren abgespalten oder kompartimentalisiert wurden. Das Ideal einer einheitlichen personalen Identität ist oft nicht vollständig zu erreichen und als direkt angestrebtes Behandlungsziel auch eher dysfunktional. Vielmehr hat es sich bewährt, nach der unabdingbaren Herstellung eines sicheren therapeutischen Rahmens und einer vertrauensvollen verlässlichen Beziehung auf eine verbesserte Kommunikation und Kooperation zwischen möglichst allen Persönlichkeitsanteilen hinzuarbeiten.

In der Fachliteratur wird in verschiedenen Variationen das folgende mehrstufige Behandlungsvorgehen empfohlen (Gast et al. 2001):

1. Aufbau der therapeutischen Beziehung und Stabilisierung
2. Förderung der Kommunikation zwischen den Teilpersönlichkeiten
3. Traumabearbeitung und Integration der Teilpersönlichkeiten
4. Postintegrative Psychotherapie

Allgemeine Empfehlungen und Richtlinien der psychotherapeutischen Behandlung dissoziativer Identitätsstörung wurden von der International Society for the Study of Dissociation (1997) vorgelegt. Spezifisch psychoanalytisch orientierte Ansätze der Behandlung dissoziativer Persönlichkeitsstörungen finden sich bei Kluft (2000; 2004), Schwartz (2000) und Gast (2004).

Besonders erschwert werden diese psychotherapeutischen Behandlungen regelmäßig durch diejenigen Persönlichkeitsanteile, die mit Qualitäten von Tätern identifiziert sind, denen die Patienten in ihren traumatischen Erlebnissen ausgeliefert waren. Diese Identifizierung mit Aggressoren diente und dient der Kompensation der erlebten Ohnmachts- und Hilflosigkeitszustände. Die daraus hervorgegangenen Persönlichkeitskonstrukte wehren sich zunächst vehement gegen eine Einbindung in die therapeutische Arbeit, um das in ihnen konstruierte Erleben von Autonomie, Macht und Kontrolle zu sichern. Auch dieser Widerstand kann zum Teil schwere Krisen mit von diesen Persönlichkeitsanteilen ausgehenden grausamen Selbstverletzungen bedingen. Wenn es gelingt, diese täteridentifizierten Persönlichkeitsanteile für Kontrakte über den Umgang mit autoaggressiven Impulsen zu gewinnen und deren energetisches Potential für funktionalere Bewältigungsstrategien zu aktivieren, ist ein großer Behandlungsfortschritt erreicht. Erst dann kann eine gezielte Bearbeitung der traumatischen Erfahrungen erfolgen, die bei allen psychotraumatisch bedingten Krankheitsbildern letztlich die Methode der Wahl, wenn auch nicht immer erreichbar ist. Die Traumabearbeitung setzt bei hoch dissoziativen Patienten ein hoch strukturiertes Setting voraus, in dem die traumatischen Erlebnisse in kleinen, bewältigbaren Dosierungen kontrolliert erinnert und durchgearbeitet werden können. Hinsichtlich der Diskussion um die Bearbeitung traumatischer Erlebnisse in der Übertragung ist meine Erfahrung die, dass schwer dissoziativ gestörte Patienten immer dann, wenn sie bei ihrem Therapeuten in der Übertragung Züge ihrer Peiniger erleben, dissoziieren, schlimmstenfalls in einen akuten Flash-back-Zustand geraten, was eine Bearbeitung in der Übertragung schlicht verunmöglicht. Da bekanntermaßen neue Erfahrungen am besten bei einem mittleren Erregungsniveau integriert werden können, sollten hochgradige Erregungszustände, in die dissoziative Patienten bei einer Übertragung traumatischer Erlebnisse auf die therapeutische Beziehung schnell geraten, meines Erachtens so gut es geht vermieden werden. Mir ist auch keine wissenschaftliche Veröffentlichung bekannt, in der über eine erfolgreiche Bearbeitung des Traumas in der Übertragung bei schwer dissoziativ gestörten Patienten berichtet wurde (ähnlich bei Kluft 2004).

Kasuistik

Im Folgenden berichte ich über meine erste Patientin mit dissoziativer Identitätsstörung, die mich dazu veranlasst hat, mich mit dieser Thematik eingehender zu beschäftigen. Die damals 33-jährige Patientin meldete sich bei mir, nachdem sie in einer psychiatrischen Klinik zunächst die Diagnose einer paranoid-halluzinatorischen Schizophrenie und dann die Diagnose einer multiplen Persönlichkeitsstörung erhalten hatte. Sie teilte mir bei der telefonischen Kontaktaufnahme gleich mit, dass sie blind sei und klärte ab, ob sie bei mir ihren Blindenführhund mitbringen könne. Den Erstkontakt und auch das darauf folgende Erstgespräch gestaltete sie aktiv und selbstbewusst. Dabei trat sie sehr freundlich und kooperativ auf und wirkte überdurchschnittlich intelligent und sozial kompetent. Sie bot ein weitgehend unauffälliges Erscheinungsbild, das in deutlichem Kontrast zu der von ihr geschilderten Symptomatik stand. Ihrem Bericht zufolge hatte sie in den vorangegangenen Wochen und Monaten immer wieder »Aussetzer« gehabt. Für den Zeitraum dieser bis zu mehreren Stunden und Tagen anhaltenden »Aussetzer«

habe sie keinerlei Erinnerungen. Von ihren Freunden sei ihr berichtet worden, dass sie während dieser Zeitspannen gelegentlich unter heftigen »Anfällen« leide, in denen sie panisch sei, heftig zittere, abrupte Bewegungen ausführe und mit kindlicher Stimme wimmere. Weiter sei ihr berichtet worden, dass sie während dieser Aussetzer andere Identitäten annehme, die meist deutlich jünger und teilweise auch männlichen Geschlechts seien. In ihrer Wohnung bemerke sie immer wieder Veränderungen und neue Gegenstände (z.B. Kinderbekleidung und Kinderspielsachen), deren Ursache bzw. Herkunft sie sich nicht erklären könne. An ihre Kindheit und Jugend könne sie sich nur sehr rudimentär erinnern. An weiterer Symptomatik schilderte sie ein nahezu kontinuierliches Depersonalisationserleben, Zustände von Depressivität und Hoffnungslosigkeit, phobische Ängste, Panikattacken und innere Unruhe, Schlafstörungen, chronische Kopfschmerzen und Appetenzstörungen, insbesondere eine anorektiforme Essstörung.

Bereits während des zweiten Gesprächstermins ereignete sich ein spontaner »Identitätswechsel«, der die von mir zunächst noch etwas skeptisch betrachtete Überweisungsdiagnose bestätigte: Ausgelöst durch das Läuten meines Telefons geriet die Patientin in einen sich schnell steigernden, nicht auslenkbaren panischen Erregungszustand, in dem sie aus dem Stuhl glitt, fluchtartig in eine Ecke des Zimmers krabbelte, sich dort zusammenrollte und mit kindlicher Stimme flehte, dass man ihr nichts antun möge. Sie zitterte am ganzen Körper und vollführte immer wieder bruchstückhafte Abwehrbewegungen. Nachdem sie etwas beruhigt werden konnte, fragte sie plötzlich mit erneut veränderter Stimme, wo sie hier sei und wer ich bin. Sie stellte sich als achtjähriger Junge namens Hans vor. In diesem Zustand konnte sich die Patientin nicht mehr an den vorangegangenen Erregungszustand erinnern. Sie erinnerte nur einige sporadische Episoden aus den letzten zehn Jahren, hatte aber überraschend guten Zugang zu Erinnerungen aus dem 8.–10. Lebensjahr der Patientin. Hinsichtlich dieses Zeitraums hatte die Patientin im Erstgespräch eine weitgehende Amnesie angegeben. Gegen Stundenende konnte die Patientin wieder in ihren erwachsenen Bewusstseinszustand gebracht werden. In diesem Zustand hatte sie nun keinerlei Erinnerungen an die unmittelbar vorausgegangenen Geschehnisse. Sie erinnerte den Stundenverlauf nur bis kurz vor dem Läuten meines Telefons.

Im weiteren Verlauf der Behandlung ergaben sich immer wieder solche spontanen Identitätswechsel, die anfangs oft auch durch affektive Erregungszustände ähnlich dem oben geschilderten eingeleitet wurden. Es war zu erfahren, dass während der affektiven Erregungszustände in der Patientin intrusive visuelle, akustische und somatosensorische Erinnerungen an traumatische Erlebnisse abliefen, die sie wie gegenwärtig erlebte (»Flash-back-Erleben«). Es präsentierten sich nach und nach über 15 verschiedene Persönlichkeitsanteile, die sich durch je eigene Namen, verschiedene Altersangaben, unterschiedliche Geschlechtsidentitäten, unterschiedliche Einstellungen, Neigungen, Temperamentsunterschiede und weitere charakterliche Merkmale auszeichneten und identifizieren ließen. Auch Stimme, Gestik und Mimik waren jeweils deutlich unterscheidbar. Das Alter der verschiedenen Persönlichkeitsanteile entsprach jeweils den frühesten in diesen Persönlichkeitszuständen zugänglichen Erinnerungen, meist an jeweils spezifische traumatische Erlebnisse. Diese Erinnerungsfragmente der verschiedenen Persönlichkeitsanteile waren untereinander sehr konsistent. In einigen dieser Persönlichkeitszustände konnte sich die Patientin nur in Englisch verständigen, in anderen nur in Deutsch, in einigen war sie beider Sprachen mächtig. Sie hatte einige Jahre ihrer Kindheit und Jugend in einem englischsprachigen Ausland verbracht und dort nur Englisch gesprochen. Fast alle Persönlichkeitsanteile wussten von der Existenz anderer Persönlichkeitsanteile und standen teilweise in innerem Austausch mit diesen. Demgegenüber wusste die Patientin in dem Bewusstseinszustand, in dem sie zu mir Kontakt aufgenommen hatte und der sozusagen ihrer äußeren und »offiziellen« Identität entspricht, von der Existenz ihrer anderen Identitätszustände nur das, was ihr von außen berichtet wurde. Das mochte sie allerdings lange nicht glauben und es bereitete ihr erhebliche Angst.

Hinsichtlich ihrer Blindheit berichtete sie mir, dass diese 13 Jahre zuvor durch ein unfallbedingtes Schädel-Hirn-Trauma verursacht worden sei. Natürlich zog ich in Erwägung, ob nicht auch ihre Blindheit dissoziativer Natur sein könne und bat sie darum, vorhandene Befunde mitzubringen. Sie brachte mir daraufhin ein wissenschaftliches Gutachten mit, das nach ihrer Erblindung in einer Universitätsklinik erstellt worden war. In dem Gutachten wurde eine »kortikale Blindheit« festgestellt, da »die vorgenommenen elektrophysiologischen Untersuchungen eine Funktionsschädigung bereits im primären visuellen Kortex« dokumentierten.

Die aufgenommene Psychotherapie wurde entsprechend der von mir gemachten Angaben über die Behandlung dissoziativer Identitätsstörungen durchgeführt und verlief auch entsprechend, insbesondere die Krisenhaftigkeit betreffend. Nach der Herstellung eines verlässlichen Rahmens und einer ver-

trauensvollen Beziehung wurden der Patientin einige basale Stabilisierungs-
und Copingfertigkeiten vermittelt. Anschließend wurde ein Zugang zu den
verschiedenen Persönlichkeitszuständen und deren Einbindung in das The-
rapiebündnis gesucht. Schließlich konnte auch zu den täteridentifizierten
Anteilen, die die Patientin lange wegen ihrer Mitarbeit in der Psychotherapie
bedrohten und bestraften, Kontakt hergestellt und diese zur Mitarbeit
gewonnen werden. Es konnten Techniken erarbeitet und eingeübt werden,
mittels der der erwachsene »offizielle« Identitätszustand von allen anderen
Persönlichkeitsanteilen willentlich und kurzfristig aktiviert werden konnte,
wenn dies erforderlich oder wünschenswert erschien. Die mutigeren und
kompetenteren Persönlichkeitsanteile bildeten gemeinsam ein »Rettungsteam«,
das von den ängstlicheren und labileren Persönlichkeitsanteilen »gerufen«
werden konnte, wenn ein intrusives Flash-back-Erleben oder autoaggressive
Impulse andrängten. Diese Fortschritte ermöglichten eine deutlich verbesserte
Alltagsbewältigung und den behutsamen Beginn fraktionierter Traumabear-
beitungen.

Im dritten Jahr der psychotherapeutischen Behandlung, zu der die Patientin
stets mit ihrem Blindenführhund erschien, konnte die Patientin unmittelbar
nach einer Behandlungsstunde in einem ihrer jugendlichen männlichen Identitätszustände plötzlich einzelne Worte auf der Titelseite einer Zeitschrift
erkennen. In dieser Behandlungsstunde konnte eine traumatische Erinnerung,
in der ihre Blindheit eine wesentliche Rolle spielte, ein gutes Stück bearbeitet
und integriert werden. Die daraufhin plötzlich aufgetretene Sehfähigkeit
beschränkte sich zunächst nur auf diesen einen Persönlichkeitsanteil und auf
ganze Worte (die das Wort bildenden Buchstaben konnten hingegen nicht
einzeln erkannt werden). In den folgenden Behandlungsstunden konnte
diese Fähigkeit schließlich auf die gesamte visuelle Wahrnehmungswelt, in
den folgenden Wochen dann auch nach und nach auf die anderen Persönlichkeitsanteile generalisiert werden. In diesem Zeitraum existierten gleichzeitig
zunehmend mehr Persönlichkeitsanteile, die vollständig sehen konnten, und
zunehmend weniger Persönlichkeitsanteile, die weiterhin vollständig blind
waren, wobei diese verschiedenen Zustände der Sehfähigkeit sekunden-
schnell alternieren konnten. In dieser Phase konnte die Patientin in allen
ihren Identitätszuständen dafür gewonnen werden, erneut eine Untersuchung
mit visuell evozierten Potentialen vorzunehmen. Die Ergebnisse dieser
Untersuchung entsprachen exakt ihren subjektiven Angaben. Im Zustand
sehender Persönlichkeitsanteile ergab sich ein völlig unauffälliger, regulärer

Befund. Dann wurde die Patientin gebeten, einen noch blinden Persönlichkeitszustand zu aktivieren, in dem nun – nur Sekunden später – kein reproduzierbarer Ableitungsbefund mehr auslösbar war, was in dem neurologischen Vorgutachten als sicherer Beleg einer kortikalen Blindheit angeführt wurde.

Als neuronale Grundlage der offensichtlich psychogenen Blindheit der Patientin lässt sich aufgrund der vorliegenden Ergebnisse eine »top-down«-Modulation der Aktivität der primären Sehbahn auf Ebene des Thalamus oder primären visuellen Kortex vermuten (Waldvogel et al. 2006). Vereinfacht lässt sich sagen, dass der Zufluss visueller Information offenbar auf einer frühen Stufe der Reizverarbeitung blockiert wurde. Inwieweit dies für alle Formen psychogener Blindheit gilt und daraus ein allgemeines Modell der neuronalen Funktionsweise dissoziativer Blindheit abgeleitet werden kann, wird noch zu untersuchen sein. Tatsache scheint aber, dass evozierte Potentiale nach unseren Befunden nicht mehr als sicheres Instrument der Abgrenzung einer psychogenen Blindheit gegenüber organischen Ursachen einer Unterbrechung der Sehbahn gelten können (Waldvogel et al. 2006).

Aus unseren Befunden ergibt sich eine interessante Verbindung zu einer Studie von Reinders et al. (2003), in der bei Patienten mit dissoziativer Identitätsstörung mittels PET-Untersuchungen zwischen verschiedenen Persönlichkeitszuständen charakteristische Unterschiede in den Blutflussmustern des Gehirns gefunden werden konnten. Die gefundenen Unterschiede betrafen dabei auch visuelle Areale.

Gemeinsam lässt sich aus den Ergebnissen dieser Studie und unseren Befunden zusammenfassend schließen, dass das menschliche Gehirn unterschiedliche Zustände personalen Bewusstseins ermöglicht, die sich nicht nur durch sehr unterschiedliche Zugänge zur inneren Welt – insbesondere dem Gedächtnis – unterscheiden können, sondern auch durch sehr unterschiedliche Zugänge zur äußeren Wahrnehmungswelt. Nimmt man hypothetisch an, dass das für gewöhnlich einheitliche Erleben einer Person durch Rückkopplungskreise von Hirnaktivität vermittelt wird, wie dies gegenwärtig in der Gehirnforschung diskutiert wird, so würden sich auch parallel laufende getrennte Rückkopplungskreise vorstellen lassen, die separat oder in unterschiedlicher Weise offenbar auch Zugriff auf früh liegende, modulatorische Zentren besitzen. Das Umschalten zwischen Persönlichkeitsanteilen und zugehörigen sensorischen Modulationen wäre auf diese Weise auch neurowissenschaftlich nachvollziehbar (Waldvogel et al. 2006).

In psychotherapeutischer Hinsicht konnte die vorgestellte Kasuistik hoffentlich deutlich machen, dass die Behandlung dissoziativer Identitätsstörungen zwar – wie zuvor theoretisch beschrieben – außergewöhnlich schwierig ist, aber auch außergewöhnlich lohnend sein kann.

Literatur

Dammann, G.; Overkamp, B. (2004): Diagnose, Differentialdiagnose und Komorbidität dissoziativer Störungen des Bewusstseins. In: Reddemann, Hofmann & Gast 2004, S. 3–25.

Draijer, N.; Boon, S. (1999): The Imitation of Dissociative Identity Disorder. Patients at risk, therapists at risk. The Journal of Psychiatry and Law 27.

Eckhardt-Henn, A.; Hoffmann, S. O. (Hg.) (2004): Dissoziative Bewusstseinsstörungen. Stuttgart, New York (Schattauer).

Ferenczi, S. (1931): Kinderanalysen mit Erwachsenen. In: Ders.: Bausteine zur Psychoanalyse, Bd. 3. Bern (Huber), 1964, S. 490–510.

Ferenczi, S. (1933): Sprachverwirrung zwischen dem Erwachsenen und dem Kind. Die Sprache der Zärtlichkeit und der Leidenschaft. Bausteine zur Psychoanalyse, Bd. 2, Bern (Huber), 1964, S. 511–525.

Ferenczi, S. (1985): Ohne Sympathie keine Heilung. Das klinische Tagebuch von 1932. Frankfurt a. M. (Fischer), 1988.

Gallwitz, A.; Paulus, M. (1998): Grünkram. Die Kinder-Sex-Mafia in Deutschland. 2. Aufl., Hilden/Rheinl. (Verlag Deutsche Polizeiliteratur).

Gast, U. (2004): Der psychodynamische Ansatz zur Behandlung komplexer dissoziativer Störungen. In: Eckhardt-Henn & Hoffmann 2004, S. 395–422.

Gast, U.; Rodewald, F.; Kersting, A.; Emrich, H. M. (2001): Diagnostik und Therapie dissoziativer Identitätsstörungen. Psychotherapeut, 46: 289–300.

Gast, U.; Rodewald, F. (2004): Prävalenz dissoziativer Störungen. In: Reddemann, Hofmann & Gast 2004, S. 37–46.

Hirsch, M. (2004): Psychoanalytische Traumatologie – Das Trauma in der Familie. Psychoanalytische Theorie und Therapie schwerer Persönlichkeitsstörungen. Stuttgart (Schattauer).

Hoffmann, S. O.; Eckhardt-Henn, A. (2004): Die Dissoziation: eine Standortbestimmung. In: Eckhardt-Henn & Hoffmann 2004, S. 3–8.

Hoffmann, S. O.; Eckhardt-Henn, A.; Scheidt, C. E. (2004): Konversion, Dissoziation und Somatisierung: historische Aspekte und Entwurf eines integrativen Modells. In: Eckhardt-Henn & Hoffmann 2004, S. 114–130.

International Society for the Study of Dissociation (1997): Guidelines for Treating Dissociative Identity Disorder (Multiple Personality Disorder) in Adults. http://www.issd.org/indexpage/isdguide.htm (deutsch: http://www.dissoc.de/issd05.html).

Kluft, R. P. (2000): The Psychoanalytic Psychotherapy of Dissociative Identity Disorder in the Context of Trauma Therapy. Psychoanalytic Inquiry, 20: 259–286.

Kluft, R. P. (2004): Behandlung der dissoziativen Identitätsstörung aus psychodynamischer Sicht. In: Reddemann, Hofmann & Gast 2004, S. 73–99.

Mayr, U. (2005): False memories. Botschaften aus dem Übergangsraum. Forum Psychoanal, 21: 58–67.

Nijenhuis, E. R. S.; van der Hart, O.; Steele, K. (2004): Strukturelle Dissoziation der Persönlichkeitsstruktur, traumatischer Ursprung, phobische Residuen. In: Reddemann, Hofmann & Gast 2004, S. 47–72.

Panksepp, J. (1998): Affective Neuroscience: The foundations of human and animal emotions. New York, Oxford (Oxford University Press).

Reddemann, L.; Hofmann, A.; Gast, U. (Hg.) (2004): Psychotherapie der dissoziativen Störungen. Krankheitsmodelle und Therapiepraxis – störungsspezifisch und schulenübergreifend. Stuttgart, New York (Georg Thieme Verlag).

Reinders, A. A. T. S.; Nijenhuis, E. R. S.; Paans, A. M. J.; Korf, J.; Willemsen, A. T. M.; den Boer, J. A. (2003): One brain, two selves. NeuroImage, 20: 2119–2125.

Scharfetter, C. (2000): Opfer des Satanskultes. Kausalattribution in autobiographischer Narration. Krankenhauspsychiatrie 11: 128–133.

Schwartz, H. L. (2000): Dialogues with forgotten voices: relational perspectives on child abuse trauma and treatment of dissociative disorders. New York (Basic Books).

Steele, K.; Van der Hart, O.; Nijenhuis, E. R. S. (2004): Phasenorientierte Behandlung komplexer dissoziativer Störungen: die Bewältigung traumabezogener Phobien. In: Eckhardt-Henn & Hoffmann 2004, S. 357–394.

Waldvogel, B.; Ullrich, A.; Strasburger, H. (2006): Blind und sehend in einer Person. Schlußfolgerungen zur Psychoneurobiologie des Sehens. (Zur Veröffentlichung eingereicht bei der Zeitschrift Der Nervenarzt.)

Persönlichkeitsstörungen: Struktur- oder Funktionsstörungen?

Jan Ponesicky

Einleitung

Ursprünglich wollte ich in diesem Aufsatz die These vertreten, dass es sich bei Persönlichkeitsstörungen um eine Strukturpathologie handelt, die entwicklungspsychologisch durch Vernachlässigung, Missbrauch, Verwöhnung, Traumatisierung oder durch andere außergewöhnliche Einflüsse entstanden ist, und zwar in Abgrenzung zur pathologischen Psychodynamik. Je länger ich mich mit dem Thema beschäftigt habe, desto klarer wurde mir allerdings, wie untrennbar die Struktur mit der Funktion zusammenhängt; in Analogie zum Computer könnte man sagen: hier ist Hardware gleichzeitig Software. Die sich ständig ändernde Vernetzung der Nervenzellen geschieht eben in Abhängigkeit von deren Beanspruchung, also von der Funktion, obwohl auch dort zwischen Reizleitung und Nervenbahnen unterschieden werden kann. Aufgrund dieser Überlegungen habe ich das Thema des Aufsatzes etwas modifiziert. Ich widme mich im Folgenden den unterschiedlichen Strukturauffassungen und deren interpersonellen und therapeutischen Konsequenzen. Entwicklungspsychologische und ätiopathogenetische Modelle haben nämlich einen entscheidenden Einfluss auf die psychoanalytische Vorgehensweise, ob z.B. ein epigenetisches oder hermeneutisches Prinzip vertreten und angewendet wird.

Zweierlei Persönlichkeitsstörungen

Unter ›Struktur‹ verstehe ich eine allgemeine Tendenz lebendiger Organismen, sich so abzugrenzen, dass ein unabhängiges homöostatisches und sich entwickelndes System durch Stoffwechsel mit der Umwelt aufrechterhalten wird. Psychologen sprechen von einer »assimilatorischen Tendenz«, von einer Tendenz nach einer guten Gestalt, d.h. nach Geschlossenheit und interner Konsistenz des Selbstsystems. Die dazu passenden Bedürfnisse, die sozusagen

»jenseits des Lustprinzips« liegen, wurden innerhalb der Psychoanalyse als Selbsterhaltungstriebe, Ich-Triebe, Ich-Funktionen, Narzissmus, Sicherheitsbedürfnis oder sogar als Eros im Dienste der Tendenz zur Kohärenz, Mischung, Bindung, Bildung komplexerer höherer Strukturen (z. B. Selbstrepräsentanzen, Identität und Beziehungsmuster) bezeichnet. Deshalb spreche ich hier von strukturellen Bedürfnissen. Da die Beschädigung der psychischen Struktur auch später, z. b. durch Traumata, geschieht, erschien mir die Diagnose des Strukturdefizites (oder -schädigung) angebrachter (dezidierter) als solche Bezeichnungen wie Entwicklungsstörung, präödipale oder frühe Störung. Die Nachentwicklung *oder* die Restitution der psychischen Struktur benötigt eine andere Behandlungseinstellung und Strategie als wir es bei Neurosenkranken gewöhnt sind, richtet sich nach dem *epigenetischen* Prinzip und verläuft oft in einem primärprozesshaften asymbolischen Raum der konkreten »Handlungsobjekte«, wo Symbole lediglich als Hüllen verwendet werden. Die stärkste Motivation ist hier die Angst vor Strukturverlust, weil die Struktur nur parasitär in Symbiose mit einer anderen, dazu passenden (oder in gewünschte Richtung manipulierter) Struktur existieren kann und auch weil die unangepasste Struktur nicht durch die Umwelt bestätigt wird. Der Strukturverlust wird befürchtet in der Form der Fragmentierung, des Chaos, des Steuerungs- und Kontrollverlustes oder infolge des Zusammenbruches der Abgrenzung, wodurch das individuelle Selbst aufhörte zu existieren, aufgelöst würde. Daher rührt auch die sehr intensive aggressive oder verleugnende defensive, interpersonelle Abwehr (z. B. Manipulation, Drohungen, Machtausübung oder Entwertung) (Ponesicky 2005). Solche Menschen entwickeln ein einfaches bipersonales Handlungsmodell, welches das Überleben sichert; und auch die Therapie vollzieht sich in der Interaktion. Der Therapeut übernimmt die Funktion des Hilfs-Ichs, sei es interaktionell, sei es per Einfühlung und Klarifizierung.

Im Unterschied hierzu geht es dort, wo eine Struktur stabil und unabhängig ist, mit überwiegenden Ganzobjektbeziehungen – und hier dachte ich in erster Linie an Neurosen bzw. Charakterabwehrneurosen – um verschiedene Modi des Funktionierens, um eine eher offensive Motivation in Bezug auf Konfliktlösung, z. B. zwischen einem realistischen reifen Lebenskonzept und dem aus der Kindheit stammenden Beziehungsmuster. In der Therapie befasst sich der Psychoanalytiker dann mit der Konkurrenz verschiedener Motive aggressiver und libidinöser Natur, mit der unbewussten Beziehungsproblematik – wo ein *hermeneutisches* Prinzip angebracht erscheint.

Deshalb schläge ich vor, zwischen Persönlichkeitsstörungen als Struktur-störungen mit einer entweder *defizitären* oder *stabilen,* von der Norm stark abweichenden Persönlichkeitsstruktur zu unterscheiden. In zwischen-menschlichen Beziehungen wird der Unterschied darin deutlich, wie der Mensch ständig bemüht ist, die jeweilige Struktur (Selbstverständnis, Stabilität etc.) durch das eigene Verhalten und die Bestätigung mittels Rückmeldungen zu erneuern und zu sichern.

Bei der defizitären Struktur handelt es sich um das Sein oder Nichtsein, um die Bedrohung der eigenständigen Existenz, mit problematischer Ab-grenzung, Kohärenz oder narzisstischer Besetzung des Selbst. Im Vordergrund des Erlebens stehen die Ich-Steuerung, das eigene Selbst und eine derartige Beziehungsstörung, infolge der keine Nachentwicklung der oben genannten Defizite möglich ist.

Im Falle der stabilen Struktur geht es um das Selbst- und Beziehungs-verständnis, um die Konflikthaftigkeit der Beziehung zu sich selbst und zur Umwelt. Die Trennungsangst hängt mehr mit einem unbewussten Trennungs-wunsch und der Schuld dafür zusammen, mehr mit Ablehnung und Liebes-verlust als mit dem oben erwähnten Steuerungs- und Kontrollverlust. Man lebt weniger in der Welt der Handlungsobjekte und immer mehr in der Welt der Bedeutungen: Die schon symbolisierten emotional und kognitiv getönten Objektbeziehungsrepräsentanzen, die ständig aufgrund der Eigenwahrneh-mung und der Rückmeldungen rekategorisiert werden, füllen sich im Laufe des Lebens mit neuen Sinn- und Wertbedeutungen und befinden sich im Spannungsverhältnis zwischen konservativen Tendenzen und dem Wunsch nach kreativer, individueller Lebensgestaltung. Mitchell (2002) spricht in diesem Zusammenhang von einem Konflikt zwischen dem Bedürfnis nach Sicherheit und dem nach Abenteuer. Therapeuten sollten sich immer wieder fragen, ob ihr Patient in der Welt der konkreten Objekte und Handlungen oder in der Welt der Bedeutungen lebt. Und weiter: was kann man tun, wenn sich der Patient und der Therapeut in verschiedenen Welten befinden, wenn z. B. der Therapeut deutet und der Patient das als Handlung versteht? Wenn man aneinander vorbeiredet?

Cremerius (1979) hat schon vor 26 Jahren die Frage gestellt, ob es zwei psychoanalytische Techniken gibt. Vielleicht geht es eher – sowohl entwick-lungspsychologisch als auch in der Therapie – um zwei verschiedene und sich ergänzende Lernprozesse, um die Frage, ob ein Fortschritt eher durch Rückmeldungen und Deutungen oder durch Handlungen und Beziehungserfahrungen erzielt werden soll, bzw. ob das vom Krankheitsbild – hier von der Strukturebene – abhängig ist. Wann soll der Analytiker den Weg der Erkenntnis oder den Weg der interaktionellen Erfahrung vorziehen?

Die psychoanalytischen Interventionen und die Suche nach der Struktur

Christopher Bollas hat anlässlich der EFPP-Tagung 2005 in Dresden die Betonung auf die Übertragung im Hier und Jetzt als einen häufigen Widerstand gegen die freie Assoziationen dargestellt, weil diese sowohl für den Patienten als auch für den Therapeuten mit Unsicherheit und Unbestimmtheit verbunden sind. Es ging meines Erachtens auch darum, was die wahre Psychoanalyse ist, die gerettet werden soll: Geht es um die Bedeutung verschiedener Aspekte des Selbst, der Objekte und der verschiedenen Beziehungen dazwischen? Ist es die Kunst der Hermeneutik oder die Arbeit an der Veränderung der mehr fassbaren, konkreteren Interaktionsformen, an der Beziehungsstruktur, die sich in der Übertragung entfaltet? Welche sind die mutativen Wirkfaktoren: Geschieht die Veränderung durch die Symbolisierung, durch die Erweiterung der inneren Welt um das Unbewusste bzw. um neue Bedeutungen des bisher Erlebten? Oder verändert man sich aufgrund einer neuen emotionellen Erfahrung – zuerst im Übergangsraum mit dem Therapeuten, wobei gleichzeitig die maladaptiven Beziehungsmuster aufgegeben werden? Möglicherweise tritt das Wahre Selbst (Winnicott 1974) erst dann in Kontakt mit dem Selbst des Therapeuten, kann erst dann etwas Neues im Sinne der relationalen Psychoanalyse entstehen. Dazu passt ein Zitat von G. Ch. Lichtenberg: »Man muss etwas Neues machen, um etwas Neues zu sehen«.

Die Philosophen meinen, hinter jeder Theorie stehe eine philosophische Grundeinstellung. Daraus ergibt sich für unsere Disziplin die Frage: soll die Psychoanalyse geisteswissenschaftlich oder naturwissenschaftlich zu erfassen sein? Ist sie eine hermeneutische Kunst, metaphorische Poetik, die durch keine neuropsychologische Hirnforschung ersetzt werden kann? Oder ist es adäquater, ein entwicklungspsychologisches, epigenetisches Prinzip zu verwenden? Steht dahinter ein unterschiedliches Menschenbild – eine realistische, aristotelische Sicht (bzw. amerikanischer Pragmatismus) oder eine platonische, idealistische (eher europäische) Philosophie? Ist eine Synthese möglich? Soll man sich der Ansicht von Schüllein (1999) anschließen, dass es sich in der lebendigen Natur sowohl um nomologische als auch um autopoietische Realität handelt, sodass man gleichzeitig eine denotative kausale als auch (vor allem) konnotative Theorie verwenden soll, die der sich ständig ändernden Realität adäquater ist, die mithilfe der mehrdeutigen Metaphern, Bilder oder Geschichten arbeitet?

Bei Störungen mit Strukturdefiziten oder -schäden und der Aufgabe der Nachentwicklung, Nachreifung oder Restitution der Persönlichkeitsstruktur erscheint es mir vorrangig, das Gewicht auf den Umgang mit Übertragung und Gegenübertragung im Hier und Jetzt zu legen. Aber zuerst werde ich mich kurz mit den verschiedenen Vorstellungen über die Struktur des Subjektes befassen. Auch hier handelt es sich um zwei verschiedene Konzepte mit dazu passender therapeutischer Implikation.

Die Entstehung der Persönlichkeitsstruktur kann man sich als die »*Produktion der Subjektivität*« (Lorenzer 1973) vorstellen: Bestimmte präverbale Interaktionsformen werden von Mutter und Vater unterstützt, angenommen, verbalisiert, mentalisiert, mit subjektiven Bedeutungen versehen. Andere Interaktionsformen liegen brach, werden nicht oder falsch benannt, gelangen nicht ins Bewusstsein, es bleibt bei physiologischen Reaktionen oder unreflektierter Handlungssymptomatik. Das Kind übernimmt das Selbst- und Weltverständnis so, wie es seine Bezugspersonen widerspiegeln bzw. so, wie es die Familientradition, die Gesellschaft für richtig hält. Das Lernen geschieht mittels der Identifikation mit der Spiegelung des Kindes in den Augen der Mutter und des Vaters, d.h. mit ihrem Verständnis des Kindes und ihrer Reaktion auf das Kind – und auch mittels der Übernahme (Introjektion) der einzelnen Ich-Funktionen der Eltern zum Zweck der stufenweisen Verselbstständigung. Die Eltern haben eine regulierende Reizschutz- und Integrationsfunktion. Sie vermitteln dem Kind das Selbst- und Weltverständnis.

Aber auch das eigene aktive Ich wird zunehmend zum eigenen Baumeister (Organisator) des Selbst (Fetscher 1985). Die Selbstwahrnehmung und zunehmende Selbstreflektion vermengt sich mit den Rückmeldungen der Umwelt zu einem immer komplexeren und realistischeren Selbstbild. Natürlich widerspiegeln die Eltern dem Kind nicht nur, wie es ist, sondern auch, wie es sein sollte und wie es nicht sein darf. So entsteht die bekannte dreiteilige Struktur, die sich zu einer realen, idealen und verpönten Selbstrepräsentanz mit charakteristischen Objektbeziehungsmustern entwickelt und einem Software-Programm ähnelt: Man muss sich nicht mehr damit befassen, wie man den Ansprüchen des Es, des Überichs und der Realität gerecht wird, sondern verhält sich sofort konform nach eigenem Selbst- und Weltverständnis (Ponesicky 2004). Die Selbstrepräsentanz wird in einer *Narration* organisiert, in einer eigenen persönlichen Geschichte – auch so kann man die Persönlichkeitsstruktur definieren. Alles muss in die eigene persönliche Geschichte hineinpassen, analog der Tendenz zur Wahrnehmungs- und Denkidentität (nach J. & A.-M. Sandler 1998), bzw. zur Selbstbestätigung. Darin sind unter anderem beide menschlichen Hauptmotivationen sichtbar: die zu Sicherheit und Harmonie und die zu Individualität und Selbstwirksamkeit. Demzufolge befasst sich die Psychoanalyse, je nach der Stufe der Mentalisierung, mit der Benennung der körperlichen Zustände, mit den expressiven Aspekten der körperlichen Symptomatik, mit defizitärem Gefühlsleben, mit ethischen Wertvorstellungen, mit den unbewussten oder auch ungelebten Lebensinhalten bis zur Bilanzierung des bisherigen Lebens. Der Therapeut stellt sich mit empathischer Spiegelung und als Vorbild (für die umwandelnde Identifizierung nach Kohut [1979]) zur Verfügung.

Die Persönlichkeitsstruktur kann man aber auch als Niederschlag der zwischenmenschlichen Erfahrungen verstehen, als eine hierarchische Organisation der verinnerlichten Beziehungsstrategien, Problem- und Konfliktlösungen. Der Fortschritt wird durch das instrumentale Lernen, durch Erfolg oder Misserfolg erzielt, das Erfolgreiche wird eingespeichert. Einen adäquaten Verständnishintergrund bietet das entwicklungspsychologische epigenetische Prinzip. Dabei geht es um die Reifung durch phasengerechte interpersonelle Erfahrungen und daran orientiert man sich auch in der Therapie: Das Ziel ist ein Individuum mit klarer Abgrenzung, mit kohärenter Selbststruktur, die überwiegend narzisstisch positiv besetzt wird, und mit flexibler Ich-Steuerung samt der Fähigkeit zu ausreichend stabilen, emotionellen, sowohl kooperativen als auch ambivalenten Beziehungen. In der Psychoanalyse liegt das Gewicht auf der Analyse der Übertragung und Gegenübertragung, auf neuen emotionellen Erfahrungen mit dem Analytiker, die die Abgrenzung, die Aufhebung der schwarz-weißen Beziehungserfahrungen bei Borderline-Patienten oder eine realistische interpersonelle Selbstwertregulation bei Narzissten zur Folge haben. Diese Entwicklungsschritte vollziehen sich normalerweise in der Mutter-Kind-Dyade. Der ausschlaggebende Punkt ist der, dass es sich noch um eine Struktur im Werden handelt, um eine noch bipersonale Struktur, die die Bezugsperson einschließt, die konsumiert wird im Sinne der bedürfnisbefriedigenden Teilobjektbeziehung. Diese unfertige Struktur erlaubt keine Subjekt-Objekt-Trennung: Alles für die eigene Stabilität Notwendige muss vom Objekt kommen. Der andere wird als die fehlende Hälfte, als steuerndes Objekt (König 1981), als Container, als Projektionsleinwand, als Hilfs-Ich, als Objekt, das gerade in das erreichte interpersonelle Entwicklungsstadium hineinpasst, gebraucht, benutzt und in diese Funktion hineinmanipuliert. Die Aggressionen bei der Frustration dieser *strukturellen Bedürfnisse* sind gewaltig, weil der Mensch hier um eine Strukturerhaltung kämpft, die noch vom Verhalten des Objektes abhängig ist. Es gibt keine Möglichkeit, sich in Frage zu stellen, weil dies sofort eine unerträgliche Unsicherheit zur Folge hätte. Im Gegenteil: man entwickelt interpersonelle Abwehrstrategien, die eine Veränderung der Selbstobjektbeziehung verhindern sollen. Das beobachtende Ich fehlt, die Interaktion verläuft vielmehr auf der Handlungsebene, sodass die verbalen Äußerungen zum Instrument der physischen Beeinflussung werden. Der therapeutische Fokus liegt auf der Interaktion, wie das z. B. die psychoanalytisch fundierte interaktionelle Psychotherapie nach Heigl und Heigl-Evers (1983) vorgeschlagen hat, mit dem Ziel der impliziten Internalisierung der Interaktionen zwischen Patient und Therapeut, die auf die Regulation des affektiven Zustandes des Patienten angelegt werden. Das entspricht dem Prinzip der optimalen Frustration bei gleichzeitiger Aufrechterhaltung einer verlässlichen Beziehung – was vor allem das Aushalten der negativen Übertragung bedeutet.

Im Unterschied zum durch Rückmeldungen und Deutungen voranschreitenden Selbsterfahrungsprozess geht es hier vielmehr um die Schaffung der dazu notwendigen Strukturen mittels Symbolisierung (Verbalisierung) und mithilfe von interaktionellen Handlungserfahrungen. Mit anderen Worten: Entweder werden Informationen gegeben, damit man erkennt, was in der jeweiligen Lebensphase/Lebenssituation adäquat ist (verbale Konditionierung), oder es wird Wert auf neue Erfahrungen gelegt, vor allem dann, wenn das alte, frühere nicht zur optimalen Bewältigung der erwachsenen, sozialen Welt ausreicht.

Bei persönlichkeitsgestörten Patienten mit reiferen Strukturen geht es darum, *wie* eigene Bedürfnisse gestillt und gesichert werden: z. B. durch orale Abhängigkeit, durch anale Selbst- und Fremdkontrolle oder hysterische Manipulation.

Defizitär-strukturelle Persönlichkeitsstörungen zeichnen sich demgegenüber dadurch aus, dass den Betroffenen an der Befriedigung ihrer relativ uniformen strukturellen Bedürfnisse gelegen ist. Die Aufmerksamkeit wird auf das eigene Selbst gerichtet. Es liegt sozusagen eine Minuspathologie vor, bei der die Affekte eine Signalfunktion im Dienste der *Erhaltung oder Rettung der eigenen Struktur* erfüllen.

Bei Persönlichkeitsstörungen mit stabiler Struktur geht es letztendlich darum, wie man die hier schon überwiegende Ganzobjektbeziehung gestalten soll. Es geht um eine Plus-Psychopathologie, darum, wie man mit dem jeweiligen So-Sein in der Umwelt existieren, funktionieren kann. In der Psychotherapie kann man sich sozusagen den Luxus erlauben, über Alternativen und verschiedene Sichten der Konfliktlösungen gemeinsam nachzudenken. Die Einsicht kann zu einer plötzlichen Problemlösung führen, es etabliert sich ein neues befriedigendes inneres und äußeres Gleichgewicht. Bei der Strukturpathologie müssen sich Behandelnde dagegen auf einen mühsameren Weg des Aufbaus einstellen.

Zusammenfassung

Unterschieden werden sollte zwischen einer Persönlichkeitsstörung mit unzureichender Symbolisierung und defizitärer, bipersonaler Struktur einerseits und einer symbolisierten, unabhängigen Charakterstruktur mit überwiegenden Ganzobjektbeziehungen andererseits. Die erste ist eine Struktur im Werden. Ein solcher Patient ist auf zwischenmenschliche Handlungserfahrungen angewiesen, die sowohl gebraucht als auch gemieden werden. Der Fokus der Therapie ist die interaktive psychoanalytische Arbeit mit Übertragung und Gegenübertragung im Hier und Jetzt. Anstelle des Deutens beschränkt der Analytiker sich auf die Benennung stummer körperlich-emotioneller Zustände und Interaktionsformen. Erst durch neue, zuerst averbale emotionelle Interaktionen, die sich als Beziehungserfahrungen niederschlagen, entsteht eine unabhängigere, sich selbst reflektierende Persönlichkeit, Identität und Verantwortungsgefühl.

Bei Neurosen und Charakterstörungen kann man sich eine umgekehrte Reihenfolge in der Therapie vorstellen: Die zuerst durch Deutungen und Selbstbeobachtung entdeckten Teile des Wahren Selbst werden in Interaktion mit dem Therapeuten zugelassen, erprobt, getestet, ob dadurch eine bessere Lebens- und Beziehungsqualität erreicht wird.[1] Hier geht es weniger

---

1 Ich habe oft in meiner analytischen Arbeit an den Grundsatz der Gestalttherapie gedacht, der lautet: »Die Veränderung geschieht, wenn man derjenige wird, der man ist, und nicht, wenn man sich bemüht, derjenige zu werden, der man nicht ist.« (Im Original: »Change occurs, when one becomes what he is, not when he tries to become what he is not.«) (Beisser 1970, S. 77).

um die Stabilität der persönlichen Struktur an sich, sondern mehr darum, wie man befriedigendere Beziehungen realisieren kann, was sich als Funktion der Beziehungsgestaltung denken lässt. Also in beiden Fällen geht es um die Verbindung des Verbalen mit der nonverbalen Interaktionsform – nur muss der Analytiker entscheiden, wo er ansetzen sollte.

Die therapeutische Schwierigkeit im ersten Fall liegt unter anderem darin, dass die strukturellen Bedürfnisse (z.B. nach Kohärenz oder Abgrenzung) oft nicht ausreichend symbolisiert und daher als Wünsche nicht wahrnehmbar werden; die defizitäre Persönlichkeitsstruktur samt der Kompensationen wird als ich-synton erlebt. Erst die mangelhafte Anpassung an die soziale Umwelt lässt den Patienten ahnen, dass etwas nicht in Ordnung ist. Der Analytiker kann sich nicht nach einer charakteristischen Übertragungs- und Gegenübertragungskonstellation richten, sondern er muss sich damit befassen, was ihm in der Interaktion fehlt und wie er als Selbstobjekt verwendet wird. So beispielsweise anstatt sich zu freuen, dass der Patient frei und viel redet, soll sich der Therapeut fragen, ob sich der Patient steuern und die Grenze des anderen berücksichtigen kann. Das nächste Problem besteht dann darin, dass die Rückmeldung wenig hilft, weil unsere Worte auf stummes Terrain fallen. Deshalb muss der Patient eine authentische Erfahrung mit dem selektiv offenen Analytiker machen.

Die bereits symbolisierten, von der Norm stark abweichenden bzw. einseitigen Charakterstörungen sind in der Regel ebenfalls ich-synton. Es handelt sich um rigide, von der Norm stark abweichende Randpositionen, die durch alltägliche Einflüsse nicht erreichbar und korrigierbar sind. Die Charakterpathologie, die man mit einem Überbau vergleichen kann, ist aber der Einsicht zugänglich, die dann ins Verhalten umgesetzt und in Beziehungen getestet werden kann.

Mein Fazit lautet: Die Diagnose der Persönlichkeitsstörung – welcher Couleur auch immer – ist irreführend, es sei denn man fügt hinzu, ob es sich um eine Strukturminus- oder Strukturpluspathologie handelt. Deshalb plädiere ich dafür, mithilfe dieses Kriteriums defizitäre Persönlichkeitsstörungen diagnostisch von stabilen Charakterstörungen zu unterscheiden.

Literatur

Beisser, A. (1970): Paradoxical theory. In: Fagen, J.; Shepard, I. L. (Hg.): Gestalt Therapy now. Paolo Alto (Science and Behavior Books), S. 77–80.

Cremerius, J. (1979): Gibt es zwei psychoanalytische Techniken? Psyche, 43/7: 577–599.

Fetscher, R. (1985b): Der Aufbau des Selbst. Psyche – Z Psychoanal, 39: 673–707.

Fromm, E. (1947): Man for Himself. New York, (Holt Rinehart and Winston). Dt.: 2004: Den Menschen verstehen. Psychoanalyse und Ethik. 6. Aufl., München (Taschenbuch Verlag).

Heigl-Evers, A.; Heigl, F. (1983): Das interaktionelle Prinzip. Psychosomatische Medizin und Psychoanalyse, 1/1983, S. 1–14.

Kohut, H. (1979): Die Heilung des Selbst. Frankfurt a.M. (Suhrkamp).

König, K. (1981): Angst und Persönlichkeit. Göttingen (Vandenhoeck & Ruprecht).

Lorenzer, A. (1973): Über den Gegenstand der Psychoanalyse, oder: Sprache und Interaktion. Frankfurt a.M. (Suhrkamp).

Mitchell, S. A. (2002): Can love last? New York (W. W. Norten & Company). Dt: 2004: Kann denn Liebe ewig sein? Psychoanalytische Erkundungen über Liebe, Begehren und Beständigkeit. Gießen (Psychosozial-Verlag).

Perls, F. (1971): Gestalt therapy verbatim. New York (Bantam Books). Dt.: 2002: Gestalt-Therapie in Aktion. Stuttgart (Klett-Cotta).

Ponesicky, J. (2005): Agrese, nasili a psychologie moci. Praha (Triton).

Ponesicky, J. (2004): Neurosy, psychosomatická onemocneni a psychoterapie. Praha (Triton).

Sandler, J.; Sandler, A.-M. (1998): Internal Objects Revisited, London (Karnac).

Schüllein, J. A. (1999): Die Logik der Psychoanalyse. Gießen (Psychosozial-Verlag)

Winnicott, D. W. (1974): Reifungsprozesse und fördernde Umwelt. München (Kindler).

Traumatischer Prozess und Persönlichkeitsstörung

Verbindungen und Unterscheidungen

Manfred G. Schmidt

Eine Patientin, Ende 30, berichtet in der Montagsstunde um 11 Uhr: sie habe an diesem Frühsommervormittag ihre beiden Kinder, Lea und Robert, zur Schule gefahren und sei dann wieder nach Hause zurückgekommen. Wie so oft überkam sie dann ein Schwall an Verzweiflung, Verlassenheit, Panik und zunehmender Verwirrung. In dieser Verfassung sucht sie oft hektisch nach Ablenkung, beginnt endlos zu telefonieren oder setzt sich aufs Fahrrad und radelt mit großer Anstrengung ein bis zwei Stunden, was sie dann manchmal etwas beruhigt. Hastig erzählt sie davon, heute Morgen einfach losgelaufen und dabei immer panischer geworden zu sein. Sie wohnt in der Nähe von St. Kunibert, einer der großen romanischen Kirchen in Köln. Scheinbar zufällig geriet sie in die offene Kirche und setzte sich in eine der hinteren Bänke der leeren Kirche. Sie berichtet, dass sie sich dort relativ schnell beruhigte und sich eine innere Ruhe, ein gewisses Gefühl der Sicherheit und ein Anflug von Wohlbefinden einstellte. Den großen, zum Teil dunklen und kühlen Raum, das ganze Kirchenschiff und die plötzliche Stille habe sie wie eine wohltuende und »bergende Umhüllung« empfunden. Es gab nach ihrer Schilderung kein Bild, kein Fenster und keine Skulptur, die dabei eine besondere Bedeutung bekommen hätte. »Es war, als ob ich eine zweite schützende Haut bekam, ohne dass ich mich dabei bedroht, eingeschlossen oder verloren gefühlt hätte.«

Wie viele Menschen mit schweren Persönlichkeitsstörungen litt die Patientin auch unter einem »klaustro-agoraphobischen Dilemma« (Rey 1990, S. 253f.), das heißt, sie fühlte sich schnell gefangen durch Objekte, obwohl sie an ihnen verzweifelt Halt suchte, und sie fühlte sich schnell ausgestoßen und verlassen, wiewohl sie fast suchtartig Kontakt aufnahm. Haltender Raum wird schnell zum Gefängnis und Freiheit zum Ausgeschlossensein. Mit Küchenhoff (2004, S. 811ff.) kann man auch von der doppelten Zerstörung von Nähe und Ferne im Trauma sprechen. Die halbe Stunde in St. Kunibert bildete eine neue Form des nicht bedrängten Geschützt-Seins.

Dieses Erlebnis knüpfte wohl an flüchtige Erinnerungsspuren von Geborgenheit in einer sehr christlich geprägten Familie; sehr viel stärker aktivierte es aber m. E. eine Art »embodied memory«, nämlich verbunden zu sein mit ihrer ruhigen, friedlich liebevollen, ihr sehr zugewandten Großmutter, die sie im vierten Lebensjahr auf dramatische und wohl auch traumatisierende Weise verloren hatte. Aus der rekonstruierten Perspektive der Patientin war die Familie zu Beginn ihres vierten Lebensjahres sehr plötzlich ins weit entfernte Süddeutschland umgezogen. Die Oma verschwand plötzlich, da sie in Norddeutschland zurückgeblieben war. Die Patientin hat sie nie mehr gesehen, da sie ein paar Monate später plötzlich verstarb. Hieraus entstand wohl u. a. der Keim einer traumakompensatorischen Überzeugung: die Objekte manipulieren meine Umwelt und nehmen mir das Allerwichtigste weg; ich muss misstrauisch bleiben, besonders wenn ich mich an jemand besonders liebevoll binde. Diese Großmutter war für sie zum alternativen primären Objekt geworden, da beide Eltern affektiv kaum verlässlich und kontinuierlich anwesend waren.

Sowohl die Erfahrung in St. Kunibert als auch Spurenelemente davon in meinem »angenehm kühlen Behandlungszimmer« (wie sie oft sagte) bildeten den Keim einer sich sehr langsam entwickelnden *Repräsentanz einer ruhigen Präsenz*, der Vorstellung einer unaufdringlichen Anwesenheit eines präobjektalen Raumes im Sinne einer Umweltmutter – einer prä-, peri- und postnatalen Umwelt »Mutter« –, die Kontakt hält, aber nicht verfolgend oder bedrohlich ist. Eine solche Mentalisierungsmöglichkeit einer unaufdringlichen Präsenz ist genau das, was aus einer entwicklungspsychologischen Perspektive bei den meisten Menschen mit schweren Persönlichkeitsstörungen fehlt. Gerhard Schneider schildert in seiner Arbeit *Vom Zimmer des Analytikers zum inneren Raum des Patienten* (2005) eindrucksvoll die Genese einer solchen unaufdringlich präsenten Mentalisierung, die Raum gibt für *eigene* Gedanken, Gefühle und Impulse. Es ist der Beginn der Möglichkeit eines Verinnerlichungsprozesses, die ausgeht vom Raum und von der Stimme des Analytikers sowie seiner gestisch-mimischen Präsenz.

Küchenhoff greift Überlegungen von D. Laub auf, wenn er von vielleicht ähnlichen Erfahrungen spricht, wie sie die Patientin in St. Kunibert gemacht hat:

»Laub (2000) benutzt die Metapher des ›leeren Kreises‹ um anzuzeigen, dass diese Leere auf einen Erfahrungsraum hinweist, der nicht repräsentiert ist aber doch eine Leerstelle als solche markiert. Der leere Kreis ist der negativen Halluzination ähnlich, die A. Green (1993) beschrieben hat: erzeugte Leere, um dort, wo durch übermäßige Intrusion ein belüfteter Erfahrungsraum, ein Intermediärraum nicht mehr besteht, wenigstens Platz zu schaffen, Abstand, auch wenn er nicht durch das Spiel von Repräsentanten gefüllt werden kann.« (Küchenhoff 2004, S. 826)

Bei der Patientin war das innere Erleben von beruhigender Sicherheit noch an den realen intrusionsgeschützten Raum gebunden. Der äußere Raum wird zur Folie für einen sich entwickelnden inneren Raum, wie dies auch Schneider beschrieben hat. Die St.-Kunibert-Erfahrung war der Beginn der Repräsentanz einer objektalen Umwelt, die nach und nach die schier unüberwindbare Gewissheit einer manipulativ bedrohlichen oder verstoßenden Objektwelt relativieren half. Solche betonharten Gewissheiten werden von Psychoanalytikern ganz verschiedener Schulen beschrieben: Im Anschluss an Steiners Konzept der »pathologischen Organisation« spricht Weiß (2005) von »starren, unglaublich festen Glaubenssystemen« wie zum Beispiel die Überzeugung einer »allwissenden Verzweiflung«. Rudolf (2005, S. 62) spricht von den »›maladaptiven Emotionen‹ wie hoffnungslose Besorgtheit, empörte Gekränktheit oder vorwurfsvolle Klage«. Kernberg spricht von Überzeugungen negativer Art, die besonders hartnäckig sein können, so beispielsweise die Überzeugung des »siegreichen Verlierers«, ganz ähnlich wie Wurmser (2004) mit seiner Formulierung von der »perversen Macht vom Triumph durch Niederlage«. Auch im Sammelband *Inszenierungen des Unmöglichen* von Rohde-Dachser und Wellendorf (2004) finden sich wichtige Beiträge zu dieser Thematik, vor allem was die oft paradox-unmögliche Beschaffenheit solcher Haltungen betrifft, wie sie vornehmlich in der Sprache der Inszenierungen zum Ausdruck kommen. Ein Teil dieser Überzeugungen, Glaubensgewissheiten, Gewissensabsolutheiten oder *pathogenic beliefs* können im Sinne des »Verlaufsmodells der psychischen Traumatisierung« von Fischer und Riedesser (1998, S. 58f.) gesehen werden. Ein anderer Teil ist die Folge von mehr oder weniger normalen Sozialisationsprozessen, stammt also aus den Interaktionen mit den Werten und Haltungen der Eltern, die auch in kumulativer Weise traumatisierend sein können (Khan 1963). Fischer und Riedesser unterscheiden zwischen a) der traumatischen Situation selbst, b) der traumatischen Reaktion auf die traumatische Situation und c) dem längerfristigen traumatischen Prozess, d. h. der längerfristigen Verarbeitung bzw. Nicht-Verarbeitung des Traumas. Hierbei entwickeln sich »traumakompensatorische Schemata«. Die oben skizzierten Überzeugungen können als solche traumakompensatorischen Schemata, die der leidtragende Mensch im traumatischen Prozess entwickelt, angesehen werden. Wohl in Analogie zu den »Triebschicksalen« spricht Küchenhoff (2004, S. 822) hier von »Traumaschicksalen«. Ein solches grundlegendes traumakompensatorisches Schema ist das, was Anna Freud als die Identifizierung mit dem Aggressor beschrieben hat – einer Umkehr von Passivität in Aktivität. Hierbei verbündet sich das traumatisierte Ich illusionär mit der Macht und Stärke des traumatisierenden Objektes. Im Konzept von Clarkin, Yeomans und Kernberg (2001) stehen solche polarisiert-dyadischen Muster von ›Täter – Opfer‹, ›sexuell erregtes Kind – kastrierender Elternteil‹ im Zentrum der Behandlungstechnik von schweren Persönlichkeitsstörungen. Ein besonders für die Entwicklung einer Persönlichkeitsstörung relevantes traumakompensatorisches Schema knüpft an die resignative Stimmung von Hilf- und Hoffnungslosigkeit, Ohnmacht und Lähmung an, die unmittelbar in der traumatischen Situation erlebt wurde: Fischer und Riedesser sprechen vom »Desillusionierungsschema«:

> »Dieses Schema hält die erschütternden Annahmen des Selbst- und Weltverständnisses in negativer Weise fest und führt zu einer Art »negativer Ontologie«: die Welt ist unzuverlässig und betrügerisch, verurteilend und entwertend; du selbst bist unfähig, dich zu wehren, du bist schuld an allem Unglück, das dich trifft, du hast es ja nicht anders gewollt.« (Fischer & Riedesser 1998, S. 99)

Die eigene eiserne Überzeugung wird zum unentbehrlichen Halt, zur wichtigsten Gewissheit; auch wenn damit Unglück, Verletzung, Schmerz und Niederlage verbunden sind – die in diesen Überzeugungen wirkende Kontrollgewissheit ist der entscheidende Aspekt. Van der Kolk (1999, S. 29) schreibt: »less care more self control!« Das bedeutet, es ist wichtig dafür zu sorgen, dass der Patient in die Lage versetzt wird, die therapeutische Situation überblicken und kontrollieren zu können. Besondere Bedeutung bekommt hierbei die Möglichkeit der Selbstregulierung durch den Patienten bei zwei Symptomen, die gerade eben eine massive Einschränkung dieser Möglichkeit beinhalten: den Flash-backs, d. h. den Intrusionen von Fragmenten der traumatischen Situation und den verschiedenen Formen der Dissoziation.

Flash-backs sind ja quasi psychotische Episoden, worauf auch Bohleber (2004, S. 63) hinweist. Hier muss man von der analytischen Methodik der freien Assoziation abweichen und sich ganz auf die Wahrnehmungsebene einstellen – also nicht die Haltung einnehmen: »was mag Ihnen wohl dazu einfallen?«, sondern: »was sehen, hören, riechen oder schmecken Sie jetzt?«. Der Bezug zu diesen Wahrnehmungsvorgängen hat eine beruhigende, selbstvergewissernde Wirkung und dadurch kommt der Patient leichter aus den Flash-backs heraus. Außerdem führt die ausdrückliche Beachtung von Wahrnehmungsspuren oft zu wichtigen Details der ursprünglich traumatischen Situation.

Ähnliches gilt für den Umgang mit den dissoziativen Verfassungen. Dissoziationen sind ja Abwehrvorgänge auf der Ebene des Bewusstseins und der Wahrnehmungsprozesse und zwar in der Weise, dass die Kohärenz von Wahrnehmungsvorgängen unterbrochen, zersplittert oder fragmentiert wird. Es geht dann in der therapeutischen Situation nicht primär um ›bewusst – unbewusst‹, sondern um ›zusammenhängend – abgetrennt‹, ›komplett – zerteilt‹, ›ganz – zerstückelt‹, was die Organisation der Wahrnehmungsvorgänge betrifft. Deshalb ist es hier wichtig, zunächst auf der Ebene von manifesten Wahrnehmungen zu bleiben und auf deren Verbundenheit oder Unverbundenheit zu achten. Man kann auch im Anschluss an Überlegungen von van der Kolk sagen, es ist vordringlich, den Patienten auf der Ebene der Wahrnehmungsverantwortung zu halten.

Meine Patientin war überzeugt, dass alle Beziehungen manipulativ durchsetzt sind – auch und besonders die Analyse. Dies nenne ich – im Sinne Fonagys (2004) – einen »fremden Selbst-Aspekt«. Fremd, weil die Überzeugung der Patientin ein Niederschlag der Erfahrungen mit den ihr verfügbaren Objekten ist, der aber dennoch zu einem Selbst-Aspekt wird. Die Erfahrung eines Kindes, das erlebt, dass die Mutter Angst bekommt, wenn es selbst Angst hat, kann zu dem fremden Selbst-Aspekt führen: »ich bin ängstigend!« Die Erfahrung einer immer wieder erfolgten Manipulation durch die primären Objekte im Sinne des Verlassen-Werdens, Ausgestoßen-Werdens und des Abprallens am »steinernen Objekt« führte zu der Verinnerlichung des Aspektes, »ich bin jemand, den man manipulativ hin und her schiebt«. Gleichzeitig versuchte sie diesen fremden Selbst-Aspekt gerade an die Menschen loszuwerden, die für sie aktuell besonders wichtig waren. So geriet auch die analytische Situation in dieses Dilemma: Sie erwartete von mir Spiegelung ihres eigenen Selbst, war aber gleichzeitig – als Ausdruck ihres projizierten fremden Selbstanteils – ganz sicher, dass ich sie manipulieren werde. Dies ließ eine innere Ungetrenntheit von Selbst- und Objektvorstellungen bei der Patientin vermuten. Auch hierauf hat Weiss hingewiesen, als er die Intoleranz gegenüber Erfahrungen von Getrenntheit und Verlust bei den Patienten mit schweren Persönlichkeitsstörungen beschrieb. Er markiert damit ein zentrales strukturelles Problem solcher Patienten.

Mithilfe des Konzepts des fremden Selbst-Aspekts ist erklärbar, weshalb die Patientin den ruhigen, annähernd manipulationsfreien Raum *außerhalb* der analytischen Situation fand. »Manchmal ist ein Zugang über einen peripheren Ort, also nicht in der Hitze der Übertragungs-Gegenübertragungsbeziehung, möglich« (Scharff 2005, S. 62). Die Radikalität und Absolutheit der traumakompensatorischen Schemata macht jeden Raum für Denken, Phantasieren, Mentalisierung oder auch Symbolisierung zunichte. Kontingenz, d. h. die Erfahrung, es könnte auch so oder so möglich sein, wird vernichtet; der Möglichkeitsraum wird buchstäblich eingeebnet. Fonagy schreibt darüber:

> »Das missbrauchte oder traumatisierte Kind, das sich der mentalen Welt entzieht oder in sie verstrickt ist, erwirbt niemals eine angemessene Kontrolle über die repräsentationale Welt der inneren Arbeitsmodelle [...] Gefangen in einem Teufelskreis aus paranoider Angst und exzessiven Abwehrmanövern, verstrickt sich das Individuum unentwirrbar in eine innere Welt, die von gefährlichen, bösen, gedanken- und seelenlosen Objekten beherrscht wird.
>
> Es hat sich von ebenjenem Prozess abgekoppelt, der es aus einem Dilemma befreien könnte – von der Fähigkeit, darüber nachzudenken, weshalb Menschen bestimmte Dinge tun und was in ihnen vorgeht.
>
> Langfristig kann der Analytiker dem Patienten den Versuch erleichtern, eine mentale Repräsentation seiner selbst und des Analytikers als – gemeinsam und unabhängig voneinander – denkende und fühlende Personen zu entwickeln, erleichtern, indem er häufig und mit unterschiedlichen Betonungen Perspektiven deutet, wie der Patient sich selbst, ihn und die analytische Beziehung erlebt (»kleine Deutungen«). Eine so beschaffene mentale Repräsentation kann dann zum Kern eines Selbstgefühls werden, in dem der Patient sich als Selbst mit der Fähigkeit wahrnimmt, Gedanken und Bedeutungen zu repräsentieren. Dies kann die Grundlage für jene Bindung schaffen, die schließlich neue Möglichkeiten der Getrenntheit und der Intimität eröffnet.« (Fonagy et al. 2004, S. 479f.)

Zum Schluss möchte ich mich mit einem behandlungstheoretischen Aspekt befassen, auf den mich in besonderer Weise Schneider, Balzer und Selow aufmerksam gemacht haben: Bei der Entwicklung von Möglichkeiten zur Mentalisierung und Symbolisierung im psychoanalytischen Prozess selbst spielt die Präsenz des Analytikers eine besondere Rolle. Nur wenn genug Präsenz im analytischen Prozess erfahrbar geworden ist, kann schließlich

Absenz gedacht und symbolisch repräsentiert werden. »Viele Aufbaustufen von Mentalisierung hängen von der präzisen Präsenz des guten Objektes ab, nicht von seiner Absenz« (Balzer 2002, S. 332). Auch Schneider (2005) und Selow (2005) sprechen von einer Dialektik von Absenz und Präsenz im analytischen Prozess, insbesondere auch von der Toleranz des Analytikers für die Absenz des Patienten. Gerade hier ist elastische Festigkeit und nicht Rigidität gefragt. In meiner Arbeit über *Die Verhinderung von Trauer durch elterliche Untröstlichkeit* (Schmidt 1998) habe ich zu zeigen versucht, dass untröstliche Elternteile dem Kind keine schuldfreie Abwendung gestatten, selbst aber ein »Abwendungsmonopol« beanspruchen. Manchmal bekomme ich den Eindruck, dass wir Analytiker ab und zu in eine ähnliche Rolle geraten und im Hinblick auf Fragen des Settings ein Abwendungsmonopol beanspruchen. Ich möchte es einmal positiv formulieren: Unsere Toleranz gegenüber Abwendungsbewegungen von unseren Patienten innerhalb und außerhalb der analytischen Sitzungen hat nach meiner Erfahrung eine nicht zu unterschätzende entwicklungsfördernde Funktion. Foulkes soll einmal gesagt haben: »Was wäre die Analyse ohne die Ferien des Analytikers?« Dies müsste man hier ergänzen durch die Formulierung: »Was wäre eine Analyse ohne die Absagen des Patienten?«

Das Absenztheorem der Psychoanalyse kann durch ein Präsenztheorem ergänzt werden, das bei der Bildung von basalen Mentalisierungsvorgängen in der Analyse sogar Vorrang haben kann. Dies ist bei allen schweren Persönlichkeitsstörungen der Fall.

Bezüglich des quantitativen Stellenwertes von Traumatisierung für die Entwicklung von schweren Persönlichkeitsstörungen schließe ich mich der Einschätzung von Bohleber an, wenn er schreibt:

> »Zwar ist zwischenzeitlich anerkannt, dass zumindest bei einem Drittel der Patienten mit einer Borderline-Persönlichkeitsstörung in der Kindheit schwerer, d. h. mehrfacher und anhaltender sexueller Missbrauch stattgefunden hat; und der Prozentsatz scheint noch weit höher zu liegen, wenn man die leichteren und einmaligen Fälle von sexuellem Missbrauch hinzunimmt. Kernberg und Paris bestreiten nun jedoch mit einigem Recht, dass dabei immer eine posttraumatische Belastungsstörung die Folge ist. Traumata verursachen für sich genommen noch keine Persönlichkeitsstörung; die Risikofaktoren sind eher in multiplen stressreichen Ereignissen bzw. chronisch traumatisierenden Eltern-Kind-Interaktionen im Verlauf der gesamten Entwicklung zu sehen.« (Bohleber 2004, S. 63)

Das Fehlen einer unaufdringlichen (präobjektalen) Präsenz ist bei fast allen schweren Persönlichkeitsstörungen von zentraler Bedeutung. Diese Art von Objektpräsenz ist aber die Vorraussetzung für die Entwicklung der Fähigkeit, über sich und andere nachzudenken und im Spiegel der Reaktionen der anderen die eigenen Gefühle als die eigenen auch kennen zu lernen. Die Fähigkeit zur Mentalisierung und später zur Symbolisierung ist untrennbar mit der Affektspiegelung im Sinne von Fonagy et al. verbunden. Entscheidend scheint eine fortlaufend abzuwägende Dosierung von unaufdringlicher Präsenz und einer Haltung, die Resonanz zeigt und auch stimulierend wirkt.

Die Objektpräsenz hat Winnicott gemeint, als er in seiner Arbeit über *Die Angst vor dem Zusammenbruch* (1974, S. 104) von »holding, handling and object presenting« sprach. »Die entwicklungsfördernde Umgebung kann als holding, das sich zum Handeln entwickelt, beschrieben werden und wird ergänzt durch object presenting.« Zur Erläuterung dessen, was Winnicott mit »object presenting« meint, berichte ich abschließend eine kleine Anekdote aus einer Supervision mit Winnicott, die ich S. Strich aus London verdanke: Winnicott erzählt aus einer Therapie mit einem Busfahrer, der ihm mitteilt, wie er auf seiner letzten Tour in der Nacht durch die Vororte von London zu rasen beginnt – wohlgemerkt mit einem jener roten Doppeldeckerbusse. Es sind nur noch zwei oder drei Fahrgäste im Bus, die anfangen zu rufen und zu schreien, und er sieht im Rückspiegel, wie sie hin und her geschleudert werden. Der Patient erzählt dies ruhig, ganz zufrieden, nach einer Weile sagt Winnicott: »Während Sie das eben erzählt haben, ist es mir ganz kalt den Rücken heruntergefahren.« Jetzt erschrickt der Patient und realisiert über die Reaktion seines Analytikers, was er selbst getan hat.

Präsenz, auch im Sinne von Winnicotts »Fähigkeit zum Überleben des Analytikers« bedeutet: der Analytiker zeigt, dass er bei allen Angriffen des Patienten bezogen bleibt, Kontakt hält und sich nicht töten lässt. Er zeigt, wie Küchenhoff schreibt, dass er »die Schläge spürt, dass er sie aber überlebt« (Küchenhoff 2004, S. 832). Zur Präsenz des Analytikers gehört auch das Ernstnehmen und die Anerkennung der Realität der traumatischen Gewalt, ohne den Patienten zum Täter oder sich zum Opfer zu machen. Der Analytiker kann zu einem *transformational object* im Sinne von Bollas werden, zu einem anderen, der ständig versucht, die Differenz zu markieren zwischen Verlust und Unbezogenheit einerseits und Überwältigung und Grenzüberschreitung andererseits. Nur durch diese Differenz entsteht die Möglichkeit einer heilsamen Erfahrung eines unaufdringlich präsenten Objekts, das die Eigenheit des Subjekts zulässt, schützt und fördert.

Diese Überlegungen sind nicht generalisierbar, sondern bezogen auf die hier beschriebenen Erfahrungen mit wesentlich traumatisch bedingten schweren Persönlichkeitsstörungen.

Literatur

Balzer, Werner (2002): Lust am Nichtdenken ? Symbolisierung und ihre Störungen, DPV Tagungsband.

Bohleber, Werner (2004): Trauma und Persönlichkeitsstörung. In: Rohde-Dachser, Christa; Wellendorf, Franz (Hg.): Inszenierungen des Unmöglichen. Stuttgart (Klett Cotta), S. 5–31.

Clarkin, John; Yoemans, Frank; Kernberg, Otto (Hg.) (2001): Psychotherapie der Borderline-Persönlichkeit. Stuttgart, New York (Schattauer).

Green, André (1993): Le travail du négativ. Paris (Minuit).

Fischer, Gottfried; Riedesser, Peter (1998): Lehrbuch der Psychotraumatologie. München, Basel (Reinhard).

Fonagy, Peter; Gergely, Görgy; Elliott, Jurist; Traget, Mary (2004): Affektregulierung, Mentalisierung und die Entwicklung des Selbst. Stuttgart (Klett-Cotta).

Kahn, Masud (1963): The privacy of the self. London (Hogarth).

Küchenhoff, Joachim (2004): Verlust des Selbst, Verlust des Anderen – die doppelte Zerstörung von Nähe und Ferne im Trauma. Psyche, 58: 811–835.

Laub, Dori (2000): Eros oder Thanatos? Der Kampf um die Erzählbarkeit des Traumas. Psyche, 54, Jg., Heft 9/10, S. 860–894.

Rey, Henry J. (1990): Schizoide Phänomene im Borderline-Syndrom. In: Bott-Spillius, Elizabeth (Hg.): Melanie Klein Heute. Bd. 1, München (Int. Psychoanalyse).

Rohde-Dachser, Christa; Wellendorf, Franz (Hg.) (2004): Inszenierungen des Unmöglichen. Stuttgart (Klett-Cotta).

Rudolf, Gerd (2005): Strukturbezogene Psychotherapie. Stuttgart, New York (Schattauer).

Scharff, Jörg M. (2005): Zum Finden und Erfinden von Geschichte(-n) in der psychoanalytischen Situation. Psyche, 59, Beiheft, S. 51–64.

Schmidt, Manfred (1998): Die Verhinderung von Trauer durch elterliche Untröstlichkeit. In: Schlösser, Anne-Marie; Höhfeld, Kurt (Hg.): Trauma und Konflikt. Gießen (Psychosozial Verlag).

Schneider, Gerhard (2005): Vom Zimmer des Analytikers zum inneren Raum des Patienten. Vortrag bei der Psychoanalytischen Arbeitsgemeinschaft Köln-Düsseldorf, Juni 2005.

Selow, Elvira (2005): Der Zeitungsleser. Zur Bedeutung konkreter Objekte in einer psychoanalytischen Behandlung. Arbeit zum Erwerb der ordentlichen Mitgliedschaft in der DPV.

van der Kolk, A. Bessel (1999): Das Trauma in der Borderline Persönlichkeit. PTT, 3: 21–29.

Weiß, Heinz (2005): Borderline-Organisationen und Missrepräsentationen von Raum-Zeit-Erfahrung in Zuständen seelischen Rückzugs. Vortrag DPV Tagung Bremen 2005.

Winnicott, Donald D. (1974): Fear of breakdown. Int. Review P. A., 1: 103–107.

Wurmser, Léon (2004): Trauma und die Absolutheit des Gewissens. Vortrag Universität Köln, Institut für Klinische Psychologie und Psychotherapie Juli 2004.

Teil IV

Persönlichkeitsstörungen
bei Kindern und Jugendlichen

Über das Für und Wider bei Kindern und Jugendlichen von Persönlichkeits-(entwicklungs-)störungen zu sprechen

Annette Streeck-Fischer

Einleitung

Störungsbilder, die als Frühstörungen, strukturelle Störungen, Borderline-Störungen, (komplexe) neurotische Entwicklungsstörungen, chronische posttraumatische Entwicklungsstörungen, narzisstische Störungen, dissoziale Störungen, komplexere Aufmerksamkeitsstörungen und antisoziale Störungen bezeichnet werden, sind im ICD-10 und DSM-IV unter den Persönlichkeits- und Verhaltensstörungen zusammengefasst. Die diagnostische Kategorie einer Persönlichkeitsstörung, insbesondere einer Borderline-Störung, antisozialen und narzisstischen Persönlichkeitsstörung (im DSM-IV: Cluster-B-Persönlichkeitsstörungen), wird allerdings bei Kindern und Jugendlichen unter 16 Jahren kaum verwendet. Das bedeutet, dass Kinder und Jugendliche mit strukturellen Störungen zwar mithilfe psychodynamischer Erklärungsmodelle von Persönlichkeitsstörungen (Kernberg 1978) verstanden werden, jedoch keine solche Diagnose erhalten. Vielmehr ist es üblich, sie den sehr allgemeinen Kategorien der Verhaltens- und emotionalen Störungen mit Beginn im Kindes- und Jugendalter (Störungen des Sozialverhaltens, der Aufmerksamkeit und der Emotionen) zuzuordnen, die jegliche psychodynamische Sicht vermeiden. Was dafür und was dagegen spricht, bereits im Kindes- und Jugendalter von Persönlichkeitsstörungen oder besser Persönlichkeitsentwicklungsstörungen zu sprechen, soll im Folgenden genauer beleuchtet werden. Dabei widme ich mich vor allem den Cluster-B-Persönlichkeitsstörungen, die Kernberg (1978) unter dem Oberbegriff der Borderline-Persönlichkeitsorganisation beschrieben hat. Dazu gehören die Borderline-Störung, die narzisstische und die antisozialen Störung. Britton (2002) verwendet für diese Störungsgruppe den Begriff der narzisstischen Störungen vom *thin-skinned* (dünnhäutig), *thick-skinned* (dickfellig) und *As-if*-Typ (Als-ob-Typ).

Kritische Betrachtung der Borderline-Diagnose

Um die Diagnose der Borderline-Störung im Kindesalter ist es still geworden, obwohl sie einmal sehr in Mode war – nicht ganz so wie die Aufmerksamkeitsdefizitstörung heute, aber es gab damals auch keine pharmazeutische Lobby. Von Persönlichkeitsstörungen im Kindesalter will kaum jemand sprechen, obwohl Paulina Kernberg (1990; 2001) seit Jahren dafür eintritt und in ihrem gleichnamigen Buch überzeugend darstellt. Davon unabhängig scheinen jedoch diese Störungsbilder bei Psychiatern und Kinderpsychiatern in der Forschung zunehmend Interesse zu finden und möglicherweise dort als relevante diagnostische Kategorien auch für Kinder und Jugendliche in Mode zu kommen (z. B. Schmeck 2001).

Diepold (1994; 1995) hat die komplexen Störungen dieser Kinder und Jugendlichen als Borderline-Entwicklungsstörung oder Borderline-Risiko bezeichnet; Pine (1986) verwendet den Begriff ›borderline-child-to-be‹ – beide offenbar im Bemühen, ein Kind nicht bereits im frühen Alter auf Persönlichkeitsstörung und Psychopathologie festzulegen. Bürgin und Meng (2000) stellen die Frage, ob es überhaupt Borderline-Störungen im Kindes- und Jugendalter gibt. Die Auseinandersetzung mit dem Borderline-Konstrukt im Kindes- und Jugendalter hat zu Überlegungen geführt, ob es nicht sinnvoll ist, neben dem Borderline-Modell auch das Trauma-Modell und biologische Entwicklungsmodelle zu berücksichtigen, da ansonsten wichtige Symptome und Bereiche gestörter Entwicklung vernachlässigt werden (Streeck-Fischer 2000). Bei einer Recherche in der psychoanalytischen Literatur von 2001 bis 2005 lässt sich keine Arbeit explizit zu Borderline-Störungen im Kindesalter finden. Es gibt jedoch seit einiger Zeit eine Vielzahl von Arbeiten, die sich mit dem Trauma in der frühen Entwicklung beschäftigen und auf Störungen verweisen, die der Borderline-Persönlichkeitsorganisation entsprechen.

Die Vorsicht mit der Borderline-Diagnose im Kindesalter – wenn nicht gar ihre Rücknahme – mag zum einen darin begründet sein, dass Verlaufsstudien ergeben haben, dass eine Borderline-Störung im Kindesalter nicht zwangsläufig zu einer Borderline-Störung im Erwachsenenalter führt, allenfalls zu einer Persönlichkeitsstörung (Gudzer 1996; Paris 1999). Außerdem gibt es eine anhaltende Diskussion dazu, ob es angebracht und sinnvoll ist, von Persönlichkeitsstörungen oder Borderline-Störungen im Kindesalter zu sprechen. So meint Shapiro (Kernberg & Shapiro 1990), das Borderline-

Konstrukt gehe mit einer Konfusion von deskriptiven, dynamischen und genetischen Ansätzen einher. Cohen et al. (1987) wendet ein, dass es nicht ausreiche, die multiplen Entwicklungsdefizite nur unter Aspekten der Objektbeziehungsstörungen zu betrachten, dies sei zu unspezifisch, da ähnliche Störungen auch bei chronischer PTSD oder reaktiven Bindungsstörungen vorlägen. Weiter wird kritisiert, dass das Konzept der Borderline-Störung die unmittelbare und aktuelle Realität der Kinder und ihre Reaktion darauf vernachlässigen.

Nach dem ICD-10 ist die Diagnose von Persönlichkeitsstörungen vor dem 16. Lebensjahr wahrscheinlich unangemessen. Die Diagnose einer antisozialen Störung darf nicht vor dem 18. Lebensjahr gestellt werden. Die Vielfalt der Störungen der Kinder passen auch nur schwer in die charakteristischen Auffälligkeitsmerkmale der diagnostischen Kategorien im DSM-IV oder der ICD-10, da eine Entwicklungsperspektive fehlt, die eine diagnostische Festlegung und damit langfristige Diskriminierungen vermeiden könnte.

Was legt jedoch nahe, von Persönlichkeitsentwicklungsstörungen zu sprechen? Nach dem DSM-IV darf der Begriff der Persönlichkeitsstörung auch im Kindesalter verwendet werden, wenn Verhaltensweisen pervasiv und persistent sind – was in der Regel bei Kindern und Jugendlichen mit ausgeprägten Frühstörungen zutrifft. Es gibt eindeutige Kontinuen zwischen den Verhaltensweisen in der Kindheit und Jugend und denen im Erwachsenenalter (Zanarini et al. 1997; Gudzer et al. 1996; Paris et al. 1999). Dies bestätigen nicht nur die Epidemiologen, sondern dafür sprechen auch die psychoanalytischen Entwicklungstheorien. Im Arbeitskreis Operationalisierte Psychodynamische Diagnostik im Kindes- und Jugendalter (OPD-KJ 2003), der sich mit der Frage beschäftigt hat, ob der Strukturbegriff auch im Kindes- und Jugendalter verwendet werden kann, wird die Struktur als ein dauerhaftes ganzheitliches Gefüge psychischer Dispositionen bzw. als eine Disposition von Handlungs- und Erlebnisbereitschaften definiert, die in jedem Lebensalter gegeben und von den optimalen Anpassungsfähigkeiten und -notwendigkeiten der jeweiligen Altersstufe gekennzeichnet ist. Sie entsteht aus der Repräsentanz der Interaktionserfahrungen mit der Umwelt.

Psychoanalytische Sichtweisen leisten einen hohen Beitrag zum Verständnis dieser Störungsgruppe. Neuere Forschungsergebnisse, die in psychoanalytische Verstehenskonzepte integriert wurden, führen zu einem vertieften Verständnis von Kindern und Jugendlichen mit solchen komplexen Störungen. Insofern erscheint es sinnvoll, sich auf diese Störungsgruppe zu beziehen; es erscheint mir aber ebenso sinnvoll, sie zu revidieren, zu überarbeiten und neu zu fassen.

Wie wird ›Persönlichkeit‹ bzw. ›Persönlichkeitsstörung‹ definiert? Begriffe wie Persönlichkeit, Temperament und Charakter werden oft synonym verstanden. Dazu gehören Fähigkeiten, Gewohnheiten, Wertmaßstäbe und soziale Kognitionen (Rothbarth & Bates 1998). ›Temperament‹ wird als eine konstitutionsgebundene individuelle Eigenart der Reaktion, die affektive Reagibilität, Aktivität und Selbststeuerung als biologisch fundierte Merkmale einschließt, verstanden. ›Persönlichkeit‹ und ›Persönlichkeitsstörung‹ werden als ein Ergebnis einer einzigartigen Geschichte von Wechselwirkungen zwischen konstitutionellen (genetischen) und biographischen (beziehungs- und lerngeschichtlichen) Faktoren angesehen – einer Verflechtung von Biologie und Umweltfaktoren. Das entspricht auch der gängigen Lehrmeinung, dass biologische und konstitutionelle Merkmale eine Borderline-Entwicklung begünstigen. Bemporad und Kollegen (1987) sprachen beispielsweise von den so genannten neurologischen *soft signs*, die bei diesen Kindern regelhaft zu finden seien.

Anna Freud (1952) beschrieb im Kontext neurotischer Entwicklungsstörungen folgende Charakteristika: Kinder regredieren tiefer und zeigen massive Entwicklungsstillstände. Sie neigen dazu, die Libido von den Objekten zurückzuziehen und sie dem Körper zuzuwenden. Sie können sich von ihren Bezugspersonen nicht trösten lassen. Sie zeigen instabile Ich-Grenzen. Die Realitätsprüfung und die synthetische Funktion des Ichs sind mangelhaft entwickelt. Die Kinder greifen auf primitive Abwehrmechanismen zurück. Ihr Denken ist primärprozesshaft und konkretistisch. Zwischen dem Ich und dem Es bestehen instabile Grenzen.

Pine (1986) hat die verschiedenen Borderline-Störungen vom *Upper* und *Lower Border* (auf höherem und niedrigerem Niveau) beschrieben: wechselnde Ebenen der Ich-Organisation, interne Desorganisation in Antwort auf äußere Desorganisation, chronische Ich-Devianz, inkomplette Internalisierung einer Psychose, Ich-Einschränkung, schizoide Persönlichkeit, Spaltung in gute und böse Bilder von sich selbst und von anderen.

Bleiberg (1994) hat Übergänge vom traumatischen Zustand zur Persönlichkeitsstörung dargestellt. P. Kernberg und Kollegen (2001) verdeutlichten anhand von Persönlichkeitskomponenten – den *basic six* – welche überdauernden Merkmale bei den verschiedenen Persönlichkeitsstörungen ab dem frühen Kindesalter zu finden sind. Bei den *basic six* handelt es sich um

Kognition, Affekte, die Selbstrepräsentation und die Objektrepräsentation, das beobachtende Ich und die Empathie. Betrachten wir die lebensgeschichtlichen Bedingungen von Kindern und Jugendlichen mit den hier gemeinten Störungen, finden wir charakteristische Risikobelastungen, wie psychosoziale Traumata (z.B. Missbrauch, Misshandlung, Trennung, Verlust und Vernachlässigung), Eltern, die in ihren elterlichen Funktionen versagen (Gudzer et al. 1996; Paris et al. 1999) und häufig ungünstige sozio-ökonomische Verhältnisse mit Dissozialität, Alkoholismus und Gewalt (Weaver & Clum 1993). Eltern und Großeltern dieser Kinder leiden häufiger an körperlichen oder seelischen Erkrankungen, Suchterkrankungen, affektiven Erkrankungen – insbesondere Depression, Persönlichkeitsstörungen oder Psychosen. Infolge der genannten Risikobelastungen sind häufig Kinder in Adoptions- und Pflegschaftsverhältnissen betroffen. Schließlich spielen Transmissionen traumatischer Erfahrungen von der ersten und zweiten Generation auf die dritte Generation eine wichtige Rolle.

Charakteristisch für die Störungsgruppe der Persönlichkeitsentwicklungsstörungen vom Cluster B sind die Vielfalt an Symptomen und ihre Wechselhaftigkeit. Sie reichen von pseudoneurotischen Symptomen über gravierende Beziehungsstörungen mit selbst- und fremddestruktivem Verhalten, multiplen Ängsten bis hin zu psychosenahen Störungen mit massiven Realitätsverkennungen, Miniepisoden usw.

Fallbeispiel

Der zehnjährige P. wurde nach einer Akutaufnahme in der Kinder- und Jugendpsychiatrie zur stationären Psychotherapie in das Krankenhaus Tiefenbrunn überwiesen. Unmittelbar zuvor war er in der Schule in eine Ausnahmesituation geraten, wo er »wie ein Irrer« tobte und von drei Lehrern kaum vom Schlagen und Beißen abgehalten werden konnte. Bereits früher hatte er ein Mädchen, das ihn »Einstein« nannte, blutig geschlagen und einer Lehrerin tief in den Finger gebissen. Er war seit einem halben Jahr in niederfrequenter ambulanter Behandlung, hatte bereits mehrfach die Schule gewechselt und war zuletzt wegen seines gefährlichen Verhaltens vom Schulbesuch beurlaubt worden. Seine Mutter erzählte, am liebsten sitze er zu Hause alleine am Computer. Freunde habe er nicht. Der Computer stellte sein sicherstes Objekt dar, weil er dessen »Reaktionen« für vorherseh- und überschaubar hielt. Zweierkontakte waren in der Regel noch ausreichend überschaubar, wenngleich er im Umgang mit Kindern gefährlich aggressiv dekompensieren konnte. Meist zeigte er ein unruhiges, unstetes Verhalten. Im Kontakt mit anderen Personen war er massiv verunsichert. Er reagierte verängstigt und wie bedroht. Seine Bewegungen wirkten ungelenk und toll- patschig.

Das erste diagnostische Gespräch war für ihn offenbar eine massive Bedrohung. Auf meine Fragen reagierte er massiv abwertend, versuchte sich zu entziehen, indem er in die Luft schaute, Späße machte und sich nicht fest- legte. Dann versuchte er sich großartig über die ganze Situation zu stellen, indem er alles abwertete. Er verwendete Standardsprüche, um seine eigene (befürchtete) Mangelhaftigkeit nicht sichtbar werden zu lassen. Er konnte sich schlecht orientieren, wirkte zeitweilig wie beschränkt und dann wieder sehr gescheit, was ihm den Anschein eines verschrobenen kleinen Professors gab.

In Alltagssituationen, die für ihn unübersichtlich waren oder in denen er sich benachteiligt fühlte, geriet er in aggressive, blindwütige Ausnahme- zustände. In einer solchen Situation, die sich noch während der Diagnostik- phase ereignete, musste er von zwei Erziehern festgehalten und in sein Zimmer gebracht werden, um sich zu beruhigen. Nachdem er sich äußerlich beruhigt hatte, ließ man ihn dort allein. Erst jetzt wurde die Gefährlichkeit von P. in vollem Umfang deutlich: Er bastelte in seinem Zimmer eine Waffe aus Nadeln. Dann verließ er sein Zimmer mit der Absicht, diese Nadelwaffe der anwesenden Erzieherin in die Augen zu schlagen. Durch die Geistes- gegenwart eines anderen, älteren Kindes konnte dies verhindert werden. Danach sprang P. über ein Geländer unmittelbar vor dem Haus, das eine tiefe Kellertreppe abschirmte und drohte der Erzieherin runter zu springen: Dann sei sie daran schuld, wenn er tot sei; dann komme sie ins Gefängnis. Diese Kellertreppen-Szene ereignete sich völlig unvermittelt, unverständlich und uneinfühlbar. Sie ließ sich lediglich als Reinszenierung vergangener trau- matischer Erfahrungen sehen. In solchen Momenten war P. nicht ansprech- bar und unerreichbar. Auf die Versuche, ihn zur Ruhe zu bringen, reagierte er mit ausgeprägt wahnhaften Verzerrungen. Er erhielt folgende Diagnosen:

Achse 1:

F 90.1 Aufmerksamkeitsstörung mit Störung des Sozialverhaltens

F 91.1 Störung des Sozialverhaltens mit fehlenden sozialen Bindungen

F 60.3 emotional instabile Persönlichkeitsentwicklungsstörung mit Übergängen vom impulsiven zum Borderline-Typus = 60.30 und 60.31

F 43.25 Anpassungsstörung mit gemischter Störung von Gefühlen und Sozialverhalten

F 44.82 dissoziative Störungen vorübergehender Art

F 23.9 nicht näher bezeichnete akute vorübergehende psychotische Störung

Achse 2:

F 81.9 nicht näher bezeichnete Entwicklungsstörung schulischer Fertigkeiten

F 82 umschriebene Entwicklungsstörung der motorischen Funktionen (Syndrom des ungeschickten Kindes)

Achse 3:

hohe bis durchschnittliche Intelligenz

Achse 4 entfällt

Achse 5:

2.0 abweichendes Verhalten Elternteil

4.1 unzureichende Aufsicht und Steuerung

Achse 6:

tief greifende und schwerwiegende Beeinträchtigung der psychosozialen Anpassung in den meisten Bereichen

Tab. 1: P.s Diagnosen

Die hier dargestellte Vielfalt und Komplexität an Diagnosen legt nahe sich eher auf eine einzige Diagnose zu beziehen, nämlich die Diagnose einer Persönlickkeitsentwicklungsstörung. Ich beziehe mich zunächst auf das Konzept der Borderline-Persönlichkeitsorganisation von O. und P. Kernberg, die das Verständnis dieser Störung etwa seit Ende der 1970er Jahre sehr weitgehend bestimmt haben. Sie ist gekennzeichnet durch:

1. Identitätsstörung oder Identitätsdiffusion: ein chronisch instabiles Selbstbild im Blick auf Kohärenz, Intentionalität, Zeit- und Situationskonstanz, Autonomie, Geschlecht, ethische und kulturelle Werte
2. Primitive, auf Spaltung basierende Abwehrmechanismen: projektive Identifikation, Verleugnung, primitive Idealisierung, Abwertung, omnipotente Kontrolle; diesen Abwehrstrategien liegen Beeinträchtigungen der Impulskontrolle, der Affektregulierung, der Toleranzschwelle für Frustrationen, Angst, Depression zugrunde, die so schwer sind, dass sie mit der Anpassung an die innere und äußere Realität interferieren
3. Aufrechterhaltung der Fähigkeit der Kontaktaufnahme mit der Realität trotz regressiver und mikropsychotischer Episoden (P. Kernberg 2001, S. 147).

Damit wird eine breite Palette von P.s Störungen erfasst: Er zeigte ein chronisch instabiles Selbstbild und mangelnde Kohärenz. Er bewegte sich auf verschiedenen Entwicklungs- und Organisationsniveaus. So war er unter ausreichend sicheren Bedingungen offenbar in der Lage, sich genügend gut steuern zu können, Überblick über die Bedingungen, Kontrolle über sich und die Situation zu haben. Er verwendete dabei primitive Abwehrmechanismen wie projektive Identifikation, Verleugnung, Entwertung u. a. In Belastungssituationen versuchte er zeitweilig sich mithilfe eines Größenselbstes zu stabilisieren; gelang ihm dies nicht, geriet er in vorübergehende psychotische Episoden mit ausgeprägten paranoiden Realitätsverkennungen und -verzerrungen.

Unklar bleibt jedoch wie es zu der Inszenierung an der Kellertreppe kam und ob hier nicht möglicherweise Folgen von traumatischen Belastungen deutlich werden. Erklärungen, die ausschließlich auf Störungen der Identitätsentwicklung und der Objektbeziehungen beruhen, erscheinen hier nicht ausreichend. Kernberg (1999) stellt sich allerdings Bestrebungen entgegen, die die Folgen früher Traumatisierung als bestimmende Faktoren für die Entwicklung von Borderline-Störungen sehen. Er lehnt das Konzept chronischer und komplexer Traumata ab (van der Kolk 1998) und führt die Borderline-Störung auf das Erleben von schwerer chronischer Aggression in der frühen Entwicklung zurück. Das bedeutet, dass Traumafolgen, bzw. die Traumatisierungen in der Gegenwart dieser Kinder, nicht berücksichtigt werden. Auch dissoziative Prozesse werden nicht zur Kenntnis genommen. Die Entwicklungsbeeinträchtigungen spielen eher am Rande eine Rolle, so als hätten sie nicht unmittelbar mit dem Störungsbild zu tun. Damit werden jedoch zu Unrecht kognitive und sensomotorische Entwicklungsbeeinträchtigungen ins ausschließlich Biologische verlagert.

P. zeigte Verhaltensweisen, wie sie bei traumatischen Belastungserfahrungen, z. B. Erfahrungen von Misshandlung, auftreten. In der bedroht/bedrohlichen Situation vor der Kellertreppe wurde ein Täterintrojekt aktiviert: Er geriet in einen bedrohlichen dissoziativen Zustand, in dem er gleichsam ein »kaltes Mörderselbst« zeigte, das vorherige Gefühle von Bedrohung abspaltete und eiskalt reagieren konnte. Nachdem ihm die Waffe aus der Hand geschlagen worden war, konnte er in seinem hilflosen Zustand nur noch den Weg der Selbstzerstörung erkennen – »dann bringe ich mich um«; das Täterintrojekt wurde auf die Erzieherin projiziert.

In P.s kognitiver Ausstattung zeigten sich extreme Diskrepanzen. Sein Leistungsprofil lag insgesamt im oberen Durchschnittsbereich, jedoch klafften die Untertests z. T. um 13 Wertpunkte auseinander. Er hatte hervorragende Leistungen im akustischen Kurzzeitgedächtnis, im raschen Zuordnen von Zahlen und Symbolen und in der Synthese von abstrakten Mustern. Demgegenüber waren seine lernabhängigen Leistungen deutlich niedriger. Unterdurchschnittliche Leistungen zeigte er im Erkennen sozialer Situationen, beispielsweise im Sequenzieren sozialer Handlungsabläufe, die seine erheblichen Probleme in den zwischenmenschlichen Beziehungen abbildeten. Offenbar spielten dabei eingeschliffene Attributionsstile eine Rolle, die ihn in der Wahrnehmung komplexerer Situationen einschränkten. Möglicherweise gab es bei ihm eine Art *Freezing* (Erstarrung) in der Wahrnehmung komplexerer Situationen.

Auch in P.s sensorischer Integration waren einige Auffälligkeiten feststellbar. Er zeigte eine erhöhte Schmerzempfindlichkeit, seine Körperhälften arbeiteten noch nicht gut zusammen. Außerdem hatte er offenbar Probleme im Verarbeitungsprozess von kinästhetischen und vestibulären Reizen. P. zeigte persistierende Stellreflexe im Hals-Nacken-Bereich und eine eingeschränkte Augenbeweglichkeit. Dies hatte Probleme in der räumlichen Orientierung und visuomotorischen Koordination zur Folge. Er konnte räumliche Abstände nicht gut einschätzen und keinen angemessenen Krafteinsatz finden (was hinsichtlich der Gewaltattacken bedeutsam war). Dies wirkte sich auf seine Graphomotorik aus, wo es ihm schwer fiel, Formen zu erschließen und zu verfolgen. Diese Befunde verweisen auf gestörte oder mangelhaft entwickelte Verschaltungen im Gehirn. Jedoch wäre es verfehlt, diese Auffälligkeiten mit genetischen Belastungen abzutun und zu meinen, sie hätten nichts mit den bisherigen Interaktionserfahrungen zu tun.

Schore (1994) versteht solche frühen Entwicklungsstörungen bzw. Persönlichkeitsentwicklungsstörungen vor allem als Entwicklungsstörungen der rechten Hemisphäre, die die Gedächtnisintegration, die Arbeitsmodelle (Schore 2001), die Gefühle (Tucker 1992), die Körperrepräsentationen und die Körperregulationen (Damasio 1999) speichert. Offenbar ist die rechtsparietale Hirnregion bei Borderline-Störungen mangelhaft entwickelt – eine Hirnregion, die für sensomotorische Integration zuständig ist.

Ich möchte daher für ein komplexeres Verständnis dieser Störungsgruppe auf dem Niveau einer Borderline-Persönlichkeitsorganisation werben, das die verschiedenen neueren Forschungsergebnisse und theoretischen Weiterentwicklungen einbezieht. Gemeint sind damit die gestörten Regulationen im Bereich des Selbst, der Affekte, der Impulse und Aufmerksamkeit, die Störungen in der sensomotorischen Integration und in den exekutiven Funktionen, die Gedächtnisstörungen und Störungen in der Repräsentanzenbildung, die Störungen in der Grenzziehung zwischen Realität und Phantasie, Selbst und Objekt, Vergangenheit und Gegenwart und die Folgen des kollabierten Übergangsraumes.

Ein Großteil der Verhaltensauffälligkeiten dieser Kinder und Jugendlichen lässt sich in Verbindung mit gestörten basalen Regulationen bringen. Anstelle der Erfahrung eines Selbst »being with a regulating other« (Stern 1992) haben diese Kinder die Erfahrung eines Selbst »being with a not- or unregulating or threatening other« gemacht. Die frühe Pflegeperson kann infolge eigener Belastungen (z. B. psychische Krankheit, Transmission, Depression) neuropsychobiologische Regulationen nicht übernehmen (Schore 1994). Aus selbstpsychologischer Perspektive betrachtet kommt es zur Entwicklung einer Borderline-Störung, wenn die frühe Pflegeperson die selbstobjekthafte Funktion der psychobiologischen Affektregulation nicht übernimmt (Schore 1994). Konfrontiert mit den Erregungszuständen des Kindes ist die Mutter nicht in der Lage, darauf angemessen zu reagieren und Empathie zu empfinden, sondern reagiert mit mehr oder weniger misshandelnden fremden Gesten. Das Kind gerät in zwei unterschiedliche, nicht überlappende, voneinander dissoziierte psychobiologische Zustände. Bowlby (1980) hat solche Zustände als Selbstbewahrung/Rückzug (conservation/withdrawal) und Kampf/Flucht/Erstarrung (flight/fight/freeze) beschrieben. Fraiberg (1982) hat diese Reaktionen an misshandelten Säuglingen untersucht. Sie reagierten mit Wahrnehmungsabblendungen, Erstarrung, Unruhe, Aggression u. a.

Infolge des mangelnden Containments einer selbst gestressten, uneinfühlbaren, misshandelnden oder abwesenden Mutter können »Beta-Elemente« (Bion 1962) nicht verdaut werden. Die Folgen sind Regulationsstörungen, die sich in den biologischen und körperlichen Regulationen (z. B. Stressregulation) und im Verhalten (der Regulation von Impulsen und Aufmerksamkeit) bemerkbar machen. Statt der Erfahrung einer aufeinander abgestimmten interpersonellen Regulation mit der frühen Pflegeperson entwickeln sich desorganisierte Zustände, Zustände von Rückzug und Kontaktabbruch und Notregulationen – z. B. auf der Körperebene in Form von Schaukeln, Wippen, Lecken, körperliche Unruhe, Bewegungsdrang, Zufügen von Schmerz wie Haare ausreißen, Wimpern ausreißen, Puhlen u. a. In der Adoleszenz tritt selbstverletzendes Verhalten auf oder es werden gefährliche Thrill-Erlebnisse gesucht. Neben diesen wechselnden Zuständen zwischen Rückzug und Erregung passt sich das Kind an potentiell Sicherheit gewährende oder steuernde äußere Objekte an (z. B. an den Computer: »Notanpassung«) – ein Anpassungsvorgang, der verhindert, dass es eigene Selbstregulationen entwickelt. In diesem Sinne fungieren dann auch die Selbsthilfe-Maßnahmen in der Adoleszenz, wie Drogen, Alkohol und Tabletten. Die fehlende interpersonelle Regulationserfahrung hat zur Folge, dass Beziehung immer auch mit der Reaktivierung der Begegnung mit einem »not regulating or dysregulating or threatening other« (Stern 1992) bedeutet.

Kinder und Jugendliche mit frühen Störungen können ihre Erfahrungen nicht benennen. Sie können sich nicht aus der Perspektive eines anderen betrachten; ihnen fehlt die Fähigkeit der Selbstreflexion, die sich aus der frühen Erfahrung einer feinfühligen, spiegelnden Pflegeperson entwickelt. Dieser Mangel führt zu Störungen in der Gedächtnis- und Repräsentanzenbildung und ist mit der Unfähigkeit verknüpft, auf verinnerlichte Objektrepräsentanzen und entsprechend entwickelte repräsentionale Fähigkeiten zurückzugreifen. Kindern und Jugendlichen mit diesen Störungen sind die reparativen Funktionen des evokativen Gedächtnisses verwehrt. Sie haben keine abrufbare erträgliche Vergangenheit. Sie leben in einer Gegenwart mit Äußerungsformen, die sie selbst nicht benennen können. Fonagy und Kollegen (2004) haben bei Kindern, Jugendlichen und Erwachsenen mit diesen Störungen das Konzept der Mentalisierungsstörung vorgeschlagen. Bereits viel früher befassten sich Piaget und Inhelder (1977), Sterba (1934) und andere mit diesem Problem. Piaget sprach von »Dezentrierung«: In der kindlichen Entwicklung stelle sich die Aufgabe, in der Welt nicht nur mit seinen Erfahrungen zu *sein*, sondern sie zu *haben*, sie zu erkennen und zu betrachten. Wenn diese Dezentrierung nicht gelingt, ist der Prozess der Repräsentanzenbildung gestört. Er misslingt, wenn die frühe Pflegeperson inkonsistent, unberechenbar, übergriffig und invasiv ist und den spontanen Äußerungen des Kindes eigene fremde Gesten aufsetzt. Das Kind erfährt sich nicht als wirkmächtig und in seinen spontanen Gesten wahrgenommen und gesehen, sondern wird von Fremdem, Kolonisierendem überwältigt. Eine häufige Folge ist mangelnde Selbstreflexivität bzw. die Unfähigkeit, sich selbst im Spiegel des anderen bzw. der eigenen verinnerlichten Bilder wieder zu erkennen. Die Problematik der Kinder und Jugendlichen mit frühen ungünstigen Entwicklungsbedingungen spielt sich im Hier und Jetzt ab. Gefragt zu Problemen sagen sie beispielsweise »Ich weiß nicht« und zeigen zugleich eine verschreckte Gesichtsmimik und eine Körperhaltung, als erwarteten sie Prügel. Sie können ihre Probleme nicht benennen; stattdessen werden sie im Verhalten und Handeln demonstriert. Die Störungen werden in zwischenmenschlichen Beziehungen hergestellt. Es gibt keine Betrachtung des Vergangenen, keine Zeitdimensionen von Vergangenheit, Gegenwart und Zukunft. Das Abwesende kann nicht symbolisiert (weder gedacht oder gespielt) werden – ein Problem, dass bei solchen Kindern oft nicht berücksichtigt wird, wenn sie Gewaltszenen »spielen«: Sie bilden ihre unmittelbar konkrete Erfahrungen ab. Die Vergangenheit existiert in der Gegenwart und die Gegenwart ist die Vergangenheit.

Das Gedächtnis besteht aus deklarativen (bewussten) und prozeduralen (unbewussten bzw. bewusstlosen) Anteilen. Anders als bei sicher gebundenen Kindern sind bei diesen Kindern und Jugendlichen frühes Wissen und frühe Erfahrungen nicht evozierbar. Sie können nicht versprachlicht werden, allenfalls kann auf späteres und kognitiv überformtes Wissen zurückgegriffen werden. Indem sie ihrem Verhalten nachträglich einen Sinn geben, bekommt es einen unauthentischen Charakter. Frühe traumatische Erfahrungen werden handelnd wiederhergestellt und nicht erkannt. Die Mordattacke von P. erscheint wie ausgestanzt aus einer Erfahrung vergangener Zeit, die – einhergehend mit massiven Realitätsverzerrungen – in einer suizidalen Aktion mündet: Ich bringe mich um, und du bist schuld. Hier werden abgespaltene und dissoziierte Bereiche sichtbar, ohne Verbindung zu Sprache und Kognition und nicht reflexiv erfasst. Da sie abhängig sind von äußeren Auslösern und besonderen Stressbelastungen, kann das bedeuten, dass diese desorganisierten Zustände nicht im Hier und Jetzt der therapeutischen Beziehung hergestellt werden können, vor allem dann nicht, wenn die therapeutische Beziehung von flacher Anpassung und flacher therapeutischer Spiegelung bestimmt ist, wie dies bei Kindern, die sich vordergründig anpassen, leicht der Fall sein kann.

Die Dissoziation im Verhalten, Handeln, Gedächtnis und die gestörte Repräsentanzenbildung führt zu Grenzverwischungen zwischen Fantasie und Realität, Gegenwart und Vergangenheit, Selbst und Objekt. Infolge der mangelnden Mentalisierung kann das Eigene vom Fremden nicht als etwas Getrenntes erfahren werden. Verzerrte Wahrnehmungen führen zu Aktivierungen immer gleicher oder ähnlicher bedroht/bedrohlicher Situationen. Konfrontiert mit Vernichtungsangst werden die »bedroht/bedrohlichen« frontolimbischen Regelkreise aktiviert, so dass Lernen aus Erfahrung und Lernen bzw. Aneignung von Wissen verhindert wird. Lernen ist nur möglich unter den Bedingungen einer *secure readiness*. Bedrohung führt zu kognitiven Entwicklungsstopps und sensorischen Abblendungen.

Wenn das Abwesende nicht gedacht werden kann, stellt sich die gestörte Interaktion in der Gegenwart, im verstrickten ambivalenten Modus her oder es wird Beziehung vermieden. P. wechselte zwischen einem *thinskinned*, einem dünnhäutigen Modus (Britton 2002) und einem *thickskinned*, einem dickfelligen Modus hin und her. Der Raum der Kommunikation war vor dem Hintergrund früher invasiver Pflegebedingungen kollabiert. Es gab keinen Raum, in dem die eigenen Erfahrungen einmal aus einigem Abstand ruhig betrachtet werden konnten, sondern lediglich einen, der noch gerade erträgliche oder unerträgliche Erfahrungen wiederherstellte. Im Äquivalenz-Modus (Fonagy et al. 2004), in dem die innere Realität der äußeren Realität entspricht, wird noch erträgliche Übereinstimmung gefunden, wenn es eine gemeinsam geteilte Realität gibt: Ja, du musstest so aggressiv werden, weil man schlecht mit dir umgegangen ist. Der Hinweis etwa, dass P. sich bereits zuvor ungesteuert aggressiv verhalten habe, wird als Angriff gegen die eigene Person verstanden: Verschiedene Realitäten kann P. nicht ertragen, da er sie als existentiellen Angriff auf seine Person erlebt, der ggf. bedrohliche Szenarien aktiviert. Es gibt unter solchen Umständen keine gemeinsame Betrachtung aus einer dritten Position heraus. Ein dreidimensionaler Raum fehlt.

In der Behandlung von solchen Kindern sind vor allem die Rahmenbedingungen zu beachten. Im und am Rahmen setzen sich die bedroht/bedrohlichen Muster der Unberechenbarkeit und willkürlichen Misshandlung fort, wenn hier nicht gezielt sichere und verlässliche Bedingungen etabliert werden. Deshalb stand bei P. im Vordergrund seiner Behandlung auf allen therapeutischen Ebenen die Bereitstellung und Entwicklung sicherer Orte – innerlich und äußerlich: ob im Alltag, durch ein Einzelzimmer und vorstrukturierte Situationen, oder in der Körpertherapie, wo er u. a. Höhlen und Schutzräume baute.

In der Psychotherapie wählte er zunächst Brettspiele, die er nach willkürlich gewählten Regeln spielte, um die Situation zu dominieren. Nach einiger Zeit nahm er das Telefon und unternahm im Spiel Versuche, Kontakt zur Therapeutin herzustellen: Er befand sich im Weltraum und erkundigte sich, wie es auf der Erde zugeht, dabei durfte die Therapeutin keinerlei Fragen stellen. Er bestimmte. Er begann dann mit freiem Spiel. Burgen wurden gebaut. Seine Festung war völlig ungeschützt. Die Schutzvorrichtungen der Therapeutin wurden überrannt, zugleich entwickelte er für sich – die Therapeutin als Vorbild nehmend – ein Frühwarnsystem. P. begann nun – innerhalb eines sich konstituierenden Spielraumes – Verfolgungs- und Bedrohungsspiele zu inszenieren. Erst ein solcher Raum, der die innere Welt des Kindes aufnimmt und hält, ermöglicht die Herstellung einer Zeitperspektive und die Bearbeitung von Spuren des Vergangenen im Gegenwärtigen. P. konnte jetzt eine erstaunliche Entwicklung nehmen.

Ausblick

Nachdem die Diagnose einer Borderline-Störung für Kinder und Jugendliche unter 16 Jahren aus guten Gründen mehr oder weniger aufgegeben wurde, gibt es gegenwärtig kein psychodynamisch orientiertes Klassifikationssystem, in dem junge Patienten mit komplexen neurotischen Entwicklungsstörungen diagnostisch erfasst werden. Solange das so gehandhabt wird, ist es schwierig, einen Ort zu finden, an dem neuere Kenntnisse aus Forschung, Klinik und Praxis zum Verständnis und zur Behandlung dieser Störungen gebündelt werden. Dies hat nachteilige Folgen insofern, als die Gefahr besteht, dass biologisch-genetische Erklärungsmodelle mehr und mehr an ihre Stelle treten – wie dies beim ADHS bereits der Fall ist. Es wird darum dafür plädiert, den Begriff der Persönlichkeitsentwicklungsstörung, der mit psychodynamischen Modellen verbunden ist, auch für Kinder und Jugendliche zu verwenden.

Literatur

Arbeitskreis OPD-KJ. (2003): Operationalisierte Psychodynamische Diagnostik im Kindes-
und Jugendalter. Bern (Huber).

Bemporad, J. R.; Smith, H. F.; Hanson, G. (1987): The Borderline-Child. In: Noshpitz, J. (Hg.):
Basic Handbook of Child Psychiatry. Vol. 5, New York (Basic Books), S. 305–311.

Bion, W. R. (1962): Lernen durch Erfahrung. Frankfurt (Suhrkamp), 1990.

Bleiberg, E. (1994): Borderline-Disorder in Children and Adolescents – The Concept, the Diagnosis and the Controversis. Bull Menninger, 58: 169–196.

Bowlby, J. (Hg.) (1980): Attachment and loss. Bd. 3, New York (Basic Books).

Britton, R. (2002): Subjectivity, Objectivity and the triangular space. Psychoanalytic Quarterly,
73: 47–61.

Bürgin, D.; Meng, H. (2000): Gibt es Borderline-Störungen bei Kindern und Jugendlichen? In:
Kernberg, O.; Dulz, B.; Sachsse, U. (Hg.): Handbuch der Borderline-Störungen. Stuttgart
(Schattauer), S. 755–770.

Cohen, D. J.; Paul, R.; Volkmer, F. (1987): Issues in the Classification of Pervasive Developmental Disorders and Associated Conditions. In: Cohen, D.J.; Donnelean, A.M. (Hg.): Handbook of Autism and Pervasive Developmental Disorders. New York (John Wiley).

Damasio, A. (Hg.) (1999): The feeling of what happens. Body and emotion in the making of
consciousness. New York (Hartcourt Brace).

Diepold, B. (1994): Borderline-Entwicklungsstörungen bei Kindern. Unveröffentlichte Disser-
tation.

Diepold, B. (1995): Borderline-Entwicklungsstörungen bei Kindern. Prax Kinderpsychol.
Kinderpsychiat. 44: 270–279.

Fraiberg, S. (1982): Psychological defences in infancy. Psychoanalytic Quarterly 51: 612–35.

Fonagy, P.; Gergeley, G.; Jurist, E. J.; Target, M. (2004): Affektregulierung, Mentalisierung und
die Entwicklung des Selbst. Stuttgart (Klett-Cotta).

Freud, A. (1952): Die Diagnose von Borderline-Fällen. In: Die Schriften der Anna Freud.
München (Kindler), 1960, S. 1895–1907.

Gudzer, J.; Paris, J.; Zelkowitz, P.; Marchessault, K. (1996): Riskfactors for Borderline-
Pathology in Children. J Am Acad Child Adolesc Psychiat, 35: 26–33.

Kernberg, P.; Shapiro, T. (1990): Borderline Personality exists in children under Twelve. Debate
Forum. Am Acad Child Adolesc Psychiat, 29: 478–83.

Kernberg, P.; Weiner, A.; Bardenstein, K. (2000): Persönlichkeitsstörungen bei Kindern und
Jugendlichen. Stuttgart (Klett-Cotta), 2001.

Kernberg, O. (1978): Borderline-Störungen und pathologischer Narzissmus. Frankfurt (Suhrkamp).

Kernberg, O. (1999): Persönlichkeitsentwicklung und Trauma. PTT 1: 5–15.

Paris, J.; Zelkowitz, P.; Gudzer, J.; Joseph, S.; Feldman, R. (1999): Neuropsychological Factors
associated with Borderline-Pathology in Children. J Am Child Adolesc Pschiat, 38: 770–74.

Piaget, J.; Inhelder, B. (1977): Die Psychologie des Kindes. Frankfurt (Fischer).

Pine, F. (1986): On the Development of the Borderline-Child-to-be. Am J Ortho Psychiat, 56:
450–457.

Rothbarth, M. K.; Bates, J. E. (1998): Temperament. In: Damon, W.; Eisenberg, N. (Hg.): Handbook of Child Pathology. Vol. 3, Social Emotional and Personality Development. 5. Aufl.,
New York (Wiley).

Schmeck, K. (2001): Temperament und Charakter – Grundlagen zum Verständnis von Persönlichkeitsstörungen. PTT 5: 13–19.

Schore, A. N. (Hg.) (1994): Affect Regulation and the Origin of the Self. Hillsdale, NJ (Lawrence Erlbaum Assoc.).

Schore, A. N. (2002): Dysregulation of the right brain: a fundamental mechanism of traumatic attachment and psychopathogenesis of posttraumatic stress disorder. Australian and Newseeland J Psychiat, 36: 9–30.

Sterba, R. F. (1934): Das Schicksal des Ichs im therapeutischen Verfahren. Zschr. Psychoanal., 20: 66–73.

Stern, D. (1992): Die Mutterschaftskonstellation. Stuttgart (Klett-Cotta), 1998.

Streeck-Fischer, A. (2000): Borderline-Störungen im Kindes- und Jugendalter – ein Hilfreiches Konzept? Psychotherapeut, 45: 356–365.

Tucker, D. M. (1992): Developing emotions and coritical networks. In: Gunnar, M. R.; Nelson, C. A. (Hg.): Minnesota symposium on Child Psychology. Vol. 24, Hillsdale, NJ (Lawrence Erlbaum Assoc.).

van der Kolk, B. A. (1998): Zur Psychologie und Psychobiologie von Kindheitstraumata (Developmental Trauma). In: Streeck-Fischer, A. (Hg.): Adoleszenz und Trauma. Göttingen (Vandenhoeck & Ruprecht).

Weaver, T. L.; Clum, G. D. (1993): Early Family Environments and Traumatic Experiences associated with Borderline Personality Disorder. J Consult Clin Psychol, 61: 1068–75.

Zanarini, M. C.; Williams, A. A.; Lewis, R.; Reich, B.; Vera, S. C.; Marino, M. F.; Levin, A.; Yong, I.; Frankenburg, F. (1997): Reported Pathological Childhood Experiences Associated with the Development of Borderline-Personality Disorder. Am J. Psychiat, 154: 1101–1106.

Stationäre psychodynamische Psychotherapie mit sich selbst schneidenden Jugendlichen

Ein Beitrag zur Kontroverse über die Diagnose von Persönlichkeitsstörungen in der Adoleszenz

Emil Branik

Einleitung

Die Prävalenz von selbstverletzendem Verhalten in der Normalbevölkerung wird in der Literatur mit 0,6 bis 4% angegeben (Briere & Gil 1998; Favazza 1998; Walsh & Rosen 1988). Deutlich höher ist das Vorkommen unter psychiatrischen Patienten; hier finden sich Prävalenzraten zwischen 4 und 40%, wobei Selbstverletzungen besonders häufig bei Persönlichkeitsstörungen mit Borderline-Symptomatik und noch mehr bei Essstörungen zu finden sind (Herpertz & Saß 1994). Die Lebenszeitprävalenz von selbstverletzendem Verhalten bei hospitalisierten Adoleszenten wurde sogar mit über 60% angegeben (DiClemente et al. 1991). Gemäß der Mehrzahl der Studien ist das weibliche Geschlecht deutlich häufiger betroffen.[1] Die Adoleszenz ist auch der häufigste Zeitpunkt des Beginns dieser Symptomatik (Pattison & Kahan 1983). Selbstverletzendes Verhalten ist oft mit anderen Impulskontrollstörungen vergesellschaftet, Lacey und Evans (1986) fassten es mit Sucht, Bulimie, Promiskuität und Suizidversuchen unter dem Begriff einer multiimpulsiven Persönlichkeitsstörung in einer Gruppe von suchtartigen Impulskontrollstörungen zusammen. Suchtmerkmale und die Funktion, mit selbstverletzendem Verhalten dysphorische, depressive, Wut- oder Racheaffekte zu regulieren, hebt auch eine empirisch unterlegte Übersichtsarbeit über eine Stichprobe hospitalisierter Selbstverletzungspatienten hervor (Nixon et al. 2002). Nach Resch (1998) finden sich unter sich selbst verletzenden Jugend-

---

1 Daher wird im Folgenden überwiegend der Begriff ›Patientinnen‹ verwendet, ohne die Aussagen ausschließlich auf weibliche Jugendliche beschränken zu wollen.

lichen signifikant häufiger solche, die die ICD-10-Forschungskriterien einer Borderline-Persönlichkeitsstörung erfüllen. Unter klinischen Gesichtspunkten kann die Mehrzahl der sich schneidenden Jugendlichen durchaus dem so genannten Borderline-Spektrum zugeordnet werden, auch wenn die Klassifikationskriterien einer Borderline-Persönlichkeitsstörung nicht erfüllt sind. Zum Borderline-Spektrum gehören aus klinisch-psychoanalytischer Perspektive impulsive, ihre Emotionen und ihr Selbstwertgefühl schlecht regulierende, zu regressiven, häufig externalisierenden Verhaltensweisen neigende Menschen, die in der analytischen Psychotherapie heftiges Übertragungs- und Gegenübertragungsagieren in Gang setzen (Fonagy & Target 2000).

Während man bei der Einordnung der sich selbst schneidenden Jugendlichen in die Nähe der Persönlichkeitsstörungen gerät, müssen diesbezüglich erstens einige Einschränkungen betont und zweitens grundsätzliche Fragen in Bezug auf die Diagnose einer Persönlichkeitsstörung im Kindes- und Jugendalter aufgeworfen werden:

Selbstverletzungen sind bei unterschiedlichen psychischen Erkrankungen und psychosozialen Problemlagen anzutreffen (Resch 1998, 2001; Sachsse 2000). Gerade in der Adoleszenz können selbstverletzende, den Körper einbeziehende Verhaltensweisen passager auftreten, ohne zwingend in eine schwere psychische Krankheit zu münden. Selbst bei der in der Adoleszenz häufigsten Persönlichkeitsstörung, zu deren fünftem DSM-IV-Kriterium das selbstverletzende Verhalten mit dazu gehört, nämlich dem Borderline-Syndrom, sind zum Teil recht kurze Verläufe bekannt, die sich mit dem klassischen Konzept der Persönlichkeitsstörung nicht gut erklären lassen (Braun-Scharm et al. 2000). Selbstverletzungen und die Instrumentalisierung des Körpers können jenseits der Psychopathologie Ausdrucksfunktionen für Emotionen übernehmen, deren Bewältigung dienen oder – in manchen Kulturen aus religiösen Motiven – zur Schau gestellt werden. Körpergrenzen verletzende Handlungen können auch in unserer Zeit und unseren Breitengraden die Zugehörigkeit zu einer Jugendkultur oder Gruppierung zum Ausdruck bringen. Konflikte werden schon in der normalen adoleszentären Entwicklung durch mitunter heftige Handlungen gegenüber der Umwelt und Einbeziehung des Körpers zum Ausdruck gebracht. Selbst besorgniserregende episodische Phänomene während einer Entwicklungskrise sind zur diagnostischen Beurteilung eines Adoleszenten nicht hinreichend, hierfür ist stets eine Gesamtsicht der psychischen, psychosexuellen und sozialen Entwicklung erforderlich (Laufer 1995). Konflikte bezüglich der Integration eines vom Heranwachsenden akzeptierten Körperbildes und der Bildung einer definitiven Sexual-organisation sind häufige Auslöser adoleszentärer Entwicklungskrisen von psychopathologischer Wertigkeit. Bei schwerer gestörten Jugendlichen spielen der Körper und der destruktive Umgang mit ihm eine hervorstechende Rolle in solchen krisenhaften Inszenierungen.

Zusammen mit Störungen des Sozialverhaltens und anderen autodestruktiven Syndromen (z. B. Essstörungen) stellen Patienten mit selbstverletzendem Verhalten, wie oben erwähnt, einen großen Teil der stationären Klientel in kinder- und jugendpsychiatrischen Kliniken dar. Es sind häufig Kinder und Jugendliche, denen man früher oder später eine Persönlichkeitsstörung attestiert. Überhaupt mehren sich Befunde, dass kinder- und jugendpsychiatrische Erkrankungen mit einem deutlich erhöhten Risiko einer adulten Persönlichkeitsstörung einhergehen; hier sind vor allem Essstörungen, Zwangsstörungen und externalisierende Störungen zu nennen (Vloet & Herpertz-Dahlmann 2005). Wenn wir davon ausgehen, dass Persönlichkeitsstörungen eine starke genetische Komponente besitzen – wie die einen meinen – oder wenn wir sie als Folge früher Traumen ansehen – wie andere betonen – oder wenn wir eine multifaktorielle Genese zugrunde legen, welche die Interaktion zwischen den vorgenannten Ursachen mit umfasst, müssten sie in der Mehrzahl auch schon in der Kindheit und Jugend zumindest als alterstypische Phänotypen erkennbar sein. In der Kinder- und Jugendpsychiatrie selbst ist allerdings die Kontroverse noch nicht gelöst, ob man vor dem 16./17. Lebensjahr Persönlichkeitsstörungen überhaupt diagnostizieren kann. Der eher psychodynamisch orientierte Teil der Kinder- und Jugendpsychiater mogelt sich durch diese empirisch-wissenschaftlich noch nicht abgesicherte Problematik mit dem Begriff »Persönlichkeitsentwicklungsstörungen« (Spiel 1993) durch, um damit das Entwicklungspotential der noch nicht ausgereiften Kinder und Jugendlichen sowie die therapeutische Veränderbarkeit zu betonen.

Verlaufsstudien zeigten, dass auch hinsichtlich der klassischen Persönlichkeitsstörungen heute nicht mehr von einem grundsätzlich statischen, kaum beeinflussbaren Merkmal gesprochen werden kann (Najavits & Gunderson 1995; Sanislow & McGlashan 1998; Rothenhäusler & Kampfhammer 1999). Selbst massive Ausprägungen einer Borderline-Pathologie sind in katamnestischen Studien in einem beträchtlichen Teil der Fälle nicht mehr diagnostizierbar gewesen. Wir wissen seit längerem, dass auch genetische Disposition sich vielfach nur in Interaktion mit der Umwelt realisiert und dass sich neurobiologische Befunde unter Umwelteinflüssen und Therapie ändern (vgl.

z. B. Susman 1993). Von therapeutischem Nihilismus in Bezug auf Persönlichkeitsstörungen sollte keine Rede mehr sein. Ihre Früherkennung und
intensive, die Entwicklungsanforderungen in ausreichend langer Perspektive
berücksichtigende Frühbehandlung dürfte ähnlich wie bei der Schizophrenie
die Behandlungschancen nachhaltig verbessern. Es gibt Daten, welche die
Wirksamkeit von Therapien bei Persönlichkeitsstörungen im Erwachsenenalter belegen (Bateman & Fonagy 2000; Gabbard 2001; Linehan et al. 1991,
1993; Sanislow & McGlashan 1998). Dies trifft somit sowohl für die psychodynamische als auch die kognitiv-behaviorale Psychotherapie zu.

Funktionen des Sich-Schneidens

Das Ritzen und Sich-Schneiden setzt gewöhnlich im Rahmen von Krisen in
der Adoleszenz ein. Auslöser sind Entwicklungskonflikte, die letztlich von
allen Jugendlichen bewältigt werden müssen. Bei entsprechenden psychischen
Voraussetzungen stellt das selbstverletzende Verhalten dann einen der möglichen Versuche dar, eine bedrohliche, mit entwicklungsbedingten Herausforderungen zusammenhängende psychische Situation zu bewältigen. Sich-
Schneiden stellt dann – ähnlich wie Essstörungen – eine Lösung in einer
seelischen Notsituation dar. Es wird deshalb von den Jugendlichen über
längere Strecken nicht eindeutig als Problem wahrgenommen und es ist für sie
schwierig, es aufzugeben. Der Beziehungskontext ist ein ganz wichtiger, wenn
nicht der wichtigste Sektor, von dem Anforderungen und Irritationen ausgehen, welche die Regulationsmechanismen der sich schneidenden Jugendlichen
überfordern. Früher wurde fast übereinstimmend die Intoleranz gegenüber
Trennungserlebnissen betont (Pao 1969; Rosenthal et al. 1972; Walsh & Rosen
1988); in letzten 15 bis 20 Jahren rückte hingegen der Aspekt der Traumaätiologie in den Vordergrund, wenn es darum ging, die Entstehung der zur Selbstverletzung führenden psychischen Voraussetzungen zu erklären (u. a. Sachsse
1987; Eckhardt-Henn 1997). Als solche wurden im Einzelnen genannt: Störung früher Objektbeziehungen und des Selbstgefühls; unzureichende Internalisierung und vor allem unzureichende Integration guter und schlechter
Selbst- und Objektrepräsentanzen; Störungen der sexuellen und Körperbild-
Entwicklung; defizitäre Ich-Funktionen, die u. a. mit Frustrations- und Am-
bivalenzintoleranz sowie unzulänglicher Affektregulation, Impulssteuerung
und synthetischer Funktion einhergehen; Überich-Störungen mit Selbstbest-

rafungs- und Selbstzerstörungstendenzen; globale Unfähigkeit zur stabilen Selbstachtung und Selbstfürsorge (Übersichten und weiterführende Literatur z. B. bei Doctors 1981; Eckhardt-Henn 1997; Bürgin 1999; Küchenhoff 1999; Sachsse 1997, 2000). Intoleranz gegenüber schwierigen und konflikthaften Emotionen führte auch zur Kennzeichnung des selbstverletzenden Verhaltens als Mittel zur Abwehr bedrohlicher Depressivität (Kumar et al. 2004). Dem selbstverletzenden Verhalten werden zahlreiche psychodynamische Funktionen zugeschrieben, darunter einerseits die Erhaltung des inneren Gleichgewichts, andererseits die Kontrolle der Beziehung zur sozialen Wirklichkeit. In der erstgenannten Funktion – Erhalten des inneren Gleichgewichts – diene die Selbstverletzung als Tranquilizer, Antidepressivum, fokaler Suizid oder Suizidprophylaxe, Selbstbestrafung, Regulation des Selbstwert- und Identitätsgefühls, Selbstmedikation gegen Dissoziation, Derealisation und Depersonalisation, Antipsychotikum oder Selbststeuerungshilfe. In der zweitgenannten Funktion – Kontrolle der Beziehung zur sozialen Wirklichkeit – könne Selbstverletzung als Appell, Aggression, Beziehungsgestaltung, Inszenierung von seelisch nicht tolerierten, oft widersprüchlichen Beziehungsmustern oder Flucht vor sozialen Anforderungen verstanden werden (Zusammenschau bei Sachsse 1997, 2000). Eine zusammenfassende Integration verschiedener in der Fachliteratur auffindbarer Modelle über die Funktionen des selbstverletzenden Verhaltens lieferte Suyemoto (1998). Das selbstverletzende Verhalten sei hiernach mehrfach determiniert und erfülle gewöhnlich gleichzeitig viele Funktionen. Suyemoto stellt sechs Modelle auf, die auf vier Betrachtungs- und Erklärungsebenen angesiedelt sind. Das Umweltmodell betrachtet die Wirkungen des selbstverletzenden Verhaltens auf die Umwelt bzw. deren Reaktionen, die eine verstärkende Funktion bezüglich solchen Verhaltens von Individuen haben können. Das Triebmodell widerspiegelt den Kampf zwischen Lebens- und Todestrieb und erklärt selbstverletzendes Verhalten als Verschiebung von Suizidimpulsen. Selbstverletzendes Verhalten könne aber auch aus Konflikten im Bereich der Sexualität resultieren. Gemäß dem Affektregulationsmodell diene es der Affektregulation oder als Mittel gegen die Dissoziation, die infolge starker Affekte entstehe. Das interpersonelle Modell erklärt selbstverletzendes Verhalten schließlich als Versuch, Grenzen zwischen sich und anderen zu ziehen sowie die eigene Identität zu stabilisieren.

Klinisch sehr hilfreich ist die Konzeptualisierung des selbstverletzenden Verhaltens als Folge und Bewältigungsstrategie eines dysfunktionalen Beziehungssystems (Doctors 2004), zumal emotionale Belastungen im Beziehungskontext, wie bereits angeführt, zu den wichtigsten Auslösern für Selbstverletzungen gehören. Dabei muss es sich keineswegs um dramatische Ereignisse handeln. Kaum wahrnehmbare Kränkungen, Ängste, Enttäuschungen oder Wut können subjektiv als drohender Selbstverlust erlebt werden, dem man nur noch durch Manipulationen am Körper entgegenwirken kann. Das Ritzen wird zum Mittel gegen Not, Verzweiflung, Hoffnungslosigkeit, mit ihm soll die emotionale Verletzbarkeit bewältigt werden. In ihrer Vorgeschichte lernten viele der betroffenen Patientinnen, dass von anderen keine Hilfe zu erwarten ist, sodass man sich selbst hilft (Doctors 2004). So gesehen bringt selbstverletzendes Verhalten einen Zugewinn an Kontrolle über sich und manchmal auch über andere mit sich. Es liegen Schwierigkeiten sowohl der Selbst- als auch der interaktiven Regulation vor.

Zumindest phänomenologisch kann das selbstverletzende Verhalten suchtartige Formen annehmen (Favazza & Rosenthal 1993; Resch 2001), unter anderem wegen seiner Funktion, seelische Spannungen zu mindern, die jedoch mit der Zeit einer zunehmenden Toleranzentwicklung unterliegt. Bewusst und im kompensierten psychischen Zustand eines höheren Ich-Funktionsniveaus können sich die Patientinnen durchaus von der Destruktivität ihres Verhaltens distanzieren, unter Schuld- und Schamgefühlen leiden und es aufgeben wollen. Unter dem Druck seelischer, emotional für sie unerträglicher, insbesondere den narzisstischen und den Beziehungsbereich betreffender Konflikte erleiden sie aber einen Selbststeuerungsverlust, der alle Vorsätze, sich nicht mehr zu schneiden, über den Haufen wirft. Eine frühzeitige therapeutische Intervention kann helfen, die Entwicklung suchtartiger Kreisläufe, die das Verhalten therapieresistent machen, zu verhindern (Doctors 2004) und andere Mittel der Selbstregulation als das Ritzen oder Schneiden zu entwickeln. Wenn dies nicht erfolgt oder nicht gelingt, kann selbstverletzendes Verhalten über Jahre andauern und zu zahlreichen Hospitalisierungen führen. In Paraphrase zu Kernbergs (2001) »Suizid als Lebensform« bei persönlichkeitsgestörten, unter dem Syndrom eines malignen Narzissmus leidenden Menschen kann man bei chronifizierteren Formen der Selbstverletzung vom »Selbstverletzendem Verhalten als Lebensform« sprechen. Analog zum Suizidversuch würde dann die Selbstverletzung erstens ein Ausdruck von Wut infolge von Enttäuschungen in Beziehungen, die zu narzisstischen Kränkungen und emotionaler Überforderung führten, sein. Zweitens wäre sie als eine gegen die Welt bzw. eine Bezugsperson gerichtete Rache und Strafe zu verstehen, mit der die Patientin in einer konflikthaften

Beziehung steht. Diese Dynamik ist nicht zuletzt im Verlauf von Psychotherapien in Hinblick auf drohende negative therapeutische Reaktionen, zu denen solche Patientinnen neigen, relevant. Die Regulationsprobleme im Bereich des Selbst und der Beziehungen stehen in einem dialektischen, sich wechselseitig beeinflussenden Verhältnis zueinander.

In Fällen mit traumatischer Vorgeschichte sind Bedeutungszuschreibungen und vor allem der Austausch darüber mit den Patientinnen schwieriger, da es aufgrund der posttraumatischen Dissoziation zwischen affektiven, vegetativen und symbolisierenden Prozessen unter anderem zu Kommunikationsproblemen kommt. Die Patientinnen pendeln zwischen unterschiedlichen Ich-Funktionsniveaus, auf welchen ihnen jeweils sehr unterschiedliche Wahrnehmungs-, Abwehr, Handlungs- und Symbolisierungsmöglichkeiten zur Verfügung stehen. Auslöser für die Desintegration der Ich-Funktionen, die dann letztlich mit der Selbstverletzung selbst »behandelt« werden soll, können nebst den erwähnten, manchmal für Außenstehende kaum auszumachenden inneren und äußeren Faktoren paradoxer Weise positive Erfahrungen, Hoffnungen und Perspektiven sein. Positive Gefühle und Erfahrungen können massive Ängste auslösen, innerlich berührt und damit erneut verletzlich zu werden. Um verzweifelt die Kontrolle über solche ängstigenden Situationen zu erlangen, ziehen es die Patientinnen vor, die passiv erlittene (körperliche und seelische) Verletzung aktiv in die Wege zu leiten und sich zum Opfer zu machen oder sich als solches anzubieten, anstatt der Wiederholung von tiefen Enttäuschungen passiv ausgeliefert zu sein (Doctors 1999).

Hinsichtlich der Traumaätiologie muss allerdings darauf hingewiesen werden, dass der Traumabegriff unterschiedlich und recht breit verwendet wird (Becker 1997). Die in den letzten 15 bis 20 Jahren wieder deutlich erstarkte Beschäftigung mit psychischen Traumen brachte neben positiven Auswirkungen auf das Verständnis mancher schwerer Psychopathologie als Nebeneffekt mit sich, dass »Trauma« fast gleichbedeutend mit emotionaler Verletzung und Überforderung verwendet wird, so verstanden aber den meisten psychischen Störungen zugrunde liegt, mit welchen wir uns beschäftigen. Dem Trauma wird nicht selten zumindest implizit eine quasi operationalisierbare Bedeutung und Wirkung zugeschrieben (Lellau 2005). Damit droht der dynamische Aspekt, dass nämlich jedwede Belastung von verschiedenen Individuen unterschiedlich verarbeitet wird, verloren zu gehen. Ein affektiv verarmtes, die Sicherheitsbedürfnisse missachtendes Umfeld sowie ein Bindungs- und Interaktionskontext, der für die Entwicklung der reflexiven Funktion nicht förderlich ist, können zwar als kumulativ traumatisch bezeichnet werden, aber auch hier muss die jeweils individuelle Interaktion zwischen solchen Bedingungen und dem Individuum mit seinen Dispositionen bedacht werden. Die im Beziehungskontext entstandenen Traumen – und das sind letztlich die meisten – stehen für die Qualität der Beziehung zwischen einem Subjekt und seinem Gegenüber (Bürgin 1998). Entwicklungspathologie und Konfliktpathologie lassen sich nicht scharf voneinander trennen. Es gibt keinen absoluten Zusammenhang zwischen traumatischen Ereignissen in der Vorgeschichte und der psychischen und psychosomatischen Symptomatik.

Vor dem Hintergrund der Theorie der Mentalisierung, Entwicklung der psychischen Realität, Affektregulation und Selbstentwicklung (umfassende Synopsis s. Fonagy et al. 2002) erscheint das selbstverletzende Verhalten als ein Mittel, das von den Betroffenen vornehmlich gegen die subjektiv erlebte Gefahr psychischer Desintegration eingesetzt wird. Sie resultiert aus unzureichender reflexiver und Mentalisierungsfähigkeit sowie einer bereits mehrfach erwähnten Regulationsstörung der Affekte und des Selbstgefühls. Die von den Patientinnen oft gerade im medizinischen Sektor in Gang gesetzte Dynamik aus selbstverletzendem Verhalten und übergriffigen Reaktionen der Umgebung kann zunächst im Sinne einer Reinszenierung traumatischer Erfahrungen gesehen werden. Darüber hinaus kann sie aber auch als Ausdruck der Hoffnung auf Wiederherstellung der regulativen Funktionen sowie auf diesmal aktive Kontrolle eines vormals passiv erlittenen Leids betrachtet werden (Doctors 1981). Zwischen der destruktiven und protektiven Funktion des selbstverletzenden Verhaltens besteht ein dynamisches Verhältnis und kein Entweder-oder. Die Dynamik wird vom Ringen um Lösungen von Konflikten geprägt, die als existentiell erlebt werden. Psychoanalytische Reflexion schafft den nötigen Rahmen, um der von den Patientinnen ausgelösten destruktiven Dynamik nicht zu unterliegen, sondern auch nach protektiven Intentionen in ihr zu suchen (Küchenhoff 1999).

Klinische Implikationen

Inszenierungen unter Einsatz des Körpers spielen in der Psychotherapie von Jugendlichen eine sehr wichtige Rolle (vgl. Branik 2002). Gerade bei sich selbst verletzenden Patientinnen sticht ins Auge, dass sie sich verbal und symbolisch nicht adäquat im Hinblick auf ihre psychischen Erfahrungen mitteilen können. Die Gespräche bleiben oft erst einmal hohl, unecht, Absprachen haben keinen Bestand, es entsteht der Eindruck von Unverbindlichkeit. Beziehungsabwehr steht im Vordergrund, die affektive Einstimmung aufeinander ist erschwert (Bürgin 1998), stattdessen wird der Körper und Manipulationen an ihm als Vehikel der Kommunikation über die psychische Befindlichkeit eingesetzt. Selbstschädigende Handlungen präsentieren sozusagen szenisch das Beziehungsmuster zu sich und anderen. Im Laufe einer Behandlung fungiert das selbstverletzende Verhalten wie ein Einbruch in den therapeutischen Raum, der seinerseits zum Handeln zwingt. Auch bei Therapeuten und ihren Mitarbeitern drohen reflexive Fähigkeiten unter dem Handlungszwang und durch Ärger oder Abwendung zumindest vorübergehend verloren zu gehen. Bei einem Teil der Patientinnen erstaunt eine ausgesprochen psychologische Kompetenz, wenn es sich um andere handelt, nicht zuletzt um Mitpatientinnen oder auch Klinikmitarbeiter. Während die Patientinnen beispielsweise bei Mitgliedern ihres Behandlungsteams manche latenten Motive und Beweggründe messerscharf erkennen, bleiben sie für die Auslöser ihrer eigenen Regulationsstörung blind. Statt Reflexionsfähigkeit, die man ihnen aufgrund der scheinbaren psychologischen Kompetenz zutraute, präsentieren sie den Behandlern unvermittelt Schnittwunden.

Fonagy und Kollegen (2002) leiten aus klinischen Studien bei Borderline-Patienten allgemeine Empfehlungen bezüglich der Ziele von Psychotherapie an sich ab: Ein wesentliches Ziel sei die Förderung der Fähigkeit zu mentalisieren. Bei den in stationärer Psychotherapie befindlichen und damit in der Regel komplex und schwer kranken, sich selbst verletzenden Patientinnen ist es ebenso essentiell wie schwierig, einen psychologischen Raum aufzubauen und trotz Rückfällen zu erhalten. Diese Arbeit besteht zunächst aus der Reflexion, was in der jeweiligen Situation die Auslöser dafür waren, dass die Selbstverletzung als das einzige Mittel der Kommunikation, der affektiven und Selbstregulation übrig blieb. Hier geht es anfangs vor allem um aktuelle unmittelbare Episoden und nicht um die Bearbeitung früherer Traumen. Jede Verhärtung bei der Gestaltung der Rahmenbedingungen – ein starres, nur auf Überwachung und Eingrenzung ausgerichtetes Klima – würde der vorgenannten Anforderung wenig zuträglich sein. Letztlich pendelt man als Therapeut bzw. Behandlungsteam immer zwischen den unbedingt zu vermeidenden Polen entweder ein kontrollierendes, vielleicht sogar sadistisches, eindringendes Objekt bzw. Umfeld oder ein gleichgültiges, keinen Halt gebendes, nicht schützendes Objekt bzw. Umfeld zu werden (Eckhardt-Henn 1997). Eine Symptomreduktion wird auf die Dauer nicht gelingen, wenn die kommunikative und das Selbst stabilisierende Funktion des Sich-Schneidens nicht verstanden worden ist (vgl. Bolm et al. 2002).

Selbstverletzendes Verhalten an sich oder als Bestandteil einer vermuteten Persönlichkeitsstörung entfaltet innerhalb der kinder- und jugendpsychiatrischen Institutionen eine starke interaktive Wirkung. Die Therapie von Störungen, die sich durch unzureichende Selbstreflexionsfähigkeit und starken Drang destruktiv zu handeln auszeichnen – also letztlich Patientinnen aus dem so genannten Borderline-Spektrum im oben definierten Sinne –, ist anspruchsvoll. Die dabei entstehenden, den Behandlungsrahmen angreifenden Probleme führten im Erwachsenenbereich früher sogar zur Hinterfragung der Indikation zur stationären Psychotherapie überhaupt (Trimborn 1983). Heute geht die Tendenz eher in Richtung spezialisierter, modifizierter und multimodaler Behandlungsangebote für diese Patientinnengruppen (vgl. z.B. Bateman & Fonagy 1999, 2000; Bolm et al. 2002 für den Erwachsenenbereich; Streeck-Fischer 1998, 2000; Branik 2004, 2005 für Jugendliche). Hinter den stereotypen Wiederholungen ungünstiger, auch der Patientin erhebliches Leiden bereitender Haltungen und Symptome verbergen sich schwerwiegende Ängste, Konflikte und Entwicklungsdefizite. Wiederkehrende Selbstverletzungen sind Anpassungsleistungen an und Abwehrformen von schweren Konflikten, Ängsten und/oder Traumen, die einem verbalen Diskurs nicht ohne weiteres zugänglich sind und deshalb in Handlungen in Szene gesetzt werden (diese Aussage trifft im Wesentlichen auch auf Persönlichkeitsstörungen zu). Es kostet Mühe und Geduld, diesen Handlungsdruck zunächst ein Stück weit Raum greifen zu lassen und zu akzeptieren, damit sich die Patientin nicht sogleich getadelt, durch Deutungen erschreckt, gekränkt oder zurückgewiesen fühlt. Nach Entwicklung eines tragfähigen Arbeitsbündnisses sollte dann ein reflektierender Dialog über die Ursachen und Konsequenzen des bisherigen Verhaltens der Patientin angestrebt werden. Natürlich geht es in der Therapie um das richtige Timing, die richtige Dosis und die richtige Kombination von Maßnahmen (neben dem Halt gebenden therapeutischen Milieu ggf. auch Medikamente, körperorientierte, averbale, und Kreativität fördernde Therapieangebote, Erlernen von Stabilisierungstechniken, Erarbeiten von Verhaltensoptionen, welche der Umsetzung von Selbstverletzungsimpulsen entgegen wirken). Für die Integration dieser auf unterschiedlichen Ebenen ansetzenden Maßnahmen ist eine Behandlungsorganisation nötig, die u.a. ein Setting garantiert, das Zuständigkeit und Verantwortlichkeit klar regelt, Spaltungen reduziert, chaotischen Interaktionen Grenzen setzt, Sicherheit, Berechenbarkeit und Wertschätzung vermittelt, individuelle Therapieziele für jede Patientin definiert, klare Regeln und Grenzen auf der einen und Flexibilität auf der anderen Seite im Einzelfall plausibel zu handhaben versteht und bei alldem Raum für die Psychotherapie und die Arbeit mit Übertragung, Gegenübertragung und Widerstand gewährt. In dieser Arbeit geht es vornehmlich um die Schaffung eines intersubjektiven Raumes, in welchem Spaltungen und Projektionen durch Sprache und andere Formen der Symbolisierung allmählich ersetzt werden (Streeck-Fischer 1998). Gabbard (2001) schrieb zum psychotherapeutischen Vorgehen bei Borderline-Patienten bildlich, dass der Chirurg auch zuerst die Anästhesie herbeiführen muss, bevor er operieren kann. Es geht zunächst darum, ein Arbeitsbündnis entstehen zu lassen und zugleich die in Abwehrstrukturen geronnenen Beziehungskonflikte in der therapeutischen Situation zu inszenieren, ohne dass der therapeutische Rahmen gesprengt wird. Dann wird in angemessenen, von der Patientin noch tolerierten Schritten die entstandene Konflikt- und Beziehungssituation hinterfragt. Das geschieht in einer Weise, die es der Patientin ermöglicht, mit dem Therapeuten über die Verstrickungen im und außerhalb des Behandlungszimmers zu sprechen, ohne dass es unerträglich wird und die Patientin doch wieder auf überaus destruktive Inszenierungen ihrer gewohnten Abwehrmuster zurückgreifen muss.

Als sich bei einer meiner jugendlichen Patientinnen der Konflikt zuspitzte, sich entweder auf die psychische Arbeit einzulassen oder doch lieber beim Manipulieren am Körper und Herbeiführen einer bedrohlichen Magersucht zu bleiben, berichtete sie einen Traum, in dem bei einem Kampf zwischen zwei Personen eine der anderen wiederholt frontal das Messer in den Kopf rammt. Sie brachte den Traum in eine Sitzung mit, zu der sie mit einer Gewichtsabnahme kam, welche die Grenzen der Behandlungsvereinbarung über-, besser gesagt *unter*schritt, und sie von sich aus dazu gar nichts sagte. Der Kopf, den ich als den Ort verstehe, an dem psychische Arbeit und damit die Psychotherapie überhaupt stattfindet, sollte abgestochen werden. Eine der Botschaften dieses Traumes scheint die intensive Therapieambivalenz gewesen zu sein. Therapie bringt also nicht grundsätzlich Entlastung und Glücksgefühl. Im Gegenteil, das Nachdenken über eigene Emotionen und die Komplexität von Beziehungen kann für die Adoleszenten zu einer unerträglichen Belastung werden (Fonagy et al. 2002). Von etwas Glücksgefühl kann man eventuell sprechen, wenn Hoffnung entsteht, dass eine korrigierende Beziehungserfahrung gelingt. Schließlich können Patientinnen im günstigen Falle Lösungen umsetzen, die von Angst und Konfliktabwehr nicht so stark verzerrt sind, wie es vorher der Fall war. All das braucht Zeit.

Nachfolgend einige Hinweise zum Umgang mit sich selbst verletzenden Patientinnen auf kinder- und jugendpsychiatrischen Stationen:

Teambezogen:
➤ Verhinderung von starken Regressionen durch eine Passivität fördernde, unbedacht überversorgende, zu wenig Eigenverantwortung abverlangende Alltagsgestaltung und Atmosphäre
➤ Vermeidung übermäßiger Abschottung des Stationslebens gegenüber der »Normalität« draußen
➤ Stärkung des Realitätsbezugs durch aktive Alltagsgestaltung (Klinikschule, Ausflüge, Projekttage, ausbildungs- und berufsvorbereitende Initiativen u.ä.) und Pflichten im Rahmen der Stationsgruppe, aber auch Gestatten von Rückzugsräumen, welche solche Patientinnen immer wieder benötigen; hierbei kann der zuständige Therapeut durch die Reflexion des psychotherapeutischen Prozesses Hilfestellung leisten, entwicklungsvermeidende Regressionen von »Regressionen im Dienste des Ichs« zu unterscheiden.
➤ Kontinuierliche Reflexion der Gruppendynamik im Behandlungsteam und in der Patientinnengruppe, um die Inszenierung von chaotischen, potentiell erneut destruktiven Beziehungsmustern nicht unkontrolliert ausufern zu lassen
➤ Klarheit in Bezug auf Regeln, Zuständigkeit, Verantwortlichkeit sowie auf den Umgang mit Krisen und Grenzen

Patientinnenbezogen:
➤ Vermeidung schematischer Deutungsmuster und Respekt vor der Individualität jeder Patientin unabhängig von ihrer Symptomatik
➤ Definition von realistischen und begrenzten Therapiezielen (die Reduktion der Selbstverletzungsfrequenz kann auch schon ein guter Erfolg sein)
➤ Sehr bedachte Nähe-Distanz-Regulation; weniger ist oft mehr.

➤ Erarbeitung von Vorgehensweisen, wie sichere Orte und sichere Umgangsformen in Zeiten psychischer Krisen gesucht und genutzt werden können (Streeck-Fischer 2000)
➤ Aufbau eines positiveren Verhältnisses zum eigenen Körper (Körperpflege, Bewegungsaktivität, Umgang mit Nahrung, Kleidern, Jugendmoden usw.)
➤ Gründliche und regelmäßige Überprüfung der Behandlungsindikation im gegebenen Setting; es ist kontraindiziert, die Patientin zum alleinigen Ziel therapeutischer Interventionen zu machen, wenn ihre soziale Situation enorm belastend ist (Laufer 1995). Manche Patientinnen tolerieren aus Angst vor Nähe, Enge, Einschränkung beim Einsatz gewohnter Abwehrmechanismen sowie vor Auseinandersetzung mit schwierigen Emotionen und lebensrelevanten Beeinträchtigungen das stationärpsychotherapeutische Setting nicht.

Letztlich weisen therapeutische Aktivitäten – wohl weitestgehend schulenunabhängig – eine Gemeinsamkeit auf: Sie versuchen eine andere Perspektive zum Geschehen(en) aufzuzeigen, regen an, sich selbst, die Sicht der eigenen Geschichte und die eigenen Beziehungsmuster als veränderbar oder zumindest besser oder anders begreifbar zu betrachten. Dadurch kann eine gewisse Distanz zum vormals in Handlungsketten und mit Verlust jeder kritischen Selbstdistanz ablaufenden pathologischen autodestruktiven Verhalten geschaffen werden. Psychotherapie fördert die nicht hinreichend erworbene oder durch Traumen beeinträchtigte Fähigkeit zu mentalisieren, Affekte wahrzunehmen und zu regulieren und »mit der Realität zu spielen« (Fonagy & Target 2000; Fonagy et al. 2002). Wissenschaftlich noch relativ offen bleibt die Frage, welche Nachhaltigkeit selbst günstig verlaufende stationäre Psychotherapien bei den hier zur Debatte stehenden Jugendlichen besitzen. Wie in der Einleitung ausgeführt, sind die Verläufe bei Jugendlichen, die man dem so genannten Borderline-Spektrum zuordnen würde, recht unterschiedlich und die Prognosen nicht allein von der Intensität der krisenhaften Zuspitzungen ableitbar. Unter psychotherapeutischen Gesichtspunkten spricht manches dafür, dass grundlegende psychische Veränderungen und Reifungsprozesse einer intensiven Bearbeitung innerhalb einer längerfristigen therapeutischen Beziehung bedürfen. Einen solchen Prozess würde man eher im ambulanten Setting ansiedeln, während es im stationären Bereich bereits als Erfolg angesehen werden kann, wenn die Motivation und Fähigkeit der Patientinnen, sich auf eine intensive therapeutische Beziehung einzulassen, gestärkt werden konnte. Das Ziel von stationärer Psychotherapie im hier vorgestellten Verständnis ist eine Mischung aus innerseelischer und umfeldbezogener Stabilisierung, pragmatischer Krisenbewältigung, der Chance zu einem Neuanfang und dem Versuch in therapeutischen Beziehungen ungeachtet des damit einhergehenden (d. h. wiederkehrenden) seelischen Schmerzes tiefer gehende psychische Arbeit zu leisten.

Literatur

Bateman, A. W.; Fonagy, P. (2000): Effectiveness of psychotherapeutic treatment of personality disorder. Brit J Psychiatry, 177: 138–143.

Bateman, A. W.; Fonagy, P. (1999): Effectiveness of partial hospitalisation in the treatment of borderline personality disorder: a randomised controlled trial. Am J Psychiatry, 156: 1563–1569.

Becker, S. (1997): Trauma und Realität. In: Richter-Appelt, H. (Hg.): Verführung, Trauma, Missbrauch. Gießen (Psychosozial), S. 11–24.

Bolm, T.; Dulz, B.; Thomasius, R. (2002): Stationäre Therapie von Borderline-Patienten. Persönlichkeitsstörungen, 6: 4–16.

Branik, E. (2002): Inszenierungen unter Einsatz des Körpers in der Psychotherapie von Jugendlichen. Kinderanalyse, 10: 40–61.

Branik, E. (2004): Zum Umgang mit sich selbst schneidenden Jugendlichen im stationären Setting. Kinderanalyse, 12 (1): 1–21.

Branik, E. (2005): Anorexia nervosa – die Krankheit der Widersprüche. Anmerkungen zur Frage der Behandlungsmotivation. AKJP 36 (2): 213–236.

Braun-Scharm, H.; Kieninger, S.; Wienecke, S. (2000): Persönlichkeitsstörungen im Jugendalter. Z Kinder- Jugendpsychiatrie, 28: 5–15.

Briere, J.; Gil, E. (1998): Self-mutilation in clinical and general population samples: prevalence, correlates, and functions. Am J Orthopsychiatry, 68 (4): 609–620.

Bürgin, D. (1998): Adoleszenz und Trauma. In: Streeck-Fischer, A. (Hg.): Adoleszenz und Trauma. Göttingen (Vandenhoeck & Ruprecht), S. 128–160.

Bürgin, D. (1999): Todes- und Lebenskonzepte als Basis selbstzerstörerischer oder fürsorgerischer Akte bei Kindern und Jugendlichen. In: Küchenhoff, J. (Hg.): Selbstzerstörung und Selbstfürsorge. Gießen (Psychosozial), S. 299–314.

DiClemente, R. J.; Ponton, L. E.; Hartley, D. (1991): Prevalence and correlates of cutting behavior: fisks for HIV transmission. J Am Acad Child Adolesc Psychiatry, 30: 735–739.

Doctors, S. (1981): The symptom of delicate self-cutting in adolescent females: a developmental view. Adolesc Psychiatry, 9: 443–460.

Doctors, S. (1999): Further thoughts on »self-cutting«: the intersubjective context of self-experience and the vulnerability to self-loss. Psychoanalytic Rev, 86: 733–744.

Doctors, S. (2002): Advances in understanding and treating self-cutting. Vortrag beim Kongress der I.S.A.P., Göttingen, 14.–16.06.2002.

Doctors, S. (2004): Wenn Jugendliche sich selbst schneiden. Neuere Ansätze zum Verständnis und zur Behandlung. In: Streeck-Fischer, A. (Hg.): Adoleszenz – Bindung – Destruktivität. Stuttgart (Klett-Cotta), S. 267–288.

Eckhardt-Henn, A. (1997): Offene und heimliche Selbstbeschädigung. In: Egle, I. T.; Hoffmann, S. O.; Joraschky, P. (Hg.): Sexueller Missbrauch, Misshandlung, Vernachlässigung. Stuttgart, New York (Schattauer), S. 293–303.

Favazza, A. R.; Rosenthal, R. J. (1993): Diagnostic issues of self-mutilation. Hosp Community Psychiatry, 44: 134–140.

Favazza, A. R. (1998): The coming age of self-mutilation. J Nerv Ment Dis, 186: 259–268.

Fonagy, P.; Target, M. (2000): Playing with reality: III. The persistence of dual psychic reality in borderline patients. Int J Psycho-Anal, 81: 853–873.

Fonagy, P.; Gergely, G.; Jurist, E. L.; Target, M. (2002): Affect regulation, mentalisation and the development of the self. New York (Other Press).

Gabbard, G. O. (2001): Psychodynamic psychotherapy of borderline personality disorder: a contemporary approach. Bull Menninger Clin, 65: 41–57.

Herpertz, S.; Saß, H. (1994): Offene Selbstbeschädigung. Nervenarzt, 65: 296–306.

Kernberg, O. F. (2001): The suicide risk in severe personality disorders: differential diagnosis and treatment. J Personality Disord, 15 (3): 195–208.

Küchenhoff, J. (1999): Die Fähigkeit zur Selbstfürsorge – die seelischen Voraussetzungen. In: Ders. (Hg.): Selbstzerstörung und Selbstfürsorge. Gießen (Psychosozial), S. 147–164.

Kumar, G.; Pepe, D.; Steer, R. A. (2004): Adolescent psychiatric in patients' self-reported reasons for cutting themselves. J Nerv Ment Dis. 192 (12): 830–836.

Lacey, J. H.; Evans, C. D. (1986): The impulsivist: a multi-impulsive personality disorder. Br J Addict, 81: 641–649.

Laufer, M. (1995): Psychological development in adolescence: »danger signs«. In: Laufer, M. (Hg.): The suicidal adolescent. London (Karnac), S. 3–20.

Lellau, J. (2005): Zum Problem des Traumabegriffs in der Psychoanalyse. Forum Psychoanal, 21 (2): 143–155.

Linehan, M. M.; Armstrong, A.; Suarez, D.; Allmaon, D.; Heard, H. L. (1991): Cognitive-behavioral treatment of chronically parasuicidal borderline patients. Arch Gen Psychiatry, 48: 1060–1064.

Linehan, M. M.; Heard, H. L.; Armstrong, A. (1993): Naturalistic follow-up of a behavioral treatment of chronically parasuicidal borderline patients. Arch Gen Psychiatry, 50: 971–974.

Najavits, L. M.; Gunderson, J. G. (1995): Better than expected: Improvements in borderline personality disorder in a 3-year prospective outcome study. Comprehens Psychiatry, 36: 296–302.

Nixon, M. K.; Cloutier, P. F.; Aggarval, S. (2002): Affect regulation and addictive aspects of repetitive self-injury in hospitalised adolescents. J Am Acad Child Adolesc Psychiatry, 41 (11): 1333–1341.

Pao, P. (1969): The syndrome of delicate self-cutting. Br J Med Psychology, 42: 195–206.

Pattison, E. M.; Kahan, J. (1983): The deliberate self-harm syndrome. Am J Psychiatry, 140: 867–872.

Resch, F. (1998): Hilft Selbstverletzung dem verletzten Selbst? Zur Klinik und Psychodynamik der Automutilation bei Jugendlichen, Zeitschrift für analytische kinder- und Jugendlichenpsychotherapie, 29: 71–85.

Resch, F. (2001): Der Körper als Instrument zur Bewältigung seelischer Krisen. Deutsches Ärzteblatt, 98, A 2266–2271.

394 · Emil Branik

Rosenthal R.; Rinzler C; Walsh R.; Klausner, E. (1972): Wrist cutting syndrome: the meaning of a gesture. Am J Psychiatry, 128: 1363–1368.

Rothenhäusler, H. B.; Kapfhammer, H. P. (1999): Der Verlauf von Borderline-Störungen. Fortschr Neurol Psychiat, 67: 200–217.

Sachsse, U. (1987): Selbstbeschädigung als Selbstfürsorge. Forum Psychoanal, 3: 51–70.

Sachsse, Ulrich (1997): Selbstverletzendes Verhalten. 4. Aufl., Göttingen (Vandenhoeck & Ruprecht).

Sachsse, U. (2000): Selbstverletzendes Verhalten – samatopsychosomatische Schnittstelle der Borderline-Persönlichkeitsstörung. In: Kernberg, O. F.; Dulz, B.; Sachsse, U. (Hg.): Handbuch der Borderline-Störungen. Stuttgart-New York (Schattauer), S. 347–370.

Sanislow, C. A.; McGlashan, T. H. (1998): Treatment outcome of personality disorders. Can J Psychiatry, 43, 237–250.

Spiel, W. (1993): Das Wiener Konzept der »Persönlichkeitsentwicklungsstörung«. In: Poustka, F.; Lehmkuhl, U. (Hg.): Gefährdung der kindlichen Entwicklung. München (Quintessenz), S. 207–213.

Streeck-Fischer, A. (1998): Misshandelt – Missbraucht: Probleme der Diagnostik und Psychotherapie traumatisierter Jugendlicher. In: Dies. (Hg.): Adoleszenz und Trauma. Göttingen (Vandenhoeck & Ruprecht), S. 174–196.

Streeck-Fischer, A. (2000): Jugendliche mit Grenzstörungen – selbst- und fremddestruktives Verhalten in stationärer Psychotherapie. Prax Kinderpsychol Kinderpsychiat, 49: 497–510.

Susman, E. J. (1993): Psychological, contextual, and psychobiological interactions: A developmental perspective on conduct disorder. Development Psychopathology, 5: 181–189.

Suyemoto, K. L. (1998): The functions of self-mutilation. Clin Psychol Rev, 18 (5): 531–554.

Trimborn, W. (1983): Die Zerstörung des therapeutischen Raumes. Das Dilemma stationärer Psychotherapie bei Borderline-Patienten. Psyche, 40: 204–236.

Vloet, T. D.; Herpertz-Dahlmann, B.: Langzeitverlauf kinder- und jugendpsychiatrischer Erkrankungen – Risiko der Entwicklung von Persönlichkeitsstörungen. Vortrag beim Symposium »Dialog – Entwicklung – Nachhaltigkeit: Denkansätze für die Kinder- und Jugendpsychiatrie« (Symposium zum 60. Geburtstag von Prof. Dr. Peter Riedesser), Hamburg, 10.03.2005.

Walsh, B. W.; Rosen, P. M. (1988): Selfmutilation. Theory, research and treatment. New York (Guilford).

Der tote Vater
Die Behandlung schwerer Störungen der Persönlichkeitsentwicklung bei Kindern

Gisela Zeller-Steinbrich

Einleitung

Als der sechsjährige Carlo mit seiner Mutter zum ersten Mal in meine Praxis kam, setzte er sich eng neben sie auf die Couch, zog ständig an ihr herum und bog ihre Finger, bis es ihr wehtat und sie böse wurde. Ein Gespräch mit der Mutter, geschweige denn mit ihm, war kaum möglich. Ich fühlte mich elend und gequält, so, wie sich Carlo wohl gefühlt hätte, wenn er das hätte fühlen können. Sein Mangel an Struktur und Frustrationstoleranz hatte seine Mutter endlich dazu bewogen, mich aufzusuchen. Die Mitarbeiter der Tagesstätte, in der er seit dem Babyalter betreut wurde, hatten dies seit vielen Jahren immer wieder vorgeschlagen. Bei Anforderungen und der kleinsten Kritik begann er zu schreien, ständig war er in Kämpfe mit anderen Kindern verwickelt. Er war untragbar.

Als er dann zu seiner ersten Therapiesitzung gebracht wurde, weigerte er sich, zu mir ins Zimmer zu kommen. Er setzte sich in der entlegensten Ecke der Diele auf den Fußboden. Obwohl ich ruhig und freundlich mit ihm sprach und seine Patentante noch dabeistand, zog er sich immer weiter zurück. Ich hatte den Eindruck, ihm durch meine bloße Präsenz etwas anzutun. Schließlich zog er noch seinen blauen Pullover über Kopf und Knie, wie eine schützende zweite Haut, und rührte sich nicht. Ich hatte mein Repertoire erschöpft – dass die Tante ihn abholen oder im Wartezimmer bleiben werde, dass sie mit ins Zimmer kommen könne etc. – und hatte traurige und trostlose Gedanken wie: ›Der kommt nie.‹ Erst als nach einer guten Viertelstunde der Patient meines Kollegen die Diele durchquerte und andere Personen kamen, schämte er sich wohl so, dass er endlich hereinkroch, wie eine unförmige blaue Masse. Eine ganze Zeit sah und hörte ich nichts von ihm. Er saß auf dem Boden an der Tür mit dem Rücken zu mir. Ich fühlte mich hilflos und traurig. Er begann zu brabbeln wie ein Säugling. Ich hörte nur sinnlose

Laute, bis es mir plötzlich schien, als stammele er: »Papi mort« (Papi tot)[1].
Das war der Anfang.

Am Ende seiner psychoanalytischen Kindertherapie war Carlo einen weiten
Weg gegangen: In einer der letzten Sitzungen wollte er wieder nicht herein-
kommen, so wie ganz am Anfang. Aber nun war er in der Lage, mir zu erklären,
dass es etwas gab, was er seiner Mutter in meiner Gegenwart sagen wollte,
etwas, das *ich* wissen sollte und das *sie* wissen sollte. Wie beim ersten Mal saß
er neben ihr auf der Couch, aber nun konnte er für sich bleiben und hing
nicht mehr an ihr wie eine Klette. Wir waren zu Dritt im Gespräch. Er
erklärte, dass es wichtig für ihn sei, dass seine Mutter nachts nicht den Haus-
schlüssel draußen ließ, damit er sich sicher fühlen könnte. Es hatte in jüngster
Zeit Vorfälle mit einem Freund der Mutter gegeben, bei denen dieser Carlo
bedroht und die Mutter angegriffen hatte. Im Laufe des Gesprächs nahm er
seinen Kaugummi aus dem Mund und warf ihn in den Papierkorb neben der
Couch. Die Mutter ermahnte ihn unwirsch, er solle ihn nicht einfach irgend-
wohin kleben. Er antwortete ruhig, dass er das sicherlich nicht tun würde.
Und dann erklärte er mit Ernst und Würde: »Ich bin doch nicht das schlechteste
Kind der Welt!«

Carlo hatte gelernt, über seine Gefühle und Wünsche zu sprechen. Sein abge-
spaltenes Selbstbild, das er unbewusst ausagiert hatte – das schlechteste Kind der
Welt zu sein – hatte sich verändern können. Wie war das zustande gekommen?

Von Strukturveränderungen im psychoanalytischen Prozess sprechen wir,
wenn unbewusste Beziehungserinnerungen und Phantasien bewusst werden
können und in die eigene Lebensgeschichte integriert werden, wenn sich
neue Schemata vom »Selbst mit Anderen« (Stern 1985), neue Beziehungsrepräsentanzen bilden und wenn symbolische Repräsentierung und Kommunikation möglich werden. »Personality change«, schreibt Horowitz (1993,
S. 26), »can be described as a change in repertoire of states of mind.« Dabei
sind es innere Beziehungsmodelle, die das Fühlen, die Wahrnehmung, das
Denken, die Bindung bzw. Beziehung und das Handeln organisieren. Bei der
Bildung von Selbst- und Objektrepräsentanzen und im Aufbau dieser Beziehungsmodelle spielen Interaktionssequenzen aus der frühen Lebensgeschichte eine zentrale Rolle (vgl. Zeller-Steinbrich 2004).

---

1 Carlos Muttersprache war deutsch und »Papi« das übliche Wort für »Papa«. In Französisch,
der Sprache des Vaters, konnte »papi« auch den vor einigen Jahren verstorbenen Grossvater
bezeichnen. Obwohl mir das geläufig war, dachte ich in diesem Moment nur an den Vater.
Vielleicht waren beide gemeint.

Carlo hat über seine traumatisierenden Beziehungserfahrungen nicht gesprochen, er hat sie mit anderen wiederholt, denn es gab natürlich keine symbolische Repräsentanz der frühesten Beziehungsszenen: An die permanenten Streitereien beider Eltern, wenn erst sein Vater im Streit ging und dann auch seine Mutter entnervt und wütend aus der Wohnung lief und das Baby allein ließ, weil sie sein Geschrei unerträglich fand, hätte sich Carlo nicht erinnern können. Wenn er sich aber angespannt fühlte, was unweigerlich der Fall war, sobald jemand eine Erwartung an ihn herantrug, die nicht seinem eigenen Wunsch entsprach, benahm er sich zu Beginn der Behandlung nervenaufreibend. Er versetzte seine Umgebung in angespannte und wütende Hilflosigkeit, ähnlich wie er selbst sich als Baby gefühlt haben mag, wenn er mit Hunger, Krämpfen oder Wut alleine blieb. Manchmal wurde er als Kleinkind vom Vater geschlagen, wenn er zuviel schrie.

Als er zweieinhalb Jahre alt war, kam es zu einer abrupten Trennung der Eltern. Carlo sah seinen Vater nie mehr wieder. Der Vater war telefonisch niemals erreichbar, rief nie zurück, beantwortete keinen von Carlos »Briefen« mit Zeichnungen, die er mit Hilfe der Erwachsenen immer wieder schickte. Der Vater hat auch von sich aus nie ein Zeichen gegeben. Über Dritte wusste Carlo, dass er noch lebte und noch zwei Töchter bekommen hatte. Carlo litt unter der väterlichen Abwesenheit, besonders aber darunter, immer wieder ohne Antwort zu bleiben. Er fühlte sich verächtlich und böse wie ein Vatermörder.

Pater incertus

Wir sind daran gewöhnt, Einflüsse aus der Mutterbeziehung zur Erklärung für psychopathologische Entwicklungen der Persönlichkeit heranzuziehen, wie in André Greens berühmter Arbeit über *Die tote Mutter* (2004; frz. Orig. 1983), auf die der Titel meines Beitrags anspielt. Insbesondere auf die Gefahren einer überwältigenden, dyadischen Beziehung zur Mutter wird immer wieder mit eindrucksvoller Metaphorik verwiesen. So beschwört z.B. Brickmann (1993, S. 906) »the enveloping watery depths of the mother«. Der Vater taucht dann in diesem Kontext häufig als Retter aus der Beziehung zu einer »verschlingenden« Mutter auf oder sonst in der Nachfolge Freuds (*Totem und Tabu*, 1912f.) als Vertreter des Gesetzes (Borens 1993).

Unbestritten ist seit den 70er Jahren die Bedeutung früher triangulärer Beziehungen (Abelin 1971; 1986; Bürgin 1998) für die Entwicklung eines abgegrenzten Selbst, für die Entwicklung der Objektbeziehungen und für die Symbolbildung, wobei der Dritte – sei er nun in der Familie präsent oder nicht – symbolisch repräsentiert werden muss. In Abwesenheit des realen Vaters geschieht dies in der Regel durch Vermittlung der Mutter. Die *primäre* Beziehung zum Vater kommt so im psychoanalytischen Diskurs der letzten Jahre vor allem unter entwicklungspsychologischen Gesichtspunkten in die Diskussion (z.B. von Klitzing 1998; zuletzt Metzger 2005). Hier ist von besonderem Interesse, dass die triadischen Fähigkeiten des Säuglings, also seine Kapazität zur Aufnahme eines Trilogs im Rahmen einer Beziehung »zu dritt« mit den Eltern am meisten korreliert mit der vorgeburtlich *bei den Vätern* gefundenen triadischen Kompetenz. Diese wiederum hängt deutlich mit der Selbsteinschätzung der Väter zusammen, selbst von Anfang an wichtig zu sein für das Baby. In Anlehnung an Winnicotts »good enough mother« ist die Identifikation mit dem inneren Bild eines Vaters notwendig, der gut genug oder wichtig genug ist (von Klitzing et al. 1999, S. 83). Dieser Befund ist in Hinblick auf die transgenerationelle Weitergabe seelischer Erkrankungen sehr bedeutend.

Die Väter meiner Patienten mit schweren Beeinträchtigungen der Persönlichkeitsentwicklung im Kindesalter wurden alle mehr oder weniger offen von den Müttern entwertet. Eine eigene, sichere Identifikation mit einem guten und wichtigen Vater bestand bei diesen Vätern nicht oder nur sehr unzureichend und wurde auch von den Müttern nicht gestützt. Die frühe Triade war durch heftige Paarkonflikte, Unfälle und Erkrankungen der Väter sowie äußerst konflikthafte Trennungen der Eltern beeinträchtigt. Die Väter hielten sich selbst für schwach, schlecht oder überflüssig, schlossen sich selbst aus der Triade aus oder wurden ausgeschlossen. Das Wort zur stets unsicheren (biologischen) Vaterschaft (pater incertus) lässt sich bei diesen Patienten in einem psychischen Sinn verstehen.

Das Selbstbild meiner jungen Patienten war durch die beeinträchtigte Vaterrepräsentanz in Mitleidenschaft gezogen. Spaltungsmechanismen sollten idealisierte Anteile der Repräsentanz aus der frühen Beziehung zum Vater bewahren. Es gab enge Verbindungen zwischen der väterlichen Repräsentanz und der Selbstrepräsentanz, die ähnlich gespalten war. Der bewusst entwertete und unbewusst idealisierte Vater spielte psychodynamisch jeweils eine wesentliche Rolle, war jedoch in den Behandlungen nur sehr schwer zugänglich.

Befunde zur Rolle des Vaters bei der Entstehung psychischer Erkrankungen (Seiffge-Krenke 2004, S. 201) zeigen, dass unter kinderpsychiatrischen Patienten in Vergleich zur Normalpopulation deutlich weniger Kinder sind, die mit beiden Eltern aufwachsen (55% zu 87% in der Schweiz). Soloff und Millward (1983) fanden in der Vorgeschichte von Borderline-Patienten gehäuft den Verlust des Vaters durch Tod oder Scheidung. Bestand die Beziehung der Eltern weiter, war sie hochgradig konflikthaft. Den Patienten gegenüber verhielt sich der Vater dann entweder offen feindselig oder aber distanziert-unbeteiligt (vgl. P. Kernberg 1988, S. 615).

Spezifische entwicklungspsychopathologische Untersuchungen zur Rolle von Vätern sind, aufs Ganze gesehen, eher selten. Auch die Fallberichte sind in der Tendenz mutterzentrisch und befassen sich wenig mit den Besonderheiten der Vaterbeziehung[2]. Ich möchte deshalb im nachfolgenden Behandlungsbericht den Schwerpunkt auf diejenigen Aspekte legen, die mit der Vaterbeziehung in Verbindung stehen. Dabei sollen drei strukturbildende Funktionen im therapeutischen Prozess hervorgehoben werden: das Containing negativer Affekte, der Umgang mit seelischen Verletzungen in der Übertragungsbeziehung und die Rolle von Übergangsphänomenen für die Entwicklung von Trennungstoleranz.

Das Containing negativer Affekte

Carlos Behandlung war eine lange und dramatische Geschichte, die auch meinen Praxiskollegen involvierte, weil Lärm und Schreien oftmals durch Wände und Türen drang. Ich fühlte die Zumutung und schämte mich, so wie Carlo sich unbewusst geschämt haben dürfte. Lange Zeit musste ich für ihn wie eine Erweiterung seiner selbst, wie ein Selbst-Objekt funktionieren, seine wechselnden emotionalen Zustände aushalten und damit seine psychische Existenz bestätigen. Carlos destruktive Wutreaktionen ließen mich meist hilflos zurück. Seine Aktionen wirkten auf mich wie die Wutschreie eines sehr kleinen Kindes, das in einem unerträglichen Zustand des Schmerzes verzweifelt auf Abhilfe hofft, die aber durch nichts herbeigeführt werden

---

2 Radebold (2004) untersucht die Auswirkungen kriegsbedingter väterlicher Abwesenheit auf die seelische Gesundheit älterer Menschen und stellt fest, dass für Kinder, die beim Tod des Vaters jünger als drei Jahre waren, der Vater ein Geist bleibt, ein Phantom. Er erwähnt auch den Vater, der zurückkehrt und innerlich abwesend und unzugänglich bleibt.

kann. Später begann er auch, sein seelisches Gleichgewicht dadurch zu restaurieren, dass er versuchte, mir seinen Willen aufzuzwingen. So wollte er vermutlich ein Minimum an Autonomiegefühlen mir gegenüber retten in Situationen, in denen er mich als versagend, verfolgend und ganz und gar böse erlebte. Kernberg nimmt an, dass die unbewusste Identifikation mit einem idealisierten Objekt, das durch die Gewalttätigkeit repräsentiert wird, das narzisstische Gleichgewicht wiederherstellen hilft:

> »In den unbewussten Phantasien, die sich um Wutreaktionen herum entwickeln, wird Wut sowohl zu einer Bezeichnung einer ›total bösen‹ Objektbeziehung und dem Wunsch, diese zu eliminieren, als auch der Wiederherstellung der ›total guten‹.« (Kernberg 1997, S. 267)

Man könnte auch sagen, dass Carlo die Erfahrung vermisste, den altersentsprechenden Gebrauch von einem Objekt machen zu können, das zur Affektregulation zur Verfügung steht und dass er nun versuchte, diese Erfahrung in der Übertragung nachzuholen, gemischt mit der Angst, der Aggression und dem Hass aus den frühen Beziehungsszenen, in denen die Eltern nicht zum Spannungsausgleich zur Verfügung standen.

Carlos »Zeichnungen« waren wilde Knäuel verschiedener Farben ohne jede Gestalt, ein formloses Gewirre, mit dem nichts anzufangen war, auch wenn ich bei diesen seltenen Gelegenheiten jeweils froh war, dass Carlo eine etwas ruhigere Tätigkeit wählte. Ich suchte in dem, was er mir zeigte, irgendeinen Sinn. Die wilden Knäuel von bunten Linien, wie sie knapp Zweijährige malen, versuchte ich verbal zu entwirren. Ich dachte mir, dass es so chaotisch auch in ihm selbst aussehen musste und deutete die verschiedenen Farben als Gefühle, die durcheinander gingen. »Das ist rot wie Liebe und Wut, das ist schwarz wie Trauer, gelb wie Neid oder Freude.« Wollfäden, die er einfach irgendwie zerschnipselte, versuchte ich, zusammenzuhalten und für ihn aufzubewahren. Carlo reagierte darauf meist nicht, konnte es aber später aufgreifen: Nach etlichen Monaten schnitt er am Ende der Stunde fein säuberlich je einen gleich langen gelben, roten, grünen blauen und schwarzen Wollfaden ab, bündelte sie zu einer hübschen Quaste nebeneinander und heftete sie mit Klebestreifen an die Pinnwand. Nun waren die einzelnen Farben klar unterschieden, deutlich zu erkennen. Sie bildeten eine einfache Form, die Bestand hatte. Gegen Ende der Behandlung konnte er über sein Erleben auch sprechen, und er erinnerte sich daran, wie er in der Sonderschule einmal durch den

Klassenrowdy angerempelt wurde, wie er daraufhin wild um sich schlug und am Ende selber bestraft wurde, weil er auf ein unbeteiligtes Kind losgegangen war und es verletzte. Er hatte in einem heftigen unentwirrbaren Gefühlsknäuel gesteckt und nicht wahrgenommen, wen er schlug. Er wollte nur noch die Erfahrung auslöschen, ein weiteres Mal gedemütigt worden zu sein. Er konnte und wollte letztlich wohl gar nichts mehr wahrnehmen (vgl. Kernberg 2001, S. 609). Erwachsene Borderline-Patienten beschreiben manchmal, dass sie sich in guten Sitzungen, wenn nicht die negative Übertragung agiert werden muss, »wie geordnet« fühlen. Auch Carlo hat mit meiner Hilfe immer wieder versucht, seine Gefühlsknäuel zu ordnen und Disparates zusammenzuhalten.

Carlo war sowohl in der Schule als auch in der Behandlung mehrfach drauf und dran gewesen, aus dem Fenster zu springen. Einige Versuche, auch in den Sitzungen zum Fenster zu rennen, erforderten anfangs mein schnelles und energisches Eingreifen. Eine wiederkehrende Szene bestand darin, dass er erst zum Fenster, dann zur gegenüberliegenden Tür und hinauslaufen wollte, wobei ich immer schneller sein und den therapeutischen Raum geschlossen und intakt halten musste. Diese Szene, anfangs bitter ernst, nahm später einen spielerischen Charakter an, wie mit einem Kleinkind. Dabei ging es dann nur noch darum, lustvoll zu testen, ob ich noch »auf dem Posten« war, also wach, lebendig und einsatzbereit für ihn. Er entwickelte allmählich ein Gefühl dafür, was er brauchte und was ihm gut tat. Als es ihm schon besser ging, überreichte er mir zur Begrüßung stolz ein Werbegeschenk, das er im Supermarkt nebenan erhalten hatte, eine kleine Probedose Haarspray. »Für extra starken Halt«, las ich laut. Ich lächelte und nickte: »Ja, das braucht es.« Darauf erklärte er selbstbewusst, es habe verschiedene Stärken gegeben. Das hier sei nicht für normalen Halt, sondern extra stark. (Hier zeigt sich vielleicht der unbewusste Wunsch, einen Samson mit mächtigem Haar aus mir zu machen, mit dem er sich dann identifizieren könnte.)

Mutative Interventionen beim Übergang vom Körperschmerz zu symbolischen Wunden

Das Containing der dramatisch ausagierten, negativen Affekte war ein wichtiger Faktor, der Carlo durch den psychoanalytischen Prozess half. Ein weiterer kurativer Effekt lag in der Wahrnehmung und »Behandlung« der Wunden aus Trennung und emotionalem Kontakt.

Carlo hat über eine längere Zeit mich als seine Analytikerin wie eine reale Aggressorin erlebt, die ihm einerseits half, sich zu spüren und zu leben, andererseits ihm unvermeidlich Schmerzen zufügte. Da Carlo nicht über eine adäquate Abwehrorganisation verfügte, vielmehr sich selbst und andere gefährdete, brauchte er väterlichen Schutz durch ein Objekt, das Grenzen vermittelt und selbst auch gewissen Grenzen unterworfen ist, z.B. den Zeitgrenzen. Aber wie ist ein Kind in der analytischen Situation zu schützen, für das die Beendigung der Sitzung eine erneute Verletzung und unerbittliche Wiederholung des Traumas bedeutet?

Carlo war anfangs nicht willens, hereinzukommen. Vielleicht spürte er unbewusst, dass er nicht imstande sein würde, zu gehen, sobald das Therapiezimmer ein sicherer und bedeutsamer Ort für ihn geworden sein würde – ein Ort, an dem er ein neues Selbstgefühl entwickeln könnte. Das Stundenende inszenierte er oft als gewaltsames Losreißen, als einen Absturz, ein Fallen ins Leere, einen unerträglichen Schmerz. Statt sich zu verabschieden, kletterte er dann z.B. blitzschnell aufs Spielhaus und sprang herunter. Er wartete nie, bis ich die Matte holte. Falls ich doch schnell genug damit war, sprang er daneben. Dann schmerzte sein Fuß und er schrie herzzerreißend. Er konnte nicht gehen (wie Ödipus, der durch seinen Vater verletzt worden war). Andere Male schnitt er sich, trotz seiner sonstigen Geschicklichkeit, in letzter Minute mit der Schere, er fügte sich Kratzer zu oder tat sich sonst in vielerlei Weise weh.

Obwohl es sich auf der Realebene um Bagatellverletzungen handelte, geriet er jeweils völlig außer sich. Er reagierte panisch auf Körperschmerz und geringste Anzeichen von Blut. Deutungen und verbale Interpretationen zeigten keinerlei Effekt auf dieses Agieren und verschlimmerten nur Carlos emotionalen Zustand. Ich bot ihm schließlich Wunddesinfektion und ein Pflaster an. Das beruhigte ihn jeweils etwas, sodass er gehen konnte. Diese Handlungsantwort hatte einen weiterführenden Effekt. Ich möchte sie daher als *mutative Intervention* bezeichnen. Nach einiger Zeit nahm nämlich der körperlich empfundene Schmerz einen bedeutungsvollen Zug an. Carlo zeigte seinen Körperschmerz wie zuvor, er war nur weniger überwältigt davon. Die Schmerzäußerung deutete auf etwas hin, »zeigte« etwas. Nun konnten wir darüber sprechen: »Scheiden tut weh«. Ich erzählte ihm, was er wusste, dass seine Eltern sich geschieden hatten, dass sein Vater sich von ihm als kleines Kind geschieden hatte. Einmal habe ich ihm sogar wie ein Wiegenlied zum Abschied leise die ganze Liedzeile intoniert: »Winter ade, scheiden tut weh, aber dein Scheiden macht, dass mir das Herze lacht.« Ich wollte ihm helfen den unvermeidlichen Charakter von Trennungen zu akzeptieren und sich dadurch nicht immer aufs Neue verlassen und vernichtet zu fühlen.

Da ich mich im Verlauf der Behandlung bald unbehaglich gefühlt hatte, wenn er mich zu dominieren versuchte, ich aber auch sah, wie sehr er jemanden brauchte, der ihm ganz und gar zur Verfügung stand, sagte ich ihm bald nach jedem Befehl: »Wenn *du* das willst, und *ich* will das auch, dann mach ich das.« Anfangs war das lediglich für mich selbst ein Zeichen dafür, dass wir verschiedene Personen sind, ich mich nicht mit dem projizierten Anteil identifizieren und mich nicht unterwerfen wollte. Carlo konnte das in seiner Erregungsspannung kaum zu Ende anhören. Aus diesem Versuch, mir ein unabhängiges Selbstgefühl zu bewahren, entwickelte sich für lange Zeit ein Ritual und später ein Sprachspiel. Dann unterbrach er mich jeweils nach meinem »Wenn du das willst« und ergänzte den Rest selber mit wissendem Lächeln. Aus dem Zwang war eine freudige Übereinkunft geworden, aus meinem Versuch, zwischen ihm und mir zu trennen, eine spielerische Grenze. Nun tat ich oft gerne was er vorschlug. Und umgekehrt war ihm mein »Nein« erträglich geworden; er hatte es internalisieren können.

Als Carlo imstande war, am Ende der Sitzungen bzw. bei Ferientrennungen auch *seelischen* Schmerz zu empfinden und mir zu zeigen, wie er psychisch litt, bot ich ihm einige Male eine leuchtend rote elastische Binde aus meinem Verbandskasten an. Ich sprach mit ihm über die seelischen Verletzungen, die jedes Mal beim Beenden der Sitzung drohten, und dass diese Wunden gut abgepolstert werden müssten, es sei immer wieder dieselbe alte Stelle, die da auf der Seele wehtue. Die Binde war nun eine *symbolische* Geste zum Schutz gegen den Schmerz aus den alten Trennungs-Verletzungen und narzisstischen Verwundungen. »Das ist die empfindliche Stelle, der wunde Punkt, da wurdest du früher verletzt und damit müssen wir ganz vorsichtig umgehen«, sagte ich ihm oft. Den Verband brauchte er nur zwei oder drei Mal, und er brachte ihn jeweils in die folgende Sitzung wieder mit. Danach reichte ihm meine Teilnahme: Indem ich ihn wegschickte, musste ich ihn unweigerlich verletzen, aber ich wollte ihn nicht verletzen – es war einfach unvermeidlich.

Später kam Carlo einmal nach einem Streit in der Schule und meinte: »Ich brauch noch Fektionsmittel.« Es ging eben auch darum, negative Affekte zu neutralisieren, die den Keim zu Zerstörerischem in sich trugen. Die Angst, ein weiteres Mal weggeschickt zu werden, untragbar zu sein und wieder die Schule wechseln zu müssen, war ein jahrelanger Begleiter.

Als Carlo die Fähigkeit zu spielen erworben hatte, inszenierte er mit mir am Stundenende wilde Kämpfe mittels zweier erwachsener Tigerpuppen. Wenn er mir gegen die Regel und trotz meiner Vorsicht wehtat, sagte ich ihm: »Du zeigst mir, wie sehr es Dir weh tut; du lässt es mich am eigenen Leib spüren.« Der zugehörige Babytiger fiel bei diesen Kämpfen jeweils herunter, ging verloren, fiel durch die Ritzen oder starb. Als es möglich wurde, die großen Tiger bis zur nächsten Sitzung sicher in einem verschlossenen Korb zu verstauen und das Tigerkind jeweils in Sicherheit zu bringen, konnte er es auch bald wagen, direkt mit mir zu kämpfen. Dabei war es ihm wichtig, dass er jeweils der Stärkere sein konnte, aber dass ich seine nun auch sexuell bedeutsamen Attacken jeweils gut überstand.

Die Schwellensituation des Stundenendes erforderte einen Zwischenraum zwischen innen und außen, zwischen symbolischem und konkretem Bereich. Das Bandagieren setzte als konkrete Antwort die seelischen Schmerzen ins Recht, die ich Carlo mit dem analytischen Rahmen zufügen musste und symbolisierte zugleich auf der unmittelbaren Beziehungsebene ein Hilfs-, wenn schon nicht Heilmittel gegen die Vernichtungsangst. Der Verband half zur Aufrechterhaltung der positiven Beziehungserfahrung, sodass Carlo unter der Trennung innere Verbindungen nicht mehr zerstören musste, die Tiger sicher eingegrenzt blieben und er in seinen Phantasien weitergehen konnte.

Dass das Verbinden von Carlos symbolischen Wunden ein Übergangsphänomen darstellte, war mir von Anfang an bewusst. Wie sehr die Binde, der Verband, auch rein begrifflich die Bindung repräsentierte, fiel mir bezeichnenderweise erst später auf, als ich selber nicht mehr in Carlos konkretes Denken einbezogen war.

Das Auffinden hilfreicher Handlungsantworten, die als mutative Interventionen wirksam werden können, ist entscheidend für den Fortgang der Behandlung und die Entwicklung der Symbolisierungsfähigkeit. Diese mutativen Interventionen führen zur Entwicklung der strukturellen Voraussetzungen dafür, dass verbale Deutungen wirksam werden können. Wie erwähnt hat Carlo seine emotionale Situation lange Zeit externalisiert, indem er ein totales Chaos in meinem Spielzimmer anrichtete. Nun faltete er eines Tages eine kleine Papierschachtel. Das sei für mein Verbandmaterial, erklärte er, und sortierte auch alles sorgfältig ein. So zeigte er seine wachsenden Ich-

Fähigkeiten, seine Beziehungskompetenz wie auch die Fähigkeit zur Besorgnis und Selbstfürsorge. Er erklärte mir stolz, dass die Patentante – sie war der stabilste Faktor in seinem Leben – ihm gezeigt habe, wie man diese Schachteln herstellt. Wenn er nun kurz vor Stundenende manchmal wegrannte, deutete ich ihm das als Versuch, die schmerzhafte Trennung weniger zu spüren und dem Impuls, mich zu zerstören, zu widerstehen: »Du willst nichts Schlechtes tun, willst das Gute bewahren, deshalb läufst Du weg.« Als Carlo dann endlich aussprechen konnte: »Ich muss gleich gehen, das ist überhaupt nicht schön«, oder sogar: »Schade, dass es Zeit ist«, wusste ich, dass sein Wunsch, die Behandlung bald zu beenden, gerechtfertigt war. Bis dahin war es jedoch ein weiter Weg.

Zusammenbruch, Destruktion und Rekonstruktion

Nach etwa zwei Jahren hatte er erste dauerhafte Beziehungen mit Gleichaltrigen. Er brachte das Geschenk eines Jungen mit, einen regenbogenfarbigen Karton, der ganz geschwärzt werden sollte. Danach konnte man die schwarze Oberfläche abtragen und überraschende bunte Muster erschienen. Carlo produzierte zuerst sorgfältig einen farbigen Rand, einen Rahmen. Das Kratzbild zeigte dann farbige Linien in diesem Rahmen. Carlo wollte dieses Schild in seiner Schublade aufbewahren.

Einmal kam er zu früh und musste länger warten als gedacht. Er hatte kein Zeitgefühl und war trotz guter Intelligenz mit sieben Jahren noch absolut unfähig sich eine zeitliche Struktur zu Eigen zu machen und die Uhr lesen zu lernen. Trotz des »Besetzt«-Zeichens an meiner Tür dachte er, ich sei nicht da und lief nach fünf Minuten wieder davon. Was konnte da helfen? Ich kam mit ihm überein, vor seinen Sitzungen das bunte Schild an die Tür zu hängen, als Zeichen, dass ich ihn erwarte und er warten solle. Mir kam es vor wie die Standarte eines Ritters mit den Farben seiner Herzensdame, die er im Kampf trägt, damit er siegt und überlebt. Carlo nahm das Schild, wenn er kam, mit herein und legte es in seine Schublade, und ich hängte es vor der Sitzung hinaus. Mehrere Male zerriss Carlo in größter Erregung und Wut dieses schützende Schild in Fetzen und warf es in den Papierkorb. Und ich setzte es wieder zusammen.

Carlo hatte sowohl in der Schule als auch in der Behandlung in Krisensituationen die Drohung geäußert, aus dem Fenster zu springen. Eines Tages, zehn Minuten vor Stundenende vor den großen Ferien brachte er es blitzschnell fertig, das Schild in 1000 Stücke zu zerreißen und die Schnipsel wie Konfetti durchs Fenster auf die Strasse zu werfen. Mir war sofort klar, dass ich das Schild retten wollte. Der Raum war in chaotischem Zustand, und ich erwartete einen anderen Patienten. Wie meistens weigerte sich Carlo, aufzuräumen. Ich stellte ihn vor die Wahl, aufzuräumen oder unten auf der Strasse die Schnitzel aufzusammeln. Beides hätte ich in der verbleibenden Zeit zwischen den Stunden alleine nicht mehr schaffen können. Ich war erstaunt und erleichtert, aber er kam tatsächlich mit mir nach unten. Meine Entschlossenheit beruhigte ihn, sodass er ohne Selbstgefährdung dabeiblieb und zusah, wie ich die Schnipselchen von Gehweg und Straße sammelte. Er half mir sogar umsichtig: »Hier ist noch eins.« Zuletzt hielt ich die Teilchen in der Hand, wie er, bevor er sie aus dem Fenster warf. Ich verabschiedete ihn zur gewohnten Zeit, wenn auch nicht am gewohnten Ort, mit den Worten, dass ich gut auf sie aufpassen würde. Noch einmal setzte ich dann in diesen Ferien die Teile zusammen. Bis auf das Herzstück fehlte nichts. Es blieb ein Loch zurück, aber das Schild hielt. Carlo hat es nicht mehr zerreißen müssen. Dieses vielmals wiederhergestellte Schild war das Einzige, was Carlo am Ende seiner Therapie mit nach Hause nehmen wollte.

Der tote Vater

Auf der Grundlage seiner Erfahrungen mit erwachsenen Analysanden beschreibt André Green mit seinem Konzept von der »toten Mutter« die Auswirkungen, die ein plötzlicher Besetzungsabzug der Mutter in der kindlichen Psyche verursachen kann. Die Mutter, die zwar weiterhin lebt und das Kind versorgt, wirkt in den Augen des Kindes und für seine psychische Organisation wie tot. Auf diese Weise hinterlässt sie in der Psyche des Kindes ein Loch, da sich das Kind mit der abwesenden Mutter identifiziert. Die Lücke, die entsteht, wird mit Hass gefüllt, die zuvor bestehenden liebevollen Gefühle werden eingefroren. Die Mutter kann nicht betrauert werden. Weder können die Patienten das mütterliche Objekt sterben lassen, noch bildet die Mutter eine lebendige Repräsentanz, die auch das Subjekt am Leben erhält. Auf diese Weise führt die primäre, nicht bewusstseinsfähige Identifikation mit der unbezogenen, emotional toten Mutter zur von Green beschriebenen schweren Störung der Persönlichkeitsentwicklung, zum Syndrom der Toten Mutter.

André Green berichtet in einem Gespräch (Kohon 2001, S. 13f.), dass seine eigene Mutter an einer schweren Depression litt, als er zwei Jahre alt war. Wir können annehmen, dass er selbst als kleines Kind die Erfahrung einer psychisch oft abwesenden und unerreichbaren Mutter machen musste, bevor er völlig von ihr getrennt wurde, als sie zur Behandlung in ein entferntes Thermalbad zog. Großgezogen hat ihn danach hauptsächlich seine zwölf Jahre ältere Schwester. Wie sein Vater auf die Abwesenheit seiner Frau und weitere schwere Erkrankungen in der Familie emotional reagierte, hat Green in diesem Gespräch nicht erwähnt. Der Vater geriet unverschuldet in finanzielle Schwierigkeiten und wurde schließlich selbst schwer krank, als André Green etwa elfjährig war. Er starb, bevor Green sein 14. Lebensjahr vollendet hatte (ebd., S. 12). Auch Bollas (2001) geht bei der Darstellung eines Falles, bei dem der Patient gleichzeitig die emotionale Zuwendung beider Eltern verlor, nicht auf den psychisch abwesenden Vater und die Auswirkungen dieser Abwesenheit ein, sondern beschränkt sich ganz auf die Mutterbeziehung. Ich bin jedoch der Auffassung, dass Beeinträchtigungen der väterlichen Beziehungsrepräsentanz ähnlich schwerwiegende Folgen für die Persönlichkeitsentwicklung haben können wie die von Green beschriebenen. Bei einer ganzen Reihe meiner Patienten mit schweren Störungen der Persönlichkeitsentwicklung verblieb der Vater zwar nicht in der Familie, wie es Green in seinem Syndrom der Toten Mutter konzeptualisierte, sondern es war später zu einer Trennung gekommen; die Väter hatten aber bereits vorher, meist zu Beginn des zweiten Lebensjahrs, das Interesse am Kind verloren. So hatte in mehreren Fällen die mangelnde triadische Fähigkeit der Eltern dazu geführt, dass die Väter mit dem liebevollen Kontakt zur Mutter zugleich denjenigen zum Kind aufgaben. Sie »verhassten« sich (Bollas 1997, S. 132) in beide. Die Art ihrer Abwesenheit führte bei den Kindern dazu, dass massive Beeinträchtigungen der väterlichen Objektrepräsentanzen ersichtlich waren.[3] Vor allem die Jungen zeigten eine offene und sehr hartnäckige Entwertung der Väter mit der Weigerung, psychisch oder real mit dem Vater in Kontakt zu kommen. Es waren unerreichbare Väter und Väter, die im bewussten Seelenleben keine Rolle spielen durften, die nicht existieren sollten, und deren bloße Erwähnung jeweils mit massiver Entwertung bekämpft werden musste.

---

3 Mein Verständnis der Repräsentanzenbildung habe ich anderenorts ausführlicher dargestellt, vgl. Zeller-Steinbrich 2005.

Obwohl sich bei meinen Patienten die Beziehung zur Mutter jeweils schwierig gestaltete, war die Mutter oder ein Mutter-Ersatz (im beschriebenen Fall die Patentante) meist dennoch der konstanteste Faktor in der Entwicklung. Regelmäßig misslang es den Müttern allerdings, das Bild eines schätzenswerten Vaters für das Kind wach zu halten und selbst auch hinlänglich väterlich-schützende Funktionen auszuüben. Bleibt jedoch die Beziehung zum Vater aufgrund von Ausfällen in der Triade in der einen oder andern Weise unsicher und gibt es keinen geeigneten Ersatz, ist die Beziehung zur Mutter notgedrungen prekär und gefährdend. P. Kernberg konstatiert: »The relationship to the mother is characterized by either primitive idealization or extreme devaluation, while there is an inability to relate to the parents as a couple« (P. Kernberg 1988, S. 608). Anzumerken ist freilich: Die Fähigkeit, sich auf die Eltern als Paar zu beziehen, setzt wie erwähnt sichere gute Erfahrungen mit Dreisamkeit (Bürgin 1998) voraus. Bedeutsam ist auch, ob die Mütter in Erzählungen über den abwesenden Vater das Bild eines guten und wichtigen Vaters vermitteln. Unter den Bedingungen einer schwierigen Trennung oder emotionaler Fehlregulation in Familien, die einem starken inneren und äußeren Druck ausgesetzt sind, ist dies oft nicht möglich. Der Ausschluss oder Selbstausschluss des Dritten und die Regression auf dyadische Beziehungsmuster ist die Folge. Bereits bei Säuglingen ist unter Bedingungen emotionaler Fehlregulation ein regressiver Sog von der triadischen Fähigkeit zu Zwei-plus-Eins-Beziehungen festzustellen (von Klitzing et al. 1999).

Da die Väter meiner Patienten mehr oder weniger offen von den Müttern verachtet oder negiert wurden, war die von P. Kernberg beschriebene doppelte Spaltung ein probates Mittel, um unbewusst idealisierte Anteile der Beziehung zum Vater aufrechtzuerhalten. Der bewusst entwertete und unbewusst idealisierte Vater spielte entsprechend in den Behandlungen eine sehr wichtige Rolle. Dabei gab es eine enge Verbindung zwischen der Repräsentanz des Vaters und der Selbstrepräsentanz der Patienten, die ähnlich gespalten war. Die massive Selbstentwertung neben grandiosen Anteilen in der Selbstrepräsentanz entsprach der unbewussten Idealisierung eines offen entwerteten Vaters.

Vor allem die männlichen Patienten mit Störungen in der frühen Beziehung zum Vater oder mit Vaterverlust, die ich behandelt habe, waren von diesen tief greifenden Störungen betroffen – für mich ein Hinweis auf die hohe Bedeutung der frühen Vaterbeziehung bei Jungen. Abelin (1986) geht in Anlehnung an entwicklungspsychologische Beobachtungen von Stoller und

Lambs sogar davon aus, dass die Bindung des Jungen an den Vater bereits vor 18 Monaten stärker entwickelt ist als die an die Mutter. Diese Jungen haben ihre Depression und ihre Vernichtungsangst jeweils hyperaktiv bzw. aggressiv abgewehrt. Sie haben unweigerlich in einem immer wiederkehrenden Muster selbst aktiv dafür gesorgt, dass ihre Beziehungen oder auch Dinge, die einmal wichtig waren, »schlecht« wurden – auch die Beziehung zur Therapeutin und die Stundenverläufe. »Wie Milch, die sauer wird«, habe ich manchmal gesagt. Aber dieses Bild war wohl an den Stellen, wo es um die Beziehung zum Vater ging, weniger passend.

Idealisierung und Entwertung beziehen sich nicht nur auf die Mutter, sondern ganz besonders auch auf den Vater und das eigene Selbst (P. Kernberg 1988). Der Mangel an Kohäsion und Kontinuität im Selbsterleben dieser Patienten führt dann zu einer vermehrten Verwundbarkeit und Brüchen in der Selbstorganisation. Die psychische und reale Trennung vom Vater reißt hier buchstäblich ein Loch in die psychophysische Organisation. Emotionaler Druck greift das sichere Gefühl für Ursache-Wirkungszusammenhänge an, für die Kontinuität, die Intentionalität, die Folgen und die Grenzen des eigenen Handelns. So schlug Carlo in der Schule um sich und traf dabei oft den Falschen, wenn er sich selber angegriffen fühlte. Unbewusste Aggression prägte seine Beziehungen, sie diente zur Abwehr von seelischem Schmerz, von extremer Einsamkeit und Hilflosigkeit. In Identifikation mit dem Aggressor entkam Carlo den Gefühlen von narzisstischer Leere und Wertlosigkeit.

In den Behandlungen dieser Kinder geht es nicht zuletzt darum, nach Möglichkeit den abwesenden Vater psychisch präsent zu machen und realistische Identifizierungen zu ermöglichen. Beides stößt in der Regel auf heftige und hartnäckige Abwehr. Nur selten und bei Kindern mit besser integrierter Struktur wird kompensatorisch eine glückliche Triade inszeniert.

Vom »Papi mort« zum »Papi vivant«

Französisch war nicht Carlos Muttersprache, sondern die Sprache seines Vaters. »Papi mort« waren die ersten Worte, die Carlo bei mir sprach, und er selbst wirkte dabei ganz ohne Leben. Aber er hat mich mit diesen kaum hörbaren Lauten berührt und ich habe ihn damit erreichen können, dass ich seinen gestammelten Worten in der fremden, dem Vater zugehörigen Sprache einen

Sinn gab und ihm antwortete: »Du denkst, dass dein Vater tot ist, weil du nie etwas von ihm gehört hast. Dein Vater ist nicht tot; er hat dir nur nie geantwortet«. Dieser Beginn hat Carlo wohl Hoffnung gegeben. In André Greens Konzept der Toten Mutter ist, wie schon dargestellt, der Besetzungsabzug der depressiven Mutter maßgeblich. Dieser Besetzungsabzug findet auch bei Vätern statt, z. B. im Zuge schwieriger Trennungen und Scheidungen, wenn die Triade regressiv zusammenklappt und der Vater das Kind mit der Mutter gleich setzt. In Carlos Entwicklung hat es vermutlich einen Zusammenbruch der idealisierten väterlichen Repräsentanz gegeben. Da sein Vater nie auf seine Zeichnungen und Postkarten antwortete, musste Carlo annehmen, sein Vater sei tot, um die positiven Aspekte aus der Vaterbeziehung aufrechterhalten zu können. Der Vater hatte emotional eine Lücke hinterlassen, die Einsamkeit so gefährlich machte, als könnte er in dieses Loch hineinfallen (Green 2004, S. 237). Die Erfahrung von Einsamkeit war daher mit überwältigendem Schmerz und existenzieller Leere verbunden und musste durch selbstschädigende Handlungen vermieden werden. Als dieser Schmerz und die abwehrenden suizidalen Impulse in der Übertragungsbeziehung wieder auftauchten, zerfetzte er das Schutzschild und warf die Schnipsel wie Konfetti aus dem Fenster: Mit den ins Nichts fallenden Fragmenten gab er nun seinem Erleben einen Ausdruck.

Frühe Traumatisierungen mit Vernichtungsangst störten und verhinderten die Integration von Selbst- und Objektrepräsentanzen meines Patienten. Die Wahrnehmung des Objekts war durch archaische Repräsentanzen geprägt (zerfleischende Tiger), die regressiv aktualisiert wurden. Carlo hatte aber auch die pathogene Beziehung zum gewalttätigen Vater introjiziert. Diese Gewalttätigkeit wurde zu einem zentralen Bestandteil von Carlos Selbstrepräsentanz, was allerdings wiederum starke Überich-Angst auslöste.

Mir ist es trotz vieler aktiver Bemühungen nicht gelungen, Carlos Vater in den therapeutischen Prozess mit einzubeziehen. Carlo wollte auch lange Zeit um keinen Preis, dass ich ihn anrufe. Er fürchtete eine weitere Zurückweisung. Carlo selbst hat aber noch einmal einen Anlauf unternommen, aktiv nach ihm gesucht und ihn umworben. Im letzten Behandlungsjahr ist es ihm dann mit Hilfe seiner Tante tatsächlich gelungen, Kontakt zu ihm aufzunehmen und grobmaschig Verabredungen mit ihm zu treffen. *Kommt er oder kommt er doch nicht zu einem Therapie-Gespräch?* Das war zwischen Carlo und mir lange ein Thema. Carlo sagte: »Der kommt nie!« Ich habe mit Carlos Vater nie sprechen können und habe ihn nie gesehen. Für mich blieb ein Loch im Bild. Ich akzeptierte – stellvertretend für die Mutter, die das nicht betrauern konnte –, dass es keine reale Triade (mehr) gab. Für Carlo jedoch gab es nun gute triadische Situationen mit dem Vater und dessen Pferd. Von diesem Pferd brachte er mir eine Farbphotographie. Die Beziehung zum Vater wurde entidealisiert und enthielt situativ sogar eine beschützende Qualität. In einer Situation im Auto konnte Carlo dem Vater sagen, dass er Angst habe und dass der Vater bremsen solle. Carlo, der Angst immer geleugnet hatte, erzählte mir voller Stolz und mit liebevoller Stimme, dass der Papi daraufhin tatsächlich langsamer gefahren sei. Dies war eine Schlüsselepisode, die ihm half, schwache Persönlichkeitsanteile und die sorgenden Aspekte einer schützenden Vaterbeziehung zu integrieren und einen Vater zu erleben, der Fehler eingestehen kann. Für Carlo war der Vater lebendig und emotional erreichbar, ein »Papi vivant« geworden.

In Carlos Therapie konnte die Identifikation mit der väterlichen Objektrepräsentanz und ihrem Besetzungsabzug z. T. rückgängig gemacht werden. Das tiefe Schwarz der abgewehrten Depression konnte offenkundig werden. Carlos Selbstschädigungen halfen ihm ursprünglich, das Fallen ins Leere zu vermeiden und künstliche Körpergrenzen aufzurichten. Der Körper repräsentierte dabei das misshandelte Kind ebenso wie auch das misshandelnde Objekt. Die psychoanalytische Behandlung versetzte Carlo in die Lage, ohne weiteres schweres Körperagieren (z. B. Schlägereien, Selbstverletzungen) zu überleben und seelischen Schmerz auszuhalten. Als die traumatischen Erfahrungen in der Behandlung reaktiviert wurden, gelang es Carlo einen adäquaten Schutz gegen überwältigende Emotionen zu erwerben und neue Beziehungsrepräsentanzen zu bilden. Diese Reparation führte auch außerhalb der Behandlung zu neuen tragfähigen Beziehungen. Er hat erlebt und in sein Selbstbild integriert, dass er nicht vernichtet wird durch Verluste, Missachtung oder Angriffe und dass er nicht so böse ist wie jemand, der seinen Vater tötet. Das neue Selbstgefühl stammte aus der Beziehung zur Analytikerin, aus übenden Erfahrungen im Alltag und aus der Trauer über verlorene Idealisierungen.

Er konnte sich selbst nun anders sehen, nicht als das schlechteste Kind der Welt, nicht als perfekt, aber als wertvolle Person. Der kleine Tiger aus dem Spiel überlebte und wurde hinlänglich kräftig. Seine Vulnerabilität, vor allem in Hinblick auf Kränkungen und reale Trennungen, dürfte wohl fortbestanden haben.

412 · Gisela Zeller-Steinbrich

Literatur

Abelin, E. L. (1971): The role of the father in the separation-individuation process. In: Mc-Devitt, J. B.; Settlage, C. F. (Hg.): Separation-Individuation. New York (Int. Univ. Press), S. 229–252.

Abelin, E. L. (1986): Die Theorie der frühkindlichen Triangulation. Von der Psychologie zur Psychoanalyse. In: Stork, J. (Hg.): Das Vaterbild in Kontinuität und Wandlung. Zur Rolle und Bedeutung des Vaters aus psychopathologischer Betrachtung und in psychoanalytischer Reflexion. Stuttgart-Bad Cannstatt (frommann-holzboog).

Bauriedl, T. (1980): Beziehungsanalyse. Das dialektisch-emanzipatorische Prinzip der Psychoanalyse und seine Konsequenzen für die psychoanalytische Familientherapie. Frankfurt a. M. (Suhrkamp).

Bauriedl, T. (1998): Die Triangularität menschlicher Beziehungen und der Fortschrittsglaube in der psychoanalytischen Entwicklungstheorie. In: Bürgin 1998, S. 13–140.

Bollas, C. (1997): Der Schatten des Objekts. Das ungedachte Bekannte: Zur Psychoanalyse der frühen Entwicklung. Stuttgart (Klett-Cotta).

Bollas, C. (2001): Dead mother, dead child. In: Kohon, G. (Hg.): The Dead Mother. The work of André Green. London (Routledge), S. 87–108.

Borens, R. (1993): ›Vater sein dagegen sehr‹. Zs für psychoanalytische Theorie und Praxis, 8: 19–31.

Brickman, H. R. (1993): ›Between the Devil and the Deep Blue Sea‹: The Dyad and the Triad in Psychoanalytic Thought. Int J Psycho-Anal, 74: 905–915.

Bürgin, D. (Hg.) (1998): Triangulierung: Übergang zur Elternschaft. Stuttgart (Schattauer).

Freud, S. (1912–1913): Totem und Tabu. Einige Übereinstimmungen im Seelenleben der Wilden und der Neurotiker. GW IX, S. 19–40.

Green, A. (2004): Die tote Mutter. Psychoanalytische Studien zu Lebensnarzissmus und Todesnarzissmus. (Frz. Original [1983]: La mère morte. In: Green, A.: Narcissisme de vie, narcissisme de mort. Paris [Editions de Minuit]. Dt. [erstmals 1993]: Die tote Mutter. In: Psyche, 47, 205–240), Gießen (Psychosozial-Verlag).

Horowitz, M. J. (1993): Personality structure and the process of change during psychoanalysis. In: M. J. Horowitz, O. F. Kernberg, E. M. Weinshel: Psychic structure and psychic change: Essays in Honor of Robert S. Wallerstein, M. D. International Universities Press, Madison /Conn., S. 1–28.

Kernberg, O. F. (1997): Sexuelle Erregung und Wut: Bausteine der Triebe. Teile 1 und 2, 3. In: Forum Psychoanal, 13, S. 97–118, 263–279.

Kernberg, O. F. (2001): Object Relations, Affects, and Drives. Psychoanal Inquiry, 21: 604–619.

Kernberg, P. (1988): Children with Borderline Personality Organization. In: Kestenbaum, C. J.; Williams, D. T. (Hg.): Handbook of Clinical Assessment of Children and Adolescents. New York (N.Y. University Press), S. 604–625.

Kohon, G. (2001): The Greening of Psychoanalysis. André Green in Dialogues with Gregorio Kohon. In: Ders. (Hg.): The Dead Mother. The work of André Green. London (Routledge), S. 10–58.

Metzger, H.-G. (2005) Die Angst der Väter vor der frühen Kindheit – psychoanalytische Überlegungen. Psyche, 59: 611–628.

Radebold, H. (2004): Abwesende Väter und Kriegskindheit. Fortbestehende Folgen in Psychoanalysen. 3., aktualisierte Aufl., Göttingen (Vandenhoeck & Ruprecht).

Seiffge-Krenke, I. (2004): Psychotherapie und Entwicklungspsychologie. Berlin, Heidelberg (Springer).

Soloff, H. P.; Millward, J. P. (1983): Developmental histories of borderline patients. In: Comprehensive Psychiatry, 24 (6): 574–588.

Stern, D. N. (1985): The Interpersonal World of the Infant. A View from Psychoanalysis and Developmental Psychology. New York (Basic Books).

von Klitzing, K. (1998): Die Bedeutung des Vaters für die frühe Entwicklung. Entwicklungspsychologische Argumente für de Einbeziehung des ›Dritten‹ in den psychotherapeutischen Prozess. In: von Klitzing, K. (Hg.): Psychotherapie in der frühen Kindheit. Göttingen (Vandenhoeck & Ruprecht), S. 119–131.

von Klitzing, K.; Simoni, H.; Bürgin, D. (1999): Child Development and Early Triadic Relationships. The International Journal of Psychoanalysis, 80: 71–89.

Zeller-Steinbrich, G. (2004): Intersubjective phenomena and emotional exchange: new considerations regarding transference and countertransference. In: Anastasopoulos, D.; Papanicolaou. E. (Hg.): The Therapist at Work. Personal Factors Affecting the Analytic Process. London (Karnac), S. 63–81.

Zeller-Steinbrich, G. (2005): Beziehungsanalytische Arbeit mit den Eltern. In: Kinderanalyse 13: 175–196.

Teil V

Persönlichkeitsstörungen in der Kunst

Ich bin von Kopf bis Fuß auf Liebe eingestellt …

Kunst als Mittel zur Einfühlung in das sexuelle Erleben narzisstisch strukturierter Männer

Eckhart Neumann

Ich bin von Kopf bis Fuß auf Liebe eingestellt – dieses Chanson, von Marlene Dietrich gesungen, ist weltberühmt. Später sangen es auch die Comedian Harmonists. Ich will anhand dieses Liedes, einer Grafik von Pablo Picasso und eines Ausschnittes aus dem Roman *Das sterbende Tier* von Phillip Roth ausgewählte Aspekte sexuellen Erlebens von narzisstisch strukturierten Männern illustrieren. Die Kunst soll uns die innere Welt dieser Männer näher bringen und die Einfühlung in ihr Erleben erleichtern. Auf theoretischer Ebene zentrieren sich meine Überlegungen um die Konzepte des Größenselbstes und des abgespaltenen bedürftigen oder »hungrigen« Selbstes, wie es Volkan und Ast (1994) nennen.

Zunächst hier der Text des Chansons, wie es die Comedian Harmonists (1998) vorgetragen haben:

> Wir sind von Kopf bis Fuß auf Liebe eingestellt,
> Denn das ist unsere Welt
> Und sonst gar nichts!
> Das ist, was sollen wir machen unsere Natur:
> Wir können lieben nur
> Und sonst gar nichts!
>
> Frauen umschwirrn uns wie Motten um das Licht,
> Und wenn sie verbrennen, ja, dafür können wir nicht!
> Wir sind von Kopf bis Fuß auf Liebe eingestellt,
> Denn das ist unsere Welt
> Und sonst gar nichts!

Wir sind von Kopf bis Fuß auf Liebe eingestellt,
Denn das ist unsere Welt
Und sonst gar nichts, gar nichts!
Ein rätselhafter Schimmer,
Ein »Je ne sais pas quoi«
Liegt in den Augen immer
Bei einer schönen Frau.
Doch wenn sich meine Augen
Bei einem Vis-a-vis
Ganz tief in seine saugen,
Was sprechen dann sie?
Ich bin von Kopf bis Fuß auf Liebe eingestellt,
Denn das ist meine Welt
Und sonst gar nichts!

Das ist, was soll ich machen, meine Natur:
Ich kann halt lieben nur
Und sonst gar nichts!

Heut' bin ich Treuer
und mach ein ernst Gesicht,
Doch treuer sein und bleiben
das kann ich leider nicht.

Wir sind von Kopf bis Fuß auf Liebe eingestellt
Denn das ist unsere Welt.

Hier wird eine narzisstische Konstellation besungen. In ihr ist das Hochgefühl, bewundert und begehrt zu werden, zentral. Deutlich wird dies in der Textzeile: »Frauen umschwirrn uns wie Motten um das Licht, und wenn sie verbrennen, ja, dafür können wir nicht!« Später heißt es: »doch treuer sein und bleiben das kann ich leider nicht«. Unschwer erkennt man in diesem Männertyp den Don Juan, den Casanova, der den Reiz der neuen Eroberung und die damit verbundene Bestätigung sucht. Es geht um das ewig neue Erleben der Bewunderung und des damit verbundenen Hochgefühls, also um die Pflege eines Größenselbstes.

Auf dem Gebiet der bildenden Kunst gibt Pablo Picasso uns in vielen seiner

Grafiken Einblicke in die künstlerische Gestaltung von männlichem Erleben, in dem das Größenselbst angesprochen ist. Als Beispiel hierfür sei die Radierung angeführt *Femme Torero II, Marie Therese en Femme Torera*.

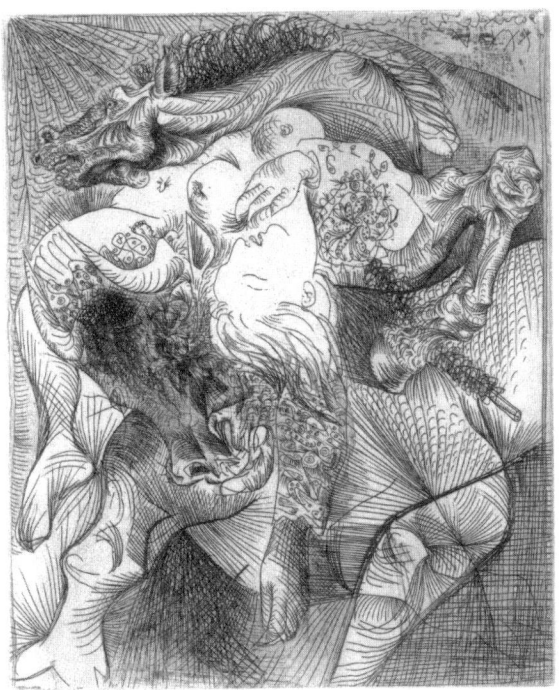

Abb. 1: Femme Torero II, Marie Therese en Femme Torera. Radierung; 20.06.1934; 29,7 x 23,7 cm. © Succession Picasso/VG Bild-Kunst, Bonn 2005

Das hochformatige Bild zeigt auf der unteren Hälfte einen Stier. Er trägt eine nackte Frau mit üppigem Körper. Sie liegt auf dem Rücken, hingegeben und mit ekstatischem Gesichtsausdruck. Ihre Augen sind geschlossenen, der Mund geöffnet. Oberhalb der Frau reckt sich der Hals eines Pferdes empor. Seine Augen sind weit aufgerissen, die Nüstern gebläht, das Gebiss entblößt. Hinter dem Stier ist der von einem Schwert durchbohrte Rumpf des Pferdes zu sehen. Die Gesichter von Torera und Stier vermitteln hingegebenen Genuss. Ganz im Kontrast dazu zeigt das Gesicht des Pferdes die Qual einer geschundenen Kreatur. Das ganze Gebilde wirkt wie ein einziger Körper, gebildet aus den untrennbar miteinander verwobenen Teilen Stier, Pferd und

Frau. Mythologische Anspielungen weisen auf die Vereinigung von Zeus und Europa hin. Göttervater Zeus, der sich als Stier tarnt, entführt Europa auf seinem Rücken. Die ganze Darstellung – der ekstatische Gesichtsausdruck, die Blumenkränze – spielt auf ein Fest- oder Hochzeitsmotiv an.

Die traditionelle Kunstgeschichte untersucht zur Annäherung an ein Werk meist drei Ebenen:

➤ Dies ist zunächst die *ikonografische Ebene*. Sie beschreibt, was auf einem Bild zu sehen ist. Im Falle der hier betrachteten Radierung ist es ein Stier, eine Torera und ein verletztes Pferd. Wir haben also ein klassisches Stierkampfmotiv vor uns. Allerdings ist etwas schief gegangen. Nicht der Stier ist tödlich verletzt, sondern das Pferd.

➤ Im zweiten Schritt werden die *mythologischen Bezüge* der Bildmotive untersucht. In der Radierung findet sich die Anspielung auf den Raub der Europa durch Zeus. Der Göttervater macht das, was er immer tut: er ist hinter einer Frau her.

➤ Als drittes wird die *subjektive Rezeption* des Kunstwerkes untersucht; es geht also um die psychologische Interpretation.

Die dritte Ebene ist nahe an der aktuellen, psychoanalytischen Annäherung an Kunst: dabei lehnt sich die Methodik an die Handhabung der Gegenübertragung in Behandlungen an. Bei der psychoanalytischen Kunstbetrachtung ist es ebenfalls unsere eigene, subjektive Reaktion auf das Kunstwerk, die die Interpretation leitet. Den zentralen Gedanken dieses Ansatzes formuliert Gattig (1999) folgendermaßen: Die »nachdenkliche Wahrnehmung der Wirkung eines Kunstwerkes schafft auf diese Weise im Betrachter einen subjektiven Zugang zum künstlerischen Produkt und wird ihm zu einem Mittel, es zu begreifen.« Greve sagt dazu:

»Bei der sogenannten betrachterorientierten Interpretation eines Kunstwerkes ist das subjektive Moment also ein unabdingbarer Teil. Das Wissen über sich selbst und das reflektierende Nachdenken über das Erleben, das ein Kunstwerk beim Betrachter auslöst, können dabei jedoch willkürliche Voreingenommenheit verhindern und eine Interpretation des Kunstwerkes ermöglichen, die plausibel erscheint und auch von anderen Betrachtern akzeptiert werden kann. [...] Es ist eine Methode, bei der die Reaktionen und Erlebnisse des Betrachters als Indizien für latente Sinnzusammenhänge eines Gemäldes benutzt werden.« (Greve 1999, S. 164)

Ich will aus diesem Verständnis heraus darlegen, was mich beim ersten Betrachten der Grafik beschäftigte und was mir die wesentliche Hypothese zur Interpretation der Grafik lieferte.

Zunächst sah ich in diesem Bild die Darstellung eines sexuellen Aktes im Augenblick des Orgasmus. Neben dem Ausdruck von tiefem Genuss vermittelt sich mir ein Gefühl von Gewalttätigkeit. Diese lese ich aus der vehementen Bewegung der Gruppe von rechts nach links. Das gequält aussehende, sich aufbäumende Pferd, das vom Schwert durchbohrt ist, unterstreicht diesen Eindruck. Das Ganze wirkt auf mich wie die Darstellung eines Zusammenpralls von Pferd, Torera und Stier.

Wie ist die enorme Spannbreite der im Bild dargestellten Emotionen – zwischen intensivem Genuss und Qual – zu verstehen?

Die klassische kunstgeschichtliche Interpretation, die sich aus den mythologischen Anspielungen ergibt, lässt sich kurz zusammenfassen: Zeus stellt den ödipal triumphierenden Mann dar, der sich der Frau sexuell bemächtigt, das Pferd den unterlegenen Rivalen; Genuss und Leid sind somit schnell zugeordnet. Psychoanalytisch betrachtet kann man auf dieser Ebene auch die Niederlage des ödipal gekränkten Kindes erkennen.

Aus meiner eigenen Reaktion auf das Bild bot sich mir aber eine andere Hypothese an. Ich vermutete ja in der Grafik den bildlichen Ausdruck eines seelischen Prozesses, der sich während eines sexuellen Aktes ereignen kann. Das Zusammenspiel von Genuss und Leid lässt sich mit dem Konzept der Spaltung erklären. Bewusst erlebte, positive Affekte – der Genuss, der in den Gesichtern von Torera und Stier zu sehen ist – spielen eine Rolle. Unbewusst wirksame, abgespaltene negative Affekte kommen in der Darstellung des Pferdes zum Ausdruck. Die Grafik gibt Hinweise, um welche negativen Affekte es geht: Dem Aufprall des Stieres ausgesetzt und vom Schwert durchbohrt findet sich das Pferd in einer Lage, in der es dem Geschehen völlig hilflos und ohnmächtig ausgeliefert ist. Es symbolisiert also Affekte von Ohnmacht und Hilflosigkeit.

Die kunstgeschichtliche Forschung hat nachgewiesen, dass in Picassos Arbeiten das Pferd häufig ein Synonym für ›Frau‹ ist. In der Grafik *Femme Torero II* wären dann also die Figuren der Torera und des Pferdes Träger von verschiedenen Affekten *einer* Person.

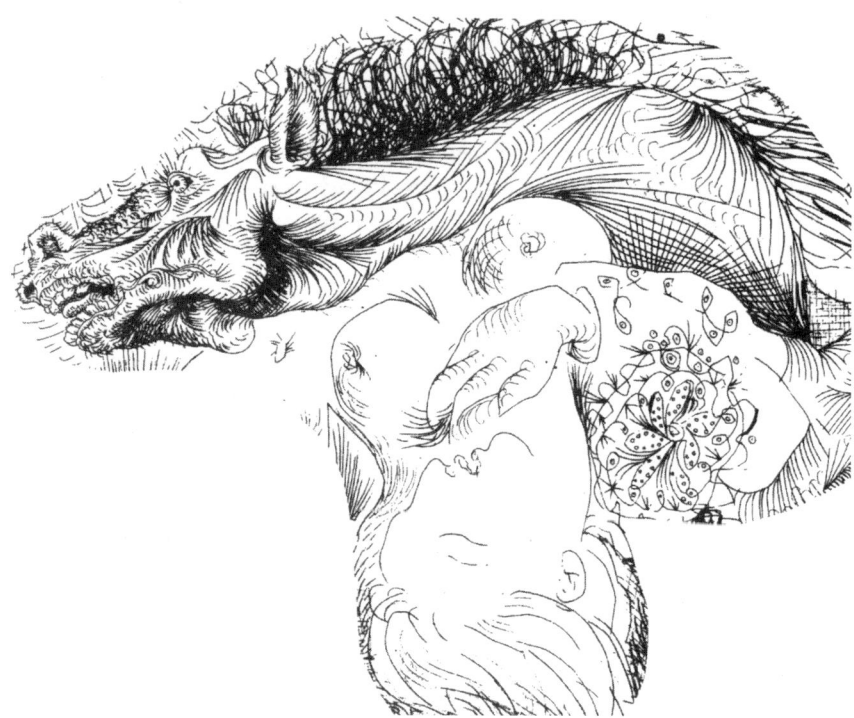

Abb. 2: Femme Torero II, Marie Therese en Femme Torera. Radierung; 20.06.1934; 29,7 x 23,7 cm; Ausschnitt.

Dem Stier als männlichem Part wird der Genuss an der aggressiven, sexuellen Bemächtigung zugeordnet. Im Gegensatz dazu übernehmen die Torera und das Pferd als weiblicher Part einerseits die empfangende, genussvolle Hingabe, andererseits aber auch das Leid im Erleben von Ohmacht und Hilflosigkeit. Hier ist die Aufspaltung interpersonell verteilt.

Sexuelle Bemächtigung und Hingabe kann von Paaren sehr genossen werden. Dies setzt allerdings voraus, dass das Spiel von Dominanz und Unterwerfung von beiden Partnern bejaht wird. Meine Erfahrungen in Analysen von Frauen mit sexuellen Traumatisierungen und/oder sehr entwertenden Vätern sprechen dafür, dass es nicht selten eine Unterwerfung unter das Handeln des Mannes gibt, die nicht genossen wird, sondern mit leidvollen Ohnmachtserfahrungen und einem Mangel an eigenen Gestaltungsmöglichkeit einhergeht. Je nach dem, wie stark die Kollusion bei einem Paar ist, kann es zu einer Bandbreite von sado-masochistischem Zusammenwirken kommen. Die Zusammenhänge sind komplex, an dieser Stelle will ich sie nicht weiter vertiefen.

Nach diesem kurzen Ausflug in mehr klinische Überlegungen will ich zum Erleben narzisstisch strukturierter Männer zurückkommen. Es liegt mir daran, mithilfe der Grafik unsere Einfühlung in diese Männer zu vertiefen.

Der Zusammenprall zwischen Pferd und Stier stellt den im sexuellen Akt erlebten Zusammenprall verschiedener, sich scheinbar ausschließender Bedürfnislagen dar. Die eine ist durch den Wunsch nach Aufgabe der Kontrolle im sexuellen Rausch gekennzeichnet. Die andere ist die Furcht vor eben diesem Kontrollverlust, weil er das Aufkommen von Abhängigkeit und Bedürftigkeit signalisiert. Für manche narzisstisch strukturierte Männer aber bedeutet Abhängigkeit zwangsläufig das Erleben von nicht tolerierbarer Bedürftigkeit und Hilflosigkeit. In dem Konflikt zwischen dem Wunsch nach Aufgabe der Kontrolle einerseits und der Angst davor andererseits findet sich die Quelle mancher sexueller Störung oder Entwicklungshemmung von Männern. Ein Genuss jenseits der rein körperlichen Lust im Erleben der gegenseitigen Abhängigkeit und Gebundenheit kann nicht entstehen. Die Abwehr der gefürchteten Ohnmachtserfahrung verhindert dies. Kernberg sprach in diesem Zusammenhang einmal davon, dass es dann nicht möglich sei, die Liebe in die Sexualität zu integrieren. Das zeigt sich oft darin, dass Beziehungen schnell erkalten. Das sexuell dominierende Verhalten des Mannes stellt den Versuch dar, die Kontrolle über das Objekt zu gewinnen. Mit der Kontrolle über das Objekt, die Liebespartnerin, soll auch die Kontrolle über die eigenen Gefühle gewährleistet werden. Die Eigendynamik der Gefühle wird gefürchtet und muss unterbunden werden. – Diesen Aspekt vertiefe ich weiter unten noch einmal anhand eines literarischen Textes. – Unbewusst wird so das Größenselbst erhalten, das Abhängigkeit und Bedürftigkeit negiert. Ein sexueller Akt, der mehr ist als die Abfuhr der physiologischen Lust stellt manchen narzisstisch strukturierten Mann vor enorme, innere Probleme: überlässt er sich seinen Gefühlen, bringt dies die Angst vor Kontrollverlust mit sich. Unbewusst stimuliert dies letztlich ein Selbstwerterleben, das durch Ohnmacht, Bedeutungslosigkeit, und Wertlosigkeit geprägt ist. Die Abwehr in Form des kompensatorisch errichteten Größenselbst, das Abhängigkeit und Bedürftigkeit nicht vorsieht, ist damit bedroht. In Picassos Grafik findet sich in der Anspielung auf Zeus, den Göttervater, die Symbolisierung eines Größenselbstes, das von Unverwundbarkeit, Macht und schier endloser Kraft geprägt ist. Unsere analytische Theorie lehrt, dass dieses Größenselbst kompensatorisch aus der Abspaltung der Erfahrungen von Kleinheit und Ohnmacht entstanden ist. In der Grafik ist dieser Teil des Erlebens in Gestalt der leidenden Kreatur, des Pferdes, abgebildet.

Psychoanalytikerinnen und Psychoanalytiker wissen darum, dass unerträgliche Erfahrungen von Abhängigkeit, Kleinheit, Bedürftigkeit, Hilflosigkeit und Scham zu der Abspaltung von Erfahrungen, die mit diesen Affekten zusammenhängen, führen können. Später müssen alle solche Bedürfnisse und Gefühle abgewehrt werden, die in die Nähe der abgespaltenen Affekte geraten. Dies kann zu Abhängigkeitsängsten führen. Diese wiederum können zu einer ganzen Bandbreite von Bewältigungsstrategien und Beeinträchtigungen des Erlebens und Verhaltens führen. Don Juan bricht eine Beziehung ab, bevor Gefühle ins Spiel kommen und geht zur Nächsten – die Comedian Harmonists haben dies ja herrlich vertont. Es können aber auch sexuelle Störungen entstehen, wie erektile Dysfunktion oder ejakulatio präcox, die eine mögliche Ursache in der Angst vor Kontrollverlust haben. Ein sehr bekanntes Glanzstück der Rockmusik hat übrigens eine solche sexuelle Störung, nämlich die Unfähigkeit einen Orgasmus zu bekommen, zum Inhalt: Es ist *I can get no satisfaction* von den Rolling Stones. Zwar beschäftigt sich der Text nicht direkt mit Sexualität, Duktus und Intensitätsverlauf der Musik aber lassen keinen Zweifel daran, dass es in diesem Song auch um Sexualität geht.

Ein sehr interessantes Detail findet sich in der linken oberen Bildecke der Picasso-Grafik: Der qualvoll nach oben links gereckte Pferdekopf trifft auf ein netz- oder strahlenartiges Gebilde. Die Kunstgeschichte sieht in diesem Element eine Anspielung auf den göttlichen Atem, der ein christliches Erlösungsmotiv darstellt (Jakobs 2005). Findet sich hier die Darstellung einer Sehnsucht nach Erlösung von Leid? Worauf würde sich diese Erlösungssehnsucht richten, sollte sie hier angedeutet sein? Wovon soll die leidende Kreatur erlöst werden, welches Leid ist gemeint? Ich meine: die Sehnsucht auf Erlösung richtet sich auf die Befreiung von Bedürftigkeit und Hilflosigkeit bis zur Ohnmacht, die das gequälte Pferd symbolisch darstellt. So kann im sexuellen Akt nicht nur die sexuelle Spannung und die Befreiung von dieser genossen werden. Es mag auch der Wunsch nach der Befreiung von tiefen Ohnmachts- und Hilflosigkeitsgefühlen mitschwingen. Der Orgasmus und die folgende Ermattung können dann als eine punktuelle Entlastung von unbewusst gewordenen quälenden Gefühlen von Abhängigkeit und Hilflosigkeit erlebt werden. Im Orgasmus selbst mobilisiert sich eine Art Erlösungssehnsucht von diesen Gefühlen. Die so genannte postkoitale Depression mancher Männer könnte ihre Ursache in der Mobilisierung dieser Gefühle haben. So braucht der sexuelle Akt nicht nur ein sich immer wieder erneuerndes sexuelles Geschehen darstellen. Darin verwoben ist möglicherweise eine sich immer wieder erneuernde Entäußerung von Ohnmachtgefühlen.

Die Zusammenhänge zwischen Ängsten und manifester Beeinträchtigung oder Störung sind komplex und individuell verschieden. Sie können hier nicht näher untersucht werden. Mir geht es hier mehr darum, durch Zuhilfenahme von Kunst die innere Welt von narzisstisch strukturierten Männern einfühlbarer zu machen. Mit Ausschnitten aus einem literarischen Text will ich dies nun weiter vertiefen.

Der amerikanische Autor Phillip Roth hat in seinem Roman *Das sterbende Tier* die Angst vor Abhängigkeit sehr gut beschrieben. Er erzählt die Geschichte eines alternden Literaturprofessors, der sich in die blutjunge und hinreißend schöne Kubanerin Consuela verliebt. Warnend lässt er den Freund George zum Protagonisten sagen: »dieser Frau gegenüber wirst du immer machtlos sein. Du wirst nie derjenige sein, der das Sagen hat. Das ist etwas, [...] das dich verrückt macht« (Roth 2001, S. 104). Einige Zeilen später erklärt er seine Auffassung von der Liebe: »Man ist ganz, und dann wird man in Stücke gebrochen. Sie [Consuela] war ein Fremdkörper, der in deine Ganzheit eingebrochen ist [...] Aber du wirst nie wieder ganz sein, bevor du den Fremdkörper nicht ausgestoßen hast« (Roth 2001, S. 104f.).

Was kontrolliert werden muss, ist zunächst die Partnerin. Gemeint ist aber das, was als Eindringen eines Fremdkörpers erlebt wird: Dies sind die eigenen Gefühle, die nicht kontrolliert werden können. Welche Gefühle es sind, beschreibt der Autor einige Seiten später, als es zur selbst provozierten Trennung von Consuela gekommen ist. Er schildert sein Leiden an der Trennung: »Wer seine Freiheit aufgibt, tritt ein in das Reich der Lächerlichkeit [...] ich selbst war lächerlich genug, als ich Consuela hatte [...] Die Bindung schleicht sich ein, das ewige Problem der Bindung [...] Nein, nicht mal das Vögeln kann rein und beschützt bleiben.« [Er meint: rein von Gefühlen. *Anm. von mir, E. N.*] Etwas später spricht er von den »verrückten Verzerrungen durch Sehnsucht, Vernarrtheit, Besitzansprüche, ja vielleicht durch Liebe« (Roth 2001, S. 110f.). An dieser Stelle wird deutlich, dass das Eindringen von Gefühlen überhaupt – hier sind es Abhängigkeit, Liebe und emotionale Bedürftigkeit – als beschämend und bedrohlich erlebt wird. So basiert die Angst vor Abhängigkeit in Beziehungen letztlich auf der Angst vor eigenen, schwer tolerierbaren Gefühlen.

Ich komme zum Schluss: Mir lag daran, mit Beispielen aus Kunst, Musik und Literatur eine Annäherung an das sexuelle Erleben narzisstisch strukturierter Männer zu versuchen. Im Chanson *Ich bin von Kopf bis Fuß auf Liebe eingestellt* klang ein Lebensgefühl an, das sich im rauschhaften Genuss narzisstischer Bestätigung erschöpft. Picassos Grafik illustrierte sexuelles Geschehen, bei dem es mithilfe von Dominanz und Kontrolle um die Abwehr von emotionaler Bedürftigkeit ging. Der Romanausschnitt von Phillip Roth beschrieb die Angst vor Abhängigkeit, die ein Licht auf schwer tolerierbare, eigene Gefühle wirft. Bekanntlich sind es nicht die Abwehrmechanismen selbst, sondern deren Einseitigkeit, Beharrlichkeit und Stärke, die letztlich die Störung ausmachen. So gesehen: Wenn es dem einen oder der anderen im Anschluss an diesen Text gelingt, Aspekte und Anklänge eigener Erfahrungen oder solche aus Behandlungen zu entdecken, umso besser.

Literatur

Brech, E.; Bell, K.; Marahrens-Schürg, C. (Hg.) (1999): Weiblicher und männlicher Ödipuskomplex. Göttingen (Vandenhoek & Ruprecht).

Comedian Harmonists (1998): Greatest Hits Vol 1. EMI Electrola. Original: Text und Musik von Friedrich Hollaender.

Gattig, E. (1999): Psychoanalyse und bildende Kunst – ein Prolog. In: Schneider, G. (Hg.): Psychoanalyse und bildende Kunst. Tübingen (Edition diskord), S. 33–36.

Greve, G. (1999): Frauenbilder – einige Gemälde Johannes Vermeers psychoanalytisch betrachtet. In: Schneider, G. (Hg.): Psychoanalyse und bildende Kunst. Tübingen (Edition diskord), S. 163–190.

Jakobs, P. (2005): mündliche Mitteilung.

Roth, P. (2004): Das sterbende Tier. (Amerikanisches Original: 2001: The dying animal), Reinbek (Rowohlt).

Neumann, E. (2001): Das Minotaurusmotiv bei Picasso. In: Schlösser, A., Gerlach, A. (Hg.): Kreativität und Scheitern. Gießen (Psychosozial-Verlag), S. 311–338.

Penrose, R. (1981): Pablo Picasso. München (Heyne).

Volkan, D.; Ast, G. (1994): Spektrum des Narzissmus. Göttingen (Vandenhoek & Ruprecht).

Filmpsychoanalytische Bemerkungen zum Film *Spider* von David Cronenberg

Ralf Zwiebel

Kurze Einleitung

Bei den heute immer beliebter werdenden Filmvorstellungen durch Psychoanalytiker in der Öffentlichkeit stellt sich als erste Frage, ob es sinnvoll ist,
der Filmvorführung einleitende Bemerkungen voranzustellen. Diese Frage
lässt sich nur dann fruchtbar ins Auge fassen, wenn man die Motivationen
und Ziele dieser Veranstaltungen überdenkt. Das wachsende Interesse der
Psychoanalytiker an der Thematik des Films und Kinos ist ebenso ein Phänomen wie die große Resonanz des Publikums auf diese Veranstaltungen, in
der sich ein Bedürfnis auszudrücken scheint, das ebenfalls interessante
Überlegungen anstoßen könnte. Ich möchte hier nur die Vermutung äußern,
dass viele Menschen in der gegenwärtigen Welt mit der Überflutung durch
Informationen und Bilder ein Bedürfnis nach einer Strukturierung und Orientierung entwickeln, die die reine Ablenkung und Unterhaltung durch
Kino und Fernsehen in Frage stellen und letzten Endes wahrscheinlich auch
einem Bedürfnis nach Selbstbefragung, Selbstreflexion sowie Problem- und
Konfliktbewältigung entsprechen. Allerdings sind die Räume für eine solche
vertiefende Reflexion von künstlerischen Erfahrungen gegenwärtig nur
begrenzt vorhanden und nicht immer leicht herzustellen. Wenn man also
davon ausgeht, dass die Zuschauer zu den von Psychoanalytikern moderierten
Filmvorstellungen kommen, um einen Raum zum Nachdenken und zur
gemeinsamen Diskussion über ihr Filmerleben, ihre Filmerfahrung zur Verfügung gestellt zu bekommen, dann können Einleitung und Kommentar
zum jeweiligen Film gerade die Elemente sein, die diesen Reflexionsraum
eröffnen, allerdings wahrscheinlich nur dann, wenn das Spannungsfeld von
unmittelbarem Filmerleben und Reflexion nicht aus der Balance gerät:
Denn man kann einen Film auch »totreden«. Überhaupt kann der kreative
Prozess aus der Dialektik von Erschaffen und Zerstören betrachtet werden,
wie dies der französische Regisseur R. Bresson auch für den Film formuliert:

»Ein Film wird in meinem Kopf geboren, ich töte ihn auf dem Papier. Er wird ins Leben zurückgebracht mit Hilfe der Darsteller und (dann) in der Kamera getötet. Er ersteht wieder auf zu einem dritten und definitiven Leben in der Montage, wo die zerstückelten Teile zu ihrer endgültigen Form zusammengesetzt werden« (Bordwell & Thomson 2001, S. 20).

In Fortsetzung dieser Beschreibung könnte man auch sagen: Endgültig wird der Film im Kopf des einzelnen Zuschauers »geboren« – oder präziser noch: »wiedergeboren«. Er macht aus dem Plot eine Story, und manchmal braucht es ein wenig Geburtshilfe, damit der Film wirklich in seiner Tiefe, Komplexität und seiner Bedeutung für den Zuschauer lebendig werden kann. – Allerdings immer mit der Gefahr verbunden, dass es dabei auch zu einer Fehl- oder Totgeburt kommen kann. Betrachten wir also den Film-Psychoanalytiker als eine Art »Geburtshelfer«!

Als Einleitung zu David Cronenbergs vorläufig vorletztem Film, *Spider* (2002)[1], möchte ich eine persönliche Anmerkung machen und anschließend einige Hinweise auf den Filmregisseur geben. Welche Filme wählen wir aus, über welche Filme wollen wir intensiver diskutieren, welche Filme schauen wir uns immer wieder an, welche Künstler werden unsere Lieblingsregisseure? Es ist uns Psychoanalytikern natürlich klar, dass dies etwas über unsere Person aussagt, auch wenn dies anderen und uns selbst nicht immer durchsichtig wird. Selbst wenn dies Kenner des postmodernen Films schockieren mag, so muss ich doch gestehen, dass mir der kanadische Regisseur David Cronenberg bis zu dem Filmerleben von *Spider* nicht bekannt war. Die Filmbesprechung in einer Tageszeitung weckte mein Interesse an der Geschichte und ich sah mir den Film in einem praktisch völlig leeren Kino an – fast alle der ganz wenigen Zuschauer verließen das Kino nach etwa zehn Minuten, vermutlich weil sie den zur gleichen Zeit anlaufenden Film *Spiderman* erwartet hatten. Mich jedoch bannten der Vorspann und der folgende Film so sehr, dass ich ihn mir am nächsten Tag gleich noch einmal anschaute. Ich möchte hier nicht den Eindruck erwecken, als könnte oder wollte ich diese Faszination und Berührtheit analysieren und darstellen; bewusst war mir damals, dass es sich für mich um die Darstellung der psychischen Realität eines sehr kranken Mannes handelte, die von dem Regisseur mit tiefer Einfühlung in Bilder gefasst wurde, ohne dass das Unheimliche und Monströse dieser, seiner Ent-

---

1 Cronenbergs bislang letzter Film, *A History of Violence*, kam im Oktober 2005 in die deutschen Kinos.

wicklung in irgendeiner Weise verharmlost wurde. Ich erinnere mich auch an den Gedanken, dass dies ein »klassischer« Film für die Film-Psychoanalyse wäre, weil es um die für die Psychoanalyse zentrale Verschränkung von innerer und äußerer Realität, eigentlich um die Frage nach der Wirklichkeit des Menschen, geht. Allerdings realisierte ich dann bei der näheren Beschäftigung mit dem Film, dass Cronenberg ein anerkannter Meister einer künstlerischen, vom Hollywood-Kino eher unabhängigen Filmrichtung und gleichsam ein Kultregisseur von Filmliebhabern ist, der ein umfangreiches Werk von etwa 15 Filmen seit Beginn der 70er Jahre geschaffen hat, die allerdings fast alle das übliche und gängige Kinovergnügen unterlaufen, so dass es nicht verwundert, dass die Kinos bei seinen Filmen eher leer bleiben. An diesem Punkt vielleicht vergleichbar mit den Filmen von David Lynch konfrontieren oder schockieren die Filme von David Cronenberg den Zuschauer mit dermaßen archaischen, bedrohlichen Bildern, die sich vor allem auch auf die fragile Körperlichkeit und Vergänglichkeit des Menschen beziehen, dass sie intensive Abwehrbewegungen auslösen, weil sie beim Zuschauer Angst, Grauen und Ekel hervorrufen. Eine Bemerkung von Cronenberg illustriert dies recht eindrucksvoll:

> »Da haben wir also einen Mann, der durch die Welt spaziert und ganz reizend ist: Er mag die Leute, ist warmherzig, freundlich und eloquent, und dann macht er diese grauenhaften, kranken, grotesken, ekelhaften Filme. Was ist nun aber wirklich? Für den Außenstehenden ist beides wirklich. Aber für mich sind beide Teile untrennbar verknüpft. Der Grund dafür, dass ich sicher bin, ist der, dass ich verrückt bin. Der Grund dafür, dass ich stabil bin, ist der, dass ich durchgeknallt bin. Das liegt für mich auf der Hand« (Rodney 1992, S. 51).

Dieser nette, sympathische kanadisch Regisseur dreht also Filme wie *Die Fliege* (1986), in dem ein Wissenschaftler durch ein Experiment in eine riesige Fliege transmutiert, *Dead Ringers* (1988), in dem die beiden Zwillingsbrüder Mantel als berühmte Gynäkologen bei dem Versuch, sich vom anderen zu lösen, auf grauenvolle Weise zu Grunde gehen, *Naked Lunch* (1991), die Verfilmung des berühmten Drogenromans von William Burroughs und *eXistenZ* (1999), ein analytischer visueller Exkurs über Computerspiele und die Frage nach der realen und virtuellen Realität. Über diese und andere Filme wie *Videodrome* (1982), *The Dead Zone* (1983), *M. Butterfly* (1993) und *Crash* (1996) kann man in jedem Fall sagen, dass sie das Interesse der Cineasten, der Filmwissenschaftler und der psychoanalytisch inspirierten

Filmkritiker geweckt haben. Ich erwähne hier zum einen kurz das Buch von Manfred Riepe (2002) mit dem passenden Titel *Bildgeschwüre*, in dem das ganze bisherige filmische Werk vor allem auch aus einer lacanianischen Perspektive diskutiert wird. In dem Abschlusskapitel des Buches beschreibt Riepe »die Frau als Symptom des Mannes« und kennzeichnet damit einen zentralen Aspekt des Cronenberg'schen Werkes mit seiner vor allem männlichen Perspektive. Dieses zeige,

> »dass die Frau ein Moment in sich birgt, von dem die Weltordnung des Mannes immer wieder auf unvorhersehbare Weise bedroht, ja, gar aus den Angeln gehoben wird, dass dieses bedrohliche Moment aufs engste mit der Sexualität der Frau verknüpft ist – unübersehbar ist jedoch, dass die jeweiligen Katastrophen ausgelöst werden, wenn sich die Geschlechter auf dem Feld der Sexualität, der Liebe und des Begehrens begegnen« (Riepe 2002, S. 207).

Aber im Gegensatz zum Hollywood-Melodram, in dem die Liebe ebenfalls scheitert, aber doch ein gleichwohl virtuelles Gelingen impliziere – also die ewige Liebe grundsätzlich möglich erscheint – bebildere Cronenberg praktisch auf freudianische Weise die strukturelle Unmöglichkeit der Liebe, »jenen Kern von Unbefriedigung, der nach Freud das Wesen der menschlichen Sexualität ausmacht« (Riepe 2002, S. 211). Dieses Dilemma mit dem Sexuellen, das aus der männlichen Sicht mit der Natur der Frau verbunden zu sein scheint und die »Domestizierung der weiblichen Sexualität« erfordert, werde in den frühen Filmen von Cronenberg mit dem Einsatz der modernen Technik zu überwinden versucht (besonders eindringlich in dem Film *Dead Ringers* über die beiden Zwillings-Gynäkologen), was jedoch regelhaft in Perversion, Psychose und Selbstmord ende. Interessant an dem Text Riepes ist der Versuch, das gesamte bisherige Werk von Cronenberg aus einer bestimmten Perspektive und damit das Werk des Filmautors als eine einheitliche Entwicklung zu betrachten – auch wenn dies unter einer überwiegend an Lacan orientierten Sichtweise geschieht. Dies gestattet aber den nachvollziehbaren abschließenden Befund, dass im Gesamtwerk von Cronenberg die Väter von Film zu Film immer mehr verschwinden und damit etwas anderes zum Erscheinen kommt, nämlich die grundlegende Fiktionalität der Frau. Dieses ist ein Gesichtspunkt, der im Film *Spider* besonders deutlich hervorgehoben ist.

In einem anderen Text, einem umfangreichen und brillantem Werk über die Hysterie in der Moderne, widmet Elisabeth Bronfen (1988) dem Werk von Cronenberg ein ganzes Kapitel. Sie schreibt:

»In Cronenbergs Werk ist der Körper von Grund auf krankhaft: Leben bedeutet grundsätzlich Sterben, und diese Tatsache ruft mentale Halluzinationen hervor. Aber auch der Geist ist von Grund auf krank, weil die Imagination einem natürlichen, gefährlichen Virus gleicht, der zu körperlichen Funktionsstörungen führt. Immer wieder widmet sich der Regisseur dem Thema der Flüchtigkeit des menschlichen Lebens, der Fragilität unserer mentalen Zustände und daher auch der Brüchigkeit unserer Realität« (Bronfen 1992, S. 655).

Cronenberg drückt dies mit seinen eigenen Worten folgendermaßen aus:

»Einer unserer Prüfsteine der Realität ist unser Körper. Und doch sind unserer Körper per definitionem kurzlebig. In dem Grade, in dem wir also unserer Realität – und unser Verständnis der Realität – auf unsere Körper zentrieren, treten wir also diesen Realitätssinn an die Kurzlebigkeit unserer Körper ab« (Rodney 1992, S. 145).

Man kann sich in der Tat nicht des Eindrucks erwehren, dass diese zentrale Thematik der Beziehung von Körper und Geist, von Realität und Phantasie, von Innen und Außen bei Cronenberg eine überragende, motivierende Bedeutung hat. Um ihn selbst noch einmal zu zitieren:

»Der grundsätzliche Reiz der Kunst ist das Unbewusste, und auf dieser Ebene versuche ich, mit meinem Publikum zu kommunizieren. Das Traumartige des Films ist für diese Erfahrung von zentraler Bedeutung. In Träumen schwinden unsere Hemmungen, und Dinge aus dem Unbewussten tauchen empor. Ich bin alles andere als ein dogmatischer Freudianer, aber ich denke, die von Freud beschriebenen Mechanismen sind völlig zutreffend. Wenn ich ein Drehbuch schreibe, versuche ich diese Funktion freizusetzen und zum Tragen zu bringen. Ich glaube, das ist es, was in den Zuschauern freigesetzt wird, wenn sie meine Filme sehen« (Zit. n. Bronfen 1992, S. 658).

Für mich selbst geben diese wenigen Zitate und Überlegungen der beiden Autoren Riepe und Bronfen sehr konkret wieder, was meinem damaligen, wenig artikuliertem ersten Eindruck von David Cronenberg entsprach: Ein Filmautor, der mit seinen Bilder philosophische Fragen der Existenz des Menschen und vor allem der Fragilität von Wahrnehmung und Erinnerung stellt und die Grenze zwischen Wahn und Wirklichkeit auslotet. Insofern reiht sich auch der Film *Spider* in den Werkkontext des Regisseurs nahtlos ein.

Kommentar zum Film[2]

In einer eher deskriptiven Sicht gehört der Film *Spider* in das Subgenre »Film und Psychose«, zu denen Filme wie *Vertigo, Der falsche Mann* und *Psycho* von A. Hitchcock, *Der Mieter* von Polanski, *Shining* von Kubrick und *Das weiße Rauschen* von Baumgartner gehören. Allerdings handelt es sich bei *Spider* wohl nicht um den Versuch, einen klinischen Fall oder eine Krankengeschichte eines schizophrenen oder psychotischen Menschen darzustellen, obwohl man natürlich aus klinischer Sicht von einer schizophrenen Psychose sprechen könnte. Demnach geht es auch nicht darum, ob dieser »Fall« klinisch korrekt dargestellt ist oder wie viel Freiheiten sich der Künstler gegenüber der klinischen Realität genommen hat. Es geht in dem Film aber auch nicht um die Darstellung klassischer psychoanalytischer Topoi wie etwa des Ödipuskomplexes. Dies bestätigt Cronenberg in einem Interview, in dem er den Film abwechselnd als »Komödie« und als »Murder-Mysterie-Film« bezeichnet, um dann selbst lachend diese Bezeichnungen als ihn nicht interessierend abzulehnen. Auf die Frage nach dem Ödipalen, sagt er:

> »Die Story ist nämlich eher anti-ödipal … Worum es meiner Ansicht nach viel eher geht, ist Repression. Spider wird unterdrückt, und kämpft dagegen und die Repression bricht zusammen. Zugleich unterdrückt er in sich selbst wieder ein Stück von sich« (Suchsland 2004).

Und in dem gleichen Interview sagt er:

> »Die Existenzphilosophie interessiert mich sehr und beeinflusste diesen Film stark. Und genau um diese Form der Weltwahrnehmung ging es mir viel stärker, als etwa um Psychoanalytisches. Es gibt keine absolute Realität. Es gibt nur ein oder zwei Tatsachen über das Leben: eines ist der Tod und eines ist das Leben. Dazwischen müssen wir alles selbst erfinden und hervorbringen. Die Verantwortung dafür ist ganz und gar unsere eigene – niemand nimmt uns das ab.«

---

2 In dem Film *Spider* geht es um einen chronisch psychisch kranken Mann, Dennis Cleg (von seiner Mutter auch »Spider« genannt), der nach über 20 Jahren Aufenthalt in einer psychiatrischen Anstalt in seine Heimatstadt London zurückkehrt. Dort lebt er in einer Art Pension für psychisch Kranke und beginnt sich bei seinen Streifzügen durch die Straßen seiner Kindheit an diese zu erinnern. Mit Hilfe eines Tagebuches versucht er die traumatischen Ereignisse seiner Kindheit zu rekonstruieren, die schließlich zu seiner Einweisung in die psychiatrische Anstalt geführt hatten. Dabei kreist die erinnerte und/oder phantasierte Geschichte um seine Entdeckung der Sexualität und die damit verbundenen mörderischen Ereignisse, die ihn schließlich selbst offenbar zu einem Muttermörder werden ließen.

Es handelt sich also eher um einen philosophischen Film, in dem Cronenberg mit filmischen Mitteln versucht, die Existenzbedingungen des Subjektes – die Art und Weise, wie wir im Leben existieren – zu untersuchen.[3] Trotz dieser Aussage betrachte ich den Film im Folgenden aus einer psychoanalytischen Perspektive[4].

Die besondere Wirkung des Films hängt aus meiner Sicht damit zusammen, dass hier die Geschichte eines schwer gestörten Mannes erzählt wird, der zwar wirklich verrückt ist, ein »Spinner«, an dessen innerer Welt wir aber als Zuschauer Anteil nehmen, in den wir uns auch ein Stück einfühlen können und den wir langsam zu verstehen beginnen, bis wir vielleicht sogar den »Spider« in uns selbst entdecken, womit die Kluft zwischen Normalem und Verrücktem, zwischen den »Verrückten« und uns selbst in Frage gestellt wird. Ich erinnere hier an die schon erwähnte Aussage von Cronenberg, dass sein Wissen über sein »Durchgeknallt-Sein« gleichzeitig die Voraussetzung dafür ist, sich stabil zu fühlen. Bronfen bezieht sich in ihrer Arbeit über die Hysterie auf die Erfahrung des Unheimlichen des Subjekts, das das Subjekt entweder zur Anerkennung zwingt,

> »dass es zwangsläufig gespalten ist zwischen der rationalen Kontrolle über seine somatischen und psychischen Prozesse und der eigenen Entmächtigung durch die Macht unbewusster Phantasien, Begierden und Zwänge, oder das diese Erfahrung das Subjekt dazu veranlasst, das Phantasmatische gegenüber der fassbaren Realität zu privilegieren« (Bronfen 1998, S. 645).

So lässt sich das Paradox formulieren, dass das Anerkennen der eigenen unkontrollierbaren Irrationalität eine Voraussetzung für die psychische Stabilität des Subjektes ist. Dies setzt allerdings ein unaufhörliches Oszillieren zwischen innen und außen, zwischen Wahrnehmung und Erinnerung, zwischen Eigenem und Fremden und damit zumindest eine Ahnung von der

---

3 Dies ist ein Beispiel für die interkontextuelle Betrachtung eines Films: als psychoanalytisch orientierter Zuschauer sehe ich die Darstellung einer Problematik, die ich aus der klinischen Situation kenne und über die ich bestimmte theoretische Vorstellungen habe. In dem Film begegne ich allerdings einer Darstellung, die aus dem Kontext des Filmregisseurs, also aus einem künstlerischen Kontext, entsteht. Interkontextuell bedeutet, diese beiden Zugangsweisen als gleichrangig aufzufassen und miteinander zu vergleichen in der Erwartung, dass durch den gegenseitigen Bezug ein neues Verständnis der geschilderten Problematik entsteht (s. a. Ralf Zwiebel [2006b]), *Ist psychoanalytisches Denken interkontextuell?*).

4 In einer anderen Arbeit habe ich bereits einige Überlegungen zum Film mitgeteilt: Ralf Zwiebel (2006a), *Das Dilemma des Denkens.*

Konstruiertheit der eigenen, lebendigen Wirklichkeit voraus. Dies ist eine äußerst knappe Formulierung für den reflexiven Modus des Denkens und Erlebens. »Gesund« bleiben kann man demnach nur dann, wenn diese Oszillation zwischen bewusst und unbewusst, zwischen innen und außen, zwischen Phantasie und Realität wach und lebendig bleibt und man sich seiner eigenen »verrückten Anteile« bewusst bleibt. Wirklich verrückt wird man, wenn der eine oder andere Pol in fixierter Weise zu dominieren beginnt.

Ähnlich wie der Psychoanalytiker in der analytischen Situation, der dem Duktus der Assoziationen und dem expliziten und impliziten Beziehungsgeschehen folgt, vermag der Filmzuschauer von den Bildern des Films auszugehen und zu versuchen, diese auf dem Hintergrund der für die Film-Psychoanalyse wesentlichen Kontexte zu betrachten. Dies sind meiner Ansicht nach der Kontext der psychoanalytischen Theorie, der Kontext der analytischen Situation und Begegnung und der selbstanalytische Kontext (Zwiebel 2006b). Nimmt der Zuschauer diese Perspektive ein, so wäre der erste Kontext die Betrachtung des Films unter dem Gesichtspunkt eines Menschen mit einer psychotischen Problematik, in dem der Zuschauer mit der Entwicklung eines Wahns konfrontiert wird, dessen Bedingungen im Film entfaltet und exploriert werden. Ich verstehe in diesem Kontext David Cronenberg als einen Visu-Psychoanalytiker, der aus einem künstlerischen Kontext auch Aussagen über die Generierung eines Wahns und seines Schicksals macht (Schneider 2006). Hier beziehe ich mich nur auf diesen ersten Kontext; die beiden anderen Kontexte – die Bilder als Scheitern einer therapeutischen Begegnung (oder der gescheiterte Versuch einer Selbstheilung) oder als Reflektion des eigenen Wahnpotentials – mögen an anderer Stelle zur Sprache kommen.

Bereits der Vorspann[5] thematisiert die zentrale Problematik des Films in Form der ständig wechselnden, schwer identifizierbaren Kleckse und Figuren, die in Art der berühmten Rorschach-Bilder zur Frage der Erkennbarkeit der Wirklichkeit anregen, wonach die Unterscheidung zwischen Wahrnehmung, Vorstellung und Einbildung, Traum und Phantasie wesentlich ist. Folgt man der Sukzession der Bilder, so lässt sich meiner Ansicht nach der Film in drei etwa gleich lange Teile auffächern: Im ersten Teil wird die gegenwärtige,

---

5 Ich erinnere in diesem Zusammenhang auch an die begleitende Musik – ein melancholisches Lied aus der elisabethanischen Zeit – natürlich von einer Frauenstimme gesungen. Der Text ist für mich, trotz häufigen Hörens, schwer verständlich geblieben.

innere Realität von Dennis Cleg visualisiert. Im zweiten Teil erinnert sich der Protagonist an die Ereignisse seiner Vergangenheit, die schließlich zu seiner Einweisung in eine psychiatrische Anstalt geführt haben. Je näher er den Erinnerungen an den Tod seiner Mutter kommt, um so mehr entwickelt Dennis Cleg – im Sinne einer Wiederholung – erneut einen akuten Wahn, der sich diesmal auf die Person von Mrs. Wilkinson, seiner Pensionswirtin, richtet; im klinischen Kontext würde man von der Entwicklung einer Übertragungs-psychose sprechen. Folgt man nun den einzelnen Filmbildern unter dem Blickwinkel dieser Fragestellungen (wie ist die psychische Realität von Cleg, wie lässt sich die Psychodynamik der damaligen und jetzigen Wahnentwick-lung verstehen?), so werden wir in ein komplexes Universum geführt, das voller Rätsel und Fragen ist und letztlich auch bleibt.

Die Art der Kameraführung und der Bilder insgesamt, in denen der Prota-gonist Dennis Cleg praktisch immer anwesend ist, weist auf den äußerst sub-jektiven Charakter der Bilder hin und erlaubt die Deutung, dass der Film fast ganz ausschließlich die innere Welt von Dennis Cleg repräsentiert. Dies ent-spricht im Übrigen dem Roman von McGrath mit dem gleichen Titel, in dem ein ausschließlich subjektiver Ich-Erzähler zu Wort kommt.[6] Dies wird durch die Kameraführung in der ersten Szene am Bahnhof sehr deutlich, in der die in ihren Alltag eingebundenen Menschen dem Zug entsteigen und die Kamera langsam auf den Protagonisten zufährt, der dem Zug entsteigt und in der neuen Umgebung wie erstarrt oder versteinert wirkt, den wir aber von nun an nicht mehr aus den Augen verlieren werden. Diese innere, subjektive Welt besteht aus den Wahrnehmungen der mehr oder weniger realen Gegen-wart, vor allem seiner neuen Unterkunft und der Umgebung seiner Kindheit, den Erinnerungen an die Zeit der Anstalt und vor allem den Erinnerungen, Phantasien, möglicherweise Träumen oder eben auch Wahnvorstellungen seiner kindlichen Vergangenheit bzw. eines entscheidenden Abschnittes seiner kindlichen Entwicklung, in der dramatische Ereignisse stattfanden, die schließlich zu seiner Einweisung in eine psychiatrische Anstalt führten. Der Gang zu seiner neuen Unterkunft, ein Wohnheim für psychisch Kranke, zeigt ein menschenleeres London mit verlassenen Straßen und zugemauerten Fenstern – wohl als Ausdruck seiner inneren Leere und Verlassenheit.

---

6 In seinem Text über *Spider* weist Riepe zu Recht darauf hin, dass der Roman zwar aus der Ich-Perspektive, in Form eines Tagebuches geschrieben ist, aber dennoch ein allwissender Autor anwesend bleibt, da es sich bei dem Text eben nicht um den eines schizophrenen Men-schen handelt, der niemals so reflektiert und geordnet schreiben könnte (Riepe 2002).

Lebendige Personen als lebendige »innere Objekte« verschwinden gleich in der ersten Szene am Bahnhof; in seiner neuen Unterkunft – ein Wohnheim für stabilisierte Psychiatrie-Patienten – gibt es eine Mrs. Wilkinson, die von Anfang an von Dennis Cleg als bedrohlich und vereinnahmend erlebt wird und von der einzigen anderen lebendig werdenden Person, dem alten Mann, als »tyrannische Königin« bezeichnet wird. Dieser Alte scheint zugewandt und einfühlsam, ist jedoch auch selbst verstört und formuliert so bizarre und bedrohliche Aussagen, dass der Protagonist sie kaum ertragen kann: Dem Skorpion könne man nicht entkommen – der Stachel des Fleisches ist seine prinzipielle Schutzlosigkeit, denn auch die Schuhe schützen nicht vor dem Tode –, die Zukunft bedeute dieses Gefängnis der Unterkunft oder die Rückkehr in die Anstalt und an der Kleidung erkenne man die Kastration des Mannes. Die innere Welt ist also entleert, ohne gute, innere Objekte und – sofern es überhaupt welche gibt – erfüllt mit bedrohlichen, verrückten, monströsen und leblosen Objekten, wie etwa dem Gasometer, das immer wieder im Hintergrund von Dennis Cleg auftaucht. Die innere Welt des Protagonisten besteht somit nur aus seiner höchst privaten Innenperspektive, die geprägt ist von Leere, Verlassenheit, Isolation und bedrohlichen, monströsen Objekten. Die Verbindung zu anderen und zur Welt überhaupt ist zerrissen und – wenn überhaupt vorhanden – mit bedrohlichen Phantasien und Erinnerungen verknüpft, etwa wenn Dennis Cleg den Gaskamin in seinem Zimmer entdeckt und sofort die Erinnerungen an das Gas aus seiner Kindheit hochsteigen, ohne dass er dies als Erinnerung realisiert. Einzig die Verbindung zu seinem wenigen Hab und Gut, das in seinem Koffer versammelt ist, und darin vor allem sein zerfleddertes Notiz- oder Tagebuch, schafft so etwas wie Stabilität in einer ansonsten äußerst brüchigen inneren Welt. Clegs Körpersprache drückt die massive Hemmung, Unterdrückung von Spontaneität, Lebendigkeit und Verbundenheit ebenso aus wie das Dominieren eines zentralen Gefühles, nämlich Angst, die man seinem Gesicht ablesen kann. Wir sehen Clegs klaustrophobisches, aber gleichzeitig entleertes Universum, aus dem es keinen Ausweg zu geben scheint und zwar vor allem deswegen, weil es an keiner Stelle eine mögliche Außenperspektive, den Blick oder die Perspektive eines anderen, gibt. Darin drückt sich auch die Fragilität seiner Identität aus, denn durch den fehlenden Außenbezug gibt es praktisch auch keinen inneren Halt. Obwohl er in seine Heimat, die Umwelt seiner Kindheit zurückgekommen ist, wirkt er absolut heimat- und haltlos, letztlich auf seinen Körper und die wenigen Utensilien seines Koffers zurückgeworfen: Er kann sich damit nur an sich selbst festhalten, wie er es in der Badewanne mit rostigem Wasser tut oder eben in den Notizen seines zerfledderten Büchleins. Aber sowohl sein Körper als auch das Notizbuch als Ausdruck seiner inneren Realität, seine Gedanken, Phantasien und Erinnerungen – man könnte von seinem körperlichen und psychischen Selbst sprechen – stellen keinen Schutz, keinen Halt, keinen sicheren Ort dar, wie sich an seiner verzweifelten Suche nach einem sicheren Versteck für dieses Büchlein zeigt. In der Erinnerung an seine tote Mutter kommt vielleicht die stärkste Verbindung zu seiner kindlichen Vergangenheit zum Ausdruck, aber auch die Verzweiflung über ihren Verlust und die Sehnsucht nach ihrem mütterlichen Halt; als Zuschauer merken wir allerdings nicht, dass wir uns hier bereits in einem Teil seiner Wahnwelt befinden. Diese absolut hermetisch abgeschlossene, subjektive Sicht aus der Innenperspektive charakterisiert meiner Ansicht nach ebenso einen wesentlichen Aspekt der psychotischen Persönlichkeit wie die hochgradige Bedrohtheit der subjektiven Identität, die durch die neue Umgebung – in der die traumatischen Erinnerungen gleichsam »verkörpert« sind (Leuzinger-Bohleber et al. 1998) – zusätzlich labilisiert worden ist. Der Gasometer und der bedrohliche Gasgeruch als Ausdruck seines halluzinatorischen Erlebens, das mit der traumatischen Erfahrung seiner Kindheit verbunden ist, repräsentiert womöglich auch das Poröse seiner psychischen Grenzen und damit auch das toxische Element dieser fehlenden Struktur. Später werden wir die Metapher des Gases noch einmal aufgreifen, die man auch als Ausdruck der vergifteten oder vergiftenden Körperlichkeit ansehen mag: Wie soll der eigene Körper schützen, wenn ihm selbst das giftige Gas entströmt? Wir sehen also einen Menschen, der sich wegen seiner bedrohten Identität abzusichern versucht, aber nur in seinem Denken und seinen Erinnerungen als Ausdruck eines beobachtenden, reflektierenden Selbst einen Halt zu finden meint – was ihn aber in ein fatales Dilemma führt.

Die Notizen in seinem Büchlein und sein Schreiben stellen offenbar den nun beginnenden Prozess des Sich-Erinnerns als den Versuch dar, sich seiner bedrohten Identität[7] zu vergewissern, wobei wir als Zuschauer jedoch Zeuge der Entwicklung seiner kindlichen Wahnwelt werden, die in der aktuellen Realität erneut aufflackert und Dennis Cleg am Ende wieder in die Anstalt

---

7 Aus einer klinisch-psychiatrischen Sicht würde man vielleicht sogar sagen, dass die Entlassung aus der Anstalt in seine Heimat den Patienten eindeutig überfordert. Einige der Rückblenden zeigen Dennis Cleg in offener Landschaft fast als einen glücklichen Menschen.

bringen wird. Die folgenden Bilder schwanken jetzt zwischen seiner aktuellen Wirklichkeit und den Erinnerungen an eine umschriebene Zeit seiner Kindheit – beide aus seiner subjektiven Sichtweise, ohne eine erkennbare Außenperspektive – sieht man einmal davon ab, dass durch den bei den Erinnerungsszenen stets präsenten erwachsenen Cleg eine Art beobachtendes Selbst repräsentiert scheint. Dies führt dazu, dass wir als Zuschauer zunehmend in diese Welt hineingezogen werden und selbst nicht mehr genau zwischen Wahrnehmung, Einbildung und Phantasie, Erinnerung, Traum und schließlich Wahn unterscheiden können. Deute ich die hieroglyphenartigen, unleserlichen Schriftzeichen in Clegs Notizbuch richtig – das Notizbuch als Metapher des reflexiven Modus des Erlebens und Denkens des beobachtenden Selbst –, so ist jedoch der Versuch der Selbst-Stabilisierung mittels selbstreflexivem Nachdenken und Erinnern von vornherein zum Scheitern verurteilt, da sein Denken verzerrt und gestört ist, jedenfalls nicht dem reflexiven Modus des Denkens und Erlebens entspricht. Dabei wird allerdings auch deutlich, dass Clegs innere Welt keineswegs völlig entleert und tot ist: Offenbar kreisen seine Erinnerungen, Gedanken und Phantasien um die Beziehung seiner Eltern zueinander, seine eigene Beziehung zur Mutter und vor allem die erschreckende Entdeckung der Sexualität. Danach wäre die hermetisch abgeschlossene, tote und entleerte innere Realität, die wir zu Beginn des Films miterleben, ein Rückzug und ein Schutzraum vor einer als traumatisch erlebten Objektbeziehung, die vor allem von Verwirrung und Konfusion geprägt ist: Die Mutter wird von ihm als selbstlose Dienerin erlebt, die mit der Geburt ihres Kindes eigentlich ihr selbstständiges Dasein aufgegeben hat (die von der Mutter offenbar immer wieder erzählte Spinnengeschichte), dann aber – zu seiner größten Verwirrung – sich lustvoll dem Vater in die Arme wirft. Handelt es sich hier um eine rätselhafte doppelte Botschaft der Mutter, die ihm einerseits vermittelt, sie lebe nur für ihn und er sei der ganze Inhalt ihres Daseins, sich aber andererseits triebhaft und ihm gegenüber rücksichtslos – nämlich ihn verlassend – dem Vater, einem in seinen Augen brutalen und finsteren Gesellen, hingibt? Hier werden wir als Zuschauer selbst von dem Rätselhaften gepackt, denn die Konfrontation mit der sexuellen Frau – die plötzlich präsentierte nackte Brust der ordinären Frau im Pub und die beobachtete lustvolle Beziehung zwischen Vater und Mutter – stellen offenbar die entscheidenden Auslöser für die Entwicklung des Wahns dar: Als Dennis Cleg nämlich nun in seinen Gedanken die Eltern in den Pub begleitet, taucht das erste Mal die »andere Frau«, die als Schlampe und Hure erlebte Yvonne auf, eine gleichsam ordinäre und teuflische Version der eher engelhaften Mutter (von der gleichen Schauspielerin, Miranda Richardson, gespielt). Auf den ersten Blick ist man aus psychoanalytischer Sicht vielleicht geneigt, diese Form der filmischen Inszenierung als eine Darstellung des gespaltenen Frauenbildes in die Heilige und die Hure, wie sie sich so häufig im Unbewussten des Mannes findet, zu sehen. Es spricht aber mehr dafür, dass hier der Beginn einer wahnhaften Entwicklung dargestellt ist, an dem sich Spider eine phantastische Geschichte ausspinnt und im Zuge dieser Imagination eine andere Frau erschafft, die dann aber in seiner kindlichen Wahrnehmung und seiner Erinnerung ein ganz reales Leben führt. Es entstehen buchstäblich zwei Wirklichkeiten – man könnte mit Moser (2005) auch von der Entwicklung zweier Mikrowelten sprechen, nämlich der Mikrowelt seiner realen elterlichen Familie und der simulierten, aber wahnhaften Mikrowelt, in der es nun zu einer sexuellen Beziehung zwischen seinem Vater und der »Hure« Yvonne kommt und schließlich auch zum Mord des Vaters an seiner Mutter und ihren Ersatz durch Yvonne. Diese wahnhafte Welt, die sexuelle Beziehung zwischen dem Vater und Yvonne und der mörderischen Tat, überlagert nun immer mehr die reale Welt, bis diese völlig versinkt und damit Spider das Recht gibt, sich für den Tod der Mutter zu rächen und seinerseits einen Mordanschlag auf das mörderische Elternpaar zu verüben, allerdings mit dem grausamen Erwachen, dass er seine wirkliche Mutter getötet hat. Oder aber müssen wir nochmals innehalten und fragen, ob dieser gleichsam vermeintlich zweite Mord wirklich geschehen ist und nicht ein Teil der psychotischen Wahnwelt, eine wahnhafte Halluzination oder die Erinnerung an einen traumatischen Traum darstellt? Als Zuschauer werden wir in die Ungewissheit mit hineingezogen, dass auch wir nicht mehr genau wissen, was wirklich geschah, was Erinnerung, was Phantasie, was Traum und was Wahn ist bzw. war. Es scheint dies für den Zuschauer ein ähnliches Puzzle zu sein, wie es das Puzzle für Dennis Cleg ist, der an dem Rätsel seiner traumatischen Kindheit spinnt. Warum ist der Anblick der weiblichen Brust, des weiblichen Körpers, der Blick auf das sexuelle Paar so unerträglich, dass Spider mit einer wahnhaften Phantasie darauf antwortet? Gibt der Film darauf einen Hinweis?

Betrachten wir »Spider«, einen etwa elf oder zwölfjährigen Jungen in der Vorpubertät, der hochgradig an der Mutter hängt, sie kaum aus den Augen lässt und der wohl seine ersten sexuellen Regungen verspürt: Man darf vermuten, dass seine erwachende Sexualität in Form seiner Onaniephantasien auf die Mutter gerichtet ist, wie in zwei bezeichnenden Szenen deutlich wird. In der ersten sieht man – als kurze Erinnerung an eine Episode in der Anstalt – wie Cleg einem Gespräch über Frauen lauscht, die immer nur das eine wollen; dabei betrachtet er ein Nacktphoto, auf dem sich das Gesicht in das von Yvonne wandelt. Die zweite Szene zeigt die erste sexuelle Begegnung zwischen Yvonne und dem Vater; unter der dunklen Brücke, wo sie den Vater masturbiert, wird dieser für einen kurzen Moment durch Cleg ersetzt. Spiders eigene Sexualität erscheint jedoch – nochmals sei daran erinnert, dass wir alles nur aus der Perspektive des erwachsenen Dennis Cleg sehen – vielleicht gerade wegen dieser Verknüpfung mit der Mutter unerträglich und negiert – einerseits, weil er sie als schmutzig, hässlich, brutal und rücksichtslos erlebt (man denke an die Szene, in der Yvonne das Sperma des »Vaters« in das Wasser des Kanals abschüttelt) und andererseits, weil sie ihn offenbar in eine unerträgliche Nähe zur Mutter bringt: Die Folge davon scheint zu sein, dass er sich selbst als einen Junge sieht, der völlig asexuell, unmännlich, zwanghaft und brav wirkt. Die Sexualität und seine möglicherweise erwachende Männlichkeit ist für Spider also ein absolutes Rätsel und die Begegnung mit ihr «wie ein Faustschlag», wie dies Riepe (2002, S. 200) zu Recht formuliert. Können wir wirklich verstehen, warum das Erleben des Sexuellen eine solch traumatische Wirkung hat? Bleiben wir bei den Filmbildern und versuchen uns nicht in unsere Theorie zu retten, so gibt es doch einige Hinweise: Ist es eine Intoleranz gegenüber der Widersprüchlichkeit und der Ambivalenz der Gefühle, die wesenhaft mit der Sexualität verbunden sind? Der Vater begehrt die Mutter und wertet sie ab und die Mutter scheint den Vater abzulehnen und doch gleichzeitig zu begehren. Ist es eine Intoleranz gegenüber der Erfahrung der Getrenntheit, die mit einer unerträglichen Verlassenheit verbunden ist, wenn Spider das sexuelle Paar der Eltern wahrnimmt und anerkennen muss? Ist es eine Intoleranz gegenüber der Erfahrung seines eigenen erwachenden sexuellen Begehrens, das ihn auf seine Körperlichkeit und damit auch auf die Vergänglichkeit verweist? Ist es die Intoleranz gegenüber einer verschmelzenden Erfahrung mit der Mutter, die seine fragile männliche Identität bedroht? Die von der Mutter immer wiederholte Spinnengeschichte könnte man als Nachhall der frühen Beziehung zur Mutter verstehen, in der diese von ihrer Überforderung, Erschöpfung oder sogar Depression nach seiner Geburt spricht und damit eine Erklärung für sein früh verletztes und verunsichertes Selbst liefert. Für das verwundete Selbst von Spider sind die Widersprüche des Sexuellen, am stärksten vielleicht manifestiert in der Dichotomie von Getrenntheit und Verschmelzung, unerträglich. Daher verwirft oder negiert er die für ihn traumatische eigene Sexualität, die er jetzt nur im Vater und in Yvonne lokalisiert, schließlich auch, um die reine, exklusive Beziehung zur Mutter zu retten. Gleichzeitig scheint sich ein mörderischer Hass auf die Mutter zu entwickeln, weil sie ihn gleichzeitig verführt und verlässt, sie ihn mit ihren doppelten, widersprüchlichen Botschaften verwirrt und vor allem an den Vater verraten hat. Es ist ein mörderischer Hass, den er aber ebenfalls nicht erleben kann, sondern in die ordinären Frauen und vor allem in den finsteren Vater projiziert. Insofern ist Spider wirklich kein Ödipus, sondern eher ein Anti-Ödipus, nämlich ein realer oder phantasierter Muttermörder. Die beiden Mikrowelten – die reale, konkrete Beziehung zu seinen Eltern und die phantasierte, unbewusste Welt des Begehrens und der mörderischen Wut – beginnen nun zu verschmelzen, wobei die phantasierte, unbewusste Welt zunehmend die Oberhand gewinnt, was wohl ein grundlegendes Kennzeichen der wahnhaften Entwicklung ist. Aber letztlich finden wir keine wirkliche Aufklärung, weil wir ja die Erinnerungen von Dennis Cleg sehen, die durch die Struktur seines gestörten Denkens – in der modernen Theorie von Fonagy könnte man von einer Dominanz des Äquivalenz- und des Als-ob-Modus ohne wesentliche Aspekte des reflexiven Modus sprechen – entscheidend beeinflusst sind (Bateman & Fonagy 2004). Dazu trägt auch bei, dass wir von Spiders früher Entwicklung keine Kenntnis haben.

Wieso kommt es nun in einem bestimmten Moment der Entwicklung zu einer Aktualisierung des wahnhaften Erlebens?[8] Versuchen wir, die zentrale Szene etwa in der Mitte des Films ein wenig genauer zu betrachten: Spider erinnert sich, wie er die Mutter beobachtet, die sich vor dem Spiegel in ihrem neuen Unterrock bewundert. Er erinnert sich, dass er – vielleicht schockiert und wütend – in sein Zimmer zurück läuft und die Mutter eher verständnislos

---

8 Während ich in meinen Überlegungen von einer Reaktualisierung eines kindlichen Wahngeschehens ausgehe, beschreibt Riepe in der schon mehrfach erwähnten Arbeit die Entwicklung eines akuten Verfolgungswahnes, der darin besteht, dass Cleg davon ausgeht, dass die Verfolger ihn über die inszenierte Wiederauferstehung von Yvonne in den Wahnsinn treiben wollen. Dafür würde natürlich sprechen, dass er sein Tagebuch vernichtet, damit die Verfolger keine Informationen über seine mörderische Tat erhalten. Dann wären die Verfolger tatsächlich als das archaische Über-Ich zu verstehen, das ihn als Muttermörder bestrafen will (Riepe 2002). Selbst die immer wieder auftauchende Frage, ob es sich um einen realen oder nur imaginierten Mord handelt, scheint eine Entscheidung zwischen diesen beiden Deutungsmöglichkeiten nicht zu garantieren.

hinter ihm herruft. Jetzt sehen wir, wie er mit wachsender Wut und Erregung sein Puzzle zu lösen versucht, bis sich sein Zerstörungsimpuls durchsetzt und er die ganzen Teile auf die Erde schmeißt. Wenn das Puzzle für sein verbindendes Denken steht, seinen Versuch, die Mutter in ihrem eigenen Begehren und ihrem Anderssein zu begreifen, dann erleben wir auf visuelle Weise sein Scheitern und die damit verbundenen Affekte der Wut, der Erregung und der Zerstörung – er kann die verschiedenen Teile nicht zu einem Ganzen zusammen fügen. Er eilt in höchster Erregung auf die Straße, über ihm das drohende Gaswerk und hinter ihm der alte, doch in gewisser Weise mitfühlende Mann, der ihm jedoch wiederum eine schreckliche Geschichte über das Gas erzählt – eine in höchstem Maße klaustrophobische Geschichte von einem Selbstmörder, der es sich noch einmal anders überlegt, aber seinen Kopf nicht mehr aus dem Gasherd herausziehen kann. Der alte Mann scheint den Selbstmordimpuls von Cleg zu spüren und dirigiert ihn wieder ins Haus, wo er dann in seinem Zimmer versucht, weiter zu schreiben, aber von dem zunehmenden Gasgeruch als Ausdruck eines halluzinatorischen Erlebens abgelenkt wird und nun verzweifelt versucht, sich mit Zeitungspapier vor diesem eindringenden Gas zu schützen. Könnte man das so verstehen, dass die durch die Erinnerung mobilisierten sexuellen und aggressiven Regungen das Denken attackieren und auf diese Weise die Abwehrfunktion durchlöchert wird und die unbewussten Wünsche und Impulse regressiv als Ereignisse in der Außenwelt wahrgenommen werden? Dies würde ein oft erwähntes, zentrales Element des Wahns zu erfassen versuchen: Die Phantasie als simulierte Mikrowelt wird zur Wahrnehmung, ähnlich wie im Traum, nur mit dem Unterschied, dass es sich um den Wachzustand des Subjektes handelt. Seine körperlichen sexuellen und aggressiven Regungen spürt er offenbar nun als konkrete Ausdünstungen seines Körpers, die ihn von innen zu vergiften drohen. Wurden also in der Kindheit von Spider an einem speziellen Punkt die unbewussten, projizierten Phantasien zu Wahrnehmungen und bildeten damit den Kern von Spiders Wahn (seine eigenen sexuellen und aggressiven Wünsche und Phantasien, die er auf die Frauen und den Vater projiziert und an ihnen »beobachtet«), so werden jetzt, in der aktuellen Realität von Dennis Cleg, die Erinnerungen an seine wahnhaften Vorstellungen zu Wahrnehmungen und damit zu Realität: Dies scheint der Beginn des Wiederaufflackerns der psychotischen Symptomatik zu sein. Man könnte vielleicht in diesem Sinn auch von einer Re-Traumatisierung sprechen, wenn man nämlich das Ausbrechen seiner kindlichen wahnhaften Symptomatik als das eigentliche Trauma beschreibt (im Sinne einer mit Gefühlen der Panik und Hilflosigkeit einhergehenden Bedrohung der psychischen Integrität und damit erlebten existentiellen Bedrohung).

Als Zuschauer realisieren wir wahrscheinlich beim ersten Mal des Sehens nicht deutlich genug, dass die nun folgenden Erinnerungen an den Mord der Mutter und ihre spätere Vergiftung durch Spider noch mehr als zuvor von wahnhaftem Denken durchsetzt ist: Noch mehr als zuvor scheinen nun Erinnerung, Traum, Phantasie und Wahn miteinander zu verschmelzen, so dass wir als Zuschauer, wie schon erwähnt, keinen Anhalt haben, was damals wirklich passiert ist. In der Szene nach der Ermordung der Mutter durch den Vater gibt es jedoch eine filmisch hochinteressante Sequenz, in der wir Cleg auf der Bank vor der Laube sehen und er plötzlich durch den im Grab stehenden, sich aufrichtenden Vater verdeckt wird – der Vater in Großaufnahme: Könnte man das als einen visuellen Beleg für die Deutung nehmen, dass Spider bzw. Cleg den Vater an seine Stelle setzt, er gleichsam hinter dem Vater verschwindet, sich versteckt, er also seine mörderischen Impulse dem Vater zuschiebt? Nach dem »Mord« ist nun die Mutter beseitigt und tatsächlich durch Yvonne ersetzt, die nunmehr auch die häusliche Rolle der Mutter übernimmt. Die Erinnerung an den erregten psychotischen Mann in der Anstalt und die Erinnerung an seinen eigenen Suizidversuch sowie sein Gang durch die Kitchener Street und das Erleben ganz normaler, gegenwärtiger Menschen erscheint wie eine kurze Beruhigung, wie der Versuch, den aufbrechenden Wahn noch einmal einzudämmen, wie der Versuch, sich an eine an der Realität orientierte Mikrowelt zu halten. Dazu gehören auch einige andere kurze Sequenzen, in denen sich Dennis Cleg an scheinbar realistischere Züge des Vaters erinnert, etwa wenn dieser ihn fragt, was denn mit ihm los sei, was er gegen die Eltern habe, oder als er die wirkliche Verzweiflung des Vaters über die vergiftete Mutter wahrnimmt. Aber mit der Erinnerung an seine Anklage gegen das mörderische Paar und seine scheinbare Versöhnung mit dem Vater, bricht die wahnhafte Vergangenheit mehr und mehr in die Gegenwart ein, so dass es nur noch kleine Inseln von »Realität« zu geben scheint: »Yvonne« bricht plötzlich in sein Zimmer ein, da sie die Gesichtszüge von Mrs. Wilkinson angenommen hat. Voller Panik vernichtet Cleg sein Notizbuch (als Ausdruck des weiteren Zusammenbruchs seines beobachtenden Ichs und seines reflektierenden Denkens oder auch als Ausdruck seines aufbrechenden Verfolgungswahns). Auf regressive Weise beginnt damit sein »Spider-Selbst« die Herrschaft zu übernehmen. Fast parallel laufen jetzt die erinnerten Vorbereitungen für den Mordanschlag auf die Eltern (vielleicht sollte man eher von einem erweiterten Suizid sprechen) und dem Mordanschlag auf Mrs. Wilkinson. Auch hier mögen wir vielleicht eher übersehen, dass wir jetzt den aktuellen Wahn von Dennis Cleg erleben, wie sein psychotisches »Spider-Selbst« zunehmend sein beobachtendes und erwachsenes Ich überlagert; dies noch einmal sehr deutlich, als sich Spider bei seinem Mordanschlag an dem Gasherd zu schaffen macht und dabei den erwachsenen Cleg, der die ganze Szene beobachtet, verdeckt, auch hier zum Verschwinden bringt. Von jetzt an scheint also Cleg nur noch eine Hülse zu sein, bestimmt und motiviert von dem psychotischen »Spider-Selbst«, das von der alten rätselhaften Frage beherrscht wird, wer die Mutter eigentlich sei: »Wer bist Du?«, fragt er sie, als sie seinen Körper nach ihren Schlüsseln absucht und er ihren Kleiderschrank durchstöbert, um die alten Kleider von Yvonne zu entdecken. Die wahnhafte Vergangenheit ist jetzt fast synchronisiert mit der aktuellen Gegenwart: Während der Vater die tote Mutter auf die Straße legt, die jetzt wieder die Züge der tatsächlichen Mutter hat und ihn der Vater des Muttermordes anklagt, erkennt Cleg, über Mrs. Wilkinson gebeugt, wieder ihre wahren, alten Gesichtszüge. Auf der Fahrt in die Anstalt »verwandelt« sich Cleg nun endgültig in den kindlichen Spider, der er wohl nun für immer bleiben wird.

Abschließende Bemerkung

Bei einer weiterführenden, interkontextuellen Filmanalyse wären nun sowohl die hier präsentierten Überlegungen mit der psychoanalytischen Theorie zur Wahnbildung (zuletzt Moser 2005) zu vergleichen als auch die anderen beschriebenen Kontexte, die der analytisch-therapeutischen Situation und der Selbstreflexion, zu besprechen. Dies muss jedoch einer späteren Diskussion des Films überlassen bleiben.

Literatur

Bordwell, D.; Thompson K. (2003): Film Art. An Introduction. New York (Mc Graw-Hill).

Bronfen, E. (1998): Das verknotete Subjekt. Hysterie in der Moderne. Berlin (Verlag Volk und Welt).

Bateman, A.; Fonagy, P. (2004): Psychotherapy for Borderline Personality Disorder. London (Karnac Books).

Leuzinger-Bohleber, M.; Pfeiffer R.; Röckerath, K. (1998): Wo bleibt das Gedächtnis? In: Koukkou, M.; Leuzinger-Bohleber, M.; Mertens, W. (1998): Erinnerung von Wirklichkeiten. Psychoanalyse und Neurowissenschaften im Dialog. Verlag Internationale Psychoanalyse, Stuttgart (Verlag Internationale, Klett–Cotta).

McGrath, P. (1992): Spider. Frankfurt a.M. (Fischer).

Moser, U. (2005): Transformationen und affektive Regulierung in Traum und Wahn. Psyche – Z Psychoanal 59: 718–765.

Riepe, M. (2002): Bildgeschwüre. Bielefeld. (Transcript Verlag).

Rodney, C. (1992): Cronenberg on Cronenberg. London, Boston (Faber and Faber).

Schneider, G. (2006): Film und psychoanalytische Theorie. Im Druck.

Suchsland, R. (09.06.2004): Im eigenen inneren Gefängnis. Der kanadische Regisseur David Cronenberg über »Spider«. http://www.heise.de/tp/r4/artikel/17/17611/1.html (15.09.2005).

Zwiebel, R. (2006a): Das Dilemma des Denkens. Göttingen (Vandenhoeck & Ruprecht), im Druck.

Zwiebel, R. (2006b): Ist psychoanalytisches Denken interkontextuell? In: Zwiebel, R.; Mahler-Bungers, A.: Projektion und Wirklichkeit. Die unbewusste Botschaft des Films. In Vorbereitung.

Teil VI

Individuelle Struktur und soziale Umwelt

Gedanken zum tragischen Charakter: Eifersucht, Rache und Verzeihung

Léon Wurmser

Ein Plädoyer dafür, die Eifersucht wichtiger zu nehmen

Verschiedene Erfahrungen haben mich in den letzten Jahren dazu veranlasst, dem Affekt der Eifersucht und den damit verbundenen inneren und äußeren Konflikten größere Aufmerksamkeit zu schenken. Zum einen war es die Beobachtung in vielen Supervisionen, dass heutzutage, namentlich in Deutschland, dem Dyadischen und damit dem Neid sehr viel mehr Gewicht beigemessen wird als den Dreiecksbeziehungen und damit den Problemen der Eifersucht. Bei der klinischen Arbeit erweist es sich aber, dass diese Abwendung von im weitesten Sinn ödipalen Themen und die Vernachlässigung der triadischen Dynamik problematisch und einseitig ist. In den supervidierten Analysen fällt mir stark auf, wie oft manifeste Konflikte von Nähe und Distanz, die als symbiotisch gedeutet werden, in Wirklichkeit unbewusste Eifersucht verbergen. Das Dyadische wehrt dabei das Triadische ab (oft gilt das Umgekehrte zugleich auch, doch wird das letztere bereitwillig anerkannt und ist nicht besonders verdrängt[1]). Diese verborgene Eifersucht wird oft übersehen, ebenso wie die versteckte Scham. Dazu kommt nun, dass, wie wir später sehen werden, schon in frühester Kindheit Dreiecksbeziehungen im Widerspiel mit der Zweisamkeit und als Anlass zu Konflikt und Eifersuchtsverhalten zu beobachten sind.

Zum zweiten waren es persönliche Erlebnisse in meinem Freundes- und Familienkreis, die mich von Kindheit an und bis in mein Alter stets von neuem darüber tief betroffen machten, welch verheerende Macht das unreflektierte Ausleben von Eifersucht auf alle innigen und nahen Beziehungen ausübt, wie sehr gerade das Wertvollste in unserem Leben, Liebe und Achtung und das Schöpferische, von ihr vergiftet und zerstört werden.

Zum dritten war und ist es meine selbstanalytische und selbstkritische

---

1 Coen (1987, S. 106) beschreibt, wie (bei seinem Patienten) die »triadische Urszenenkonstruktion ihn gegen die gefährliche Intimität mit einer Person schützte«.

Reflektion, die es mir immer wieder schmerzlich bewusst macht, dass die Gespenster ferner persönlicher Vergangenheit – meine eigenen Eifersuchts-, Neid- und Ressentimentgefühle – nie ganz gebannt sind und sich immer wieder unbemerkt auch in mein eigenes Fühlen und Handeln einschleichen: »Nam tua res agitur, paries cum proximus ardet!«[2]

Umso frappanter ist es, dass wir kaum Arbeiten zu diesem Thema in der psychoanalytischen Literatur finden, was auch in der letzten bedeutenden Arbeit zu dem Thema der pathologischen Eifersucht – der von Stanley Coen (1987) – beklagt wird. Das alles ist doch eigentlich recht merkwürdig. Es geht mir damit ähnlich wie mit der Scham vor 40 Jahren: die war ein kaum beachteter Affekt. Niemand sprach darüber, niemand in der Psychoanalyse, und dabei waren Shakespeare und die griechischen Tragiker voll davon! Genau dasselbe können wir über die Eifersucht sagen. Erweitern wir das Blickfeld, ist es oft schwer auszumachen, zu welchem Maß es sich in einem konkreten Fall um Eifersucht handelt und wie viel dabei Neid, Ressentiment und Rachsucht mitspielen. Und hinter all diesen aggressiven Affekten und Impulsen lauern die gewaltigen Urkatzen der Demütigung, der Beschämung, der äußeren und noch mehr der inneren Verurteilung und damit der Schuldgefühle.

Um nur jene nächstliegenden Affekte etwas klarer zu umreißen, möchte ich sie in Worten ausdrücken. Bei der **Eifersucht** fühle ich: »Ich bin der, der von der Liebe ausgeschlossen wurde. Ich stehe außerhalb einer mir besonders wertvollen innigen Beziehung.« Hinter der Eifersucht steht immer der Verlust, und damit einher kommen stets sowohl akuter Schmerz und Trauer als auch ein Gefühl der Demütigung, der Scham. Entweder heißt es: »Ich bin der ausgeschlossene Dritte und möchte der ausschließende Erste sein«, oder es bedeutet: »Ich bin ausgeschlossen von der Zugehörigkeit zu einem größeren Verband und mein Schmerz und meine Scham sind so, dass ich gegen dieses Ausgeschlossensein anrennen möchte, aber mich hilflos fühle«. Dies mag dann sehr leicht zum Wunsch nach Rache führen. Doch eine sehr häufige Weise, mit diesen Formen der Eifersucht umzugehen, ist deren radikale Umkehrung: »Statt dass ich eifersüchtig *bin, mache* ich eifersüchtig.« Oder: »Um nicht eifersüchtig zu sein, versuche ich, den einen gegen den anderen auszuspielen« (»I pit one against the other«). All dies verläuft zum großen Teil unbewusst, und die Folgen dieser verborgenen Wiederholung überfallen

---

2 »Brennet des Nachbars Wand, so bist du selber gefährdet.« (Horaz, *Episteln*, I.18.84)

uns mit entsetzlicher Gewalt. »Eifersucht ist eine Leidenschaft, die mit Eifer sucht, was Leiden schafft«, heißt ein Schleiermacher zugeschriebenes Wort.

Beim **Neid** ist das Gefühl: »Der andere hat mehr, ist besser und wird mehr geachtet, und ich fühle mich minderwertig und darum gedemütigt.« Hinter dem Neid steht immer die Scham (Lansky 1997; Morrison & Lansky 1999). Der Impuls ist, diese Differenz dadurch auszugleichen, dass man sich auf Biegen und Brechen das nimmt, worin man sich geschmälert und zu kurz gekommen fühlt, bedeute dies auch die Herabsetzung und Zerstörung des anderen und dessen Wert.

Beim **Ressentiment** steht das verletzte Gerechtigkeitsgefühl im Vordergrund: »Mir ist dadurch Unrecht geschehen, dass ich eines Wertvollsten beraubt wurde.« Hinter ihm stehen also ganz gewöhnlich Neid und Eifersucht, aber dazu gesellen sich auch die ausgeprägten Hilflosigkeits- und Ohnmachtsgefühle darüber, dass man die Balance der Gerechtigkeit nicht wieder herzustellen vermag.

Rache schließlich ist der Impuls und die Haltung, die Ursachen von Scham, Schuld, Neid, Eifersucht und Ressentiment zu beseitigen und das erlittene Leid durch dessen Umkehrung scheinbar wieder aufzuheben: »Wenn ich dem anderen zumindest soviel Leid oder noch besser ein Vielfaches davon zufüge, was mir geschehen ist, dann bin ich davon befreit.« Zumeist geht diese Rechnung freilich schon innerlich wegen der eigenen Schuld- und Reuegefühle nicht auf, und äußerlich erst recht nicht, da es zu den bekannten Zyklen der Vergeltung kommt, wo jede Rache nur noch viel größere Rache heraufbeschwört.

Die Unerträglichkeit der erinnerten, der wieder befürchteten oder in Phantasie erlebten Scham treibt die Rachsucht an und macht die **Verzeihung** unmöglich. Um Verzeihen zu ermöglichen, »gibt die Betrachtung der Schamphantasien notwendige Details darüber, warum die Scham als so unerträglich erlebt wird« (Lansky 2001, S. 1030). Wird das Durcharbeiten dieser Scham in der Analyse übersehen und übergangen, zugunsten der besser sichtbaren Wut oder des Ressentiments und der diese begleitenden Schuldgefühle, wird der Prozess des Verzeihens kurzgeschlossen. Der Teufelskreis von Scham, Ressentiment und Rache soll in der Behandlung durch einen Prozess unterbrochen werden, der allmählich zur Versöhnlichkeit führt. Dieser Prozess bedarf eines sehr detaillierten Durcharbeitens gerade der Dynamik der verborgenen Scham. Ungenaue Deutungen, die Wut, Kontrolle und Schuld auf Kosten der Dynamik der Scham überbetonen, sind zumeist unwirksam.

All diese Konflikte um Scham, Eifersucht, Neid, Ressentiment und Rache sind besonders prominent bei dem, was wir als den *tragischen Charakter* bezeichnen können: Mit dem Begriff des tragischen Charakters bezeichne ich eine Persönlichkeitsstörung, die aus inneren Gründen ein Schicksal herbeiführt, das manche Züge mit den Protagonisten der Kunstform Tragödie gemeinsam hat, weswegen man hier auch zu Recht von *Schicksalsneurose* gesprochen hat. Sie demonstriert: 1. dass sich alles Gute in etwas Negatives wandelt; 2. wie das, was am meisten befürchtet wird, gerade durch dessen Vermeidung herbeigeführt wird; 3.wie die Affekte ein Übermaß, ein Zuviel an Stärke und eine übermannende Qualität aufweisen, namentlich die negativen Affekte; 4. wie jede Leidenschaft sich deswegen in ein Leiden verwandelt; 5. wie das überwältigende Gefühl einer unheilbaren inneren Wunde aus Schmerz, Scham, Sehnsucht und Trauer immer wieder aufbricht – bei jeder Kränkung, Abweisung und Einsamkeit; 6. wie Liebe immer wieder in Konflikte um Macht, Eifersucht und Hass umschlägt; 7. wie die Identität zutiefst von Scham bedroht erscheint und jede Beziehung daher rasch von glühendem Neid und Ressentiment erfüllt wird; 8. dass Konflikte zwischen Macht und Liebe, zwischen Liebe und Sexualität, zwischen Identitätswahrung und Destruktivität, zwischen Scham und Schuld, und von Treue gegen Treue rasch unlösbar werden; 9. dass das Selbst als Opfer, die anderen als Täter erfahren und immer die Umwelt angeklagt wird; 10. dass das eigene Schicksal gerade im Scheitern durch die Verfolgung hoher Werte gekennzeichnet ist. Schließlich und 11. zeigt sich hier der Totalitätsanspruch von Gefühlen, von Bindungen und Verlangen und die Absolutheit der Gewissensforderungen und Idealerwartungen und damit ein Übermaß an Verurteilung von Selbst und anderen.

Im Folgenden möchte ich mich gezielt der Eifersucht und den damit verbundenen Wertkonflikten zuwenden.

Pathologische Eifersucht, Ungerechtigkeitsgefühl und »klaffender Mangel«[3]

Die 52-jährige Patientin, Jane, in vierter Ehe verheiratet, mit zwei erwachsenen Töchtern, arbeitet in untergeordneter wissenschaftlicher Stellung an einer

---

3 Diese Vignette verdanke ich der Supervisionsarbeit mit Frau Dr. C. Mendelson.

Universität. Sie kam wegen schwerer depressiver Episoden, die sich bis zu suizidaler Verzweiflung steigerten, vor wenigen Jahren zu einer Kollegin zur Behandlung. Seit einigen Monaten ist sie nun bei ihr in vierstündiger Analyse. Ein ganz vordringliches Problem in der Arbeit ist die intensive Eifersucht gegenüber ihrer jüngeren und von ihr bei weitem vorgezogenen Tochter (die einzige aus dritter Ehe mit einem geliebten, aber früh verstorbenen Mann). Wenn diese nicht jeden Tag mit ihr telefoniere, nicht jedes Wochenende mit ihr verbringe, wenn die Tochter ihre eigenen Freundschaften pflege, vor allem aber als sie zu heiraten gedenkt, reagiert Jane mit maßloser Wut, bezichtigt sie in stundenlangem Telefonzank des Verrates: die Tochter liebe sie nicht wirklich, sonst käme sie, die blutsverwandte Mutter, doch zuerst. Wenn die Tochter Janes wütende Forderungen nicht erfülle, bedeute dies, dass sie sich überhaupt nicht um ihre Mutter kümmere. Liebte die Tochter sie wirklich, gäbe sie ihr, Jane, nach. Keine andere Beziehung konnte diese intensive Gebundenheit ersetzen: Entweder bestand diese absolute Unersetzlichkeit und Nähe oder Jane sah sich als völlig allein. In stark abgeschwächter Form zeigten sich solche Ansprüche auch in ihrer Beziehung zu ihrem vierten Ehemann, den sie nach langen Zweifeln erst unlängst ehelichte. Es geschieht auch auf Grund dieser fast wahnhaften Eifersucht, dass der analytische Prozess zeitweilig zusammenbricht: alle Fähigkeit, aus dem unmittelbaren Erleben herauszutreten und es zu reflektieren, und somit alle Rationalität entschwinden vorübergehend. Der Teil wird zum Ganzen. Stellt die Analytikerin dies in Frage, wird auch sie vorübergehend zur Feindin.

Doch nun etwas zur Geschichte: Als Jane vier Monate alt war, nahm sich ihre Mutter durch einen Schuss in den Kopf das Leben. Die beiden älteren Geschwister blieben bei dem alkoholkranken Vater, während Jane einer Verwandten von ihm übergeben wurde. Diese Pflege- oder Adoptivmutter war selbst sehr vereinnahmend Jane gegenüber. Bis zu ihrem zwölften Lebensjahr wusste sie nichts über die Vorgeschichte, obwohl sie stets ahnte, dass da etwas nicht stimmte, dass etwas »nicht real« war. Erst dann teilte ihr jener vermeintliche Onkel im Rausch mit, dass er in Wirklichkeit ihr Vater sei und warum sie von Schwester und Bruder getrennt aufgezogen werde. Dies stürzte sie in eine so tiefe Verzweiflung, dass sie mehrere Wochen lang nicht zur Schule zu gehen vermochte.

Auch in der Gegenwart wiederholt sich das einstige Gefühl des Ausgeschlossenseins, des völligen Ungeliebtseins, des Nichtdazugehörens und des Fremdseins in fast monotoner Abfolge, doch mit umso dramatischerer

Heftigkeit. In ihr verbündet sich das brennende *Ressentiment* mit einer tiefen Empfindung des *Defektivseins*. Wurde das Mädchen gelobt für ihre Gescheitheit, sagte die Stiefmutter sarkastisch: »Sie ist so gescheit, dass sie all die dummen Sachen macht.« Ähnlich, wenn ihre Hübschheit gelobt wurde: Alles Positive musste ungeschehen gemacht werden. Dieses Entwerten geht nun unentwegt in ihrem Inneren weiter. Diese Stimme von Neid und Ressentiment will ihr nichts Gutes gönnen.

Als sie klein war, schien alles unwirklich, falsch – und in einem gewissen Sinn war es das auch, da es auf der Verhüllung der Wahrheit aufbaute. Nichts konnte die verlorene Ur-Realität ersetzen. Sie empfand sich selbst als eine Fremde, sie passte nicht hinein. Real sei nur die engste Blutsverwandtschaft, nicht die Adoptivfamilie. Ihre Eifersucht entspringt (manifest) dieser Sehnsucht nach etwas Realem. Ohne ihre Tochter stünde sie vor dem Nichts. Oralität – die Bilder von Essen, Nahrung und Rauchen – und vor allem eine unverbrüchliche Bindung und Ausschließlichkeit darin stehen in ihrem Erleben für eine *Kernrealität* und eine ursprüngliche *Sinnhaftigkeit*. Im Gegensatz hierzu steht ihr Grunderleben der Fremdheit und Sinnlosigkeit, eines völligen Liebesunwertes, d. h. des Gefühls, ganz im Innersten es nicht wert zu sein, geliebt und geschätzt zu sein – also etwas wie einer *Urscham*. Sie spricht zu Recht von einem *klaffenden Mangel (a gaping flaw)* in sich. Sie bezieht sich auf ihre selbstmörderische Mutter und ihren alkoholkranken Vater, wenn sie fragt: »Wie kann jemand mit einem Makel jemanden ohne Makel schaffen?« Dieser Begriff des Makels weist zurück auf den der *hamartía*, die Aristoteles als »Charaktermangel« bei jedem tragischen Helden postulierte. Diese Selbstgestalt des Mangelwesens ist in einem ein Schambild und ein Schmerzbild, das Gefühl einer tödlichen Wunde. Beides gehört zum Grundtrauma.

Neben dem Grundgefühl der Irrealität und Entfremdung erhebt sich die Forderung nach ausgleichender *Gerechtigkeit*, und für sie ist es ebenso sehr ein Grunderleben, dass ihr Unrecht geschehen ist (that she had been wronged). Diese Empfindung von Ungerechtigkeit gehört zum Kern ihres Wesens, ihres Selbst, ihrer Identität.

So schwer traumatisierte Patienten wie Jane bezeugen, wie chronische, frühe und andauernde Traumatisierung nicht nur ein allumfassendes Schamgefühl, eine Art Schamstimmung, erzeugt, sondern auch ein schwelendes Ressentiment. Beide aber führen nicht nur zu einer Grundeinstellung von »Alles oder nichts,« sondern zur Anspruchshaltung: »Ich habe das *Recht auf Wiedergutmachung*«, eine Haltung, die von Wut begleitet wird, aber peinlichst verborgen und unterdrückt werden muss. Es handelt sich hier nicht einfach um einen Mangel an Objekt, sondern um einen Konflikt. Die Unerträglichkeit der Scham, die Hilflosigkeit, das Gefühl des Verratenwordenseins und das, eine Fremde zu sein, und die Panik darüber werden durch das Ressentiment versteckt und machen es unmöglich, darüber hinaus zu gehen. Sie fürchtet sich vor der unerträglichen Beschämung, wenn sie als Vertrauende wieder zum Opfer von Verrat werden könnte – »not to be again the trusting victim«. Das Urteil: ›Wer mich verlässt, wer nicht ständig unmittelbar erreichbar bleibt, liebt mich nicht und ist deshalb ein Verräter‹, wird zur idée fixe und zum Leitmythos. Das heißt, *Trennung wird gleichgesetzt mit Seelenmord*. In ihrer Eifersucht leben alle drei – die Scham, das Ressentiment und der Anspruch auf Wiedergutmachung – in machtvollster Weise weiter. Zwar ist die Struktur der Eifersucht deutlich triadisch, aber in ihrem Kern steckt die Phantasie einer allmächtigen Zwei-Einheit, von der alle anderen, ja, die ganze Welt ausgeschlossen werden soll. Die pathologische Eifersucht ist im Übrigen mitnichten auf die sexuelle Eifersucht beschränkt. Die letztere ist ein Sonderfall der allgemeineren *Suche und Sucht nach Ausschließlichkeit in der Intimbeziehung*. Das Wesen der Eifersucht liegt in dieser Absolutheit und Ausschließlichkeit des Beziehungsanspruchs. Für den Eifersüchtigen gilt: Wer sich nicht ans Prinzip der absoluten Ausschließlichkeit in der intimen Beziehung hält, macht sich in umfassender Weise schuldig. Die *Trennungsschuld* wird zum Angelpunkt der ganzen Ethik. »Ich machte mir mein eigenes Kind, damit ich diesen Ort im Leben habe«, bekennt Jane, »und wenn die Tochter geht, verliere ich meinen Ort«. Sie wollte niemanden haben, der ihren Kindern hätte nahe kommen können: »Sie gehörten mir.« (»They were mine.«). Sie wollte, dass niemand daran zweifle, dass sie die Mutter ist, die alles für die Kinder tut; niemand könne ihr ihre Liebe (affection) wegnehmen, sie bestreiten. Es durfte und darf keine Trennung geben. Sie empfindet aber auch die Abwesenheit ihres Ehemannes, wenn er seine eigene Familie besucht, als Verrat an ihr. Alles, was nicht ausschließlich ist, ist Verrat. Diese Ausschließlichkeit ist die Abwehr gegen das tiefe Wissen darum, eine Ausgeschlossene zu sein, und dagegen, dass es eine verborgene Wirklichkeit gab, die sie zwar erahnte, aber nicht wissen durfte. Das Urteilsvermögen wehrt es ab, diese Zusammenhänge zu untersuchen und diese Konflikte durchzuarbeiten. Das Sichklammern an die Absolutheit und Ausschließlichkeit gibt Jane Struktur und Konstanz; ohne diese würde sie sich völlig verloren fühlen. Es ist Abwehr, dass sie »Null Empathie« für ihre Tochter hat: es wäre zu gefährlich, sich in sie hineinzuversetzen. Sie verlöre dadurch den Halt an ihrem absoluten Urteil. Dies aber hat eine weitere wichtige Folge: auch ihr Überich, ihr Gewissen, zeigt dieselbe Unerbittlichkeit und rigide Ausschließlichkeit – genauer gesagt, es besitzt eine solche Seite der Absolutheit.

Jäh enthüllt sich eine weitere und tiefere Bedeutung dieser pathologischen Eifersucht, dieses Ausdrucks des Prinzips von *Macht statt Liebe*, in einem an sich kleinen, doch typischen Ereignis. Ihre Tochter, die trotz Janes massiven Vorwürfen geheiratet und sich dann ein Jahr später in einer fernen Stadt niedergelassen hat, verbringt eine Woche der Sommerferien bei Jane. Als sie und ihr Mann eines Tages außer Hauses weilen, begibt sich Jane in ihr Zimmer und »entdeckt« die Aufgabenliste der Tochter, die den Kauf eines Geschenks für die erste Frau ihres verstorbenen Vaters, Janes dritten Ehemannes, mit umfasst. Janes Eifersucht stürzt sich aber hauptsächlich und mit besonderer Verbissenheit auf die Beziehung, die die Tochter mit ihrer Halbschwester, eben des Kindes aus der ersten Ehe des Vaters, verbindet. Und jetzt will ihre Tochter deren Mutter ein Geschenk machen! Jane ist außer sich vor Entrüstung und bezeichnet es als einen Akt äußerster Illoyalität. Rasch kehrt sich ihre Wut ebenso gegen die Analytikerin, als diese dem weiter nachgehen möchte, und gegen sich selbst: »Ich bedeute keinem etwas. Ich bin eine schreckliche Person.« Der Schamaspekt, der sich im Kern der Eifersucht, nämlich des Ausgeschlossenseins, birgt, wird dadurch in Worte gefasst. Jane spricht davon, wie die Stieftochter sie damals, als Jane die erste Ehe und Familie ihres künftigen Mannes aufzubrechen half, nicht annehmen konnte und ihr mit Vorwürfen das Leben schwer gemacht hatte. Überdies versuchte deren Mutter die Unehelichkeit von Janes Tochter rechtlich zu verbriefen. Die Analytikerin fragt sich, ob Jane sich nicht schuldig fühle, da sie faktisch den dritten Ehemann seiner Frau und seinen zwei Kindern weggenommen habe, und nun erwartet, von diesen bestraft zu werden. Stattdessen externalisiert sie diese Schuld und klagt umgekehrt jene beiden Frauen an, ihr jetzt die eigene Tochter wegzunehmen. Mit anderen Worten: die pathologische Eifersucht funktioniert nun, zumindest zum Teil, als *Abwehr gegen ihre Schuldgefühle* dafür, dass sie der ersten Familie ihres Mannes viel Grund für schwere Eifersucht gegeben hat. Jane spricht aber nie über diese Schuld; die ist das wesentlich Verdrängte. Woran sie jedoch besessen, fast wahnhaft, festhält, entpuppt sich nun als eine *Umkehrung der Schuld und der Ursache für Eifersucht*: jetzt fühlt sie sich chronisch als die Ausgestoßene, als das Opfer von Verrat und klagt die beiden anderen, vor allem die Stieftochter, an, während sie selbst schuldlos dasteht. In dem Augenblick, wo die Analytikerin dieses Vorgehen, wenn auch ganz taktvoll, in Frage zu stellen versucht, wird Jane maßlos wütend. Damit ist die momentan hauptsächliche Übertragung die der Schuldzuweisung, also eine Überich-Haltung, da das Schuldgefühl im Inneren vehement durch die Eifersucht abgewehrt werden muss. Ich erinnere an Freuds Analyse von Ibsens *Rosmer von Rosmersholm* (Freud 1915). Janes Unfähigkeit, ein Übergangsobjekt anzunehmen, und die Betonung der Konkretheit ihrer Beziehung zur Tochter können demnach nicht einfach als ein Entwicklungsdefizit verstanden werden, sondern sie stehen im Dienste der Abwehr der Schuld und richten sich gegen deren Auftauchen.

Diese Beobachtungen können nun Anlass geben zu einer tieferen Untersuchung der Eifersucht, und der Konflikthaftigkeit der Liebe überhaupt.

Eifersucht und das Problem des ausschließlichen Besitzens des anderen

Dimitrij Karamazov sagt: »Aber sich verlieben heißt noch nicht lieben. Sich verlieben kann man auch, wenn man hasst.« Darin liegt eine sehr tiefe Wahrheit: Verliebtheit kann sehr viel Aggressivität beherbergen und verhüllen – sie muss es nicht, aber sie läuft stets Gefahr. Dies lässt sich auf vieles, was Liebe genannt wird, ausdehnen.

Sokrates beginnt seine eigene Untersuchung zur Natur der Liebe in Platons *Symposion* mit der Beobachtung, dass man begehre, was man nicht hat, von dem man fühle, man brauche es und man sehe sich dessen beraubt – *ende'és*. Als Psychoanalytiker würden wir sagen, dass sich ganz im Kern der Liebe eine Sehnsucht verberge nach etwas, das man zutiefst vermisst, ein Gefühl, das wir sowohl im Neid wie in der Eifersucht entdecken.

Ein ganz wichtiger Aspekt ist das ausschließliche Besitzenwollen, und damit die in ihr lauernde, oft verzehrende, ja mörderische *Eifersucht*. Es scheint, dass dieser Wunsch nach Ausschließlichkeit schon bei ganz kleinen Kindern beobachtbar ist: Neueste Untersuchungen (Hart et al. 2004, S. 57–78) zeigen deutliche Eifersuchtsreaktionen bei sechs Monate alten Säuglingen, wenn die Mütter positive Aufmerksamkeit auf eine lebensähnliche Puppe richten. Diese Episoden sind durch verminderte Freude, verstärkte Wut und intensive negative Emotionalität gekennzeichnet, ähnlich den Episoden, in denen die Kinder mit dem unbeweglichen Gesicht der Mutter konfrontiert werden, aber mit noch stärkerer und längerer Trauer. Zugleich zeigt sich eine Annäherungsreaktion, die aus verstärktem Interesse, Schauen auf die Mutter und verminderter Distanzierung besteht und sogar stärker als beim Spielen ist. Es ist faszinierend, dass diese Reaktion nur bei der kindähnlichen Puppe, nicht aber dann zu beobachten ist, wenn die Mutter ein Buch liest oder ihre Aufmerksamkeit einem Erwachsenen zuwendet. Die Unaufmerksamkeit erweist sich also dann als besonders aufregend, wenn sie einem anderen Kleinkind gilt. Genau wie wir das im klinischen Beispiel sahen, ist das entscheidende Element das Gefühl des Ausgeschlossenseins. Andere weniger systematische Beobachtungen zeigen solche Sensitivität schon bei Säuglingen im Alter von drei Monaten. So wichtig die dyadischen Beziehungen seien, resümieren die Autoren, erweise sich damit die kritische Bedeutung von triadischen Konstellationen schon in sehr früher Kindheit, nämlich in diesen intensiven Bemühungen von sehr kleinen Kindern, eine dyadische Beziehung mit den Personen naher Bindung wieder herzustellen, wenn diese durch eine Triade ersetzt worden ist. »Im großen Ganzen zeigen die Ergebnisse, dass Ausdruck von Traurigkeit und vermehrtes Blicken auf die Mutter spezifisch waren für die Eifersucht hervorrufende Situation« (Hart et al. 2004, S. 70). Zudem gibt es eindrückliche Bezüge zwischen der allgemeinen Einstellung der Mütter und der Eifersuchtsreaktion der Kinder: Bei Müttern, die beim Spielen weniger beteiligt sind, zeigen die Kinder in der Eifersuchtsreaktion weniger Freude, und bei Müttern mit größerer Zudringlichkeit bezeugen die Kinder vermindertes Interesse. Umgekehrt ist es bei Müttern mit optimaler Beteilung so, dass bei der Eifersuchtsevokation die Kinder verstärkte Negativität in Form von Wut und Trauer manifestieren. Mit anderen Worten: Je besser die Beziehung mit der Mutter ist, desto ausgesprochener ist die Eifersuchtsreaktion in Form von Trauer, Wut und Suchen nach der Mutter.

Sicher handelt es sich bei diesem Besitzergreifenwollen der anderen Person und der Ausschließlichkeit in dyadischer Bindung um eine angeborene Disposition, die sich schon in sehr früher Kindheit durchsetzt. Was ich immer wieder sowohl klinisch wie introspektiv beobachten konnte, war dasselbe Vorherrschen von Traurigkeit und verzweifeltem Suchen als bewusstem Aspekt, hinter der sich dann die zugrunde liegende, aber verdrängte Eifersucht versteckte. Die Trauer ist aber selber ein sinnvolles Signal an den anderen, sich dem Ausgeschlossenen wieder zuzuwenden, wie Sybil Hart und Kollegen betonen. Sie fügen auch hinzu, wie falsch es sei anzunehmen, dass die Eifersucht eine sekundäre und keine grundlegende Emotion sei.

Zurück zum Klinischen: Freud (1922) unterscheidet 1. die »normale« oder kompetitive Eifersucht, 2. die Eifersucht, die auf projizierter Untreue beruhe und einer Schuldabwehr diene, und 3. den Eifersuchtswahn, der auf abgewehrte Homosexualität deute. Denken wir über die »normale« Eifersucht nach, so ist die Frage berechtigt: Stützt sie sich nicht auf einem Konzept der Verliebtheit oder sogar Liebe, das auf totalem Besitz beruht und die Individualität des anderen missachtet? Dabei mag es zwar zu komplexen Kompromissbildungen zwischen Ausschließlichkeitsforderung und Respekt kommen. Doch bleibt die Doppelfrage immer: Wie ist einerseits Vertrauen, das Kernstück der Liebe, möglich, wenn der Besitzanspruch dominiert? Wie ist andererseits Vertrauen möglich, wenn deswegen Bindungen an andere Menschen und Anziehungen verheimlicht werden müssen, wenn es also zu Lügen und Geheimhaltung kommt? Auch nach Coen (1987) ist die Hauptgefahr für den Menschen mit pathologischer Eifersucht »die Intimität in einer eins-zu-eins-Beziehung.« So müsse die sexuelle Beziehung zur Frau gegen die Homosexualität, und zugleich das Suchen nach dem Mann gegen die Heterosexualität schützen. Zentral sei die Unfähigkeit zu lieben. »Der narzißtische Mangel ist etwas Komplexes, das nicht nur auf abwehrbedingte Regression von ödipalen Konflikten oder auf angenommenen Entwicklungsstillstand oder Fixation zurückgeführt werden kann« (ebd., S. 106f.). Der Konflikt beziehe sich auf ödipale wie präödipale Abkömmlinge. Der organisierende Fokus bestehe in der intensiven Angst davor, sich selbst zu gestatten, eine einzelne Person zu lieben.

Lassen wir aber diese auf Besitz und Macht sich gründende Liebe beiseite, müssen wir doch zugeben, dass es in jeder nahen und emotional intimen Beziehung Bereiche der Ausschließlichkeit gib, zu denen kein Dritter Zugang hat. Anders gesagt: Jede Liebe hat einen ihr eigenen Privatbezirk. Wird dieser durch einen Dritten verletzt, erzeugt das Scham, und wenn dies besonders gewaltsam geschieht, führt die Kränkung zu starker Entrüstung oder zu ohnmächtiger Wut und Verzweiflung. Das jeweils richtige Maß zu finden, ist eine Hauptaufgabe der Liebe. So mag man es in jeder Beziehung in zarter Weise versuchen, ein Gleichgewicht zwischen den gegensätzlichen Strebungen nach totaler Zuwendung in dieser Beziehung und dem ebenso intensiven Bedürfnis nach anderen tiefen Beziehungen zu finden. Die Grundfrage lautet also: Wie finden wir die individuell spezifische Balance zwischen Ausschließlichkeit und Teilen?

Eine der großen Einsichten scheint mir nun aber die zu sein, dass *Liebe teilbar ist* und gerade im Teilen wächst und nicht abnimmt. Ich erinnere an

die schöne Parabel des Rabbi David ibn Abi Zimra (1479–1573): »Wie eine
Frau schwanger wird und gebärt, ohne dass ihr in ihrem Wesen etwas mangelt,
so werden die Seelen der Gerechten und Frommen schwanger und gebären
und senden Lichtfunken in die Welt, um die Generation zu schützen. Das ist
dem Vorgang gleich, wenn einer eine Kerze an einer anderen anzündet; dabei
wird die erste Kerze in ihrem Licht nicht vermindert« (Scholem 1991,
S. 223). Diese Beobachtung, dass man im Geben sogar mehr und sicher nicht
weniger hat, gilt nicht nur für die Liebe (und das Kinderhaben ist das
schönste Beispiel dafür) und die Güte, sondern auch für die Weisheit und die
Gerechtigkeit. Sie alle werden mehr, indem man sie teilt. Das schöne deutsche Wort: »Geteiltes Leid ist halbes Leid, geteilte Freud ist doppelte
Freud«, kann, so ungewohnt das auch klingen mag, ebenso auf die Liebe
angewendet werden.

Besinnen wir uns darauf, was wir wirklich mit Liebe meinen. Ich habe in
früheren Arbeiten die schöne Definition von Aristoteles (und angeblich
Augustinus) zugrunde gelegt, *Liebe heiße: »Ich will, daß es dich gibt.«* Ich
berufe mich dabei auf die Nikomachische Ethik (Kap. 9, 1166a):

> »Man umschreibt es [*philiká, philíai*, die Gefühle der Liebe] so: der Liebende
> [*philón*: der Liebe, der Freund] sei einer, der das, was gut sei oder so scheine,
> dem Anderen zuliebe [genauer: des Nächsten, *tou pélas*, wegen] wolle und dies
> auch ausführe. Oder man könne sagen, *[der Liebende] sei einer, der wolle, daß
> der Geliebte um seiner selbst willen da sei und lebe* – wie es die Mütter ihren
> Kindern gegenüber fühlen.« (*Hervorh. v. mir, L. W.*)[4]

Ich möchte diese Idee nun weiter ausführen und differenzieren, etwa in dem
Sinn: »Liebe bedeutet: 1. Es ist mir ein Hauptanliegen, dass du bist. 2. Ich
möchte dir nahe sein, und bist du mir ferne, fehlst du mir sehr. 3. Ich will,
dass dir kein Schaden geschieht, und dein Wohlbefinden ist mir so wichtig
wie mein eigenes. 4. Mir ist dein Eigenwille, deine Identität, dein Sein, so wie
du bist, ebenso wichtig wie mein eigenes. 5. Ich möchte mit dir teilen, was
ich habe, mein Inneres ebenso wie das Äußere.« Dazu kommt aber als wichtiger und nun hochproblematischer 6. Teil: »Ich will mit dir nicht nur auf der
geistigen und seelischen Ebene, sondern auch körperlich verschmelzen«,
denn da klafft sofort ein großer Gegensatz auf. Auch dieser letzte Satz gilt

---

4 Im griechischen Original (Umschrift): »ton boulomenon einai kai zen ton philon autou cha-
   rin, hoperai meteres pros ta tekna peponthasi«.

für jede Form der Liebe, z. B. für die Liebe zwischen Kind und Eltern – oder, besser gesagt, wir wissen seit Freud, dass er eben sehr wohl gilt, aber nicht gelten sollte und abgewehrt werden muss – oder für die Liebe zwischen Freunden, wo die sexuellen Aspekte völlig sublimiert bleiben müssen. Er gilt aber ganz besonders auch für manche tiefe Liebe, wo die sexuellen Wünsche zwar sehr stürmisch vorhanden und nicht abwehrbar und keineswegs unbewusst, aber zugleich verboten sind und unterdrückt werden müssen, gerade um dem geliebten anderen nicht zu schaden. Da mag dann der Konflikt unerträglich, unschlichtbar, eben tragisch werden. Damit aber besteht in der Liebe ein klaffender, oft überaus schmerzlicher innerer Widerspruch, der zu dialektischem Umschlag führen kann: Wo die echte Liebe übermannt wird vom versagten Begehren und in Angst und zornige Abwehr oder in Scham und versengten Rückzug oder eben in Eifersucht umkippt.

Das heißt: Dem eben beschriebenen vollen Wesen der Liebe erwächst ihr Gegner von innen her und tritt als große biologische Macht ihr entgegen: das sexuelle Begehren. Liebe steht in Konflikt mit dem Ungestüm sexueller Wünsche, dem »Trieb« par excellence. Das eben ist einer der fundamentalen tragischen Konflikte: die *dialektische Verkehrung der Liebe in die Sexualität mit der ihr innewohnenden Aggression*, der besitzergreifenden Eifersucht und der Scham. So ist vielleicht dieser zweite Konflikt, die Gegnerschaft von Liebe und Sexualität nur eine verhüllte Form jenes ersten Konflikts, des Widerstreits von Liebe und Macht. Um den Widerspruch klar zu profilieren: Die Liebe feiert die Individualität, die Sexualität zerstört sie. Die Liebe will den Einzelnen, die Sexualität will das Grenzenlose und zerstört das Einzelne. Der tragische Charakter vermag es nicht, diesen Konflikt zur Komplementarität zu verwandeln. Dies ist aber das Ziel echter Reifung: diese beiden Mächte zur Versöhnung, zur Harmonie, zur gegenseitigen Erfüllung zu bringen – wunderselten, aber stets lockend als leuchtender Gipfel des Daseins.

So scheint mir im tragischen Charakter dieser eine Konflikt leitend und unlösbar zu sein: es ist der *Konflikt zwischen Liebe und Macht*. Er manifestiert sich z. B. im Umschlag der Sehnsucht nach dem oder der Geliebten in den Zwang, diesen anderen Menschen ganz und gar zu kontrollieren und dadurch zu dehumanisieren – wie wir dies im Falle von Jane verwirklicht sahen.

Ich möchte aber mit einem anderen Gedanken schließen, der mich in der einen oder anderen Form seit langem immer stärker bewegt und die behandelten Themen umgreift.

Seelenmenschen und Dingmenschen

Ein kleiner Essay des Kritikers Lee Siegel[5] zum 75. Jahrestag des Erscheinens von Freuds Buch *Das Unbehagen in der Kultur* schließt mit den Worten:

> »Freudianismus ist keine Wissenschaft; entweder begreift man intuitiv die Realität von Freuds dynamischem Begriff des Unbewussten oder man kann nicht annehmen, daß es existiert – so wie man den Wahrheitsgehalt des biblischen Buches des Predigers erfasst oder ihn nicht erfasst. Aus diesem Grund ist die am wenigsten aufhebbare Teilung der Welt heute zwischen denen, die daran glauben, dass das Unbewusste eine grundlegende Rolle im Menschenleben spielt, und denen, die das nicht glauben. Dies ist der wirkliche Kulturkrieg und vielleicht sogar das wirkliche Aufeinanderprallen von Zivilisationen.« (Siegel 2005)

Worauf ich immer wieder stoße, ist genau dieser Graben, der sich auftut, zwischen denen, die der Innerlichkeit, dem Seelischen, einen ganz wichtigen Platz in ihrem Leben einräumen, und denen, deren Interesse vor allem auf Dinge gerichtet ist, auf das Sachliche, Äußere, auch auf den Erfolg. Ähnlich wie in dem Zitat von Siegel scheint es mir immer wieder um die Antithese von Dingmenschen und Seelenmenschen zu gehen, und wie diese beiden sich letztlich nicht verstehen können, da deren führende Werte so verschieden sind: Tüchtigkeit, materieller Erfolg, das Zählbare und das Zahlbare dort – Verstehen des Innersten im Menschen und damit Wahrhaftigkeit und Liebe hier. Natürlich ist dieses Entweder-Oder übertrieben. Die Natur ist nie so scharf geschieden; es handelt sich um Idealtypen und wirklich um ein Spektrum. Und doch ist diese Gegenüberstellung von großer Hilfe.

Eifersucht ist, wie gesagt, auch eine Sucht; ebenso ist dies die Rachsucht. Der Süchtige, welcher Art nun auch die Sucht sei, legt seine Priorität auf Dinge und verhüllt sich das Innerseelische mit den Sachen: seien es nun Drogen oder das Essen, seien es Macht, Geld oder Ruhm. Der Psychotherapeut und Psychoanalytiker, dessen Wichtigstes es ist, »den Sachen auf den Grund zu kommen« (wie es Heidrun Jaraß so schön formuliert hat, *pers. Mitteilung*), versucht, dem Patienten eine neue Welt – eben die Innenwelt – zu öffnen; und dies in einer Kultur, die so ganz den Verlockungen des Äußerlichen folgt und sich dem Reichtum der Innigkeit immer stärker entfremdet. Wir werden

---

5 Lee Siegel im New York Times Book Review vom 8. Mai 2005

dann zu Botschaftern einer Welt, die für viele wie hinter einer chinesischen Mauer verborgen und verschanzt ist.

Abschließend möchte ich ein chassidisches Wort erwähnen, das ich einem Patienten verdanke: In den »Sprüchen der Väter«, einem Teil des *Talmuds*, heißt es: »Die Eifersucht, das Begehren und der Ehrgeiz bringen den Menschen aus der Welt.«[6] Dazu sagte Rabbi Bunam, einer der chassidischen Meister: »Wer an seiner Eifersucht, an seinem Begehren und seinem Ehrgeiz arbeitet, den erheben sie über die Welt.« Umgekehrt, als Gegenkraft zu Eifersucht und Neid, scheint mir alles, was aus Liebe geschieht, gut zu sein, ja zum Höchsten überhaupt zu gehören. Goethe schrieb (unter dem Titel »Rastlose Liebe«) diese schönen Verse: »Krone des Lebens, Glück ohne Ruh, Liebe bist du«; und ähnlich sagt es Dostojevskij in den *Dämonen*: »Liebe ist höher als das Sein; Liebe ist die Krone des Seins«[7]. In einem anderen Goethewort (aus *Egmont*, Akt III): »Glücklich allein ist die Seele, die liebt« und bei Heine (in *Italien*, Kap. 16): »Lieben und geliebt zu werden, ist das größte Glück auf Erden« – alle sagen sie dasselbe: die Liebe, im tiefsten und weitesten Verstand, macht letztlich den Lebenssinn aus.

Literatur

Coen, S. J. (1987): »Pathological jealousy.« Internat. Journ. Psycho-Anal. 68: 99–108.

Freud, S. (1915): »Einige Charaktertypen aus der psychoanalytischen Arbeit.« GW X, S. 362–391.

Freud, S. (1922): »Über einige neurotische Mechanismen bei Eifersucht, Paranoia und Homosexualität«. GW XIII, S. 193–207.

Hart, S. L.; Carrington, H. A.; Tronick, E. Z.; Carroll, S. R. (2004): »When Infants Lose Exclusive Maternal Attention: Is It Jealousy?« Infancy, 6 (1): 57–78.

Lansky, M. R. (1997): »Envy as Process.« In: M. R. Lansky; A. P. Morrison (Hg.): The Widening Scope of Shame. Hillsdale (Analytic Press).

Lansky, M. R. (2001): »Hiddden Shame, Working Through, and the Problem of Forgiveness in *The Tempest*«. Journ. Amer. Psychoanal. Assoc. 49: 1005–1033.

Morrison, A. P.; Lansky, M. R. (1999): Shame and Envy. Vortrag, Congress of the International Psychoanalytic Association, Santiago de Chile.

Scholem, G. (1991): »On the Mystical Shape of the Godhead. Basic Concepts in the Kabbalah.« Übers. J. Neugroschel, New York (Schocken).

---

6 Rabbi El'azar haKappar omer: »haqin'a wehata'ava wehakavod motzi'im et ha'adam min ha'olam« (Pirqé Avót, 4.28).

7 Im russischem Original (Umschrift): »ljubov' vysche bytja, ljubov wjenjetz bytja«.

Narzissmus, Macht und Ohnmacht

Hans-Jürgen Wirth

Übersicht

Die Behandlung von Patienten mit Persönlichkeitsstörungen stellt besondere Anforderungen an den Therapeuten, weil sich in diesen Fällen die intrapsychische Konfliktdynamik besonders intensiv mit dem psychosozialen Umfeld verzahnt. Am Beispiel der narzisstischen Persönlichkeitsstörung soll gezeigt werden, wie davon betroffene Menschen das Streben nach Macht benutzen, um ihr mangelhaftes Selbstwertgefühl zu kompensieren. Umgekehrt nährt die Möglichkeit, Macht auszuüben, Größen- und Allmachtsphantasien. Macht wirkt wie eine Droge: Die Selbstzweifel verfliegen, das Selbstbewusstsein steigt. Machtphantasien dienen häufig der Überwindung unerträglicher Ohnmachtsgefühle: So empfinden narzisstisch gestörte Patienten häufig ein Gefühl der Macht, wenn sie sich selbstdestruktiven Impulsen hingeben und so die Phantasie entwickeln können, den Therapeuten ohnmächtig zu machen.

Gehen Narzissmus, Macht und Aggression eine enge Verbindung ein, kommt es zu destruktiven und selbstdestruktiven Entladungen. Liebespartner, aber auch andere Interaktionspartner verzahnen sich häufig in einem Macht-Ohnmachts-Kampf, der psychodynamisch als unbewusste narzisstische Kollusion (Willi 1975) beschrieben werden kann.

Auch die kollektive Identität von (Groß)gruppen ist oft durch ein Gemisch aus Machtphantasien, Ohnmachtsvorstellungen, Grandiositäts-ideen und narzisstischen Kränkungen geprägt. Kollektive Traumata und die damit verbundenen Ohnmachtsgefühle und narzisstischen Kränkungen werden häufig in kollektiven Demonstrationen der Macht ausagiert.

Macht kann wie eine institutionalisierte Abwehr (Mentzos 1977) wirken, die den pathologischen Narzissmus verstärkt. Die Mächtigen scheinen deshalb nur schwer psychotherapeutisch behandelbar zu sein (Argelander 1972; Cremerius 1979). An einer detaillierten Fallstudie der Behandlung eines Patienten mit narzisstischer Persönlichkeitsstörung wird im Folgenden gezeigt, dass es dennoch Wege gibt, die aus dem Dilemma von Narzissmus, Macht und Ohnmacht herausführen.

Das schlechte Image von Macht und Narzissmus

»Keine Macht für niemand«, lautete einer der Slogans der 68er-Bewegung. Und Jacob Burckhardt schrieb schon exakt 100 Jahre früher in seinen *Weltgeschichtlichen Betrachtungen:* »Und nun ist die Macht an sich böse, gleichviel wer sie ausübe« (Burckhardt 1868, S. 73). Aber die Studenten des Pariser Mai '68 forderten nicht nur die Abschaffung der Macht, sondern formulierten auch: »Die Phantasie an die Macht!« und »Alle Macht dem Volke!« Macht ist offenbar ein schillerndes Phänomen, das höchst ambivalente Gefühle, Phantasien und Wertungen auslöst. Macht wird einerseits entwertet, verdammt, gar verteufelt; andererseits gilt ihr unsere Faszination. Wir bewundern und beneiden diejenigen, die sie ausüben. Wir träumen heimlich davon, selbst über unendlich viel Macht zu verfügen und beschwichtigen die Schuldgefühle, die dieser Wunsch auslöst, mit der Vorstellung, diese unendliche Macht natürlich zum Wohle der Menschheit einzusetzen. Alle würden von unserer Macht und Großzügigkeit profitieren – vielleicht ausgenommen diejenigen, die es wirklich nicht besser verdient haben.

Interessanterweise ergeht es dem Begriff des Narzissmus ähnlich wie dem der Macht: Auch ihm haftet eine höchst ambivalente Tönung an. Sigmund Freud (1914) stellt dem Narzissmus die Objektliebe diametral gegenüber. Je mehr man seine begrenzte libidinöse Energie an andere Menschen als Liebe und Zuneigung verschenke, umso weniger bleibe sozusagen dafür übrig, sich selbst zu lieben. Wer umgekehrt in erster Linie an sich selbst denke, dem stünden für den Mitmenschen keine Liebes-Reserven mehr zur Verfügung.

Der Narzissmus erscheint mit dem Egoismus assoziiert und demnach als eine antisoziale Eigenschaft. Wenn wir einen Menschen als narzisstisch bezeichnen, werten wir ihn ab und charakterisieren ihn als egoistisch, ichbezogen und in seinen sozialen Beziehungen beeinträchtigt. Narzisstisch gestörte Persönlichkeiten gelten als psychotherapeutisch schwer behandelbar und die von manchen Autoren postulierte Zunahme narzisstischer Störungen im *Zeitalter des Narzissmus* (Lasch 1979) wird als Zeichen eines tief greifenden sozialen Verfalls gedeutet. Der amerikanische Soziologe Richard Sennet (1977) erklärt den Narzissmus gar zur »protestantischen Ethik von heute« und er lässt keinen Zweifel daran, dass er den *Terror der Intimität* für ein Grundübel der an narzisstischen Zielen und Werten orientierten Gesellschaft hält.

Auch im allgemeinen Sprachgebrauch spiegeln sich die gegensätzlichen

Bewertungen der Phänomene, die mit dem Narzissmus verbunden sind. Eigenschaften wie Eitelkeit, Stolz, Egoismus, Selbstgefälligkeit, Selbstsucht, Gefallsucht, Überheblichkeit, Eigendünkel, Schamlosigkeit, Ich-Sucht, Selbstbeweihräucherung, Selbstüberschätzung, Selbstvergötterung, aber auch Unsicherheit, Minderwertigkeitsgefühle, Selbstanklage, Scham und Gehemmtheit bezeichnen Aspekte des Narzissmus, die gewöhnlich negativ bewertet werden. Hingegen werden Eigenschaften wie Selbstvertrauen, Selbstbewusstsein, Selbstsicherheit, Selbstachtung, Selbstwertgefühl, Charakterfestigkeit, Selbständigkeit, Glaubwürdigkeit, Selbstbeherrschung, Selbsterkenntnis, Aufrichtigkeit, Selbstbeschränkung, Selbstbestimmung, Selbstdisziplin, Selbsterhaltung und Selbsthilfe im Allgemeinen als Eigenschaften eingeschätzt, die einen positiven Selbstbezug anzeigen. Andere Begriffe changieren in ihrer Bedeutung je nach den Umständen, unter denen sie gebraucht werden. So kann ein Auftreten, das man als selbstbewusst bezeichnet, leicht den Charakter der Hochnäsigkeit, Arroganz oder Dünkelhaftigkeit annehmen, ebenso wie eine Person, die durch ihre Durchsetzungsfähigkeit oder Selbstbestimmtheit imponiert, eine negative Bewertung erfährt, wenn dies mit Rücksichtslosigkeit assoziiert wird.

»Narzisstische« und »wahre« Liebe

Die moderne Säuglingsforschung hat dem »klassischen« psychoanalytischen Bild vom Säugling als einem autistischen, symbiotischen, passiven und »primärnarzisstischen« Wesen das Bild vom – wie Martin Dornes (1993) es formuliert hat – »kompetenten Säugling« entgegengesetzt, der von Anfang an in einem aktiven Austausch mit seiner Umwelt steht. Wie die Beobachtung der frühen Mutter-Kind-Interaktionen gezeigt hat, suchen bereits Babys direkt nach ihrer Geburt aktiv den Kontakt mit der Mutter. Der von Freud (1914) postulierte »primäre Narzißmus« beschreibt also nicht den normalen und gesunden seelischen Zustand des Neugeborenen, sondern nur die pathologische Fehlentwicklung. Damit ist auch Freuds diametraler Gegenüberstellung von Narzissmus und Objektliebe die Grundlage entzogen. Dies entspricht im Übrigen auch allen klinischen Erfahrungen, die zeigen, dass Patienten, deren Selbstwertgefühl im Laufe der Therapie zunimmt, auch zunehmend fähiger werden, stabile und befriedigende (Liebes-)Beziehungen zu anderen Menschen einzugehen. Man muss geradezu umgekehrt annehmen, dass ein (gesunder) Narzissmus die innere Voraussetzung zur Aufnahme reifer Objektbeziehungen darstellt.

Wenn Freud von der Unvereinbarkeit von Narzissmus und Objektliebe spricht, meint er genau genommen die Unvereinbarkeit des pathologischen Narzissmus mit der nicht-pathologischen, uneigennützigen, »wahren« Objektliebe. Nur in dem Maße, in dem es dem Subjekt gelingt, von seinem »selbstsüchtigen« Narzissmus, seinem »falschen Selbst«, um mit Winnicott (1965) zu sprechen, Abstand zu gewinnen, wird es innerlich frei für die Entwicklung eines »wahren Selbst« (Winnicott) und damit auch für die »wahre«, die »echte«, die »authentische«, die »uneigennützige« Liebe. Solange das Individuum hingegen von seinem selbstsüchtigen Narzissmus beherrscht wird, gestaltet es auch seine Liebesbeziehungen nach narzisstischen Gesichtspunkten, das heißt, es funktionalisiert sein Liebesobjekt für seine eigennützigen Interessen. Dies bedeutet, dass außer dem pathologischen auch ein »gesunder« Narzissmus angenommen werden muss. Bei diesem nicht-pathologischen Narzissmus könnte es sich um eine »wahre« Selbstliebe handeln, die nicht mit Selbstsucht und einer Entwertung der Objekte einhergeht. Sofern man diese Voraussetzungen annimmt, kann man Freuds zunächst widersprüchlich erscheinenden Behauptungen zustimmen, einerseits schlössen sich Narzissmus und Objektliebe gegenseitig aus. Im Grunde genommen geht es nicht um die Unvereinbarkeit zwischen Narzissmus und Objektliebe, sondern um den Antagonismus von Liebe und Macht.

Es gehört zum Charakteristikum von Liebe und Anerkennung, dass diese geschenkt, also prinzipiell freiwillig und zweckfrei gegeben werden. Unter den Bedingungen von Macht und Gewalt erzwungen, werden sie automatisch mit dem Gift der Lüge kontaminiert und durch ihre Funktionalisierung profanisiert und entwertet. Erkaufte, befohlene, erzwungene, gestohlene Liebe ist keine »wahrhaftige« und »echte« Liebe, sie kommt von einem »falschen Selbst« und erreicht darum auch im Liebesobjekt häufig nur das »falsche Selbst«. Liebe und Macht sind sich ausschließende Qualitäten, sie gehören unterschiedlichen Sphären des menschlichen Lebens an, und wenn sie doch zusammen gezwungen werden, kommt es unausweichlich zu dramatischen Verwicklungen, paradoxen Situationen, konflikthaften Spannungen und pathologischen Beziehungen, wie wir das aus Literatur und Theater, aus der Politik und natürlich auch aus unserem eigenen Leben kennen. Denn kein Mensch ist frei von pathologischem Narzissmus oder dem unbewussten Verlangen, sein eigenes psychisches Gleichgewicht zu stabilisieren, indem er seine Partner – auch und gerade seine Liebespartner – für seine eigennützigen Interessen und Bedürfnisse benutzt und funktionalisiert. Kein Mensch ist frei von der Versuchung, auch in seinen Liebesbeziehungen seine Macht spielen zu lassen. Dies hat aber unweigerlich zur Folge, dass die Beziehungen zumindest partiell einen narzisstischen Charakter erhalten.

Macht als Verleugnung von Abhängigkeit

Die amerikanische Psychoanalytikerin Jessica Benjamin hat in ihrem Buch *Die Fesseln der Liebe* (1996; Original: 1988) den Versuch unternommen, das Problem der Macht mit der existenziellen Abhängigkeit des Menschen einerseits und seinem ebenso existenziellen Bedürfnis nach Souveränität andererseits in Verbindung zu bringen. Sie geht davon aus, dass der Mensch – nicht nur wenn er als völlig hilfloser Säugling auf die Welt kommt, sondern sein ganzes Leben lang – auf die Anerkennung durch andere Menschen angewiesen ist. Schon der Säugling hat ein primäres Interesse am Kontakt mit anderen Menschen (vor allem der Mutter), das sich nicht auf das Bedürfnis nach Nahrungsaufnahme und eine gewisse Stimulation beschränkt. Damit sich ein Gefühl der Identität entwickeln kann, bedarf es eines Gegenübers, das durch Liebe und Anerkennung das Selbst-Gefühl bestätigt – oder genauer: überhaupt erst konstituiert. »Niemand kann sich der Abhängigkeit von anderen oder dem Wunsch nach Anerkennung entziehen«, fasst Benjamin (1996, S. 53) diesen Gedanken zusammen. Die Erfahrung, auf den anderen und sein Wohlwollen in fundamentaler Weise angewiesen zu sein, gehört zu den schmerzlichsten, aber auch beglückendsten Erfahrungen, denen jeder Mensch vom Beginn seines Lebens an immer wieder ausgesetzt ist.

Die Ausübung von Macht und der pathologische Narzissmus stellen Strategien dar, um der Wahrnehmung dieser Abhängigkeit zu entgehen (Wirth 2002). Wenn das Subjekt seine Abhängigkeit von einer anderen Person zu leugnen versucht, kann es danach trachten, diese Person mit Hilfe der Macht zu unterjochen, zu versklaven oder sich in anderer Form gefügig zu machen. Der andere soll gezwungen werden seine Anerkennung auszudrücken, ohne selbst Anerkennung zu ernten. Die Anhäufung von noch so viel Macht kann das menschliche »Urbedürfnis« nach Liebe und Anerkennung jedoch nicht ersetzen, sondern nur umformen und ausnutzen. Wer Macht hat, kann sich Liebe und Anerkennung erzwingen und erkaufen. Er verschleiert damit seine fundamentale Abhängigkeit, ohne sie jedoch wirklich aufheben zu können. »Damit beginnt ein *Circulus vitiosus*: Je mehr der andere versklavt wird, desto weniger wird er als menschliches Subjekt erfahren, und desto mehr Distanz oder Gewalt muß das Selbst gegen ihn einsetzen« (Benjamin 1996, S. 213). Das daraus folgende Fehlen von Anerkennung führt beim Mächtigen jedoch zu einer narzisstischen Mangelerfahrung und zu narzisstischer Wut, die er mit einer weiteren Steigerung seiner Macht beantwortet. Aus dieser Dynamik leitet sich der suchtartige Charakter von Machtprozessen ab, der sich sowohl in unseren privaten Beziehungen, in beruflichen Zusammenhängen als auch in der Politik beobachten lässt.

Das dynamische Wechselspiel zwischen Narzissmus und Macht wird auf der einen Seite durch die Machtgelüste des »Herrschers« geprägt, die auf der anderen Seite durch die Unterwerfungs- und Schutzbedürfnisse der »Beherrschten« ergänzt werden und dessen Macht überhaupt erst ermöglichen. Im Bereich der Politik gehört zu dieser Dynamik auch die Verzahnung der individuellen Psychopathologie des einzelnen Politikers mit den politischen Strukturen, die er vorfindet. »Macht korrumpiert, absolute Macht korrumpiert absolut«, heißt es aus soziologischer Perspektive. Die Übermacht der deformierenden Verhältnisse ist danach so groß, dass sich der einzelne Politiker den korrumpierenden Einflüssen der Macht nicht entziehen kann. Aus einer psychologischen Perspektive kann man sagen, dass gesellschaftliche Macht gesucht wird, um innere Gefühle von Ohnmacht, Hilflosigkeit und Minderwertigkeit zu kompensieren. Macht übt deshalb gerade auf solche Personen eine unwiderstehliche Anziehungskraft aus, die an einer narzisstischen Persönlichkeitsstörung leiden. Ungezügelte Selbstbezogenheit, Sieger-Mentalität, Karriere-Besessenheit und Größenphantasien sind Eigenschaften, die der narzisstisch gestörten Persönlichkeit den Weg in die Schaltzentralen der Macht ebnen. Indem sich der narzisstisch gestörte Führer vorzugsweise mit Ja-Sagern, Bewunderern und gewitzten Manipulatoren (vgl. Kernberg 2000, S. 104) umgibt, verschafft er sich zwar eine Bestätigung seines Selbstbildes, untergräbt jedoch zugleich seine realistische Selbstwahrnehmung und verfestigt seinen illusionären und von Feindbildern geprägten Weltbezug. Fremdenhass und Gewalt gegen Sündenböcke zu schüren gehört zu den bevorzugten Herrschaftstechniken narzisstisch gestörter Führerpersönlichkeiten. Sie lenken auf diese Weise die gegen sie selbst gerichteten Aggressionen ihrer Untertanen auf außenstehende Feinde um und entlasten sich zugleich von ihrem eigenen inneren Konfliktdruck. Geblendet von seinen eigenen

Größen- und Allmachtsphantasien und von der Bewunderung, die ihm seine Anhänger entgegenbringen, verliert der Narzisst den Kontakt zur gesellschaftlichen Realität und muss letztlich scheitern, auch wenn er zeitweise noch so grandiose Erfolge feiern kann. Häufig folgt nach glänzenden Siegen ein jäher und unerwarteter Absturz, weil der narzisstische Herrscher im Vollgefühl seiner Omnipotenz den Bogen überspannt hat.

Einerseits sind wir bestrebt, uns als Individuen unserer Einzigartigkeit und Individualität zu vergewissern, andererseits sind wir dazu aber – paradoxerweise – auf die spiegelnde Anerkennung (und Liebe) der anderen angewiesen. Dem Mächtigen geht es bei der Ausübung seiner Macht darum, Anerkennung, Aufmerksamkeit, Achtung, Bewunderung, Ehre, gar Ehrfurcht zu bekommen, aber er will auf keinen Fall, dass seine Bedürftigkeit – beispielsweise nach einem »Bad in der Menge« als einer »Wiederherstellung der intrauterinen Urlust« (Rank 1924, S. 20) – allzu deutlich wird, und vor allem will er nicht das Gefühl haben müssen, dass die Anerkennung etwas sei, das ihm geschenkt werde. Die Anerkennung bekommt er nicht geschenkt; er hat sie sich durch harte Macht-Arbeit verdient. Sie ist ein geradezu notwendiges Resultat seiner eigenen Leistung und Macht. Deshalb sind auch bestellte Claqueure keine narzisstische Kränkung für den Herrscher, sondern eher ein Beweis, dass sein Machtapparat funktioniert. Auf die Verehrung der Massen kann sich selbst der mächtigste Herrscher nicht so sicher verlassen wie auf die Vasallen, die bei ihm in Lohn und Brot stehen. Die Zeremonien der Macht sollen gerade verhindern und verschleiern, wie abhängig sich der Mächtige von den Gunstbezeugungen der Masse fühlt, indem er es ist, der mit pompöser Gebärde den Massen seine Gunst erweist.

Für den Mächtigen, dem es gelingt, die Masse in seinen Bann zu schlagen, wirkt das Publikum wie ein Spiegel, in dem sich das grandiose Selbst des Mächtigen seiner selbst zu vergewissern sucht. In der Machtausübung schützt sich der Mächtige vor der kränkenden und schmerzlichen Erfahrung, von der Anerkennung durch andere abhängig zu sein, der er im Hinblick auf die nächsten Wahlen so eifrig Tribut zollt. Es ist nicht primär das Geld, das Spitzen-Politiker in die Politik treibt. Wie der fliegende Wechsel zahlreicher Politiker in die Wirtschaft zeigt, könnten viele Spitzen-Politiker auch Spitzen-Positionen in der Wirtschaft einnehmen und dort ein Vielfaches verdienen. Auch wird in beiden Feldern Macht ausgeübt. Der entscheidende Unterschied liegt allerdings darin, dass die Macht, die in der Politik ausgeübt wird, »reine« Macht ist. In der Wirtschaft geht es in erster Linie um den wirtschaftlichen Erfolg. Um diesen zu erreichen, muss Macht ausgeübt werden. Doch auch wenn sie reichlich vorhanden ist, hat sie hier nur dienenden Charakter. Der Politiker hingegen kann sich ausschließlich auf die Macht konzentrieren. Ihre Ausübung verknüpft sich ganz mit seiner Person und damit auch mit seinen narzisstischen Problemen. Hinzu kommt der Umstand, dass im Unterschied zu Machtpositionen in Wirtschaft oder Wissenschaft der Politiker in hohem Maße nicht nur von der eigenen »objektiven« Leistung, sondern von der wankelmütigen Stimmung des Wählers und dessen Anerkennung abhängig ist. Dies mag auch einen besonderen narzisstischen Reiz ausmachen. Politik beinhaltet ein besonders hohes persönliches Risiko, dem eine besonders hohe persönlich zurechenbare narzisstische Gratifikation gegenüber steht, die beispielsweise in seiner Bekanntheit in der Öffentlichkeit zum Ausdruck kommt. Der Spitzen-Politiker, der Erfolg hat, kann diesen zum großen Teil sich persönlich verbuchen und er wird ihm in der Öffentlichkeit auch persönlich zugerechnet, während selbst weltweit operierende Manager in der Öffentlichkeit in aller Regel namenlos bleiben. An der Politik reizt also nicht die Machtfülle an sich, sondern das Zusammenspiel von »reiner«, persönlich ausgeübter Macht und narzisstischer Gratifikation.

Macht und Ohnmacht in Paarbeziehungen

Menschen, die unter einem gestörten Selbstwertgefühl leiden, entwickeln häufig als Bewältigungsstrategie ein übersteigertes Selbstbild, das durch die Ausübung von Macht eine Stärkung erfährt. So kommt es auch in Paarbeziehungen häufig vor, dass der eine Partner – von untergründigen Selbstwertzweifeln geplagt – ständig versucht, den anderen zu dominieren. Er zwingt ihm seinen Willen auf, um sich selbst zu beweisen, dass er der Wertvollere, der Klügere, der Überlegene ist. Bei solchen paardynamischen Machtkämpfen tritt der inhaltliche Aspekt – welche Entscheidungen und Handlungen nun im Einzelnen durchgesetzt werden sollen – mehr und mehr in den Hintergrund zugunsten der bloßen Tatsache, den eigenen Willen wieder einmal durchgesetzt zu haben. Die Machtausübung dient der narzisstischen Gratifikation. Konstellationen, die die Ausübung von Macht begünstigen, können unter anderem darin bestehen, dass die Partner besonders bereitwillig sind, sich auf die Bedürfnisse eines pathologischen Narzissten einzulassen, weil dies ihren eigenen pathologischen Wünschen nach Anpassung und Unterwerfung entgegenkommt. Schon Wilhelm Reich (1922) hat *Zwei narzisstische Typen* unterschieden: Der Typus des phallischen Narzissten zeichnet sich durch eine übersteigerte und demonstrativ zur Schau getragene Selbstsicherheit aus, um damit sein latentes Minderwertigkeitsgefühl zu kompensieren. Ihm könnte man raten: »Mach dich nicht so groß, so klein bist du doch gar nicht.« Beim zweiten Typus des Narzissten ist es genau umgekehrt: Er leidet unter einem manifesten Minderwertigkeitsgefühl, hinter dem sich latente Größenphantasien verbergen. Auf ihn trifft das Motto zu: »Mach dich nicht so klein, so groß bist du doch gar nicht.« In der Terminologie des Paartherapeuten Jürg Willi (1972) würde man vom phallischen Narzissten und vom Komplementär-Narzissten sprechen, die sich in einer Kollusion ergänzen können. Das Modell der Kollusion, also des unbewussten Zusammenspiels zweier sich unbewusst ergänzender Partner, trifft auch auf die Interaktion zwischen Führer und Großgruppe (Freud spricht von »Masse«) zu. Beispielsweise ist der geltungsbedürftige Fanatiker nur dann als Führer erfolgreich, wenn er auf ein Publikum trifft, das bereit ist, sein Spiel mitzumachen. Oder anders formuliert: Der pathologische Narzissmus des Führers verzahnt sich mit der wie auch immer gearteten Pathologie seiner Interaktionspartner.

Die psychotherapeutische Behandlung der Reichen und der Mächtigen

In einer Studie über *Die psychoanalytische Behandlung der Reichen und der Mächtigen* hat Johannes Cremerius (1979) eine Antwort auf die Frage gesucht, warum »Patienten in hohen politischen und wirtschaftlichen Machtpositionen sich nur ganz ausnahmsweise einer psychoanalytischen Behandlung unterziehen« (ebd., S. 12f.). Er kommt zu dem Ergebnis, dass es den Reichen und Mächtigen aufgrund ihrer privilegierten Lage und ihres gesellschaftlichen Einflusses möglich ist, »ihre Neurosen derart in gesellschaftlich akzeptierten Formen unter[zu]bringen«, dass sie nicht als krankhafte Störungen bemerkt werden, sodass sie nicht an ihnen leiden müssen. Der Mächtige lebt seine neurotischen Bedürfnisse ungehindert und ungestraft in der Realität aus – anstatt Leidensdruck zu entwickeln, agiert er.

Als Paradebeispiel für diese Patientengruppe gilt die von Herrmann Argelander (1972) publizierte Fallstudie *Der Flieger*. Der Patient stammt aus wohlhabenden Kreisen und ist auch beruflich sehr erfolgreich. Er sucht psy-

chotherapeutische Hilfe, weil er unter Kontaktstörungen leidet. In der psychoanalytischen Behandlung, die Argelander durchführt, zeigt sich die narzisstische Persönlichkeitsstörung des Patienten, mit deren Hilfe er versucht,
sich von menschlichen Beziehungen unabhängig zu machen. »Anstatt Liebe
verschafft er sich Bewunderung und Erfolg bei anderen Menschen« (Cremerius 1979, S. 26). Symbolisch für seine narzisstische Form der Lebensbewäl-
tigung ist das Fliegen, das er als passionierter Sportflieger extensiv betreibt.
Über den Wolken, fern vom direkten Kontakt mit anderen Menschen und
als Alleinherrscher über seine Maschine muss das Gefühl der Freiheit für
diesen Patienten wohl grenzenlos sein. Er phantasiert sich unabhängig und
allen anderen überlegen. Trotz anfänglicher Fortschritte scheiterte die Analyse
dieses Mannes schließlich, da – wie Argelander schreibt – der Patient eine
kontraphobische Reaktionsbildung entwickelt, die es ihm erlaubt, mit seinen
Mitmenschen direkter und angstfreier umzugehen, allerdings um den Preis,
dass diese nun vor ihm Angst haben, weil er sie einschüchtert. Cremerius
(1979, S. 29) kommentiert den Ausgang dieser Behandlung mit folgenden
Worten:

> »Der ›Flieger‹ jedoch hat aufgrund der sozioökonomischen Sonderstellung die
> Möglichkeit, seine Neurose funktional so unterzubringen, daß sie ihm Gewinn
> bringt, ja, daß sie eine der wichtigen Voraussetzungen des Gewinns überhaupt
> wird – und zwar nicht im Sinne des sekundären Krankheitsgewinnes, der ja in
> der Regel nur noch ein Surrogat ist, sondern eines echten primären Gewinnes.
> Ihm kann die Analyse keine unmittelbaren Vorteile versprechen – für ihn ist sie
> zunächst einmal mit Verlusten verbunden, und zwar mit realen Verlusten an
> Geld, Besitz, Macht. Was sie ihm für die Zukunft in Aussicht stellt, nämlich ein
> Mehr an menschlichen Kontakten, Liebesfähigkeit und Vertrauen, kann deshalb
> nicht als verlockend erlebt werden. […] Von diesen soziopolitischen Aspekten
> des Ausagierens privater Neurosen der Oberschicht erfährt der Analytiker
> außerhalb seines Sprechzimmers mehr als innerhalb desselben, wenn er als poli-
> tisch interessierter Zeitgenosse versucht, die gesellschaftliche Wirklichkeit nicht
> mehr naiv, sondern ebenso kritisch analytisch zu studieren wie die Innenwelt
> seiner Patienten.«

Otto Kernberg (1996, S. 97) berichtet von einem ähnlich gelagerten Fall:

> »Der 17jährige Sohn eines mächtigen Politikers bekämpfte zu Hause den kon-
> servativen arroganten Stil seines Vaters mit chronischen Wutausbrüchen, identi-
> fizierte sich jedoch mit der autoritären Haltung seines Vaters, indem er dessen

Einfluß in der Stadt ausnutzte. Er versuchte Lehrer, Geschäftleute und andere Erwachsene zu terrorisieren, indem er sich auf die Macht seines Vaters berief, es ihnen heimzuzahlen drohte, falls seine Forderungen nicht erfüllt würden.«

Auch Kernberg betont, dass die Behandlung eines solchen Patienten große behandlungstechnische Schwierigkeiten aufwirft, da die narzisstische Störung mit real existierenden Macht- und Abhängigkeitsverhältnissen verzahnt ist und von diesen unterstützt wird. Allerdings ist Kernbergs Auffassung von den therapeutischen Chancen nicht so fatalistisch wie die von Cremerius. Das hängt damit zusammen, dass sich unsere Möglichkeiten, in solchen Fällen psychotherapeutisch hilfreich zu sein, dank der Weiterentwicklung der psychoanalytischen Behandlungstechniken bei narzisstischen Störungen enorm verbessert haben. Dies ist vor allem dem Einfluss der Theorien von Heinz Kohut und Otto Kernberg und den Erfahrungen bei der Institutions- und Organisationsberatung zu verdanken. Im Folgenden will ich die Behandlung eines beruflich sehr erfolgreichen Patienten schildern, der genau dem Typus des Fliegers von Argelander entspricht.

Der 53-jährige Patient kommt in meine Praxis, weil sich sein »Leben in ein Chaos aufzulösen droht«: Seine Frau will sich wegen seiner zahllosen Affären scheiden lassen, seine drei Kinder haben Schwierigkeiten im Studium und er selbst hat sich in eine fast aussichtslose finanzielle Situation hinein manövriert. Trotz seines überdurchschnittlichen Einkommens hat er durch Steuersparmodelle, riskante Börsenspekulationen und einen luxuriösen Lebensstil einen erdrückenden Schuldenberg aufgetürmt. Während er sich in seinem privaten Leben unfähig und hilflos vorkommt, fühlt er sich in seiner beruflichen Rolle als Pilot von Passagierflugzeugen nach wie vor selbstsicher, kompetent und zuverlässig. Sobald er seine Kapitänsuniform anhabe, sei er »ein anderer Mensch«. Er registriert genau die Hochachtung, die man ihm entgegenbringt, wenn er im Rahmen seiner Berufsrolle handelt. Er genießt die Anerkennung, die Macht und auch die enorme Verantwortung, die er als Flugzeugkapitän hat.

In seiner Kindheit und Jugend hatte der Patient unter einem despotischen, depressiven und jähzornigen Vater zu leiden, der ihn und die Mutter mit seinen unberechenbaren Wutanfällen tyrannisierte. Als der Patient 17 Jahre alt war, erschoss sich der Vater nach einem Streit mit der Mutter mit seinem Jagdgewehr. Obwohl er angibt, dass er den Vater hasste und froh war, ihn endlich los zu sein, hat der Patient eine undeutliche Ahnung, dass er noch immer am Vater hängt. Mit seinem beruflichen Erfolg will er noch immer die väterliche Anerkennung gewinnen, die er als Kind vermisste. Zugleich imitiert er den protzigen und selbstschädigenden Lebensstil des Vaters, der zur besseren Gesellschaft gehören wollte und über seine Verhältnisse lebte.

In der Übertragung behandelt mich der Patient anfangs so, wie er sich früher von seinem Vater behandelt fühlte. Beispielsweise entwertet er den Beruf des Psychotherapeuten und versucht mich lächerlich zu machen, indem er mich imitiert und versucht die Rollen umzukehren. Manchmal hält er mich für einen freundlichen und gutmütigen, aber naiven und gutgläubigen Therapeuten, der von den Abgründen der »wirklichen Welt draußen« keine Ahnung hat. Dann wieder vermutet er bei mir eine zynische »Abzockerhaltung« und er kann sich nicht vorstellen, dass meine Beziehung zu ihm nicht auch von Berechnung, Ausbeutung, Hochmut und Verachtung geprägt ist. Phasenweise verkehrt sich die Entwertung in eine Idealisierung des Therapeuten. Der Patient bezeichnet mich als seinen »Guru«. Das abrupte Umschlagen seiner Selbstidealisierung in eine Projektion dieser Idealisierung auf mich ist aber sehr instabil und drückt seine Phantasie aus, dass in einer Beziehung immer nur eine Person ideal und grandios sein kann, während der andere eine bewundernde aber schattenhafte Rolle einnehmen muss.

Der Patient entspricht genau dem Typus des Narzissten, der sich in eine manifeste Grandiosität flüchtet, um seine latenten Minderwertigkeitsgefühle zu kompensieren. Es ist seine Kapitänsuniform, die seinem fragilen Selbstgefühl Halt und Kontur verleiht. Wenn er sie trägt, verfügt er über ein stabiles Selbst und ist in der Lage, einen anspruchsvollen und höchst verantwortungsvollen Beruf auszuüben. Ohne Uniform fühlt er sich hilflos und unsicher und muss sein Selbstgefühl aufwerten, indem er arrogant auftritt, mit Geld um sich wirft und oberflächliche sexuelle Affären eingeht.

Im Verlauf der mehrjährigen (einstündigen) psychotherapeutischen Behandlung lernt der Patient zunehmend diese Prozesse zu durchschauen. Die innere Reifung, die er durchmacht, zeigt sich unter anderem darin, dass er sich entschließt, sich seinen finanziellen Problemen zu stellen und diese nicht mehr durch immer neue finanzielle Tricks zu verschleiern und damit langfristig noch auswegloser zu machen. Er verkauft die überdimensionierte Villa und zieht zusammen mit seiner Frau in eine Mietwohnung. Es ist sehr schwer für ihn, diesen narzisstisch kränkenden Weg zu gehen. Er verzichtet auch auf die endlose Fortführung seiner Affären und entwickelt ein neues Interesse an seiner Ehebeziehung. Interessanterweise ändert sich parallel dazu auch sein Verhältnis zur Macht – *und zwar in mehrfacher Hinsicht, wie ich ausdrücklich betonen möchte.* Während der Patient im ersten Teil der Therapie häufig ein Gefühl der Macht empfand, wenn er sich selbstdestruktiven Neigungen hingab und so die Phantasie entwickeln konnte, den Therapeuten ohnmächtig zu machen, setzt er sich in weiter fortgeschrittenen Abschnitten der Therapie offener, kritischer und selbstbewusster mit mir auseinander. Auch im beruflichen und privaten Feld entwickelt er einen anderen Umgang mit Problemen der Macht: Früher hatte er sich gegenüber Untergebenen entweder arrogant oder aber anbiedernd verhalten. Beide Verhaltensmuster untergruben im Grunde genommen seine Autorität. Während der Therapie entdeckt er, dass er seine berufliche Macht viel effizienter ausüben kann und sich dabei auch wohler fühlt, wenn er eine angemessene Distanz zu den Mitgliedern seiner Crew hält und seine dienstlichen Anweisungen freundlich aber bestimmt formuliert. Auch zu Vorgesetzten ändert sich seine Einstellung. Früher hatte er immer große Probleme mit Vorgesetzten und Autoritätsfiguren. Er fühlte sich schnell gedemütigt und reagierte darauf mit Wutanfällen, Arroganz und sozialem Rückzug. Den Kontakt mit Vorgesetzten suchte er zu vermeiden und seine schon begonnene Karriere im Management eines Luftfahrtunternehmens scheiterte aus diesen Gründen. Die Rolle des Flugzeugkapitäns scheint ihm auf den Leib geschrieben: »In der Piloten-Kanzel habe ich niemanden über mir – außer den lieben Gott«, lautet einer seiner Lieblingssprüche. In der Übertragung mit mir macht er die Erfahrung, dass es möglich ist, mich zu fürchten und zu hassen, mich anzugreifen und mir zu misstrauen und doch zugleich auch Sehnsucht und Gefühle von Wärme und Anhänglichkeit mir gegenüber zu empfinden.

Meine Gegenübertragung ist insbesondere in der Anfangsphase ausgesprochen heftig: Ich fühle mich ohnmächtig, entwertet und überfahren. Das geht so weit, dass ich ernsthaft an meinen Fähigkeiten als Therapeut zweifele – auch bezweifle, diesem Menschen standhalten, mich gegen ihn behaupten zu können. Ich frage mich: Bin ich selbstbewusst, schlagfertig und aggressiv genug, diesem aufgeblasenen Kerl Paroli bieten zu können? Allerdings: Wenn ich zu schlagfertig und aggressiv bin, wird er mit Sicherheit die Therapie abbrechen, denn seine Kränkbarkeit, seine Skepsis mir gegenüber und seine Angst vor der Therapie sind mit Händen zu greifen. Ich überlege, ob es besser wäre, ihn zu einem Kollegen zu schicken. Ein eher noch harmloses Beispiel für seine Strategie, mich zu entwerten, und meine Reaktion darauf: Er macht sich lustig über die durchgescheuerten Sessel in meinem Behandlungszimmer. Einerseits meine ich darüber zu stehen und kann seinen Perfektionswunsch als Kompensation für sein Grundgefühl des narzisstischen Beschädigtseins begreifen und auch deuten, andererseits sind mir die schäbigen Sessel tatsächlich etwas peinlich und ich denke darüber nach, mir neue zu kaufen.

Warum ist trotz dieser enormen Schwierigkeiten ein produktiver Prozess zu Stande gekommen? Entscheidend war, dass ich mich von ihm emotional verwickeln ließ, dass ich die Beziehung zu ihm durchgehalten, ihn nicht weggeschickt habe. Zwei Konzepte waren mir dabei eine besondere Hilfe: Zum einen Bions Containment-Konzept, nach dem ich die aggressiven Attacken des Patienten nicht schlagfertig konterte, sondern in mir aufnahm, verarbeitete und ihm im Laufe der Therapie in angemessenen Dosen zurückgab. Zum anderen Morgenthalers Konzept der Verführung: Ich versuchte den Patienten dazu zu verführen, mit mir eine emotional bedeutsame Beziehung einzugehen. Als er sozusagen angebissen hatte, Vertrauen fasste und merkte, dass es ihm gut tat, zu mir zu kommen, konnte er sich langsam öffnen. Nach und nach zeigte er mir bruchstückweise seine schwachen, entwerteten Seiten. Er berichtete über den Selbstmord des Vaters, seinen finanziellen Ruin, das Fiasko seiner Ehe, seine zahllosen Affären, die Liebe zu seinen Kindern. Natürlich kamen immer wieder entwertende Attacken von ihm, aber nie wieder ein solcher Dauerbeschuss wie am Anfang und mit diesen Attacken konnte ich dann auch souveräner umgehen. Als er dann nochmals eine große Krise hatte – aufgrund einer außerehelichen Beziehung mit einer Stewardess, die in Amerika lebte, wollte er seine Frau verlassen – wurde die Therapie auf andere Art in Frage gestellt, aber da konnte ich ihm zeigen, dass er wieder auf der Flucht war.

Der Patient durchlebte eine depressive Phase, als er das Ausmaß seines finanziellen Fiaskos zu realisieren begann. Nach dem Verkauf seiner überdimensionierten Villa verpflichtete er sich selbst zu einem strikten Sparkurs. Aber dann holte ihn die Verzweiflung wieder ein: Was ist das Leben noch wert, wenn man kein Geld hat? Ich konnte aber auch über die Frage mit ihm sprechen: Was hat man eigentlich davon, wenn man in einem Luxus-Hotel jede Woche sechsmal umzieht, weil man immer denkt, im nächsten Zimmer sei es noch schöner – aber dort stört dann beispielsweise das Meeresrauschen unterm Zimmerfenster?

Der Fall hat im Übrigen auch eine politisch-historische Dimension: Der bereits erwähnte Vater des Patienten war schwer kriegsversehrt, hatte nicht nur eine Schussverletzung am Bein, sondern erschien auch von seinen Kriegserlebnissen seelisch gebrochen. Auch beide Schwiegereltern schildert der Patient als von Kriegserlebnissen traumatisiert; der Schwiegervater sei psychosomatisch krank, depressiv und terrorisiere seine Ehefrau.

Diese Fallgeschichte zeigt, wie die Ausübung von Macht destruktiv und zugleich selbstschädigend werden kann, wenn sie in den Dienst pathologischer narzisstischer Bedürfnisse gestellt wird. Überall im Alltag lassen sich Beispiele finden, die strukturell ähnlich gelagert sind: Immer dort, wo ein starkes Machtgefälle auftritt – also zwischen Eltern und Kindern, zwischen Arzt und Patient, zwischen Pfleger und Hilfsbedürftigem, zwischen Wärter und Gefangenem, zwischen Bürokrat und Antragsteller – existiert für denjenigen, der in diesem Moment die Macht inne hat, die Versuchung, seine verdrängten und unbewältigten Gefühle von Ohnmacht und Hilflosigkeit, über die jeder Mensch verfügt, dadurch zu lindern und abzuwehren, dass er sie dem unterlegenen Partner beibringt. Es ist deshalb von zentraler Bedeutung, uns als Psychotherapeuten bewusst zu machen, dass wir auch die Machtposition in der Therapeut-Patient-Beziehung missbrauchen können, um unser unsicheres narzisstisches Gleichgewicht zu stabilisieren.

Literatur

Argelander, H. (1972): Der Flieger. Eine charakteranalytische Fallstudie. Frankfurt a. M. (Suhrkamp).
Benjamin, J. (1996): Die Fesseln der Liebe. Psychoanalyse, Feminismus und das Problem der Macht. Amerik. Original: 1988: The Bonds of love. Psychoanalysis, Feminism, and the Problem of Domination. Frankfurt a. M. (Fischer).
Burckhardt, J. (1868): Weltgeschichtliche Betrachtungen. In: Gesamtausgabe, Bd. VII, Basel (Schwabe) 1929, S. 1–208.
Cremerius, J. (1979): Die psychoanalytische Behandlung der Reichen und Mächtigen. In: Cremerius, J.; Hoffmann, S. O.; Trimborn, W. (1979): Psychoanalyse, Über-Ich und soziale Schicht. Die psychoanalytische Behandlung der Reichen, der Mächtigen und der sozial Schwachen. München (Kindler), S. 11–54.
Dornes, M. (1993): Der kompetente Säugling. Die präverbale Entwicklung des Menschen. Frankfurt a. M. (Fischer).
Freud, S. (1914): Zur Einführung des Narzissmus. In: GW X, S. 137–170.
Kernberg, O. F. (1996): Schwere Persönlichkeitsstörungen. Theorie, Diagnose und Behandlungsstrategie. 5. Aufl. (Amerik. Original: 1984: Severe personality disorders.) Stuttgart (Klett-Cotta).
Kernberg, O. F. (2000): Ideologie, Konflikt und Führung. Psychoanalyse von Gruppenprozessen und Persönlichkeitsstruktur. (Amerik. Original: 1998: Ideology, conflict, and leadership in groups and organizations.) Stuttgart (Klett-Cotta).

Lasch, C. (1979): Das Zeitalter des Narzissmus. München (dtv) 1982.

Mentzos, S. (1977): Interpersonale und institutionalisierte Abwehr. 2. Aufl. Frankfurt a.M. (Suhrkamp).

Rank, O. (1924): Das Trauma der Geburt und seine Bedeutung für die Psychoanalyse. Neuausgabe mit einem Vorwort von J. Lieberman und einem Vorwort von L. Janus, Gießen (Psychosozial-Verlag) 1998.

Reich, W. (1922): Zwei narzisstische Typen. In: Reich, W. (1977): Frühe Schriften I. Aus den Jahren 1920 bis 1925. Frankfurt a.M. (Fischer), S. 144–152.

Sennet, R. (1977): Verfall und Ende des öffentlichen Lebens. Die Tyrannei der Intimität. Frankfurt a. M. 1983 (Fischer).

Willi, J. (1975): Die Zweierbeziehung. Spannungsursachen, Störungsmuster, Klärungsprozesse, Lösungsmodelle. Analyse des unbewußten Zusammenspiels in Partnerwahl und Paarkonflikt: Das Kollusions-Konzept. Reinbek (Rowohlt).

Winnicott, D. W. (1965): Reifungsprozesse und fördernde Umwelt. Gießen (Psychosozial-Verlag) 2002.

Wirth, H.-J. (2002): Narzissmus und Macht. Zur Psychoanalyse seelischer Störungen in der Politik. Gießen (Psychosozial-Verlag).

Autorenverzeichnis

Emil Branik, geb. 1955; Dr. med., Facharzt für Psychiatrie und Psychotherapie, Kinder- und Jugendpsychiatrie und -psychotherapie, Psychotherapeutische Medizin, Psychoanalyse (DGPT), Chefarzt der Abteilung für Kinder- und Jugendpsychiatrie und -psychotherapie am Allgemeinen Krankenhaus Harburg in Hamburg; zahlreiche Veröffentlichungen zu Psychiatrie der Migration, psychischen Folgen des Holocausts, stationärer Psychotherapie und verschiedenen klinischen Themen.
Kontakt: Dr. med. Emil Branik, Allgemeines Krankenhaus Harburg, Kinder- und Jugendpsychiatrie und -psychotherapie, Eißendorfer Pferdeweg 52, D-21075 Hamburg; E-Mail: emil.branik@ak-harburg.lbk-hh.de

Georg R. Gfäller, geb. 1949; Dipl. sc. pol., Psychoanalytiker, Gruppenanalytiker, Supervisor und Organisationsberater in eigener Praxis; wiss. Mitarbeiter von C. F. von Weizsäcker am Max-Planck-Institut zur Erforschung der Lebensbedingungen der wissenschaftlich-technischen Welt (1971–1976), danach bis dato weitere enge Zusammenarbeit in Fragen Ethik der Wissenschaften, politischer Verantwortung und Gruppen-, Psychoanalyse in Verbindung zur Physik; vielfältige Veröffentlichungen zu Themen der Gruppenanalyse, Psychoanalyse und politischer Verantwortung.
Kontakt: Dipl. sc. pol. Georg Gfäller, Bismarckstraße 2, D-80803 München; E-Mail: ggfaeller@t-online.de, Homepage: www.gfaeller.de.

Martin Hautzinger, geb. 1950; Dr., Dipl.-Psych., Universitätsprofessor für Psychologie, Leiter der Abteilung Klinische und Entwicklungspsychologie am Psychologischen Institut der Universität Tübingen, Mitglied im Gutachterkreis des Instituts für medizinische, pharmazeutische und psychotherapeutische Prüfungsfragen, Mitglied im Fachkollegium Psychologie bei der Deutschen Forschungsgemeinschaft, Mitglied in der Geschäftsführung der priv. Tübinger Akademie für Verhaltenstherapie, Ausbilder und Supervisor an verschiedenen Psychotherapie Ausbildungsstätten; Arbeitsschwerpunkte sind: Interventionsforschung (Psychotherapie, Prävention), Affektive Störungen bei verschiedenen Alters- und Zielgruppen, Angststörungen, Alkoholabhängigkeit, psychophysiologische Störungen bei verschiedenen Alters- und Zielgruppen u. a.

Kontakt: Prof. Dr. Martin Hautzinger, Abteilung für Klinische Psychologie und Entwicklungspsychologie, Universität Tübingen, Christophstraße 2, 72072 Tübingen; E-Mail: hautzinger@uni-tuebingen.de

Rudolf Jaspers (ehemals Walter), geb. 1946; Dipl.-Psych. und Psychoanalytiker in eigener Praxis in Hamburg; intensive Mitarbeit als Funktionsträger in verschiedenen Ämtern im Rahmen der regionalen und überregionalen Berufspolitik so wie in einem von der DGPT anerkannten Institut; der Schwerpunkt der theoretischen psychoanalytischen Arbeit liegt in der Auseinandersetzung mit psychoanalytischen Behandlungsformen; den Schwerpunkt der Behandlung bilden Patienten mit frühen Störungen und Patienten aus misslungenen Therapien; diverse Veröffentlichungen.

Kontakt: Rudolf Jaspers, Anne-Barth-Weg 18, 22527 Hamburg; E-Mail: rudyjaspers@aol.com

Marianne Leuzinger-Bohleber, geb. 1947; Dr. phil., Professorin für Psychoanalytische Psychologie der Universität Kassel, geschäftsführende Direktorin des Sigmund-Freud-Instituts, Lehranalytikerin der Deutschen Psychoanalytischen Vereinigung, Mitglied der Schweizer Gesellschaft für Psychoanalyse, Chair des Research Subcommittees for Conceptual Research der International Psychoanalytical Association, Visiting professor: University College London; Arbeitsschwerpunkte: klinische, konzeptuelle und empirische Forschung in der Psychoanalyse, Psychoanalyse im interdisziplinären Dialog mit Erziehungswissenschaft, Embodied Cognitive Science, Neuro- und Literaturwissenschaften.

Kontakt: Prof. Dr. Marianne Leuzinger-Bohleber, Sigmund-Freud-Institut, Myliusstraße 20, 60323 Frankfurt a. M.; E-Mail: SFI-M.Leuzinger-Bohleber@t-online.de

Carine Minne, geb. 1961; Dr., Ärztin (MB BCh BAO), Psychiaterin, Psychoanalytikerin; Ausbildung in forensischer Psychiatrie, Psychotherapie und Psychoanalyse; Mitglied des Royal College of Psychiatrists, außerordentliches Mitglied der British Psychoanalytic Society, Mitglied der Association for Psychoanalytic Psychotherapists im NHS; Tätigkeit am Broadmoor Hospital (London), an der Portman Clinic (Tavistock) und für den Nationalen Gesundheitsdienst (NHS); praktische und wissenschaftliche Tätigkeit im Rahmen langfristiger psychotherapeutischer Behandlung von Patienten der forensischen Psychiatrie; Kooperation mit deutschen Psychiatern hinsichtlich Operationalisierter Psychodynamischer Diagnostik (OPD); Einsatz für duale Ausbildung in Forensischer Psychiatrie und Psychotherapie; zahlreiche Veröffentlichungen, u. a. zur Behandlung von gewalttätigen und gefährlichen Menschen.

Kontakt: Dr. Carine Minne, Portman Clinic, 8 Fitzjohns Avenue, London NW3 5 NA – GB; E-Mail: carine. minne@wlmht. nhs. uk

Ira Müller, geb. 1959; Dr. med., Fachärztin für Psychiatrie, Psychotherapie, Psychoanalyse, Qualitätsmanagement, DGPT, DGPPN; niedergelassen in eigener Praxis, Weiterbildung in Psychoanalyse am Alfred-Adler-Institut Nord, Veröffentlichungen zu Organisationsberatung und Qualitätsmanagement; Arbeitsschwerpunkte: Trauma, Konflikt und sexuelle Störung; Qualitätsmanagement und OPD-Diagnostik in der ambulanten Psychotherapie, QEP-Trainerin.

Kontakt: Dr. med. Ira Müller, Robert-Bosch-Straße 6, 27211 Bassum; E-Mail: IRAMUELLER@aol.com

Eckhart Neumann, geb. 1951; Dipl.-Psych., Lehranalytiker (DGPT), Mitglied am IPR Köln, niedergelassen in Bonn, Tätigkeit in Kliniken und Erziehungsberatung, Erstberuf Musiktherapeut; Interessenschwerpunkt: Psychoanalyse von Kunst und Musik.

Kontakt: Eckhart Neumann, Adenauerallee 23, 53113 Bonn; E-Mail: ECNeumann@aol.com

Michael Pavlovic, geb. 1953; Dr. med., Facharzt für Psychotherapeutische Medizin, Facharzt für Psychiatrie und Psychotherapie, Psychoanalytiker, Gruppenanalytiker, Supervisor und Organisationsberater (DGPT, DPG, IPA, DAGG, ISPSO) in freier Praxis, Lehrtätigkeit im Rahmen der psychoanalytischen Weiterbildung und verschiedenen anderen psychotherapeutischen Weiterbildungsgängen, Lehr- und Kontrollanalytiker am Institut für Psychoanalyse der DPG Stuttgart; besonderes Interesse an der Nutzung psychoanalytischer und gruppenanalytischer Konzepte zum Verstehen von unbewussten Dynamiken in Institutionen, Organisationen und Arbeitsteams.

Kontakt: Dr. med. Michael Pavlovic, Altenbergstraße 31, 70180 Stuttgart; E-Mail: pavlovic@psychcon.de; Homepage: www.psychcon.de

Gabriele Poettgen-Havekost, Dipl.-Psych., Psychologische Psychotherapeutin, Psychoanalytikerin (DPG, DGPT), Gruppenanalytikerin, Dozentin und Lehranalytikerin am Lehrinstitut für Psychoanalyse und Psychotherapie Hannover, niedergelassen in freier Praxis, seit mehreren Jahren Beschäftigung mit der Thematik: Wahrnehmung und behandlungstechnischer Umgang mit körpersprachlichen Inszenierungen innerhalb des psychoanalytischen Behandlungsprozesses.

Kontakt: Gabriele Poettgen-Havekost, Fallingbostelerstraße 2, 30900 Wedemark; E-Mail: Poettgen-Havekost@t-online.de

Jan Ponesicky, geb. 1943; Dr. med., Dr. phil. Dipl.-Psych., Oberarzt der MEDIAN-Klinik Berggießhübel, Psychoanalytiker, Supervisor, Dozent an der Prager Psychotherapeutischen Fakultät und an der Fakultät für Humanistische Studien der Karlsuniversität in Prag/CR.; Arbeitsschwerpunkte: Psychosomatik, Psychoanalyse und Philosophie.

Kontakt: Dr. med. Dr. phil. Jan Ponesicky, Bahraweg 2, 01816 Bad Gottleuba; E-Mail: psy.berggiesshuebel@median-kliniken.de

Thomas Reinert, geb. 1951; Dr. med., Facharzt für Neurologie/Psychiatrie (= Nervenheilkunde) und für Psychosomatische Medizin, Psychoanalytiker (DGIP, DGPT, DAGG), Lehranalytiker (DGIP, DGPT, Alfred-Adler-Institut Düsseldorf), Chefarzt der Fachklinik Langenberg (Fachkrankenhaus für Suchtkrankheiten) in Velbert.

Kontakt: Dr. med. Thomas Reinert, Fachklinik Langenberg, Krankenhausstraße 17, 42555 Velbert; E-Mail: info@fachklinik-langenberg.de

Gerd Rudolf, geb. 1939; Prof. Dr. med., ehemaliger Direktor der Psychosomatischen Universitätsklinik Heidelberg, Facharzt für Psychotherapeutische Medizin und für Psychiatrie, Psychoanalytiker (DPG), Mitbegründer der OPD, Mitherausgeber der *Zeitschrift für Psychosomatische Medizin und Psychotherapie*, Heigl-Preisträger 2004; Arbeitsschwerpunkt: Konzeptbildung und empirische Forschung in der psychodynamischen Psychotherapie.

Kontakt: Prof. Dr. med. Gerd Rudolf, Psychosomatische Universitätsklinik Heidelberg, Thibautstraße 2, 69115 Heidelberg; E-Mail: gerd_rudolf@med. uni-heidelberg.de

Birgitta Rüth-Behr, geb. 1954; Dr. med., niedergelassen als Fachärztin für

Psychosomatische Medizin und Psychotherapie, Psychoanalytikerin (DGPT, DPV, IPA), Dozentin und Supervisorin am Michael-Balint-Institut Hamburg, Lehrtherapeutin beim Arbeitskreis für Psychotherapie; Arbeitsschwerpunkte: tiefenpsychologisch fundierte Psychotherapie, analytische Psychotherapie im niederfrequenten Setting, Vernetzung ambulanter und stationärer Behandlung in Psychosomatischer Medizin und Rehabilitation, Familienrechtsgutachten.

Kontakt: Dr. med. Birgitta Rüth-Behr, Ahornallee 10, 22529 Hamburg; E-Mail: Dr.Rueth-Behr@t-online.de

Albrecht Schottky, geb. 1935; Dr. med., Facharzt für Psychiatrie und Psychotherapie/Psychoanalyse, Facharzt für psychotherapeutische Medizin, Lehranalytiker (DGIP), Supervisor, Balintgruppenleiter, Dozent am Alfred-Adler-Institut München, Vorstandsmitglied am Psychotherapie-Kolleg Würzburg; Arbeitsschwerpunkte: Struktur und Persönlichkeit, Lebensstil, Prioritäten, Arbeit mit frühkindlichen Erinnerungen und Träumen, emotionale und soziale Intelligenz.

Kontakt: Dr. med. Albrecht Schottky, Julius-Echter-Straße 30, 97440 Werneck; E-Mail: albrecht.schottky@cm-w.de

Ulrich Streeck, geb. 1944, Prof. Dr. med., M.A.; Ärztlicher Direktor der Klinik Tiefenbrunn (Krankenhaus für Psychotherapie, Psychiatrie und psychosomatische Medizin des Landes Niedersachsen), Professor für Psychotherapie und psychosomatische Medizin an der Universität Göttingen, Arzt für psychosomatische Medizin und für Psychiatrie und Psychotherapie, Psychoanalyse, Gruppenanalyse, Supervisor, Beratung; ehem. Vorsitzender der Deutschen Gesellschaft für Psychoanalyse, Psychotherapie, Psychosomatik und Tiefenpsychologie e.V. (DGPT), ehem. Vorsitzender der Vereinigung der leitenden Ärzte der psychosomatisch-psychotherapeutischen Krankenhäuser und Abteilungen in Deutschland e.V.

Kontakt: Prof. Dr. med. M.A. Ulrich Streeck, Herzberger Landstraße 53, 37085 Göttingen; E-Mail: ustreeck@t-online.de; Homepage: www.streeck.net

Annette Streeck-Fischer, Dr. med.; Chefärztin der Abteilung Klinische Psychotherapie von Kindern und Jugendlichen des Akademischen Lehrkrankenhauses Tiefenbrunn, Kinder- und Jugendpsychiaterin, Fachärztin für Psychotherapeutische Medizin, Psychoanalytikerin (DPG, DGPT),

Lehr- und Kontrollanalytikerin am Lou-Andreas-Salomé-Institut Göttingen, seit 1980 Lehrauftrag an der medizinischen Fakultät, Mitherausgeberin der Zeitschrift *Praxis der Kinderpsychologie, Kinderpsychiatrie*, Veröffentlichungen u. a. zu Themen wie Adoleszenz, Rechtsextremismus, Gewalt, Trauma, Misshandlung, Missbrauch.

Kontakt: Dr. med. Annette Streeck-Fischer, Herzberger Landstraße 53, 37085 Göttingen; E-Mail: annette.streeck-fischer@nlkh-tiefenbrunn.niedersachsen.de

Walter Schurig, geb. 1951; Dr. med., Facharzt für Neurologie, Psychiatrie und Psychotherapeutische Medizin, Chefarzt der Psychosomatischen Abteilung am St. Agatha Krankenhaus Köln; Ausbildung u. a. an der damaligen Universitätsklinik für Innere Medizin und Psychosomatik unter Prof. von Eiff an der Psychiatrischen Universitätsklinik Bonn und an verschiedenen Landes- und Schwerpunktkliniken; laufende Weiterbildung in Psychoanalyse am Alfred-Adler-Institut Köln-Aachen.

Kontakt: Dr. med. Walter Schurig, Feldgärtenstraße 97, 50735 Köln; E-Mail: schurig@st-agatha-krankenhaus.de

Bertram von der Stein, geb. 1958; Dr. med., Psychoanalytiker (DGPT, DPG), Dozent am Institut für Psychoanalyse und Psychotherapie Düsseldorf, Arzt für Psychotherapeutische Medizin, Arzt für Psychiatrie und Psychotherapie, Rehabilitationswesen, seit Mai 2003 niedergelassener Psychoanalytiker in eigener Praxis; Erfahrungen in psychosomatischer Rehabilitation und Psychotherapie mit Älteren und Migranten; Veröffentlichungen v. a. im Bereich ich-struktureller Störungen, Alkoholismus, autodestruktiven Verhaltens, Kriegstraumatisierungen und Migration.

Kontakt: Dr. med. Bertram von der Stein, Quettinghofstraße 10a, 50769 Köln; E-Mail: Dr.von.der.Stein@netcologne.de

Bruno Waldvogel, geb. 1960; Dr. phil. Dipl.-Psych., Psychoanalytiker (DGPT) in eigener Praxis, Supervisor, Dozent an verschiedenen (psychoanalytischen und verhaltenstherapeutischen) Ausbildungsinstituten, Vorsitzender des bayerischen Landesverbandes der DGPT (BBP-DGPT); Arbeitsschwerpunkt: interdisziplinäre Verbindungen.

Kontakt: Dr. Bruno Waldvogel, Enhuberstraße 1, 80333 München; E-Mail: mail2@bruno-waldvogel.de; Homepage: www.bruno-waldvogel.de

Heinz Weiß, geb. 1955; Prof. Dr. med., Chefarzt der Abteilung für Psychosomatische Medizin am Robert-Bosch-Krankenhaus, Stuttgart; 1992/1993 visiting scientist an der Tavistock Clinic, London; Guest Member der British Psychoanalytical Society; Buchveröffentlichungen und Zeitschriftenbeiträge zur Theorie, Geschichte und Behandlungstechnik der Psychoanalyse, insbesondere zu Borderline-Störungen und pathologischen Persönlichkeitsorganisationen; Mitherausgeber der Reihe *Perspektiven Kleinianischer Psychoanalyse* sowie der Zeitschrift *Psychoanalytic Psychotherapy*.

Kontakt: Prof. Dr. med. Heinz Weiß, Abteilung für Psychosomatische Medizin, Robert-Bosch-Krankenhaus, Auerbachstraße 110, 70376 Stuttgart; E-Mail: heinz.weiss@rbk.de; Homepage: www.rbk.de

Hans-Jürgen Wirth, geb. 1951; apl. Prof. Dr. habil., Dipl.-Psych., Psychologischer Psychotherapeut, arbeitet als Psychoanalytiker und psychoanalytischer Paar- und Familientherapeut in eigener Praxis in Gießen, lehrt an der Universität Bremen, Gründer und Verleger des *Psychosozial-Verlages*; Arbeitsschwerpunkte: Psychoanalyse und Politik.

Kontakt: Prof. Dr. Hans-Jürgen Wirth, Goethestraße 29, 35390 Gießen; E-Mail: hans-juergen.wirth@psychosozial-verlag.de; Homepage: www.psychosozial-verlag.de

Léon Wurmser, geb. 1931; Dr. med., Professor für Psychiatrie, in psychiatrischer und psychoanalytischer Privatpraxis in Towson, Maryland, tätig; Lehranalytiker und Supervisor, New York Freudian Society; regelmäßige Lehrtätigkeit in Europa; Verleihung der Ehrendoktorwürde der Philosophie von der Humboldt-Universität, Berlin, am 7. Juli, 2004; Egnér-Preis, 1997; JAPA-Preis, 2005.

Kontakt: Prof. Dr. med. Léon Wurmser, 904 Crestwick Road, Towson, Maryland 21286/USA; E-Mail: leonwurmser@copper.net

Gisela Zeller-Steinbrich, geb. 1950; Dr. phil., Psychoanalytikerin und Psychotherapeutin für Erwachsene, Kinder und Jugendliche sowie Paar- und Familientherapeutin mit Praxis in Basel; 1981–2000 Lehrauftrag an der Universität zu Köln Dozentin und Supervisorin an psychoanalytischen Weiterbildungsinstituten in Basel, Freiburg i. Br., Luzern; Mitglied im Beirat für Forschung und Wissenschaft der VAKJP; Arbeitsschwerpunkte u. a. Beziehungsanalyse, Beziehungsdiagnostik (OPD-KJ), Persönlichkeitsstörungen.

Kontakt: Dr. phil. Gisela Zeller-Steinbrich, Postfach 4606, CH-4002 Basel; E-Mail: zeller.steinbrich@bluewin.ch

Ralf Zwiebel, geb. 1942; Dr. med., Professor für psychoanalytische Psychologie an der Universität Kassel, Lehranalytiker am Alexander Mitscherlich Institut Kassel; Arbeitsschwerpunkte: Klinische Theorie, Didaktik der Psychoanalyse, Filmpsychoanalyse, Psychoanalyse und östliche Philosophie.

Kontakt: Prof. Dr. med. Ralf Zwiebel, Friedrich Naumannstraße 18, 34131 Kassel; E-Mail: rzwiebel@uni-kassel.de

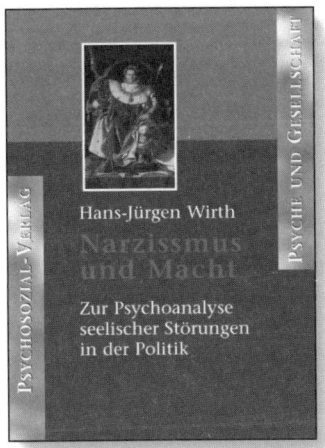
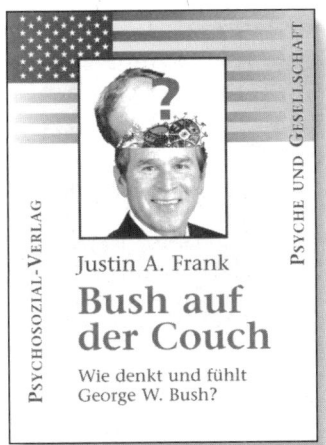

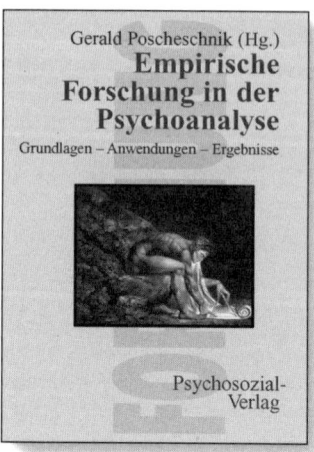

Gerald Poscheschnik (Hg.)
Empirische Forschung in der Psychoanalyse
Grundlagen – Anwendungen – Ergebnisse

Psychosozial-Verlag

Sebastian Hartmann
Die Behandlung psychischer Störungen – Wirksamkeit und Zufriedenheit aus Sicht der Patienten
Die Replikation der »Consumer Reports Study« für Deutschland

Psychosozial-Verlag

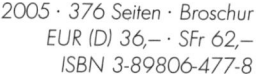

2005 · 376 Seiten · Broschur
EUR (D) 36,– · SFr 62,–
ISBN 3-89806-477-8

2006 · 249 Seiten · Broschur
EUR (D) 29,90 · SFr 52,–
ISBN 3-89806-481-6

Aufgrund guter empirischer Fundierung psychoanalytischer Theorie und Praxis kann die Wissenschaftlichkeit der Psychoanalyse mittlerweile offensiv vertreten werden. Der Sammelband leistet einen wichtigen Beitrag zur Entwicklung einer psychoanalytischen Forschungskultur auf breiter Basis und ist damit wegweisend für die aktuellen Forschungstendenzen.

Das Spektrum der enthaltenen Arbeiten erstreckt sich von der wissenschaftstheoretischen und methodologischen Diskussion der psychoanalytischen Wissenschaft und Therapie über die psychoanalytische Experimental- und Entwicklungsforschung bis hin zur psychoanalytischen Therapieforschung.

Die hier vorliegende Untersuchung ist eine Replikationsstudie der 1994 in den USA durchgeführten Consumer Reports Study. Die deutsche Studie untersuchte systematisch die Wirksamkeit verschiedener ambulanter Behandlungsformen psychischer Störungen und die Zufriedenheit der Patienten. Im Wesentlichen konnten die Untersuchungsergebnisse für Deutschland bestätigt werden. Fachpsychotherapie und Selbsthilfegruppen waren sehr erfolgreich, während Behandlungen durch den Hausarzt sehr schlechte Resultate brachten. Einen positiven Einfluss auf die Effektivität fachpsychotherapeutischer Behandlungen zeigte die Behandlungsdauer, negativen Einfluss hatten Behandlungsrestriktionen durch den Kostenträger. Im Unterschied zum Ergebnis der CR-Studie war die Psychotherapie bei Frauen sehr viel erfolgreicher als bei Männern.

P⊞V
Psychosozial-Verlag

Goethestr. 29 · 35390 Gießen · Tel. 06 41/ 97 16903 · Fax 77742
bestellung@psychosozial-verlag.de
www.psychosozial-verlag.de

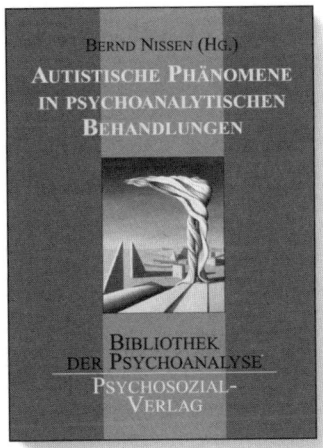

BERND NISSEN (HG.)

**AUTISTISCHE PHÄNOMENE
IN PSYCHOANALYTISCHEN
BEHANDLUNGEN**

**BIBLIOTHEK
DER PSYCHOANALYSE**
PSYCHOSOZIAL-
VERLAG

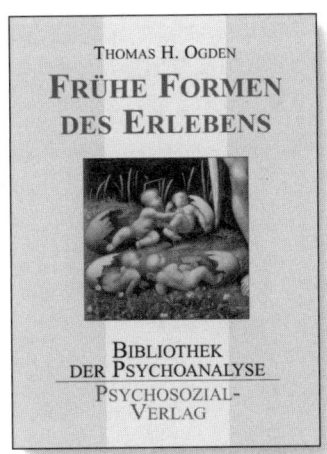

THOMAS H. OGDEN

**FRÜHE FORMEN
DES ERLEBENS**

**BIBLIOTHEK
DER PSYCHOANALYSE**
PSYCHOSOZIAL-
VERLAG

November 2006 · ca. 280 Seiten · Broschur
EUR (D) 29,90 · SFr 52,–
ISBN 3-89806-545-6 · 978-3-89806-545-0

Juli 2006 · 245 Seiten · Broschur
EUR (D) 34,– · SFr 58,90
ISBN 3-89806-563-4 · 978-3-89806-563-4

Psychogen autistische Phänomene spielen eine immer größere Rolle in der psychoanalytischen Behandlung nicht autistischer erwachsener Patienten, insbesondere in der Dynamik pathologischer Organisationen und seelischer Rückzüge. Die Beiträge bieten einen Überblick über den Stand der internationalen Diskussion zum Thema »Autistische Phänomene in psychoanalytischen Behandlungen«. Neben einer allgemeinverständlichen Einführung und der Vorstellung aktueller kinderanalytischer Ansätze werden in zahlreichen Fallbeispielen autistische Phänomene bei unterschiedlichsten Psychopathologien untersucht, z. B. bei Borderline-Störungen, dem Als-Ob-Syndrom, Essstörungen und Hypochondrie. Erstmals erscheint hier auch die grundlegende Arbeit von Sydney Klein »Autistic phenomena in neurotic patients« in deutscher Übersetzung.

Ogdens »Frühe Formen des Erlebens« beschreibt in anschaulicher Art und Weise die primitivste psychische Organisation des sensorisch dominierten, vorsymbolischen Erlebnisbereiches. Um diese Grundlage für die Erfahrung des Selbst systematisch erfassen zu können, führt er das Konzept der autistisch-berührenden Position ein. Darunter versteht er ein Erleben, in dem Bedeutung auf der Grundlage von Sinneseindrücken, insbesondere auf der Hautoberfläche entsteht. Eine systematische und erfahrungsnahe Darstellung komplexer psychischer Prozesse.

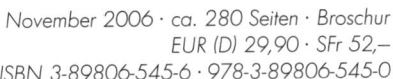

Psychosozial-Verlag

Goethestr. 29 · 35390 Gießen · Tel. 06 41/ 9716903 · Fax 77742
bestellung@psychosozial-verlag.de
www.psychosozial-verlag.de

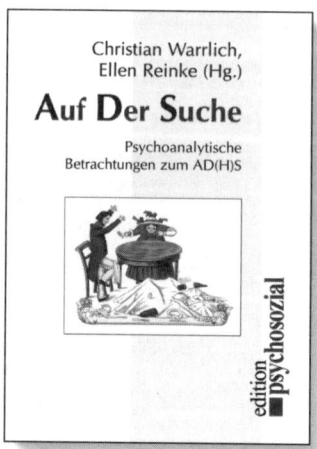

Christian Warrlich, Ellen Reinke (Hg.)

Auf Der Suche

Psychoanalytische Betrachtungen zum AD(H)S

edition psychosozial

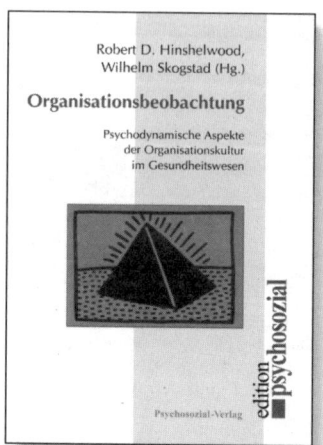

Robert D. Hinshelwood, Wilhelm Skogstad (Hg.)

Organisationsbeobachtung

Psychodynamische Aspekte der Organisationskultur im Gesundheitswesen

Psychosozial-Verlag

edition psychosozial

Dezember 2006 · ca. 180 Seiten · Broschur
EUR (D) 19,90 · SFr 34,90
ISBN 3-89806-568-5 · 978-3-89806-568-9

Kaum ein Krankheitsbild wie das des ADHS hat in den letzten Jahren solch kontroverse Diskussionen provoziert. Es treffen nicht nur heftige Affekte, sondern Weltanschauungen aufeinander, diametral unterschiedliche Auffassungen von Krankheit, des Verhältnisses von Körper und Geist, Kausalität, Determinismus und Finalität, Individuum und Gesellschaft.

Dem vorherrschenden Krankheitsverständnis des ADHS als einer monokausalen, körperlich genetischen Erkrankung soll hier ein beziehungs- und sozialorientiertes, sinnverstehendes und psychoanalytisches zur Seite gestellt werden. Die Zusammenschau ermöglicht einen Zugang zum komplexen Bedingungs- und Entstehungsgefüge des ADHS – verstanden als eine psycho-sozio-somatische Einheit und ein Sinnbild der Moderne, eine Erscheinung unserer Zeit.

September 2006 · ca. 240 Seiten · Broschur
EUR (D) 29,90 · SFr 52,–
ISBN 3-89806-566-9 · 978-3-89806-566-5

Hinshelwood und Skogstad präsentieren eine neue Form der Organisationsbeobachtung von Institutionen des Gesundheitswesens. Aufgrund jahrelanger Beobachtungen kleiner Untereinheiten beschreiben die Beiträger interne psychodynamische Prozesse. Die psychoanalytisch orientierte Analyse dieser Prozesse liefert wichtige Erkenntnisse über Entwicklungspotenziale oder Hindernisse bei Umstrukturierungsmaßnahmen und bietet Problemlösungsansätze bei offenen und verdeckten Konflikten. Das Buch unterstützt Mitarbeiter des Gesundheitswesens sowie Ausbilder und Manager dabei, die Funktionsmechanismen und Schwierigkeiten ihrer Organisationen besser zu verstehen, und liefert so wertvolle Anregungen für das Selbstmanagement und die tägliche Arbeitsorganisation.

P🔲V
Psychosozial-Verlag

Goethestr. 29 · 35390 Gießen · Tel. 06 41/ 9716903 · Fax 77742
bestellung@psychosozial-verlag.de
www.psychosozial-verlag.de

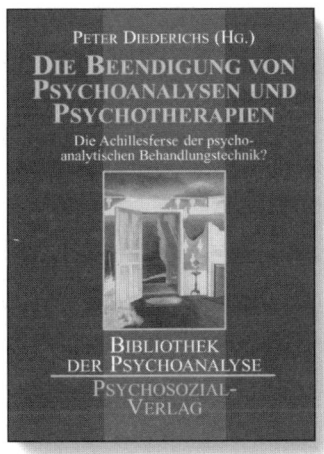

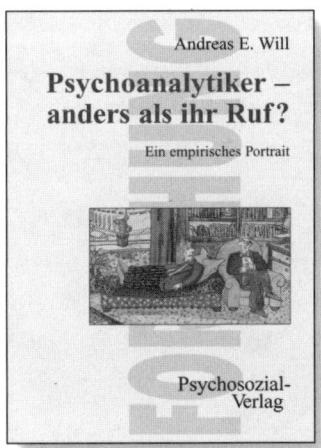

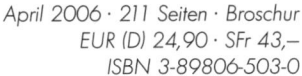

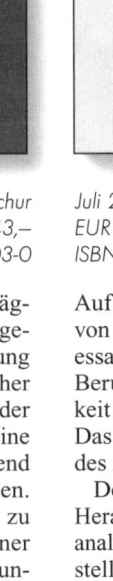

April 2006 · 211 Seiten · Broschur
EUR (D) 24,90 · SFr 43,–
ISBN 3-89806-503-0

Juli 2006 · ca. 220 Seiten · Broschur
EUR (D) 24,90 · SFr 43,–
ISBN 3-89806-453-0

Obwohl Therapieabschlüsse zu der alltäglichen psychotherapeutischen Praxis gehören, ist die Bedeutung der Beendigung von Behandlungen bisher in theoretischer und behandlungstechnischer Sicht weder für den Analytiker selbst noch für seine Patienten oder Analysanden ausreichend metapsychologisch reflektiert worden. Dieser Band versucht diese Lücke zu füllen. Psychoanalytiker verschiedener Fachgesellschaften und Therapierichtungen diskutieren eigene Erfahrungen mit der Abschlussphase ihrer Therapien. Dabei wird auch der jeweilige implizite fachgesellschaftliche Konsens berücksichtigt. Peter Diederichs führt kenntnisreich in die Thematik ein und liefert abschließend einen Überblick über die zentralen Fragen.

Auf Basis einer umfangreichen Befragung von Psychoanalytikern eröffnen sich interessante und ungewöhnliche Einblicke in Berufsleben und Privatleben, Persönlichkeit und Identität von Psychoanalytikern. Das Resultat ist ein facettenreiches Profil des zeitgemäßen Psychoanalytikers.

Deutlich werden außerdem zukünftige Herausforderungen, die sich in der psychoanalytischen Ausbildung und Berufspolitik stellen.

P🕮V
Psychosozial-Verlag

Goethestr. 29 · 35390 Gießen · Tel. 06 41/ 97 16903 · Fax 77742
bestellung@psychosozial-verlag.de
www.psychosozial-verlag.de

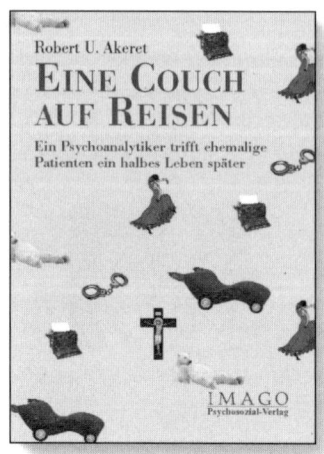

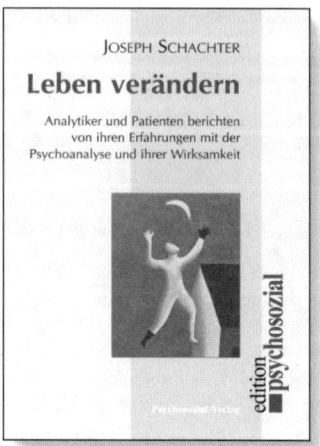

2005 · 245 Seiten · gebunden
EUR (D) 22,90 · SFr 39,90
ISBN 3-89806-451-4 · 978-3-89806-451-4

2006 · 232 Seiten · gebunden
EUR (D) 24,90 · SFr 43,–
ISBN 3-89806-049-7 · 978-3-89806-049-3

»Funf Geschichten in der besten Tradition von Sigmund Freud, der die Krankengeschichte zur literarischen Form der Novelle entwickelte. ... Akeret erzählt die Geschichten seiner Patienten mit ansteckender Leidenschaft für seine therapeutische Aufgabe ... . Es gelingt ihm, die Erzählung ihrer Lebensgeschichte, ... seine heutigen Eindrücke von diesen Menschen und seine eigenen Gefühle auf der Reise zu in sich geschlossenen Geschichten zu verknüpfen. ... Aus den Qualen seiner Patienten und seinen inneren Skrupeln, ob er denn gute Arbeit geleistet hat, ist sein Buch entstanden. ... Man liest [es] auch deswegen gern, weil Akeret ... sich nicht an starre Regeln seiner psychoanalytischen Zunft hält.«

Ulfried Geuter, Deutschlandradio Kultur

Die Psychoanalyse kann das Leben eines Menschen drastisch verändern. Gleichzeitig kann die Entscheidung dazu derart gewaltig erscheinen, dass sich viele diese außergewöhnliche Erfahrung versagen. Der Entscheidungsprozess wird häufig durch weit verbreitete Vorbehalte, die auf mangelnder Information beruhen, noch weiter erschwert. »Leben verändern« enthält von Psychoanalytikern sachlich, aber verständlich und lebendig geschriebene Fallgeschichten, in denen die Veränderungen im Leben der Patienten – die zusätzlich selbst zu Wort kommen – geschildert werden. Die detaillierten Fallstudien sind auch für sich genommen faszinierend und werden den Lesern helfen, die Psychoanalyse ohne Vorbehalte zu betrachten und ihr lebensveränderndes Potenzial zu erkennen – wenn sie auch nicht immer in einer erfolgreichen und völligen Verwandlung endet.

P🅰V
Psychosozial-Verlag

Goethestr. 29 · 35390 Gießen · Tel. 0641/9716903 · Fax 77742
bestellung@psychosozial-verlag.de
www.psychosozial-verlag.de

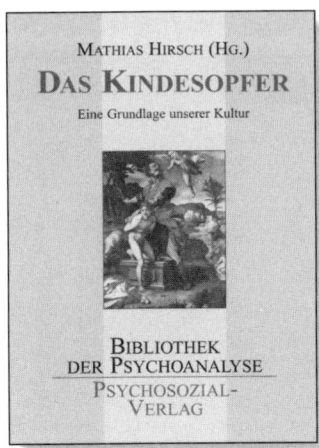

MATHIAS HIRSCH (HG.)

DAS KINDESOPFER

Eine Grundlage unserer Kultur

BIBLIOTHEK
DER PSYCHOANALYSE
PSYCHOSOZIAL-
VERLAG

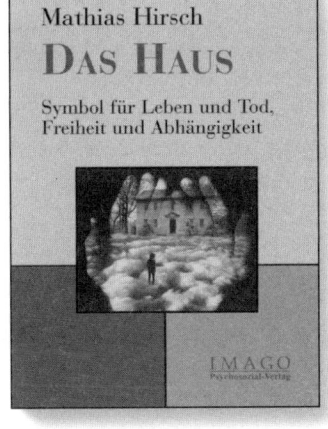

Mathias Hirsch

DAS HAUS

Symbol für Leben und Tod,
Freiheit und Abhängigkeit

IMAGO
Psychosozial-Verlag

September 2006 · ca. 230 Seiten · Broschur
EUR (D) 24,90 · SFr 43,90
ISBN 3-89806-925-7 · 978-3-89806-925-0

Die Menschen opfern ihre Kinder höheren Zielen, letztlich, um ihre Kultur vor äußeren oder inneren Feinden zu schützen oder die in der Gemeinschaft enthaltene Aggression zu kanalisieren. Das Opferthema – Menschen opfern ihre Kinder oder sich selbst höheren Zielen – beherrscht die Mythologie und die Künste und wird von mancher Ideologie funktionalisiert. Die Autoren behandeln es in gruppen- und psychodynamisch fundierter Weise aus verschiedenen Perspektiven. So werden Sinn und Dynamik des Kindesopfers und ein ganzes Spektrum von Gründungsmythen untersucht und es wird klar, dass am Beginn einer Kulturentwicklung häufig ein Opfermythos steht – die Geschichte von Abraham und Isaak begründet die jüdische, der Opfertod Jesu Christi die christliche Kultur, und man kann sagen, dass der Ödipus-Mythos die Psychoanalyse begründete.

2006 · 217 Seiten · Broschur
EUR (D) 19,90 · SFr 34,90
ISBN 3-89806-512-X · 978-3-89806-512-2

»Wenn das Haus fertig ist, kommt der Tod.« (türk. Sprichwort)

Das Haus verbinden wir mit Geborgenheit und Sicherheit. Es ist Teil unserer Sehnsuchtsliebe nach der idealisierten Kindheit im Elternhaus, und gleichzeitig symbolisiert es eigene Zukunftswünsche nach Selbständigkeit im eigenen Haus. Das eigene Haus bedeutet aber auch ein Festgelegt-Sein, ein Stück Unfreiheit: Individualität wird zur Konformität, Freiheit zur Festlegung, Sicherheit zur Abhängigkeit. Möchte man sich im Haus selbst eine mütterliche Hülle schaffen, entdeckt man über kurz oder lang mit unheimlichem Gefühl, dass es auch den Charakter des Grabes annehmen kann. So symbolisiert das Haus einen basalen ambivalenten Autonomie-Abhängigkeitskonflikts, dem Mathias Hirsch nachgeht: witzig und hintergründig – kulturwissenschaftlich und psychoanalytisch.

P🅟V
Psychosozial-Verlag

Goethestr. 29 · 35390 Gießen · Tel. 06 41/ 9716903 · Fax 77742
bestellung@psychosozial-verlag.de
www.psychosozial-verlag.de

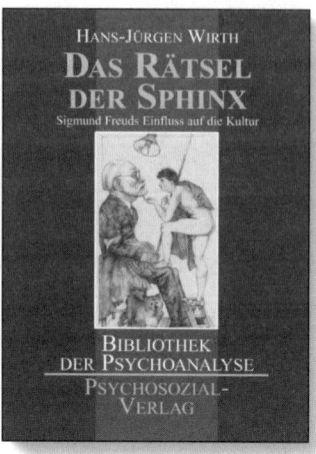

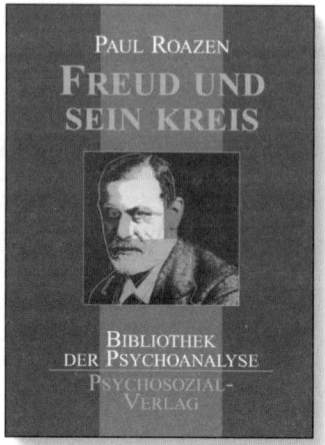

September 2006 · ca. 250 Seiten · gebunden
EUR (D) 24,90 · SFr 43,–
ISBN 3-89806-457-3 · 978-3-89806-457-6

2006 · 568 Seiten · Broschur
EUR (D) 39,90 · SFr 69,–
ISBN 3-89806-543-X · 978-3-89806-543-6

Die Psychoanalyse als etablierte Wissenschaft und weltweit anerkanntes therapeutisches Verfahren kann auf eine lange Erfolgsgeschichte zurückblicken, ist heute kaum noch wegzudenken. Sie steckt jedoch in einer tiefen Krise, wie z. B. die weltweit sinkende Zahl der Ausbildungskandidaten zeigt. Wirth arbeitet Freuds Bedeutung für das Bewusstsein der Moderne heraus und deutet die Identitätskrise der Psychoanalyse als Chance für den Entwurf eines modernen Menschenbildes, zu dem eine kulturkritisch versierte Psychoanalyse Entscheidendes beizutragen hat.

Eine kritische und anregende Würdigung zum Gedenkjahr an Sigmund Freuds 150. Geburtstag! Gut und lebendig geschrieben liefert Wirth nicht nur eine aktuelle Bestandsaufnahme der Psychoanalyse, sondern auch für Interessierte einen verständlichen Einstieg.

Paul Roazen zeichnet ein genaues Bild Sigmund Freuds. Er geht den Einflüssen von Kindheit und Jugend nach, von Umgebung und Familie, er zeigt Freud, den leidenschaftlich Liebenden und den leidenschaftlich Hassenden, als Arzt und Forscher: das Genie und den Wiener Bürger des 19. Jahrhunderts. Hunderte von Interviews mit über siebzig Personen, die Freud kannten – Patienten, Kollegen, Familienmitglieder –, unveröffentlichte Aufzeichnungen aus dem Nachlass des Freud-Biografen Ernest Jones sowie genaue Kenntnisse psychoanalytischer Theorie und Praxis sind die Grundlagen dieser groß angelegten Darstellung.

»Aus zahllosen Gesprächen und seiner eigenen Kenntnis analytischer Theorie rekonstruiert der Autor eine lebendige Geschichte, dramatisch, einsehbar: ein höchst gelungenes Unternehmen.«   *Book Week*

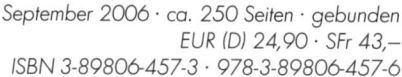

P V
Psychosozial-Verlag

Goethestr. 29 · 35390 Gießen · Tel. 0641/9716903 · Fax 77742
bestellung@psychosozial-verlag.de
www.psychosozial-verlag.de